健康大学堂 26

一次完全读懂

# 本草纲目

李健 编著　(明)李时珍 原著

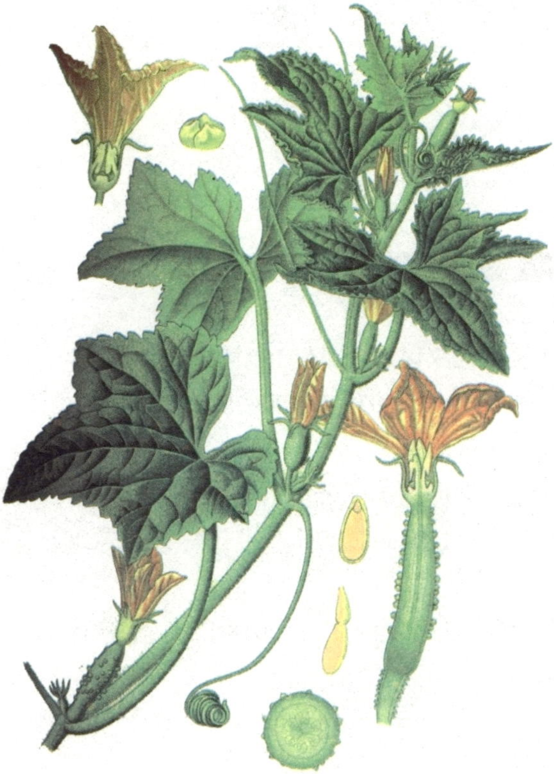

武汉出版社

（鄂）新登字08号
**图书在版编目（CIP）数据**

一次完全读懂本草纲目／李健编著．—武汉：武汉出版社，2011.3

ISBN 978-7-5430-5561-2

Ⅰ．①一… Ⅱ．①李… Ⅲ．①本草纲目-普及读物 Ⅳ．①R281.3-49

中国版本图书馆CIP数据核字（2010）第258834号

**书　　名　一次完全读懂本草纲目**

---

编　　著：李　健
特约策划：徐金凤
责任编辑：王圆圆　付新华
特约编辑：周　贺　刘　芳
装帧设计：含章行文|装帧
出　　版：武汉出版社
社　　址：武汉市江汉区新华下路103号　　　邮　　编：430015
电　　话：（027）85606403　85600625
http：//www.whcbs.com　　　E-mail：wuhanpress@126.com
印　　刷：北京蓝图印刷有限公司　　　经　　销：新华书店
开　　本：889mm×1194mm　1/16
印　　张：18　　　字　　数：400千字
版　　次：2011年3月第1版　**2018年1月第2次印刷**
定　　价：39.80元

---

# 序言

中医药学是中华民族灿烂文化的重要组成部分，它的历史可追溯到上古时代的神农氏。几千年来，中医药学经过不断地自我完善和发展，逐渐形成了完整的体系。

成书于明代的《本草纲目》集几千年来食物、药物的种植、收采、调制及医养功效的大成，吸收了历代本草著作的精华，尽可能地纠正了以前的错误，补充了不足，并有很多重要的发现和突破，是16世纪为止我国乃至世界上最系统、最完整、最科学的一部医药学著作，被誉为“东方药物巨典”。

《本草纲目》原书历时近30年编纂而成，共52卷，约190万字，可谓卷帙浩繁。其中有被现代医学证明对人体有毒害的药物，以及一些已经失传的药物。由于现代人对文言文的阅读和理解存在一定的困难，要全面地读懂《本草纲目》并非易事。因此我们特地为读者量身定做了本书。

全书以常用、常见的原则精心挑选了120多种中草药，文字部分分为功效、释名、药用部分、发明、医家名论、使用禁忌、形态特征、成品选鉴、实用妙方和中药趣味文化10个板块，言简意赅、通俗明了，符合现代人的阅读习惯和阅读方式，同时力求翔实严谨地为读者展现古书的精华，力图使读者在最短时间内了解博大精深的中医养生文化。每种药材都配以珍贵的金陵古图、逼真细致的手绘彩图和纯实物照片，全方位立体地为读者展现出中草药的形态。其中，金陵古图是古刻本罕见的珍品，线条简洁、古朴大气，极具收藏价值；手绘彩图色彩逼真，将植物的细节展现得淋漓尽致，并配有牵线文字，对植物的花、叶、果实、根等部位进行了详细地说明；纯实物照片则向读者展现了植物入药时的形态，加上对药材成品的文字描述，可以为读者赏鉴中草药提供必要的参考。

最后，本书知识性与实用性并重，既有传统中医药学的内涵，又融入了传统文化的价值观，升华了品物的精神品质。

→ 本书选取了120多种常见的中草药，语言生动形象，通俗易懂，符合现代人的阅读习惯。每种药材都配有逼真细致的彩色手绘图和纯实物图片，体例上则打破常规，按照药效进行分类，实用性更强。

## 珍贵金陵古图

书中每种药材都配有一幅金陵古图，该版本比原来流行的江西本插图更加简洁生动，古朴大方，具有很高的收藏价值。

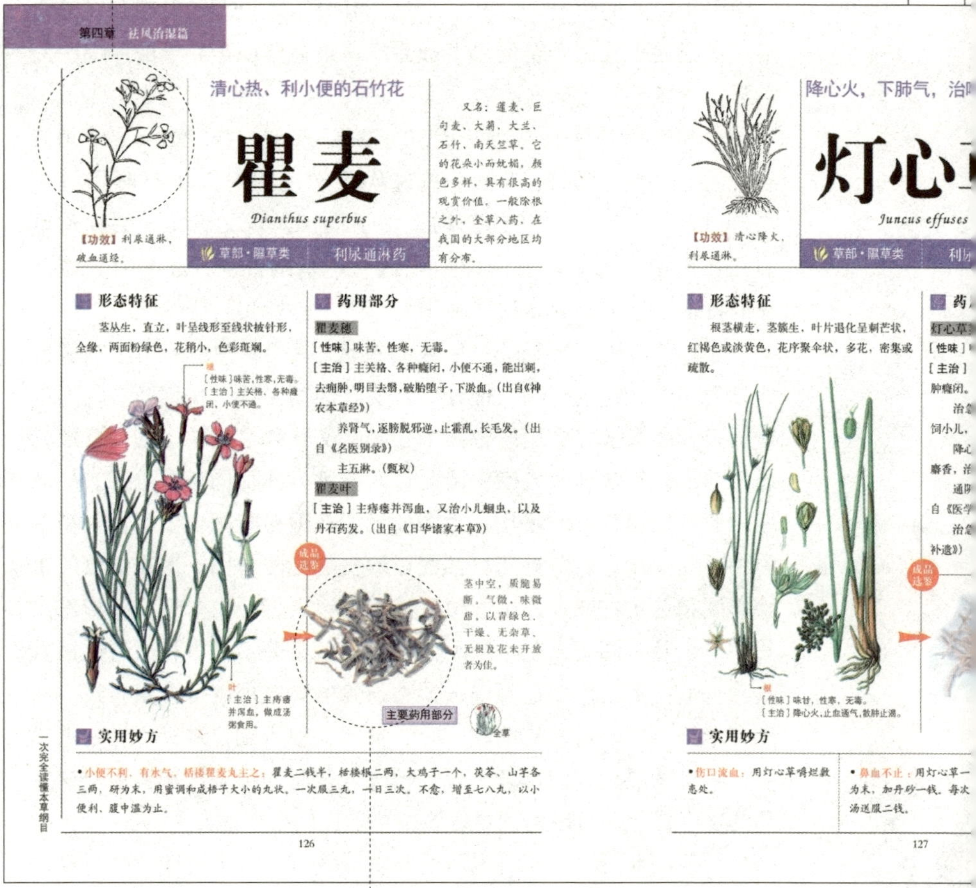
第四章 祛风治湿篇

清心热、利小便的石竹花

瞿麦

*Dianthus superbus*

【功效】利尿通淋，破血通经。

草部·隰草类 利尿通淋药

又名：蘧麦、巨句麦、大菊、大兰、石竹、南天竺草。它的花朵小而妩媚，颜色多样，具有很高的观赏价值。一般除根之外，全草入药，在我国的大部分地区均有分布。

形态特征

茎丛生，直立，叶呈线形至线状披针形，全缘，两面粉绿色，花稍小，色彩斑斓。

穗
[性味]味苦，性寒，无毒。
[主治]主关格、各种癃闭，小便不通。

叶
[主治]主痔瘘并泻血，做成汤粥食用。

药用部分

瞿麦穗

[性味]味苦，性寒，无毒。

[主治]主关格、各种癃闭，小便不通，能出刺，去痈肿，明目去翳，破胎堕子，下淤血。(出自《神农本草经》)

养肾气，逐膀胱邪逆，止霍乱，长毛发。(出自《名医别录》)

主五淋。(甄权)

瞿麦叶

[主治]主痔瘘并泻血，又治小儿蛔虫，以及丹石药发。(出自《日华诸家本草》)

成品选鉴

茎中空，质脆易断，气微，味微甜，以青绿色、干燥、无杂草、无根及花未开放者为佳。

主要药用部分 全草

实用妙方

•小便不利，有水气，栝楼瞿麦丸主之：瞿麦二钱半，栝楼根二两，大鸡子一个，茯苓、山芋各三两，研为末，用蜜调和成梧子大小的丸状。一次服三丸，一日三次。不愈，增至七八丸，以小便利、腹中温为止。

一次完全读懂本草纲目

126

降心火，下肺气，治

灯心

*Juncus effuses*

【功效】清心降火，利尿通淋。

草部·隰草类

形态特征

根茎横走，茎簇生，叶片退化呈刺芒状，红褐色或淡黄色，花序聚伞状，多花，密集或疏散。

根
[性味]味甘，性寒，无毒。
[主治]降心火，止血通气，散肿止渴。

成品选鉴

实用妙方

•伤口流血：用灯心草嚼烂敷患处。

•鼻血不止：用灯心草一……为末，加丹砂一钱。每次……汤送服二钱。

127

## 纯实物图片与成品选鉴

120多种药材的实物照片及详尽的文字描述全方位地为读者呈现出植物入药时的形态，方便读者在药店或药材市场进行赏析及鉴别。

# 阅读导航

## 逼真彩色手绘

120多幅彩色手绘图对植物的根、茎、叶、花、子都进行了细致入微的描绘，同时还附上了详细的分解说明，这些不仅能给读者带来强烈视觉冲击，还可以让读者更加全面地了解植物的药用价值。

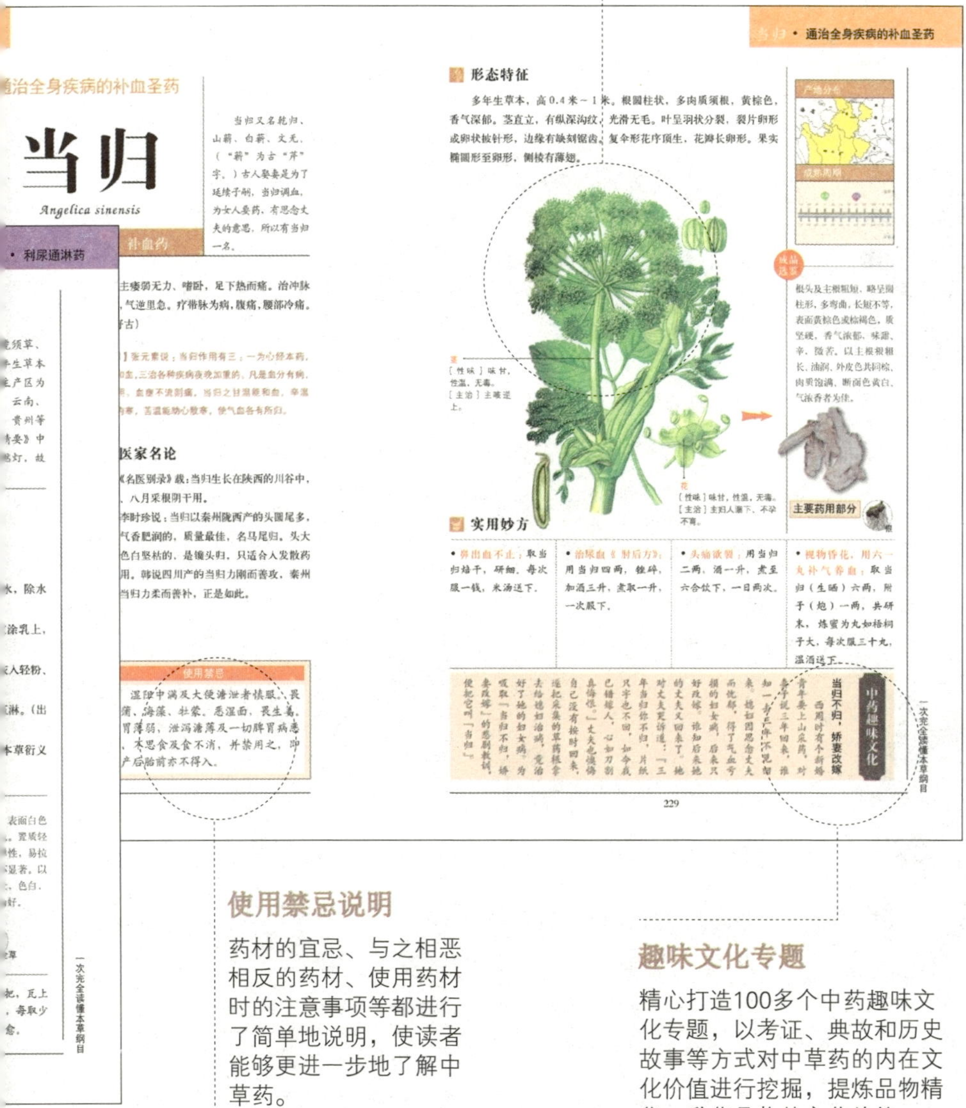
当归 · 通治全身疾病的补血圣药

通治全身疾病的补血圣药

当归

*Angelica sinensis*

补血药

当归又名乾归、山蕲、白蕲、文无。（"蕲"为古"芹"字。）古人娶妻是为了延续子嗣，当归调血，为女人要药，有思念丈夫的意思，所以有当归一名。

主痿弱无力、嗜卧，足下热而痛。治冲脉……气逆里急。疗带脉为病，腹痛，腰部冷痛。

【……】张元素说：当归作用有三：一为心经本药，……血，三治各种疾病夜晚加重的。凡是血分有病，……血瘀不流则痛，当归之甘温能和血，辛温……寒，苦温能助心散寒，使气血各有所归。

医家名论

《名医别录》载：当归生长在陕西的川谷中，……八月采根阴干用。

李时珍说：当归以秦州陇西产的头圆尾多、气香肥润的，质量最佳，名马尾归。头大……色白坚枯的，是镵头归，只适合人发散药用。韩说四川产的当归力刚而善攻，秦州当归力柔而善补，正是如此。

使用禁忌

湿阻中满及大便溏泄者慎服。……蒲、海藻、牡蒙。恶湿面，畏生姜。……胃薄弱，泄泻溏薄及一切脾胃病恶……、不思食及食不消，并禁用之，即……产后胎前亦不得入。

形态特征

多年生草本，高0.4米～1米。根圆柱状，多肉质须根，黄棕色，香气深郁。茎直立，有纵深沟纹，光滑无毛。叶呈羽状分裂，裂片卵形或卵状披针形，边缘有缺刻锯齿。复伞形花序顶生，花瓣长卵形。果实椭圆形至卵形，侧棱有薄翅。

茎

［性味］味甘，性温，无毒。

［主治］主咳逆上。

花

［性味］味甘，性温，无毒。

［主治］主妇人漏下、不孕不育。

成品选鉴

根头及主根粗短，略呈圆柱形，多弯曲，长短不等，表面黄棕色或棕褐色，质坚硬，香气浓郁，味甜、辛、微苦。以主根粗长、油润、外皮色共同棕、肉质饱满、断面色黄白、气浓香者为佳。

主要药用部分

实用妙方

• 鼻出血不止：取当归焙干，研细，每次服一钱，米汤送下。

• 治尿血《肘后方》：用当归四两，锉碎，加酒三升，煮取一升，一次服下。

• 头痛欲裂：用当归二两，酒一升，煮至六合饮下，一日两次。

• 视物昏花，用六一丸补气养血：取当归（生晒）六两，附子（炮）一两，共研末，炼蜜为丸如梧桐子大，每次服三十丸，温酒送下。

中药趣味文化

当归不归，娇妻改嫁

西周时有个新婚青年要上山采药，对妻子说三年回来，谁知一去三年不见回来。媳妇因思念丈夫而忧郁，得了气血亏损的妇女病，后来只好改嫁。谁知后来她的丈夫又回来了。她对丈夫哭诉道：「三年当归你不归，片纸只字也不回，如今我已错嫁人，心如刀割真悔恨。」丈夫也懊悔自己没有按时回来，遂把采集的草药根拿去给她治病，竟治好了她的妇女病。为吸取「当归不归，娇妻改嫁」的悲剧教训，便把它叫「当归」。

229

一次完全读懂本草纲目

## 使用禁忌说明

药材的宜忌、与之相恶相反的药材、使用药材时的注意事项等都进行了简单地说明，使读者能够更进一步地了解中草药。

## 趣味文化专题

精心打造100多个中药趣味文化专题，以考证、典故和历史故事等方式对中草药的内在文化价值进行挖掘，提炼品物精华，升华品物的文化价值。

contents

# 目录



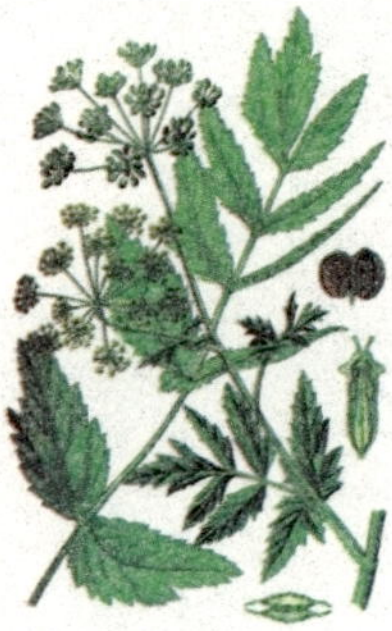

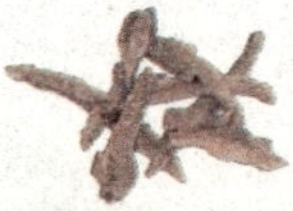

## 第一章



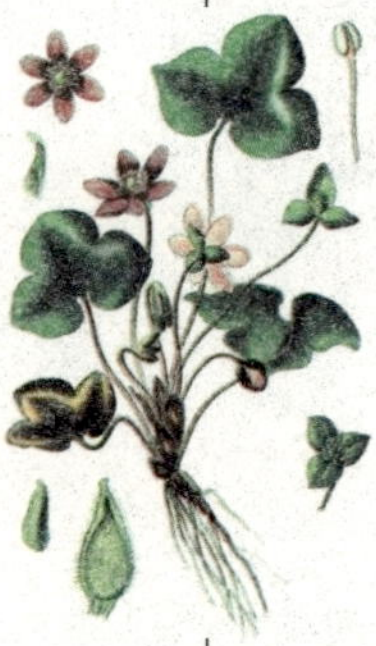

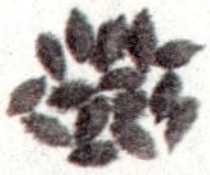

## 第二章

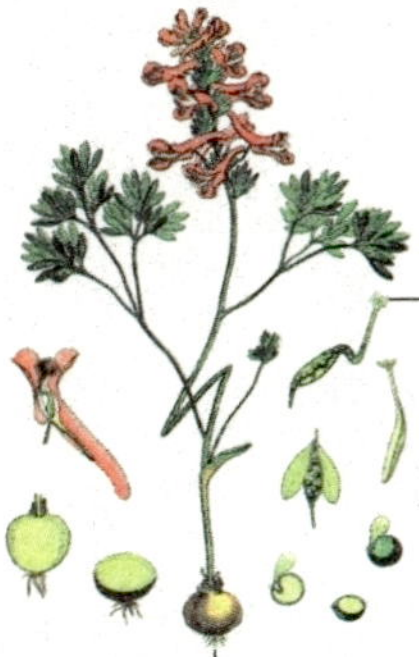

## 第三章

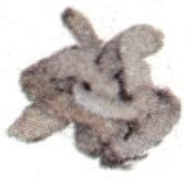

## 清热篇 / 72—103

contents

# 目录

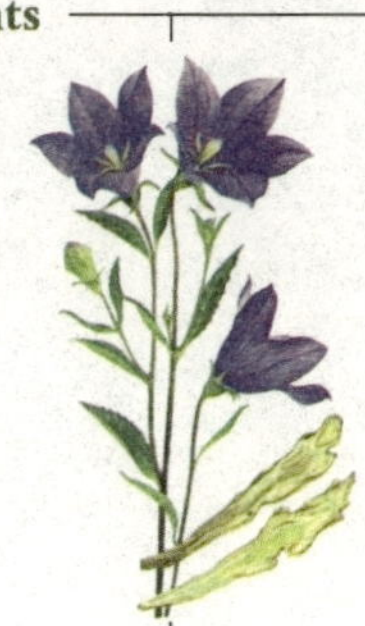

## 第四章

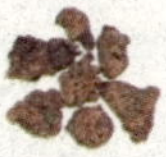

## 祛风治湿篇 / 106—127



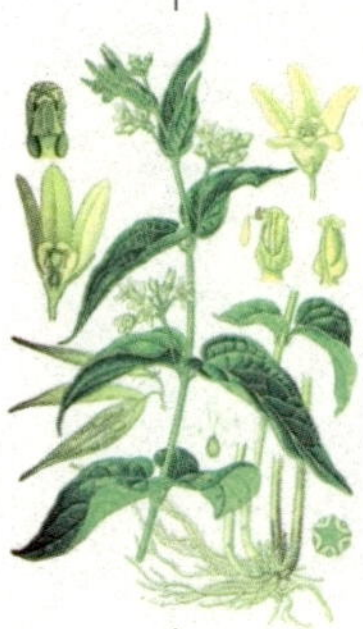

## 第五章

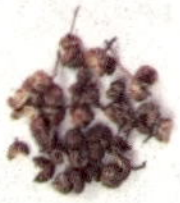

## 温里理气、开窍安神篇 / 130—157

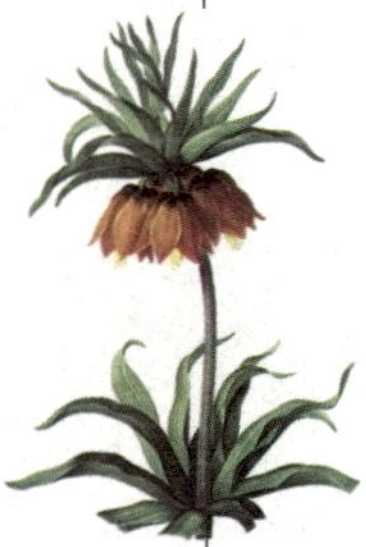

## 第六章 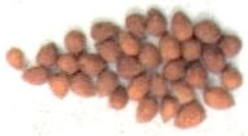



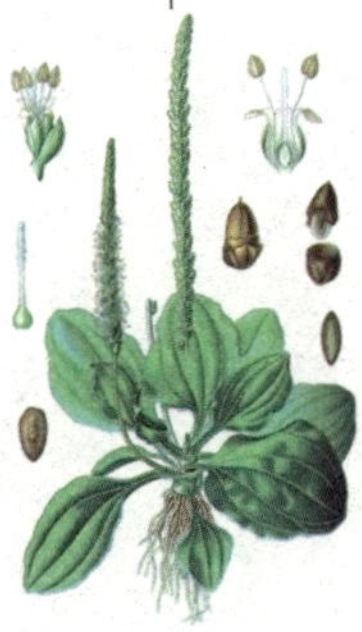

## 第七章 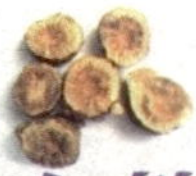

contents

目录



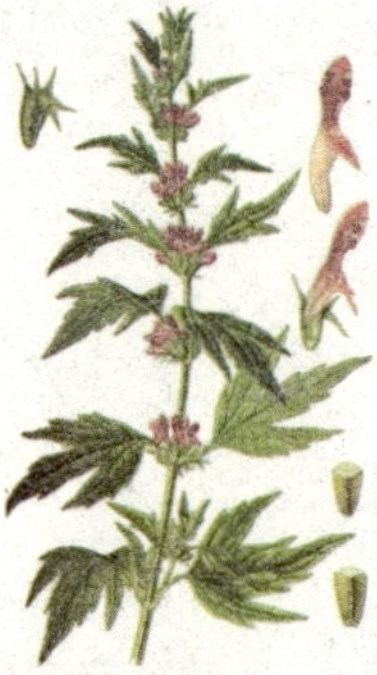

## 第八章 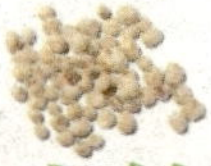

## 止咳化痰篇 / 204—217



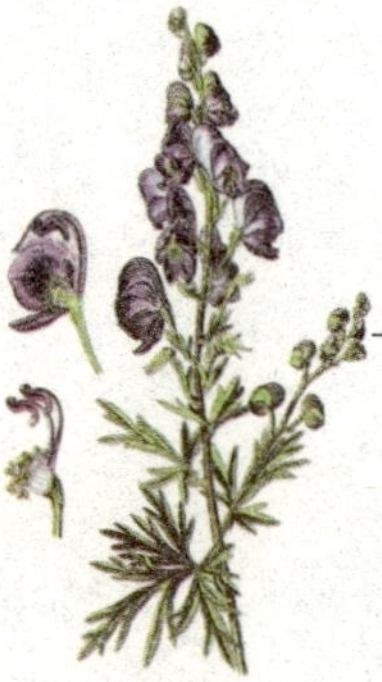

## 第九章 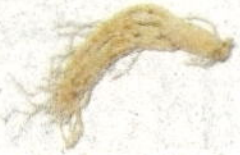

## 补虚健体篇 / 220—257

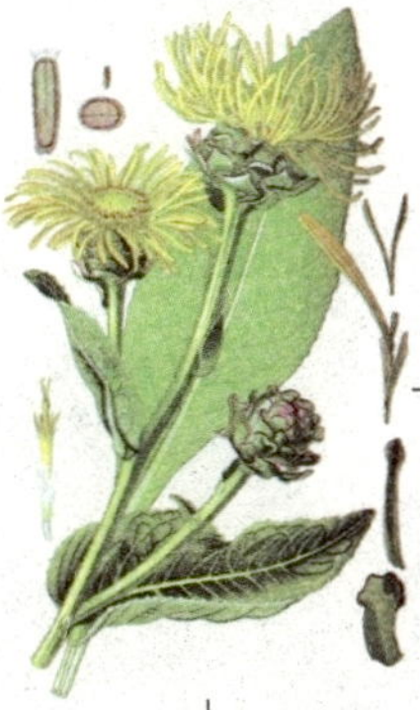

## 第十章 收涩驱虫篇 / 260—275



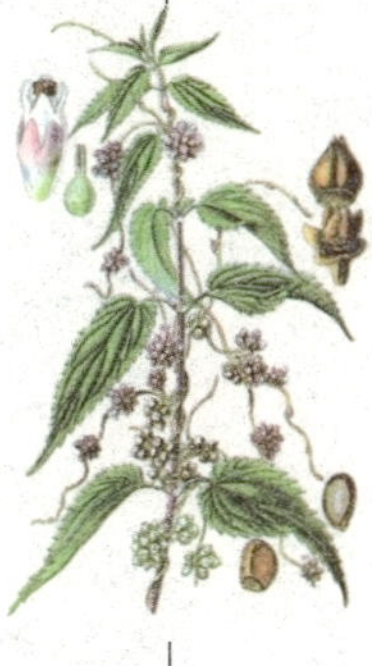

# 本草植物图鉴

全书选取了一百二十多种常见的植物药材，图鉴按照《本草纲目》的分类方法，标明了各种药材在书中的页码，也注明了其按功效分类的所属。

## 草部·山草类

防风

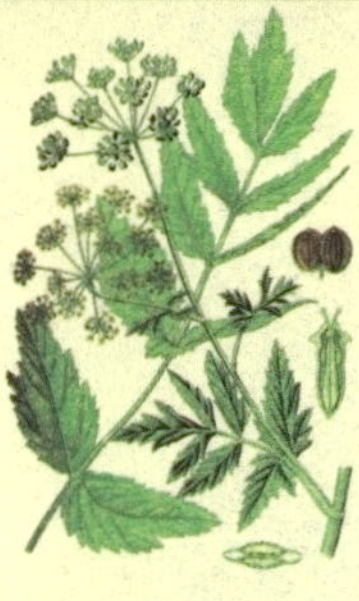

P42　发散风寒药

细辛

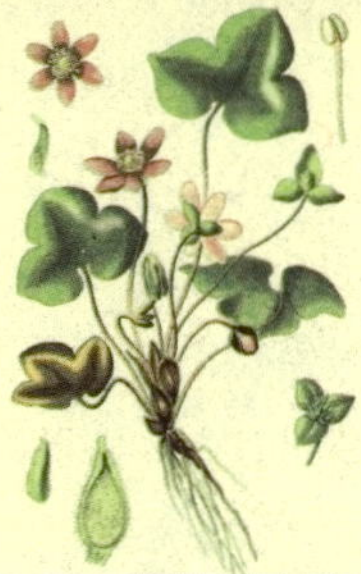

P46　发散风寒药

玄参

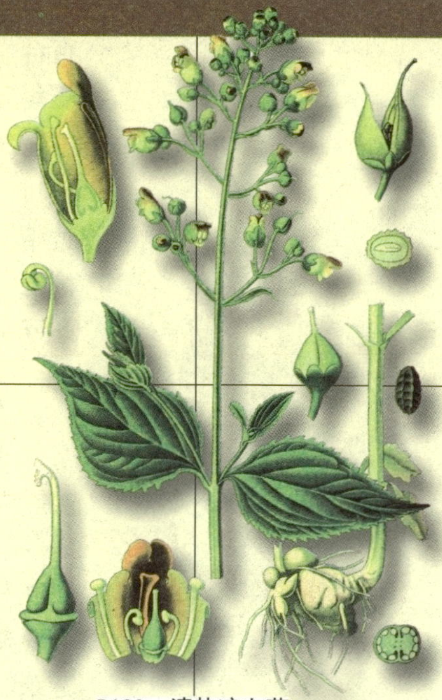

P100　清热凉血药

柴胡

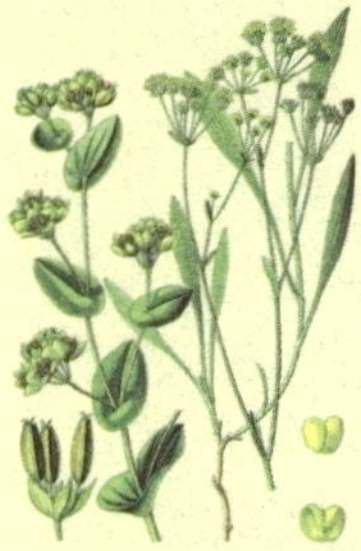

P62　发散风热药

升麻

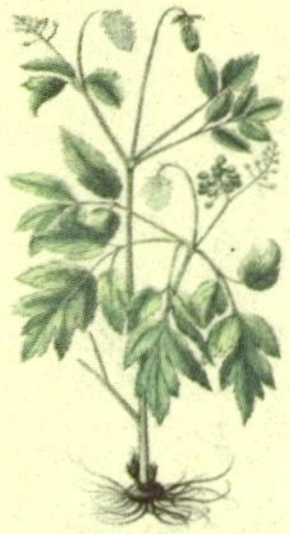

P64　发散风热药

知母

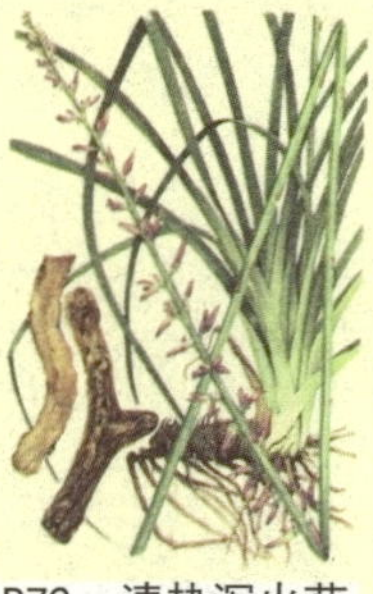

P72　清热泻火药

白鲜

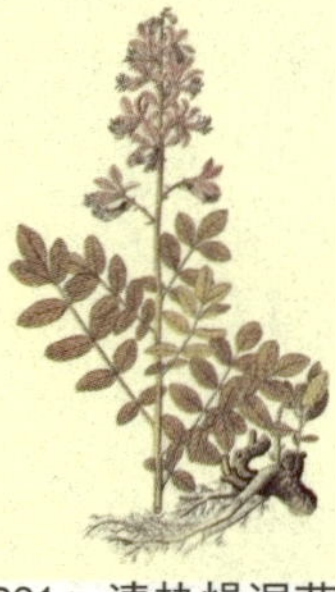

P81　清热燥湿药

黄芩

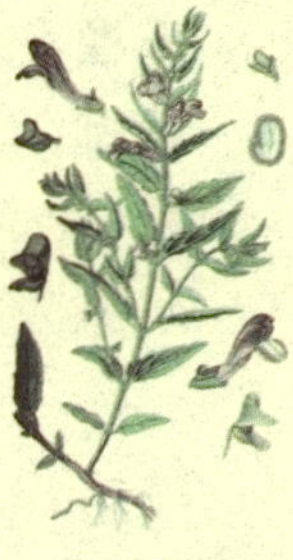

P82　清热燥湿药

黄连

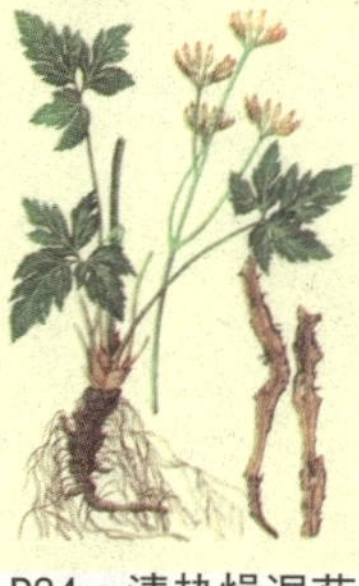

P84　清热燥湿药

白头翁

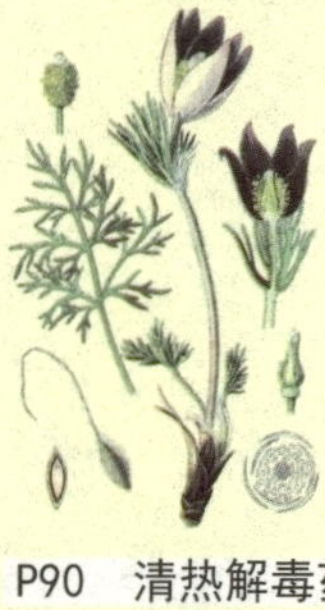

P90　清热解毒药

紫草

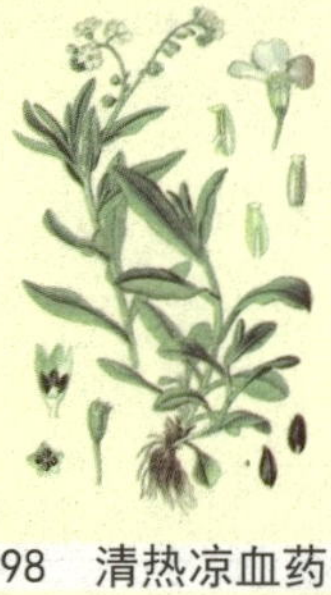

P98　清热凉血药

独活

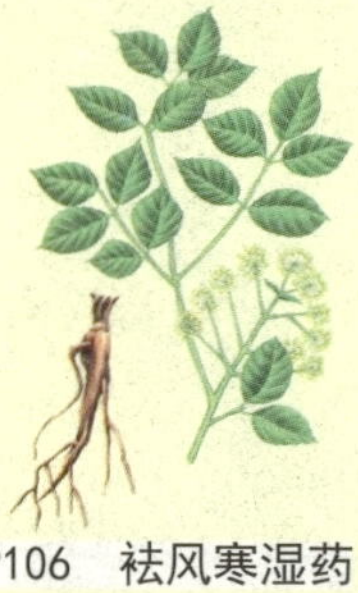

P106　祛风寒湿药

秦艽

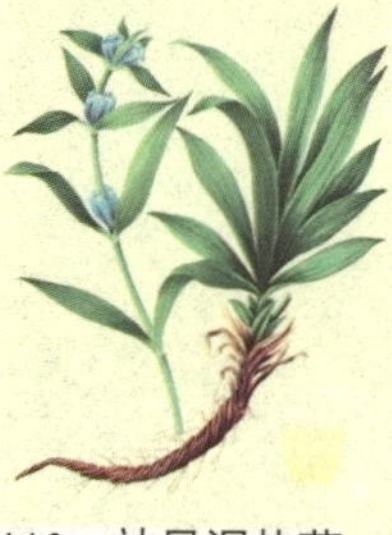

P110　祛风湿热药

苍术

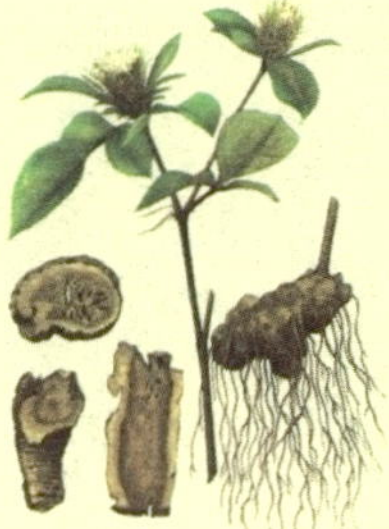

P114 化湿药

远志

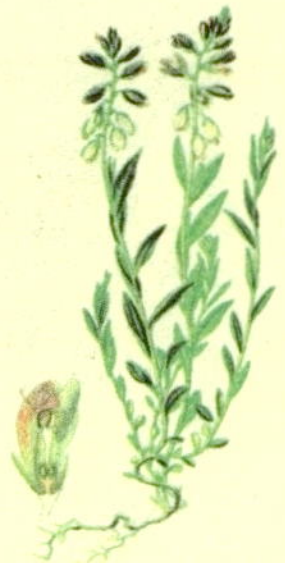

P153 养心安神药

延胡索

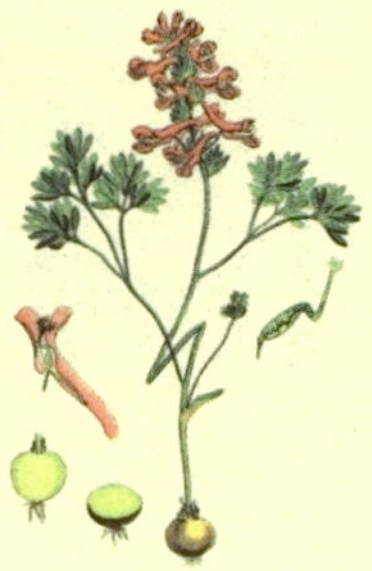

P176 活血止痛药

丹参

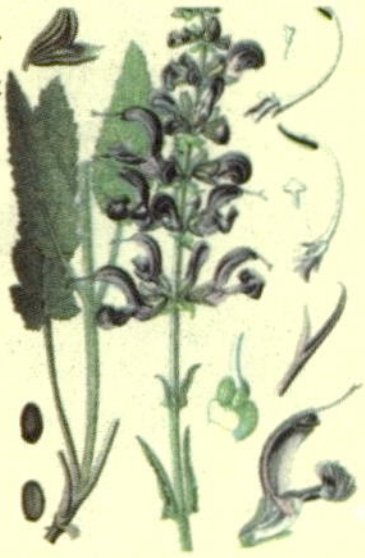

P190 活血调经药

地榆

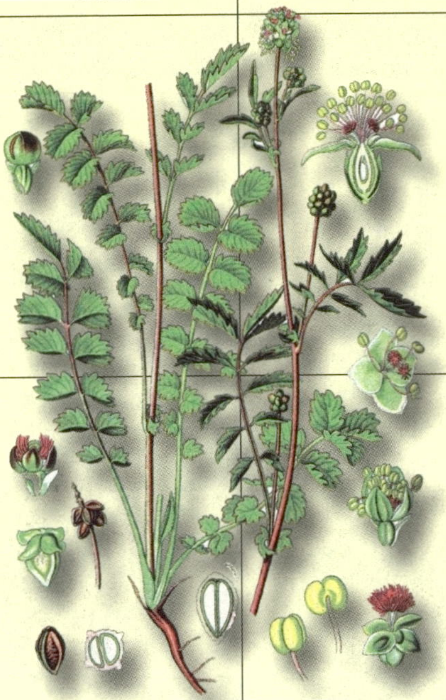

P180 凉血止血药

白前

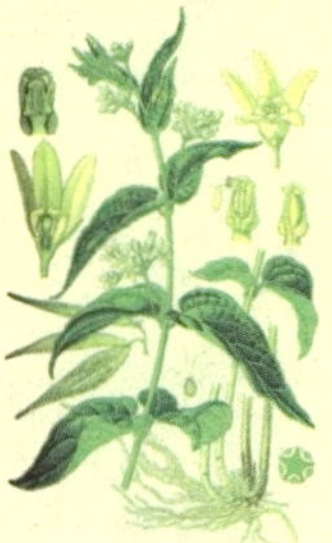

P209 湿化寒痰药

贝母

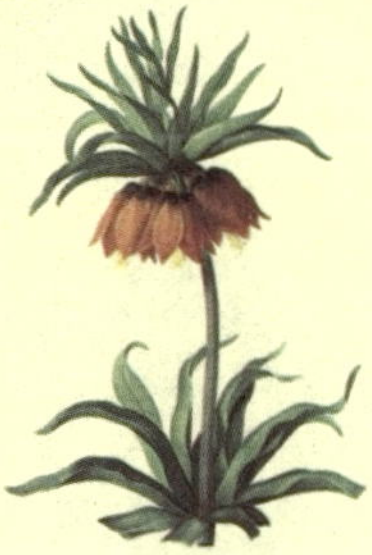

P210 清化热痰药

桔梗

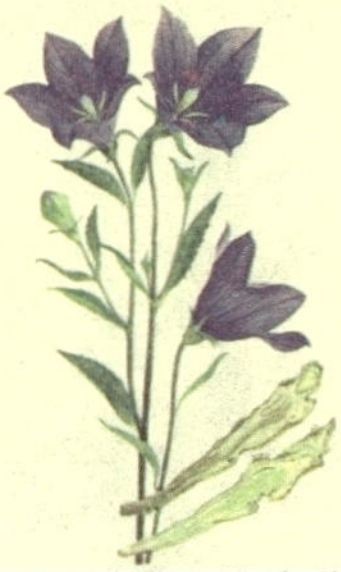

P214 清化热痰药

人参

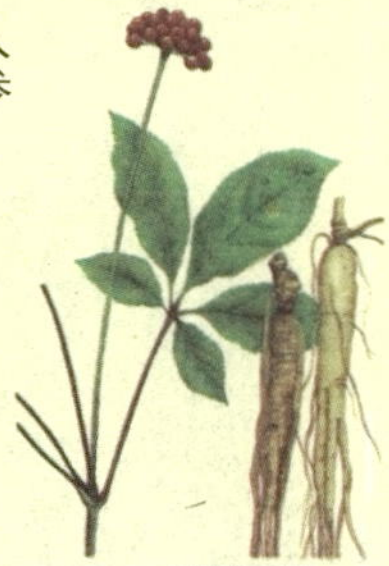

P220 补气药

前胡

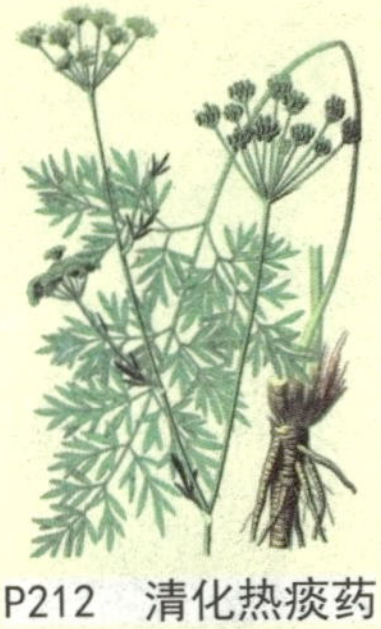

P212 清化热痰药

甘草

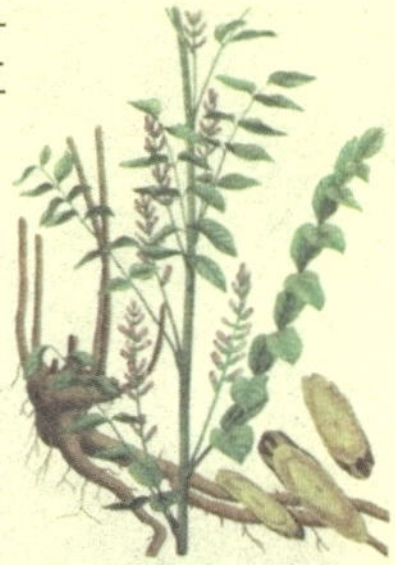

P224 补气药

黄芪

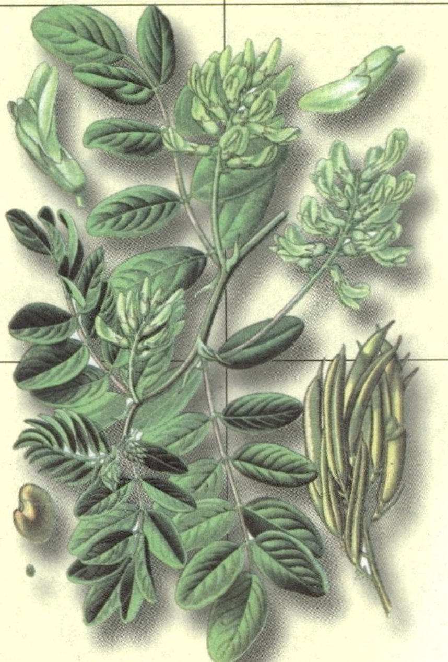

P222 补气药

淫羊藿

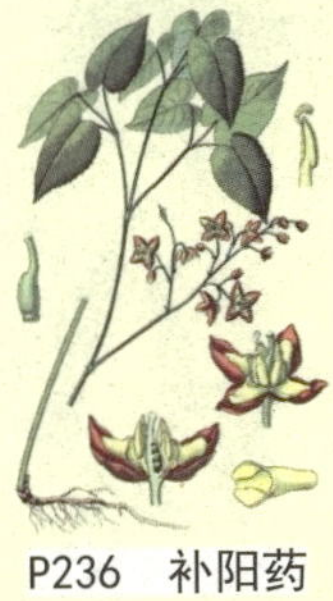

P236 补阳药

肉苁蓉

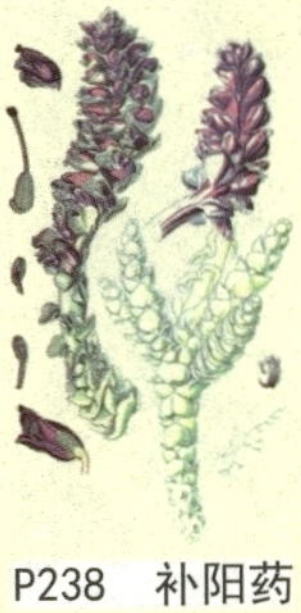

P238 补阳药

巴戟天

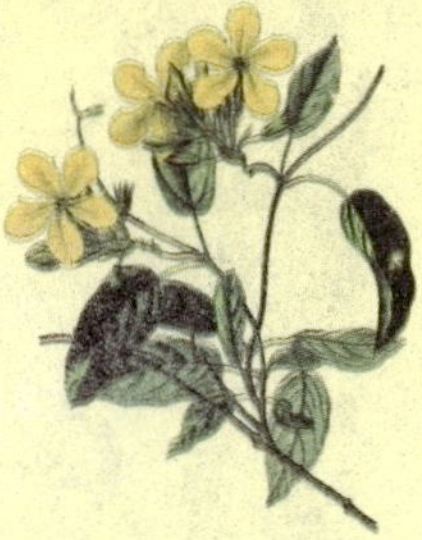

P242 补阳药

沙参

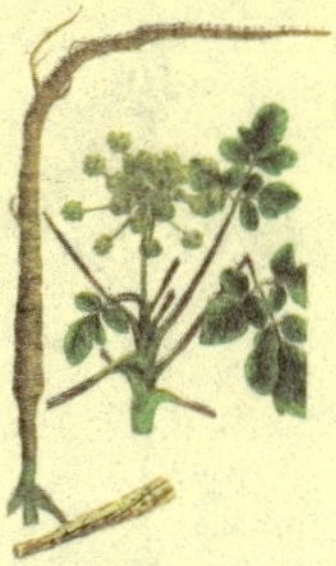

P245 补阴药

玉竹

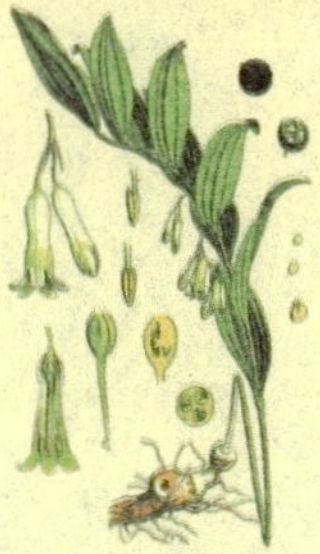

P250 补阴药

黄精

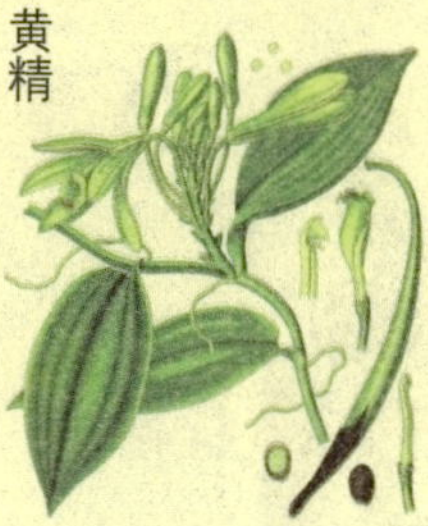

P252 补阴药

## 草部·芳草类

荆芥

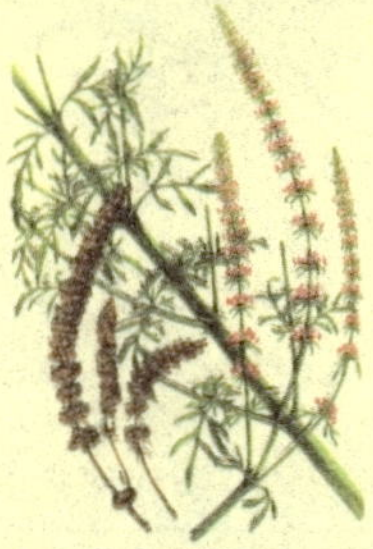

P44 发散风寒药

香薷

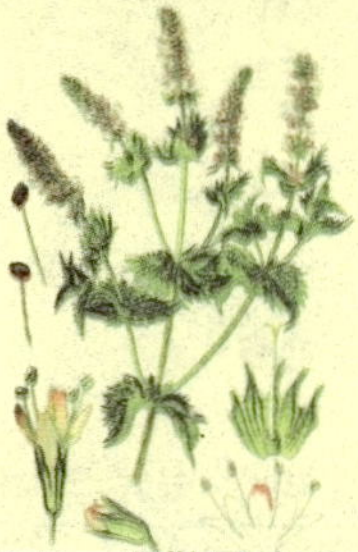

P48 发散风寒药

薄荷

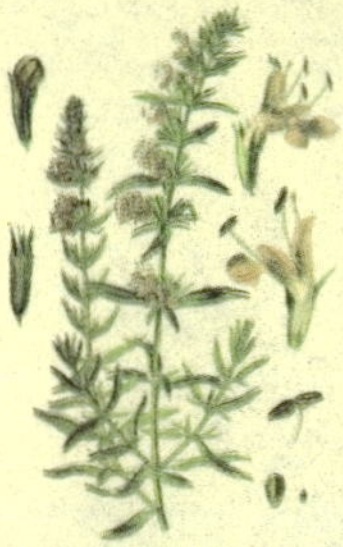

P56 发散风热药

马兰

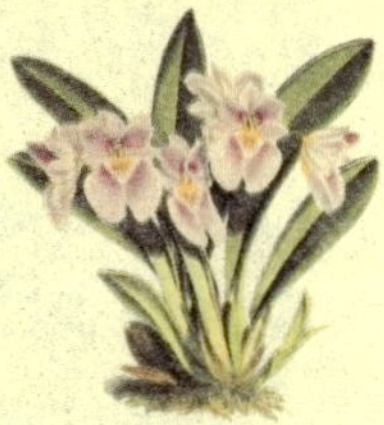

P102 清热凉血药

豆蔻

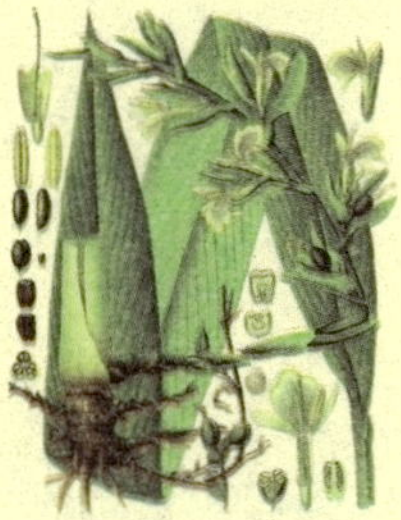

P112 化湿药

茉莉

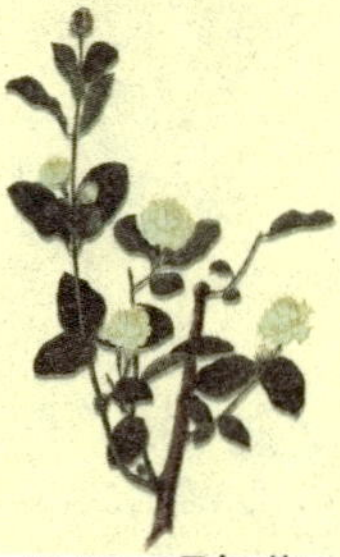

P142 理气药

兰草

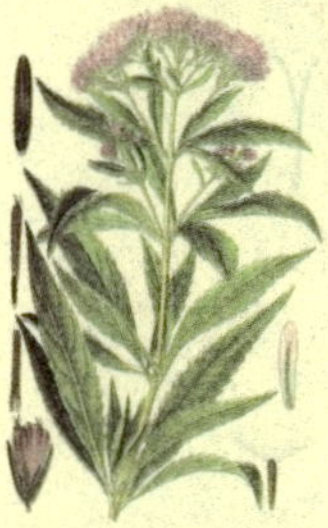

P146 理气药

莎草

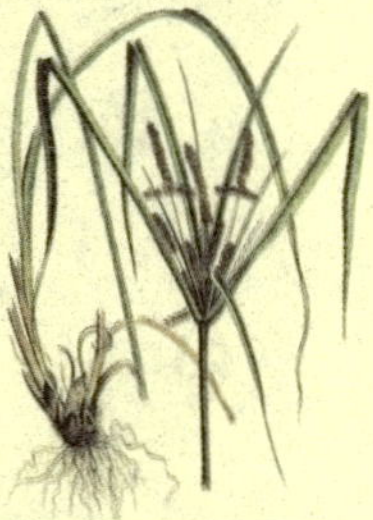

P148 理气药

川芎

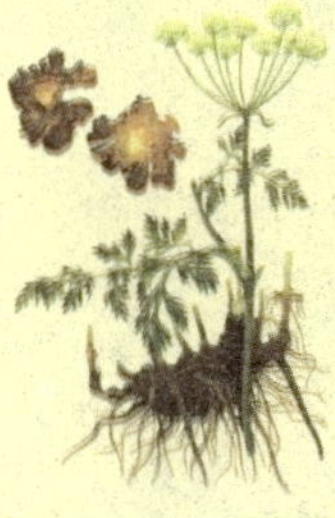

P174 活血止痛药

姜黄

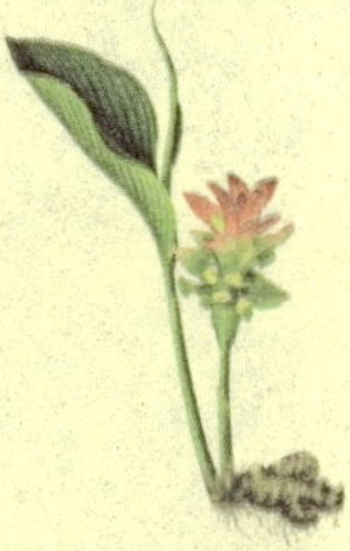

P183 活血止痛药

肉豆蔻

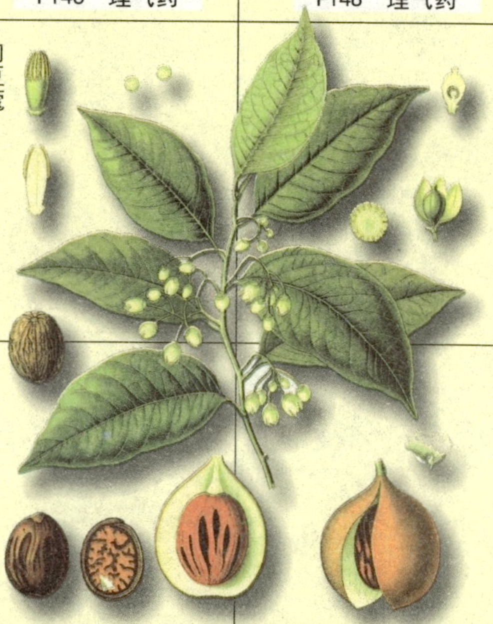

P262 收涩药

当归

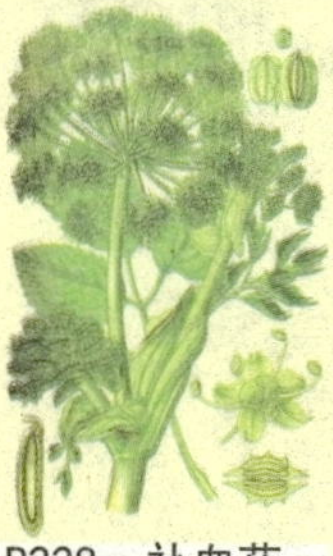

P228 补血药

芍药

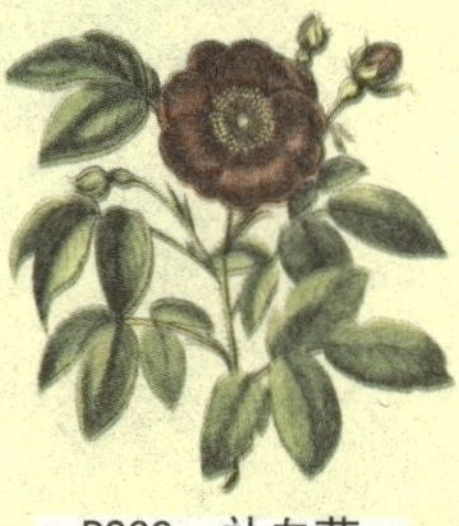

P232 补血药

麻黄

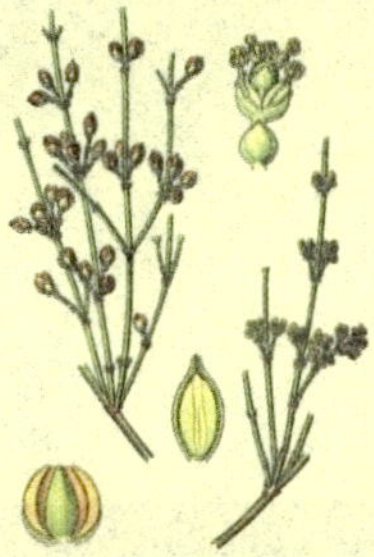

P38 发散风寒药

苍耳

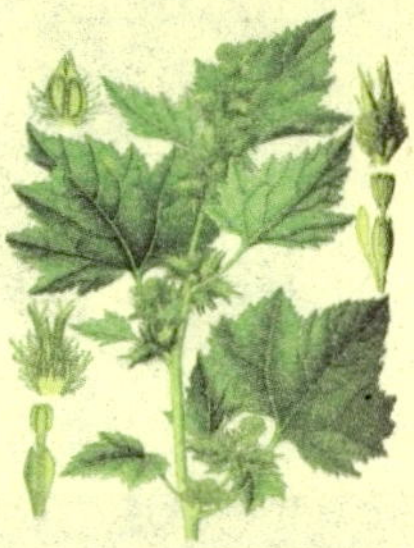

P50 发散风寒药

菊花

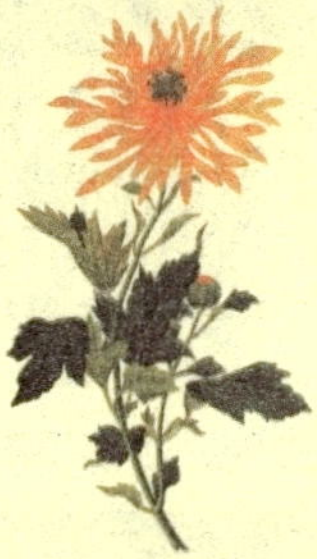

P60 发散风热药

牛蒡

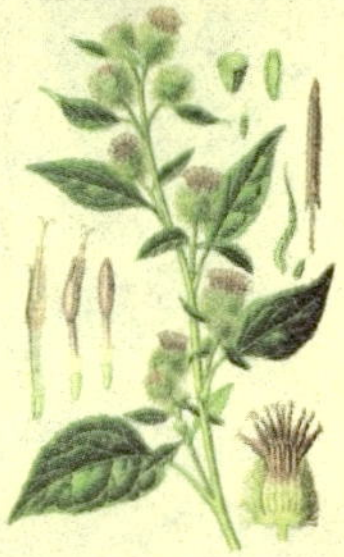

P66 发散风热药

夏枯草

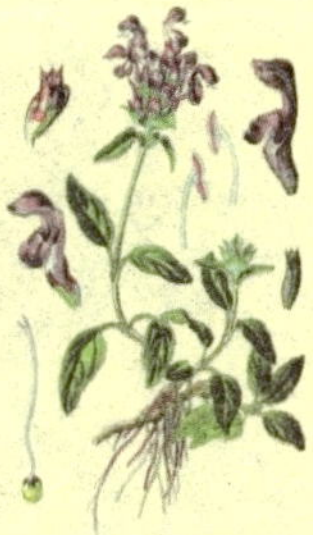

P76 清热泻火药

决明

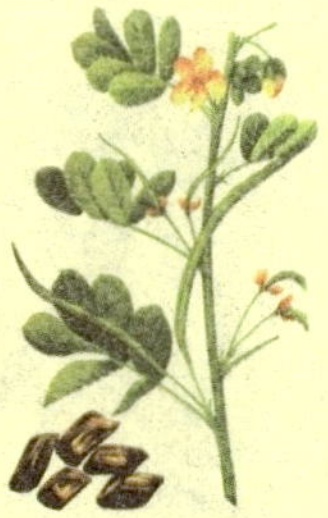

P78 清热泻火药

鸭跖草

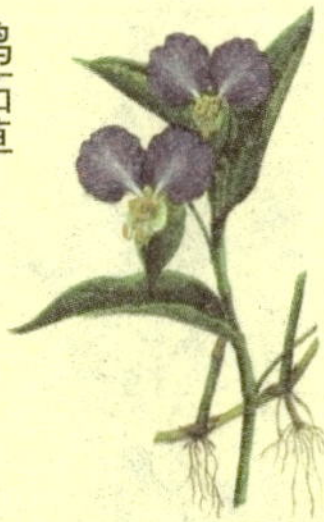

P80 清热泻火药

连翘

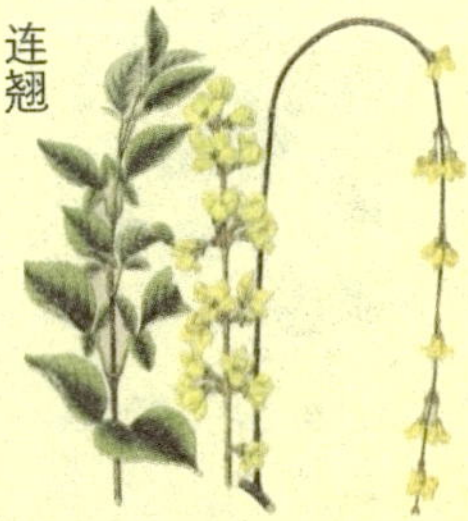

P86 清热解毒药

酸浆

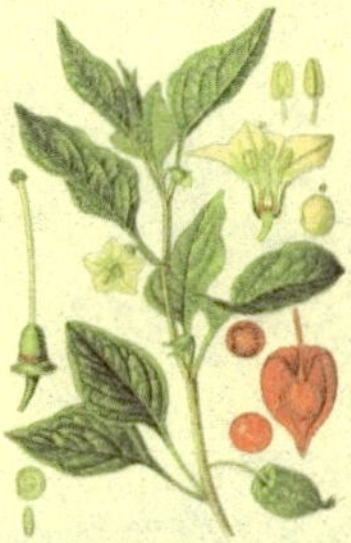

P92 清热解毒药

紫花地丁

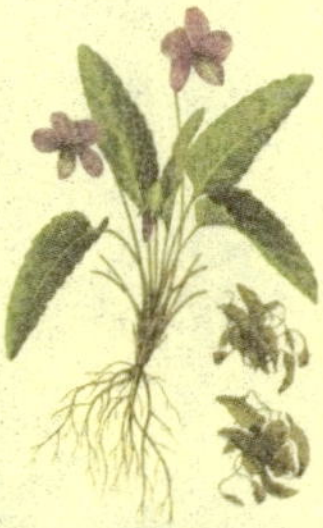

P94 清热解毒药

半边莲

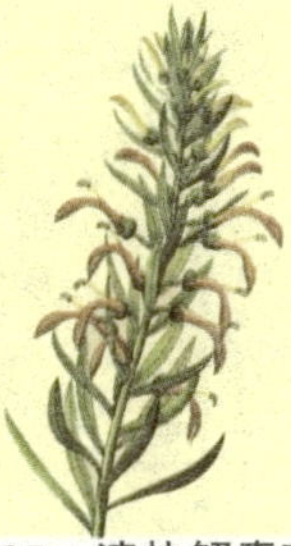

P95 清热解毒药

青蒿

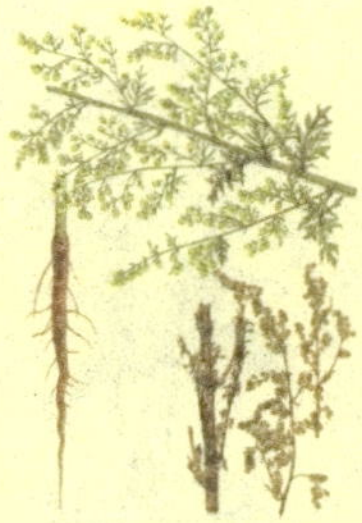

P96 清虚热药

车前草

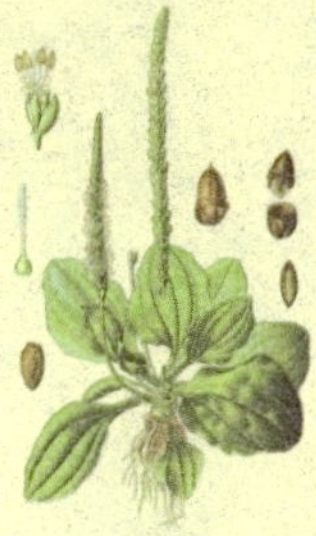

P124 利尿通淋药

瞿麦

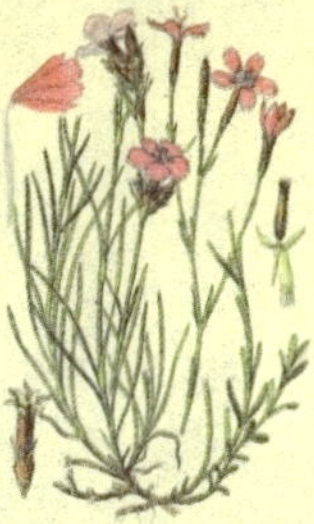

P126 利尿通淋药

灯心草

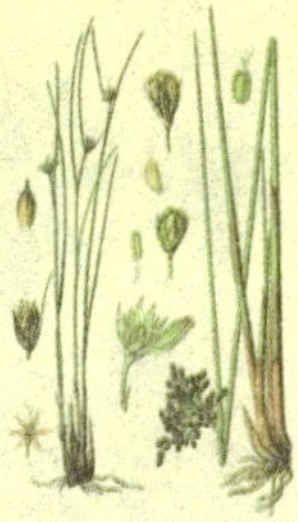

P127 利尿通淋药

大蓟小蓟

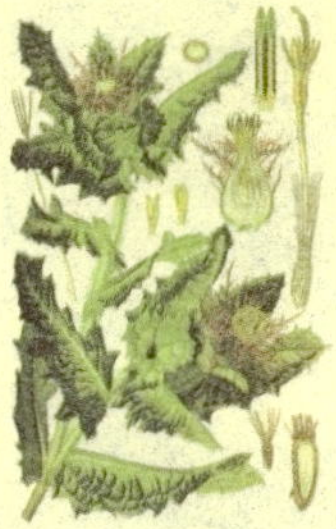

P178 凉血止血药

艾

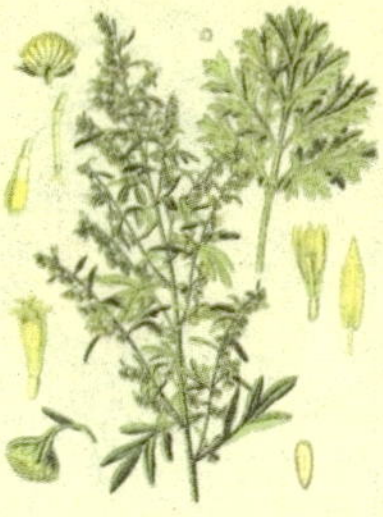

P188 温经止血药

益母草

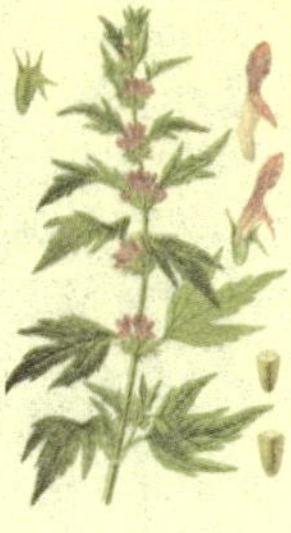

P194 活血调经药

王不留行

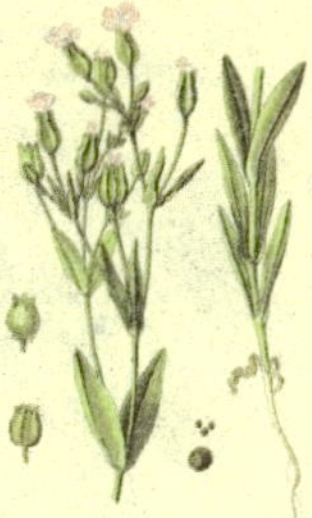

P196 活血调经药

红花

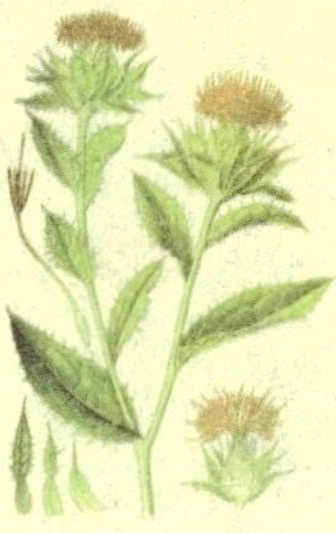

P182 活血调经药

旋覆花

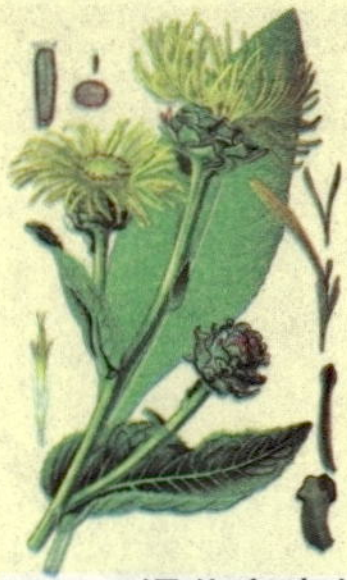

P206　温化寒痰药

款冬花

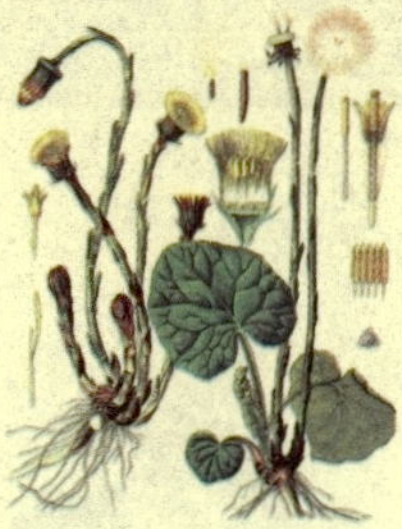

P216　止咳平喘药

地黄

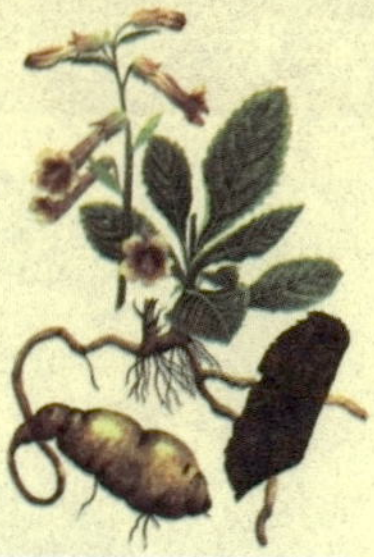

P234　补血药

麦门冬

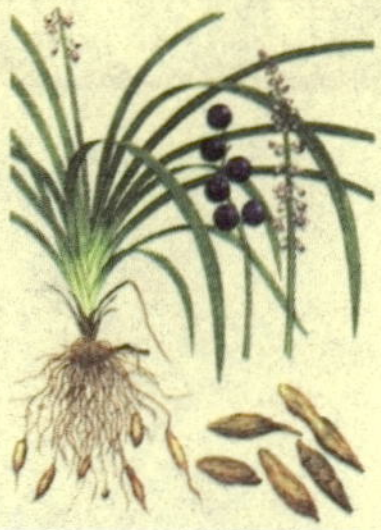

P248　补阴药

## 草部·毒草类、蔓草类

泽漆

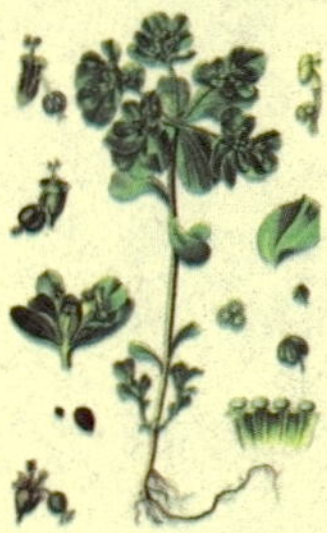

P120　利水消肿药

附子

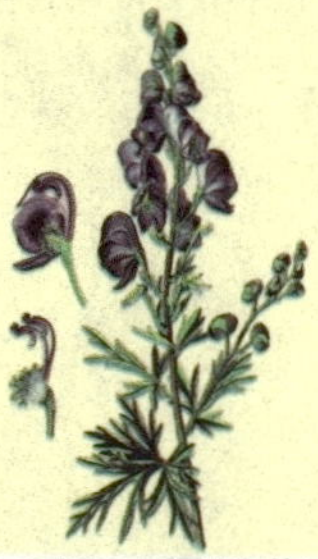

P130　温里药

甘遂

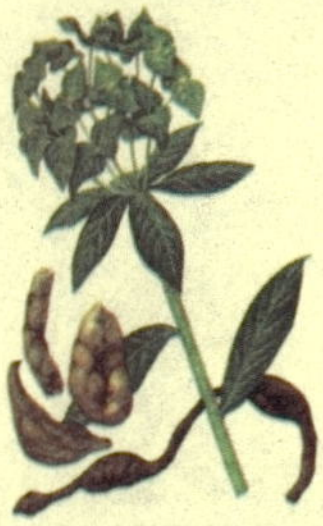

P161　泻下药

芫花

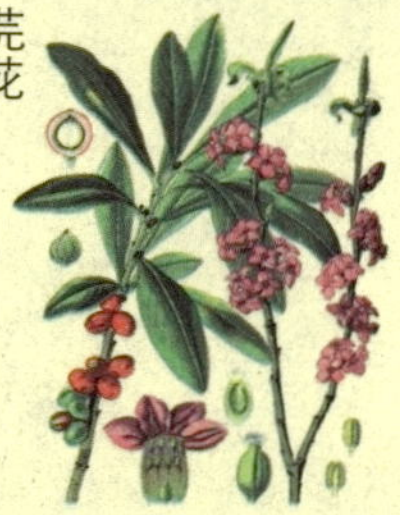

P168　泻下药

半夏

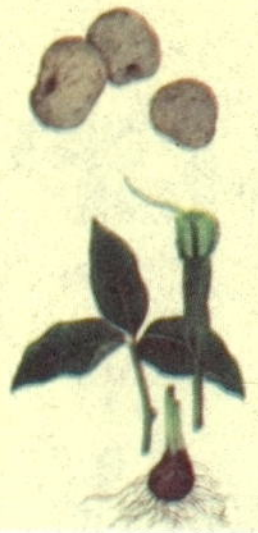

P204　温化寒痰药

天南星

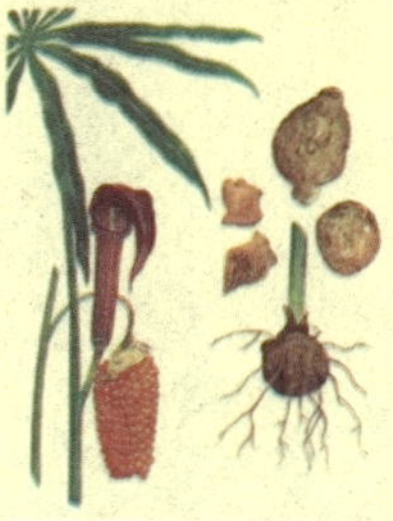

P208　温化寒痰药

大黄

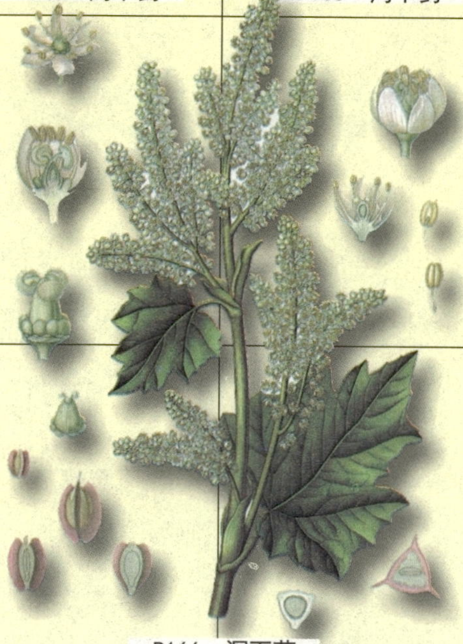

P166　泻下药

葛

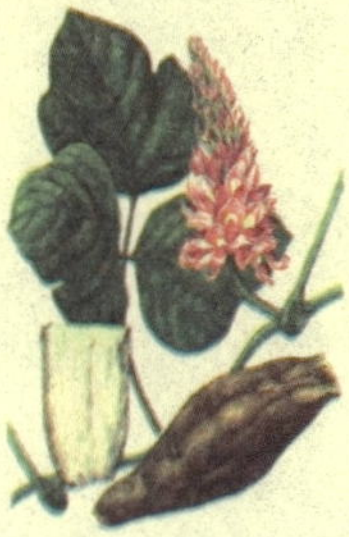

P68　发散风热药

天花粉

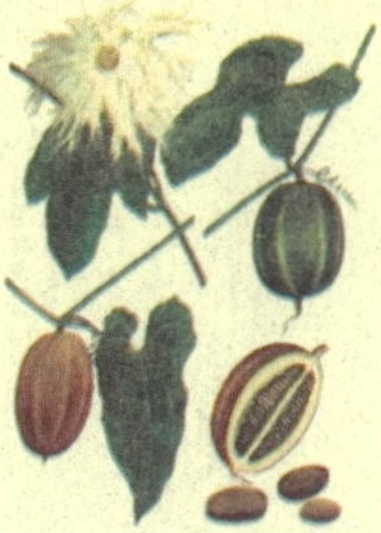

P74　清热泻火药

牵牛子

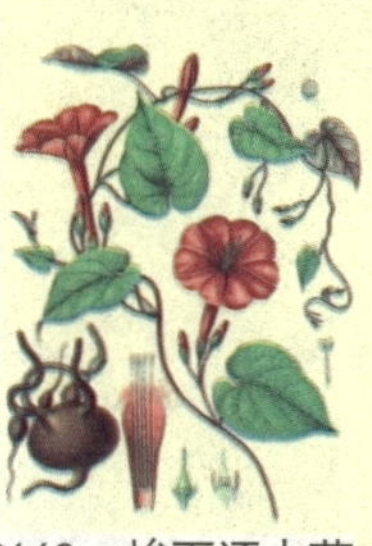

P162　峻下逐水药

马兜铃

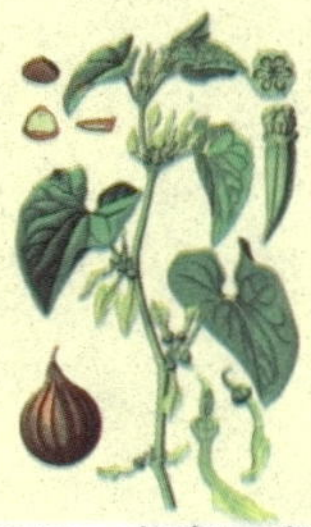

P217　止咳平喘药

菟丝子

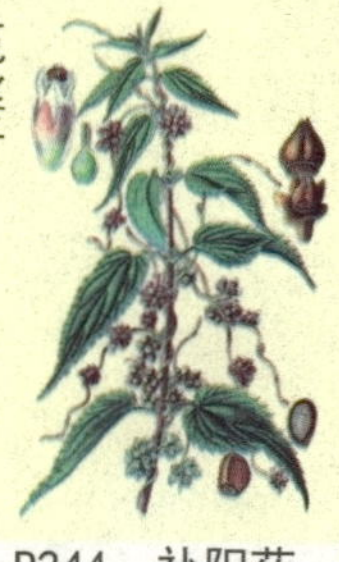

P244　补阳药

五味子

P260　收涩药

## 草部·水草类、石草类、苔类

泽泻

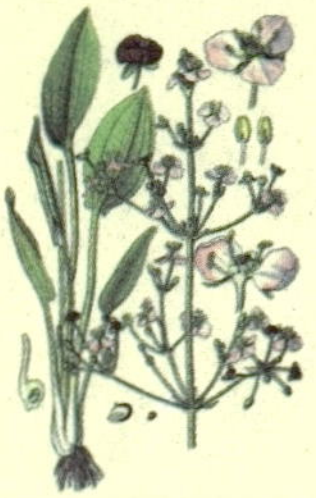

P121 利水消肿药

香蒲

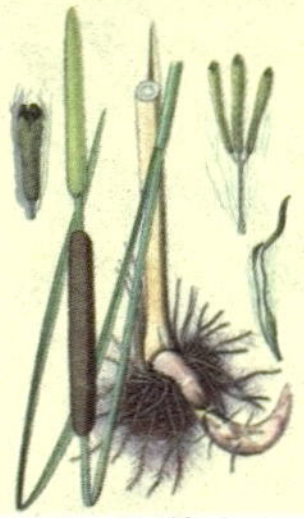

P186 化淤止血药

骨碎补

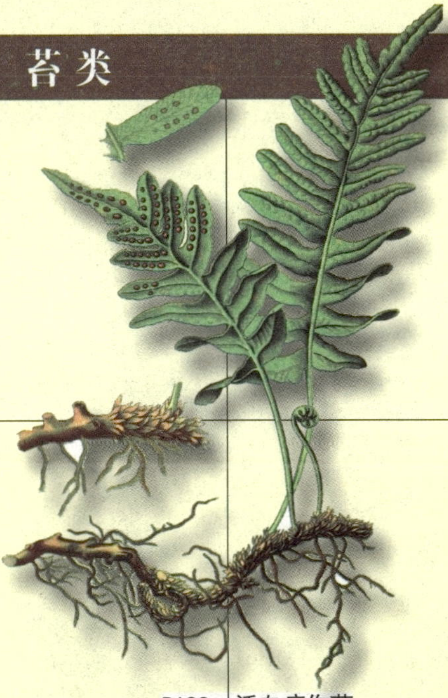

P198 活血疗伤药

酢浆草

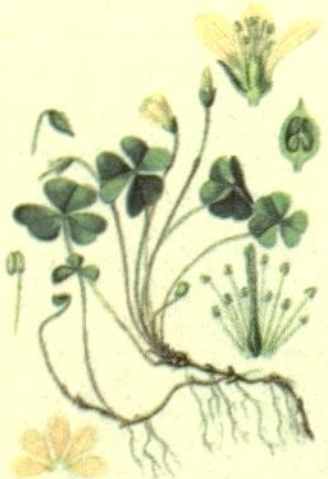

P103 清热凉血药

石斛

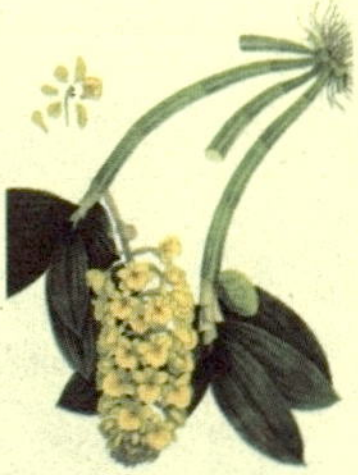

P247 补阴药

## 菜部·荤辛类、柔滑类、蓏菜类、水菜类、芝栭类

葱

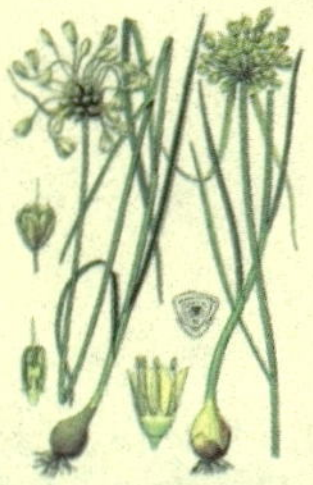

P52 发散风寒药

胡荽

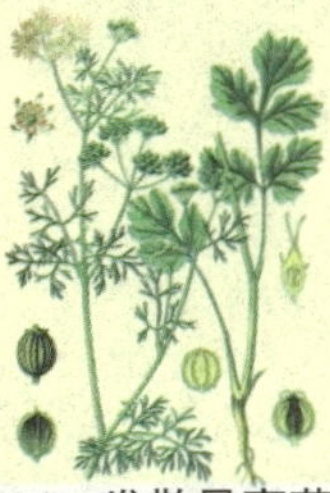

P54 发散风寒药

干姜

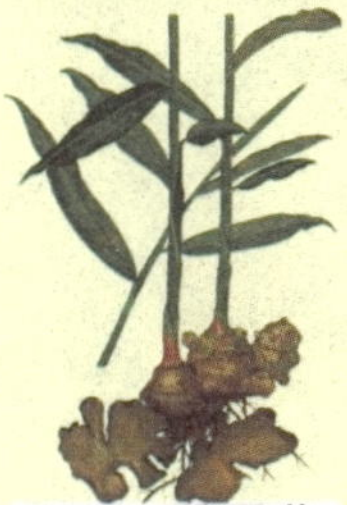

P140 温里药

茴香

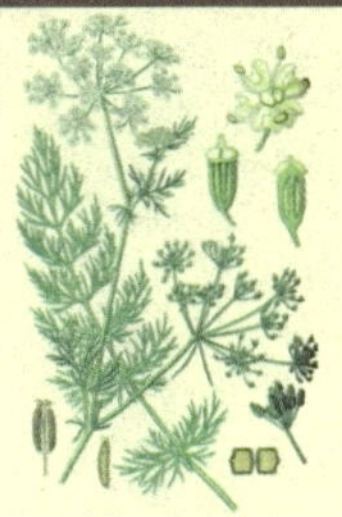

P141 温里药

蒲公英

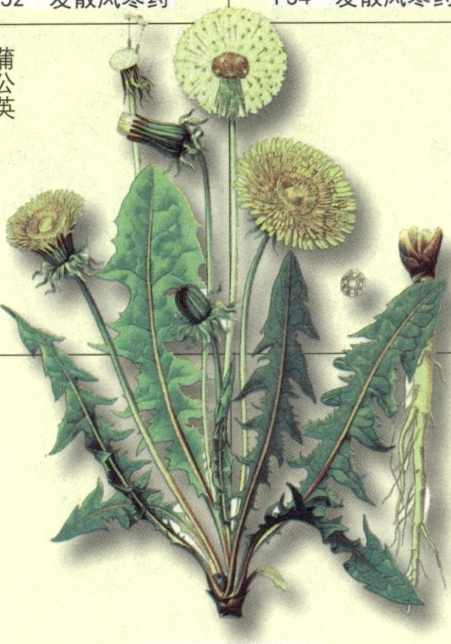

P88 清热解毒药

苜蓿

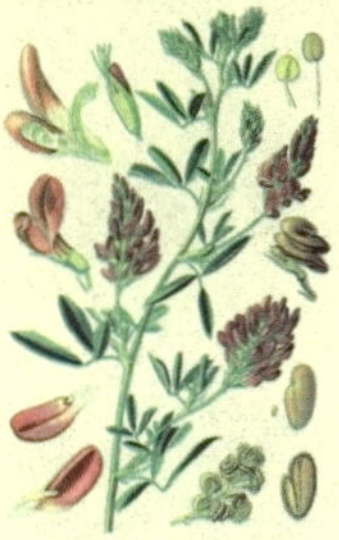

P116 利水消肿药

韭

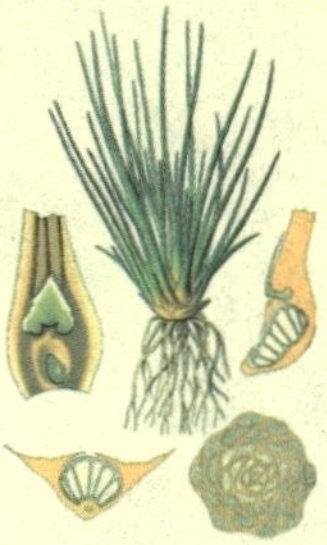

P240 补阳药

冬瓜

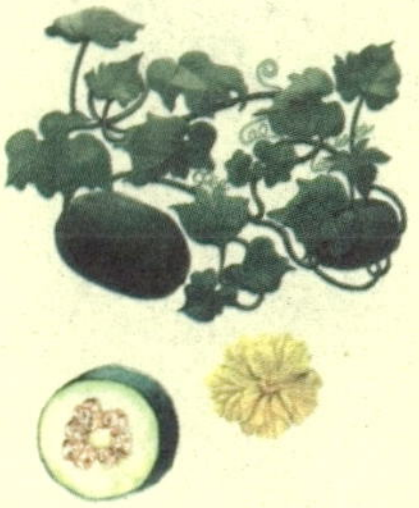

P122 利水消肿药

灵芝

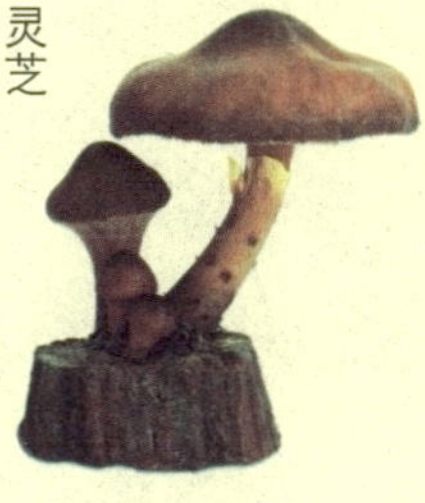

P154 养心安神药

桃

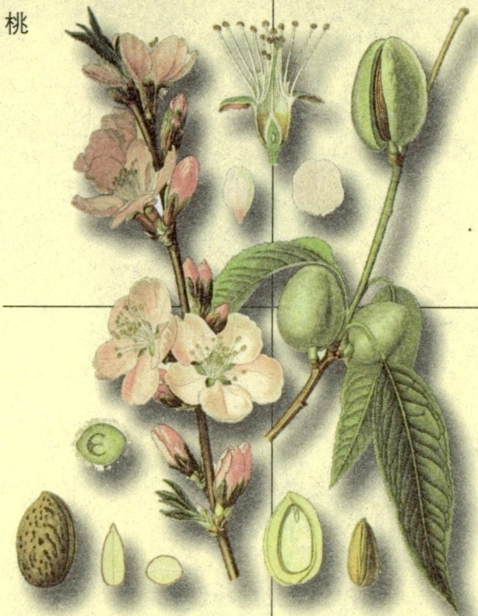

P192　活血调经药

枣

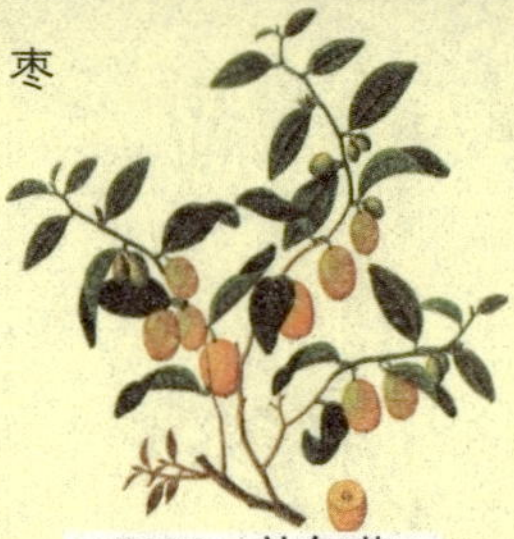

P226　补气药

梅

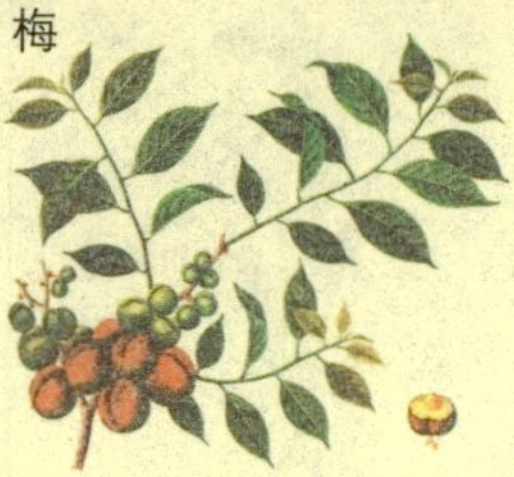

P272　收涩药

山楂

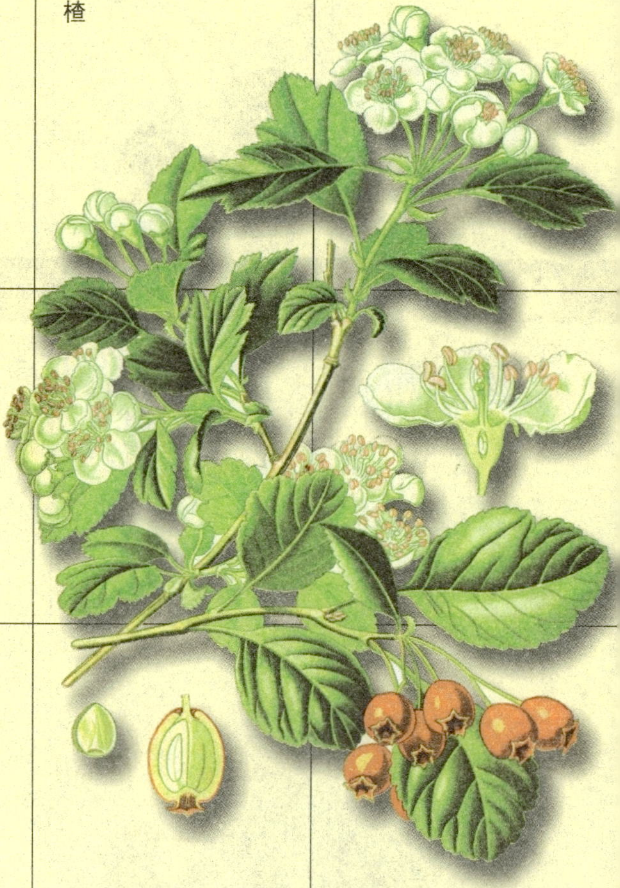

P170　消食药

木瓜

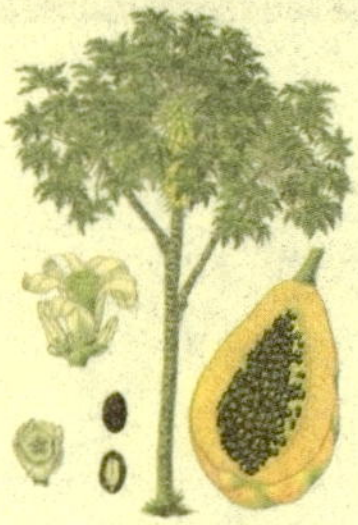

P108　祛风寒湿药

石榴

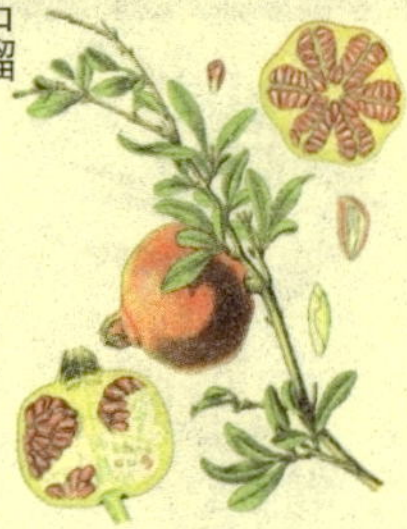

P268　驱虫药

龙眼

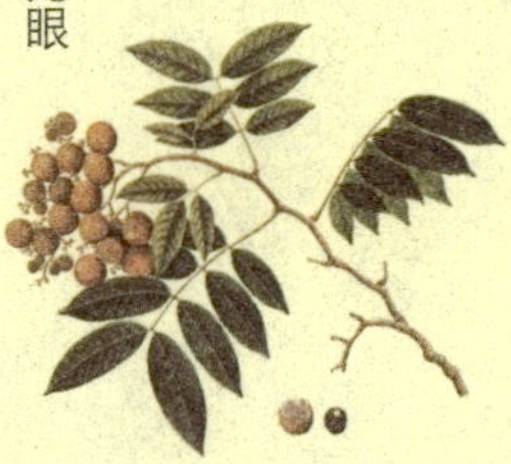

P230　补血药

槟榔

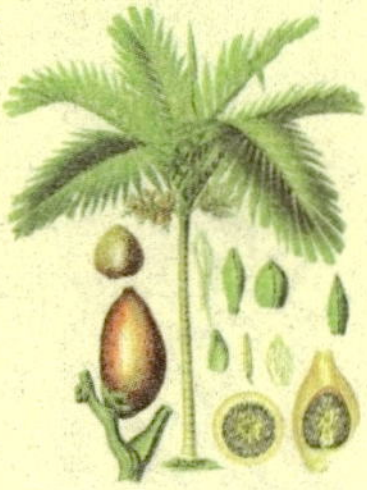

P270　驱虫药

花椒

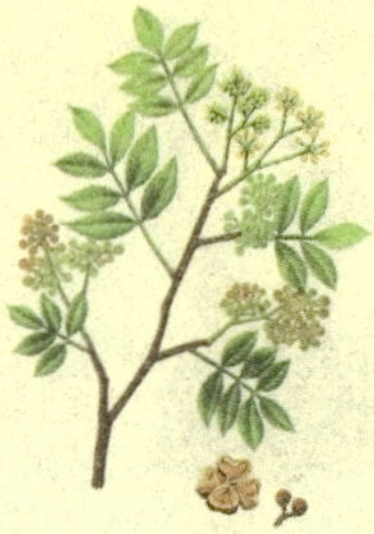

P132　温里药

吴茱萸

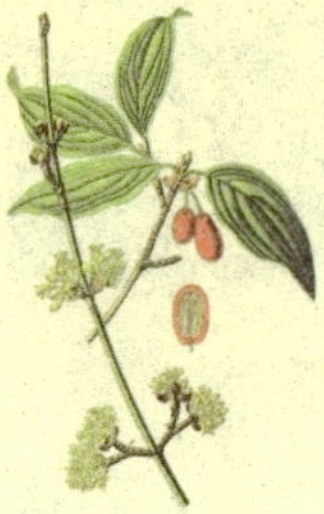

P134　温里药

胡椒

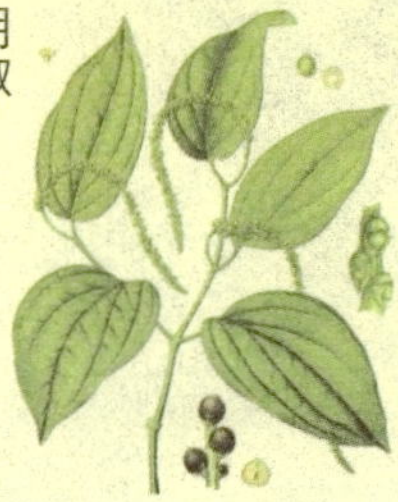

P139　温里药

莲藕

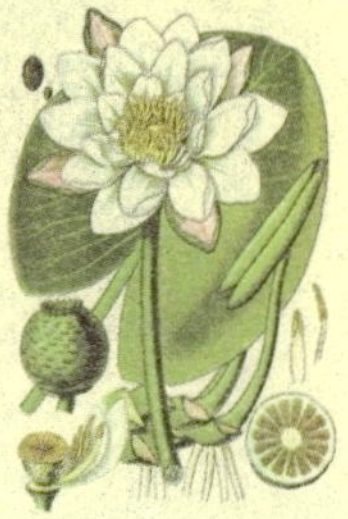

P264　收涩药

桂

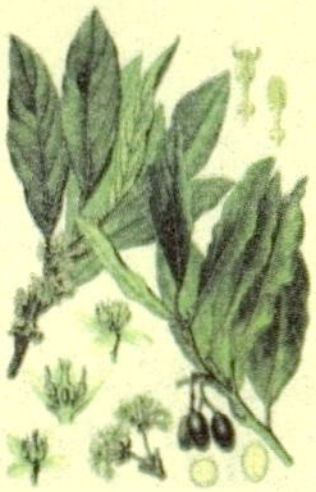

P136 温里药

丁香

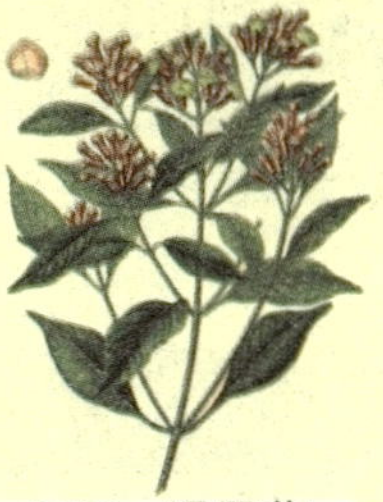

P138 温里药

松子

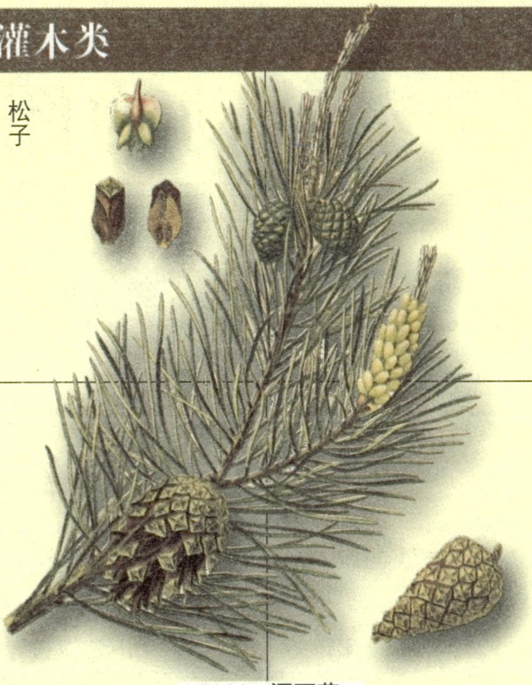

P164 泻下药

苏合香

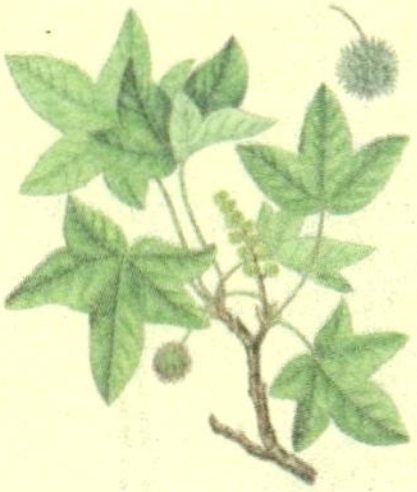

P152 开窍药

杜仲

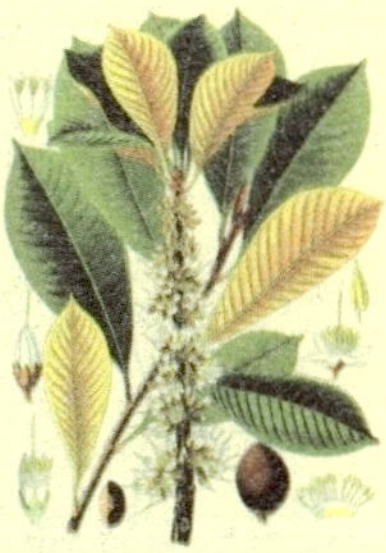

P243 补阳药

金樱子

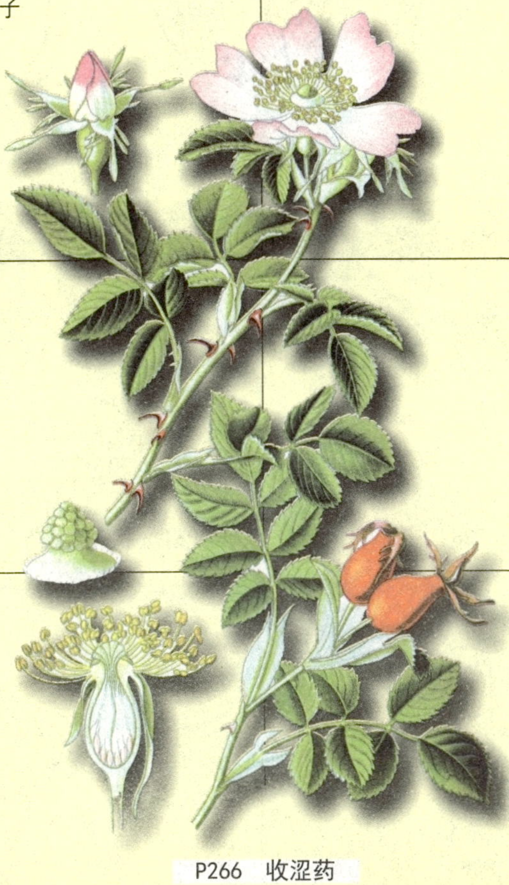

P266 收涩药

桑

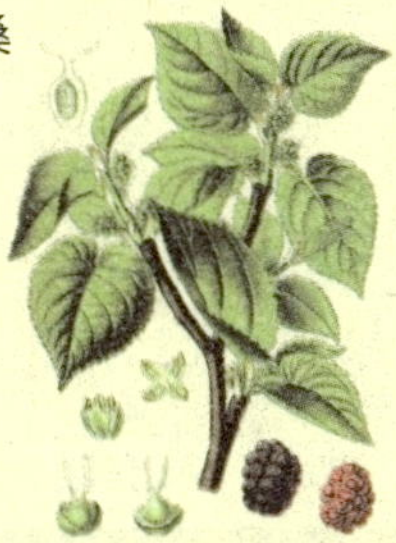

P58 发散风热药

枳

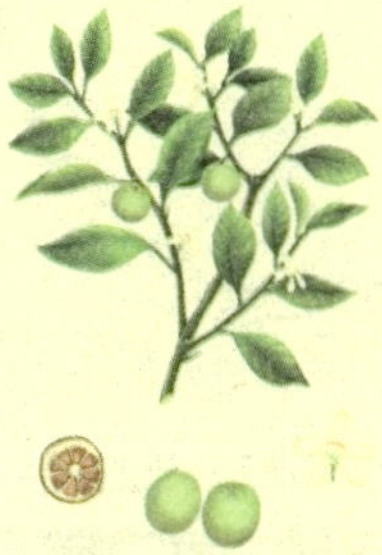

P144 理气药

郁李

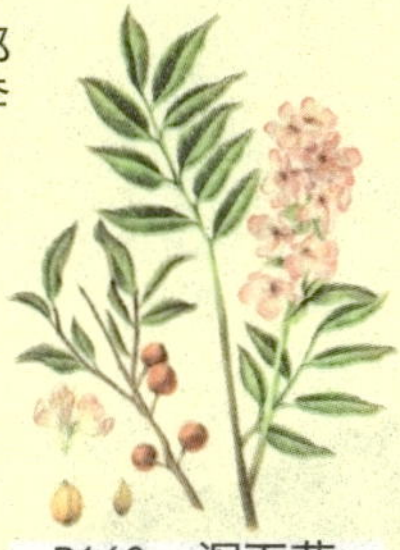

P160 泻下药

枸杞

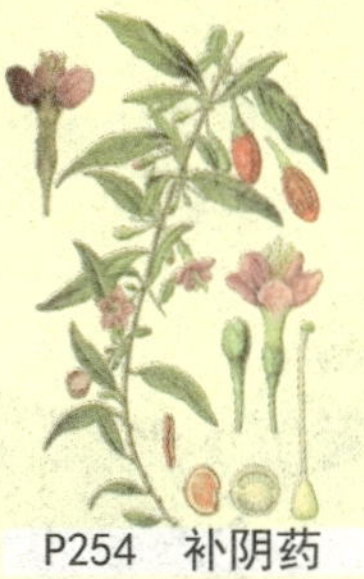

P254 补阴药

槐花

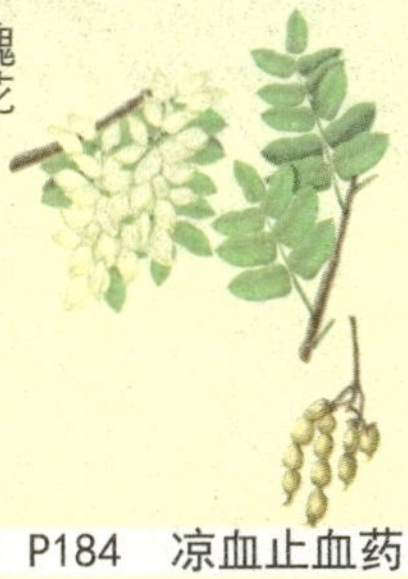

P184 凉血止血药

檀香

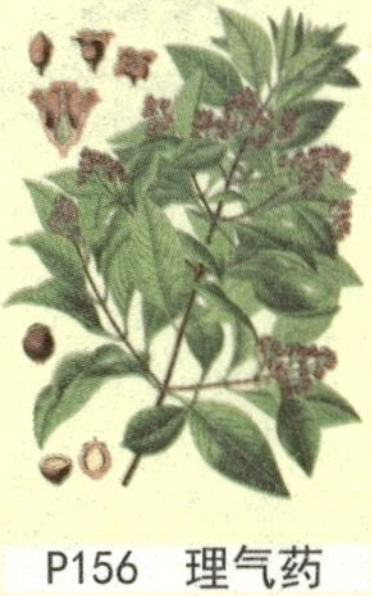

P156 理气药

# 本草动物图鉴

李时珍按动物的进化规律，将其从低动物到高等动物进行划分，分为五部十四类，全书只选取了其中九种常见、常用的动物药。

## 鳞部·龙类/蛇类/鱼类/无鳞鱼类

乌蛇

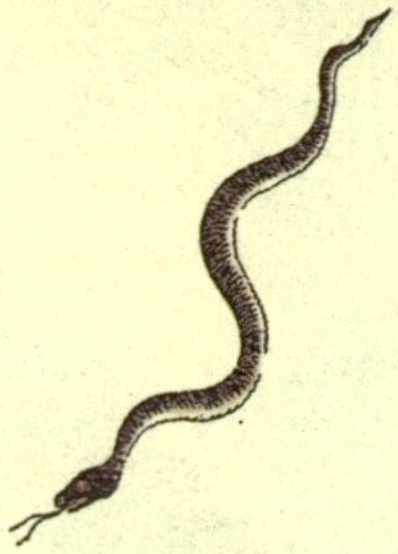

P281　祛风寒湿药

白花蛇

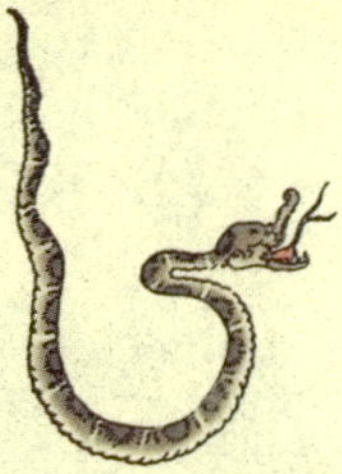

P281　祛风寒湿药

乌贼

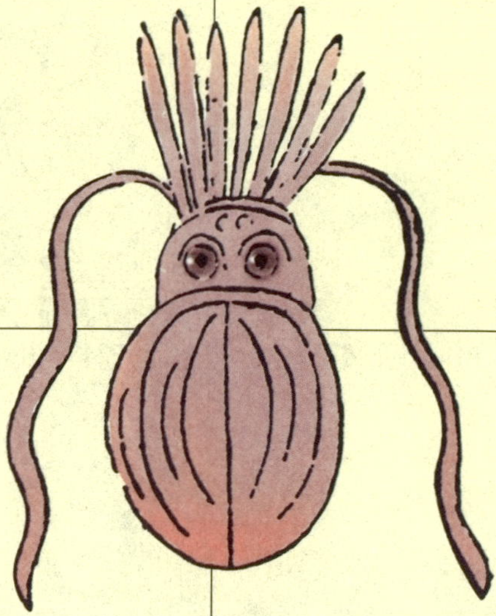

P282　固精缩尿药

鳝鱼

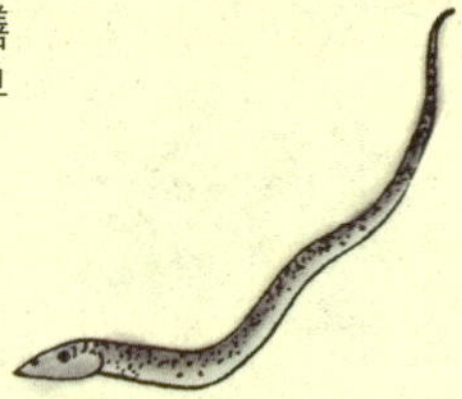

P282　补血药

海马

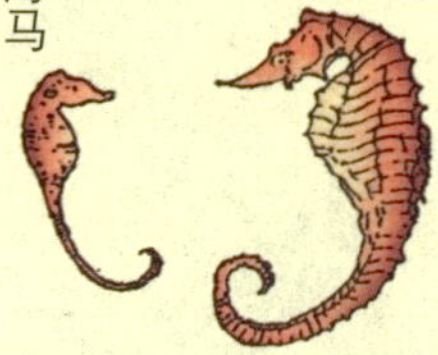

P282　补阳药

## 介部·龟鳖类/蚌蛤类

鳖甲

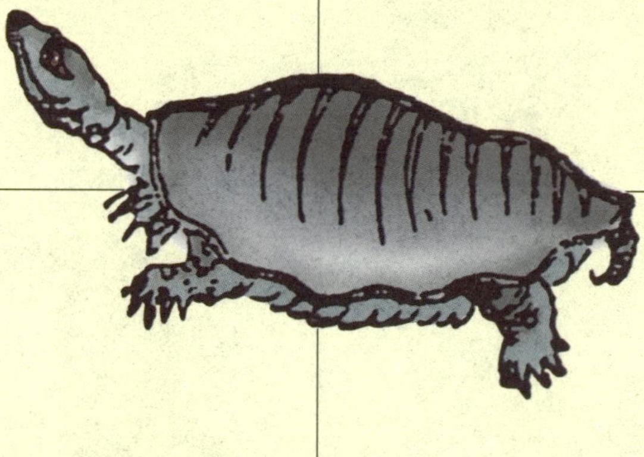

P283　补阴药

珍珠

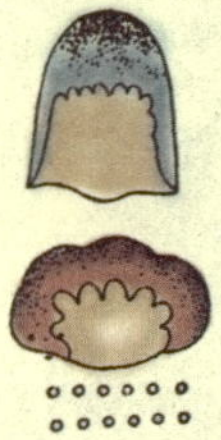

P283　平肝息风药

石决明

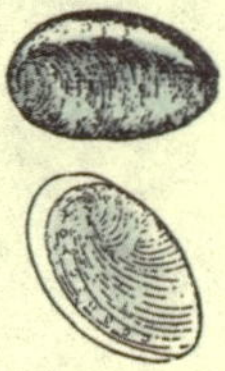

P284　平肝息风药

牡蛎

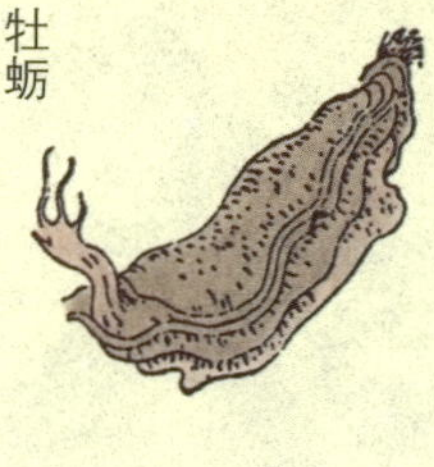

P284　平肝息风药

## 兽部·畜类/兽类/鼠类/寓类怪类

牛（牛黄）

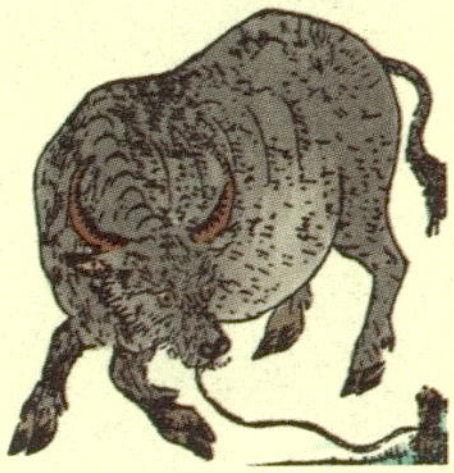

P284　息风止痉药

驴（阿胶）

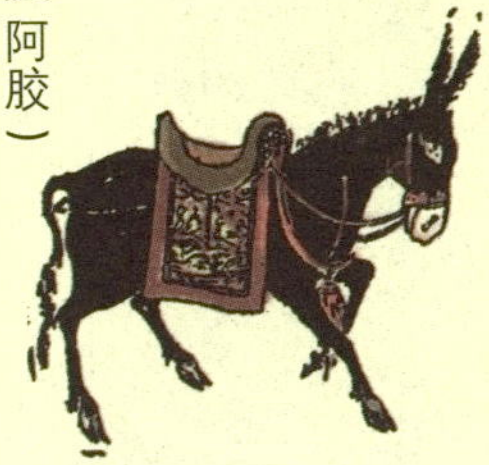

P285　补血药

# 本草矿物图鉴

李时珍对矿物药的分类方法与现代药物化学中无机物的基本分类原则一致，但是矿物药在现代中医中应用得不多，书中选取的四种是比较常用的。

## 金石部·金类/玉类/石类/卤石类

紫石英

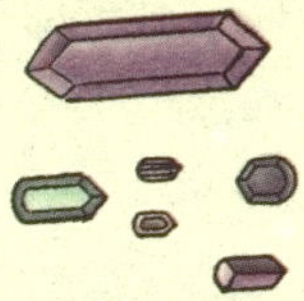

P276　补阳药

丹砂

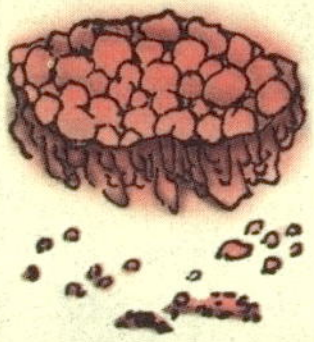

P276　重镇安神药

阳起石

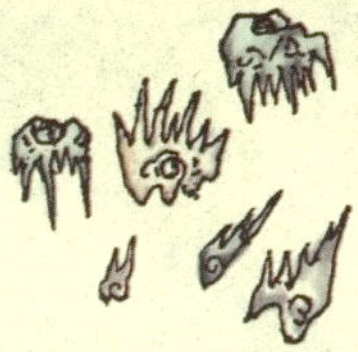

P277　补阳药

滑石

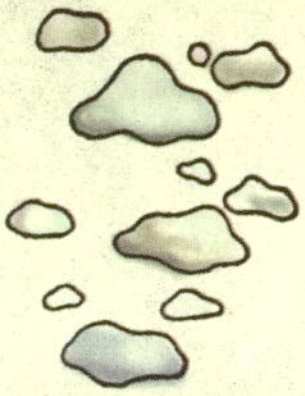

P277　利尿通淋药

雄黄

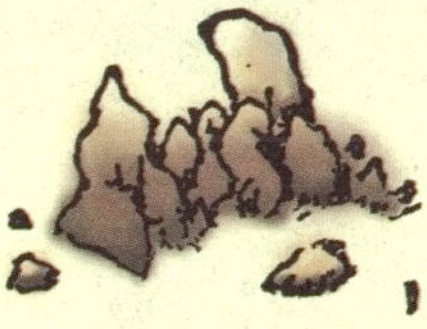

P278　杀虫止痒药

石膏

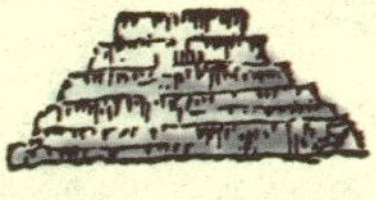

P279　清热泻火药

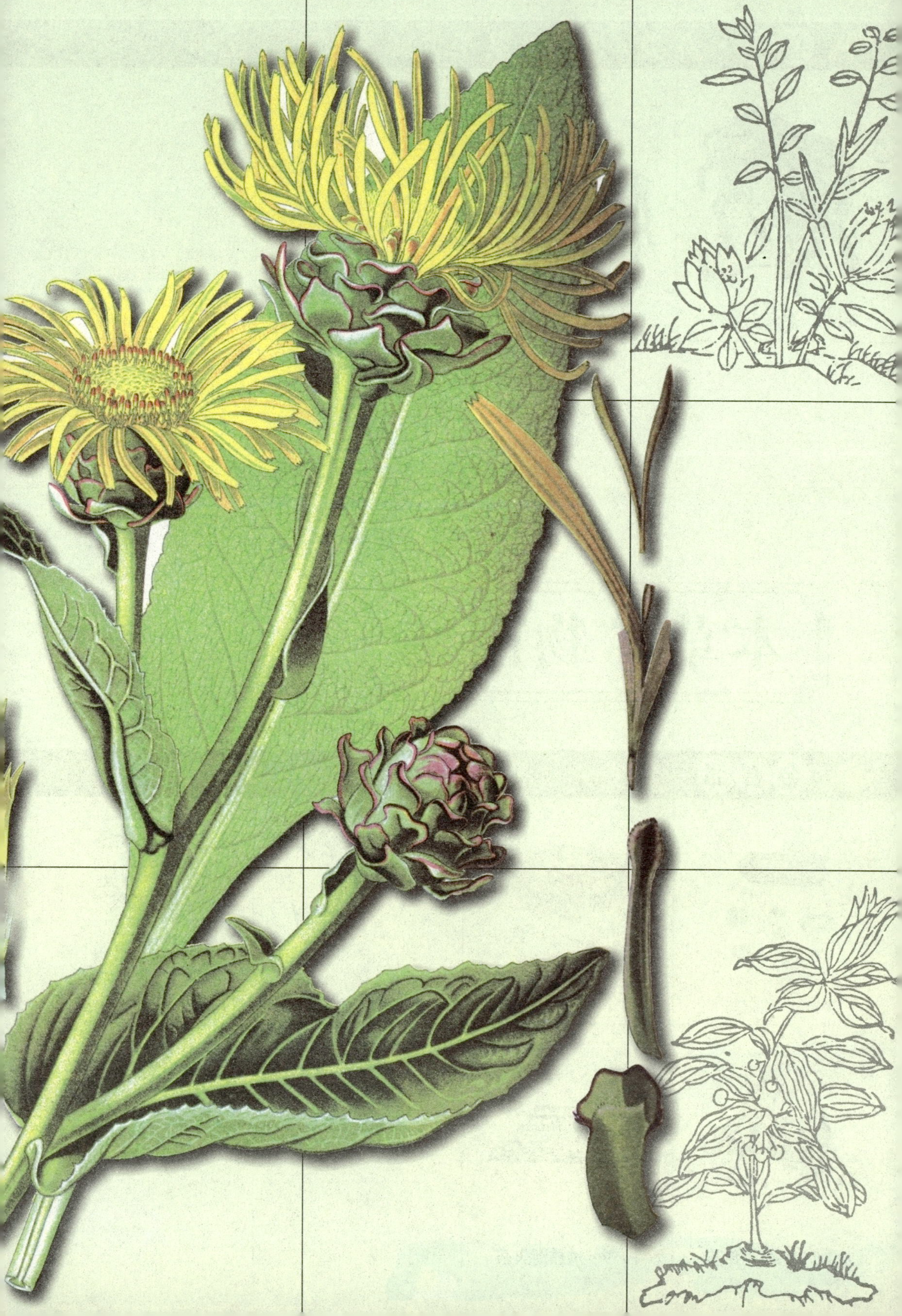

# 第一章

# 轻松读懂《本草纲目》

《本草纲目》以其科学性、系统性在我国中医药史上占有极其重要的地位，是16世纪为止我国乃至世界上最系统、最完整、最科学的一部医药学著作，被誉为“东方药物巨典”，也是一部具有世界性影响的博物学著作。

要想读懂《本草纲目》，必须对中药学的基本理论有所了解，什么是药材的气味阴阳，怎样鉴别中药的优劣，中药的使用禁忌有哪些。这一章将为读者详细地讲解。

# 补泻温凉，换个方法讲《本草》

**《本草纲目》**

- 是明朝医药学家李时珍为纠正古代医书的错误而编写的。
- 编写过程历时近30年，共有52卷、约190万字。
- 载有药物1892种，其中374种是李时珍新发现的。
- 收集医方11096个，其中有8100多个是他自己拟定或收集的。
- 书中还精心绘制了1160幅精美的中药图片。

李时珍在编写本草纲目的时候，决定采用“以纲挈目”的体例来编这部书。改变了原有的上、中、下三品的药物分类法，而是把药物按照矿物药、植物药、动物药划分。矿物药又分为金部、玉部、石部、卤部四部。植物药则根据植物的性能、形态及其生长的环境，分为草部、谷部、菜部、果部、木部五部；草部又分为山草、芳草、隰草、毒草、水草、蔓草、石草等小类。动物从低级到高级排列为虫部、鳞部、介部、禽部、兽部、人部等六部。还有服器部。

中医有“虚则补之，实则泻之，热则寒之，寒则热之”的说法，讲的是不同病症有不同的用药方法，药物本身也有不同的功效。其中，“实”，指实证；“虚”，指虚证。假如肝木受心火出现肝实证，由于肝是母，心是子，依照上述治病道理，应先泻心火，这就是所谓的“泻其子”；但若出现肝木虚弱证，则疗法不同，应先补生肝的肾，这就是所谓的“补其母”。故治病应根据病症的标本、急缓，而有相应的补泻方法。

本书正是以药物的功效将中药分类，打破了《本草纲目》原有的按自然类别区分的框架，使《本草》的内容得到全新的诠释和延伸。本书依据药物的功效把各种药物分成了解表药、清热药、祛风治湿药、温里理气药、开窍安神药、泻下消食药、止血活血药、止咳化痰药、补虚健体药、收涩驱虫药。每一分类中介绍若干种药物，这样，在使用本书时就可以根据病征，对症找药，对症用方，把学术性的《本草纲目》变成了更具实用性的家用保健书。

玄参

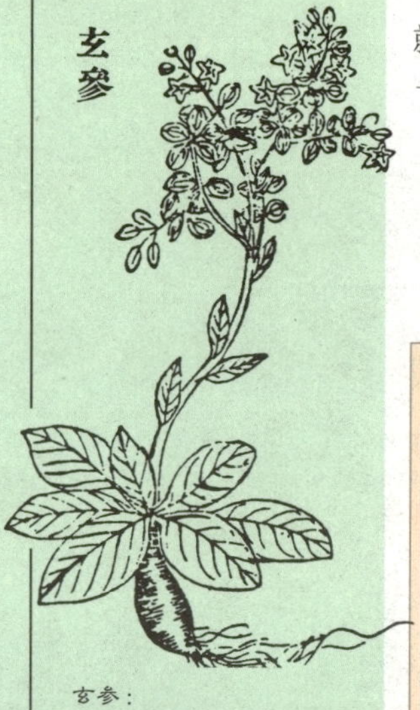

玄参：
根茎断面呈黑色，且像人参，所以得名玄参。有清热凉血、养阴生津之功效。

**《本草纲目》书名的由来**

公元1578年，年届六旬的李时珍已经完成了《本草纲目》的编撰，但尚未确定书名。一天，他出诊归来，坐在桌前，一眼看到案头上摆着昨天读过的《通鉴纲目》，突然心中一动，立即提笔蘸饱了墨汁，在书稿的封面上写下了“本草纲目”四个字。于是这本流传于世数百年的中药巨著就叫做《本草纲目》了。

# 中药五味的补泻原则

中药中所谓五味，是指药物有酸、苦、甘、辛、咸五种不同的味道，它们的治疗效果也不相同。

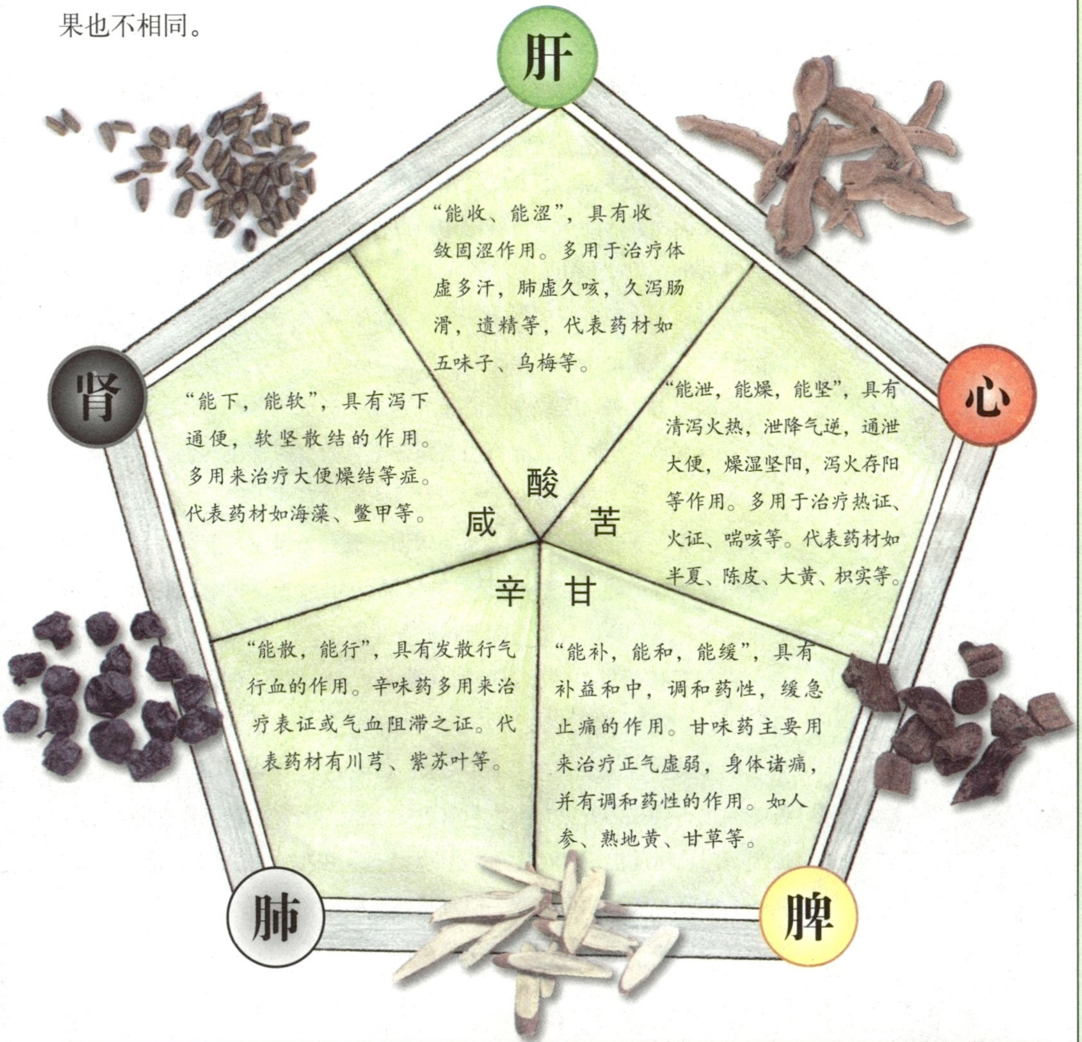


**李时珍和《本草纲目》**

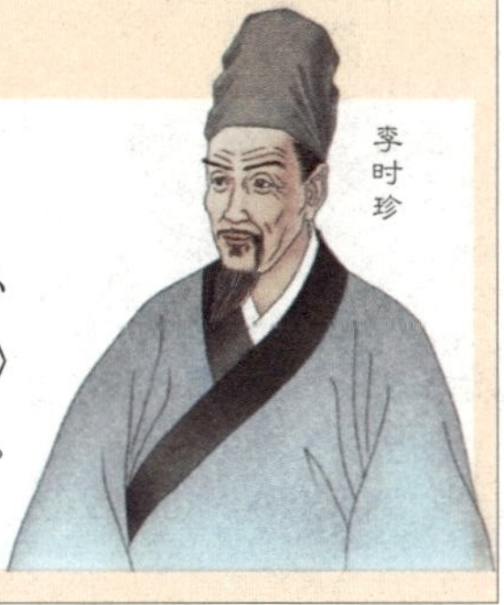


**李时珍**（1518—1593）

字东璧，湖北蕲州人。李时珍祖上世代行医，他在父亲的精心教导下，成为伟大的医学家、药物学家。一生著述颇丰，除《本草纲目》外，还著有《奇经八脉考》、《濒湖脉学》、《五脏图论》等十部著作。

# 气味阴阳，了解中药的第一步

**气味阴阳**

“气味阴阳”就是指药物的四气、五味和升降浮沉的阴阳属性。药有温、凉、寒、热之气，辛、甘、酸、苦、咸之味。还有升、降、浮、沉的区别，厚、薄、阴、阳之间的不同。其中，四气的热、温属阳；寒、凉属阴。五味里的辛、甘属阳；酸、苦、咸属阴。升、浮属阳；沉、降属阴。

北医李杲甚至根据上述药物的气味阴阳做进一步的阐述，他认为味薄者能通利，如酸、苦、咸、平这些性味；味厚者能下泻，如咸、苦、酸、寒等性味。气厚者能发热，如辛、甘、温、热等性味；气薄者能使人冒汗及通利小便，如甘、淡、平、凉等性味。《六节脏象论》中说：“天给人以五气，地给人以五味。”五气由鼻吸入，藏于心、肺，使得面部五色明润光泽、音声能辨；五味则由口进入，藏于肠胃，以养五气（此指人类内在的气），气和而生，形成津液，滋润五脏，补精益髓，所以神气旺盛。故形体瘦弱者用气厚的药食温养，精血不足的用味厚的药食补益。后天营养充足，心神才能自然而生。

根据古书记载，五味是五脏精气之本，对五脏各有其利。远古名医岐伯表示：木气生酸味，火气生苦味，土气生甘味，金气生辛味，水气生咸味。而辛味主散，酸味主收，甘味主缓，苦味主坚，咸味主软。药物可以祛邪，五谷为给养，五果为辅助，五畜为增益，五菜为补充，故气味相合而服用，能达到补精益气的效果。此外，根据四季、五脏的不同，五味也会有所差异，且要与病症相配合才适宜。

由于五味是根本，故五脏精气受其影响。岐伯曾说：“五味入胃，各归所喜。酸先入肝，苦先入心，甘先入脾，辛先入肺，咸先入肾。然而，若长期多食便会增加脏气，最后造成人体负担，容易短命早死。”因此五味太过，会损伤五脏精气。只有五味调和得当，才能使骨正筋柔，气血流畅，肌理致密，精养骨气，进而达到延年益寿。根据古人养生原则，其圣人春夏养阳，秋冬养阴，以顺从四季阴阳变化的规律，调和体内阴阳而互为根本，如此阴阳二气便可常存。

**麻黄**

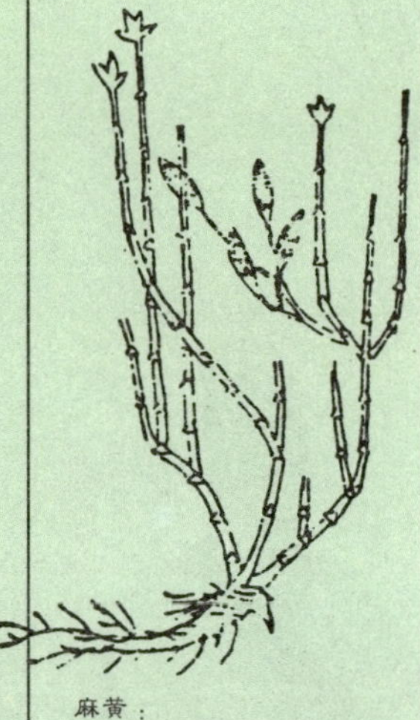

麻黄：
根皮黄赤色，长一尺，生于晋地及河东。据说因其味麻，色黄，故名麻黄。

**五味的宜忌**

五味之气生成阴精，阴精又靠气化生成。五味太过会损伤形体，元气太过则耗损阴精。阴精能化生人体的元气，饮食五味太过又耗伤人体的元气。脏腑对五味的需求、适合性味、禁忌、过度食用所造成的不良影响等，可分为五欲、五宜、五禁、五走、五伤、五过来解释。

## 五味与五脏、五行

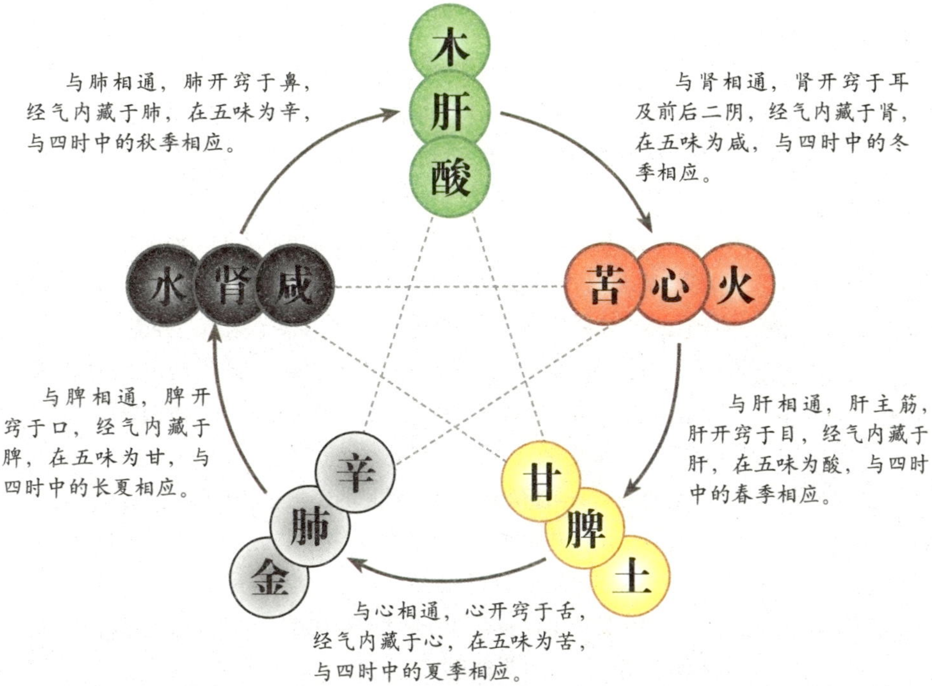


## 五味的五欲、五宜、五禁、五走、五伤、五过

| 五味 | 五宜 | 五禁 | 五走、五伤 | 五过 |
|---|---|---|---|---|
| 肝欲酸 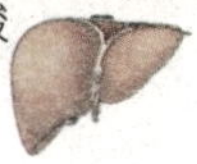 | 青色宜酸，肝病宜食麻、犬、李、韭。 | 脾病禁酸，宜食咸：大豆、栗。 | 酸走筋，过酸伤筋，筋病不宜多食酸，酸令人小便不畅。 | 味过于酸，肝气去滋养，脾气乃绝，因此肉坚厚、皱缩且唇裂。 |
| 心欲苦 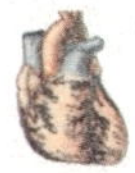 | 赤色宜苦，心病宜食麦、羊、杏。 | 肺病禁苦，宜食甜:麦、羊、杏。 | 苦走骨，过苦伤气，骨病不宜多食苦，多食令人呕吐。 | 味过于苦，脾气不能润泽，胃气便胀满留滞，因此皮肤枯槁而毛发脱落。 |
| 脾欲甘 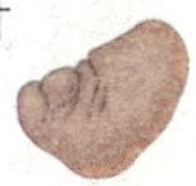 | 黄色宜甘，脾病宜食粳、牛、枣。 | 肾病禁甘，宜食辛：黄黍、鸡、桃。 | 甘走肉，过甘伤肉，肉病不宜多食甘，多食令人心中烦闷。 | 味过于甘，令心气喘满，脸色黑，肾气不平，胃痛而毛发脱落。 |
| 肺欲辛 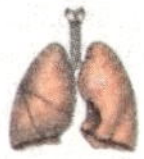 | 白色宜辛，肺病宜食黄黍、鸡、桃。 | 肝病禁辛，宜食甘:粳、牛、枣。 | 辛走气，辛伤皮毛，气病不宜多食辛，多食令人辣心。 | 味过于辛，筋脉阻绝，则精神耗伤，筋急而手足干枯。 |
| 肾欲咸 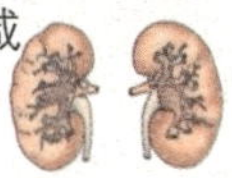 | 黑色宜咸，肾病宜食大豆、黄卷、栗。 | 心病禁咸，宜食酸:麻、犬、李。 | 咸走血，过咸伤血，血病不宜多食咸，多食令人渴。 | 味过于咸，大骨之气劳伤，肌肉瘦削萎缩，心气抑郁不舒，血脉凝涩而变色。 |

# 君臣佐使，功效也有轻重之分

**药方组方原则**

药方组方原则最早源于《内经》。《素问·至真要大论》说："主病之谓君，佐君之谓臣，应臣之谓使。"李杲在《脾胃论》中再次申明："君药分量最多，臣药次之，使药又次之。不可令臣过于君，君臣有序，相与宣摄，则可以御邪除病矣。"

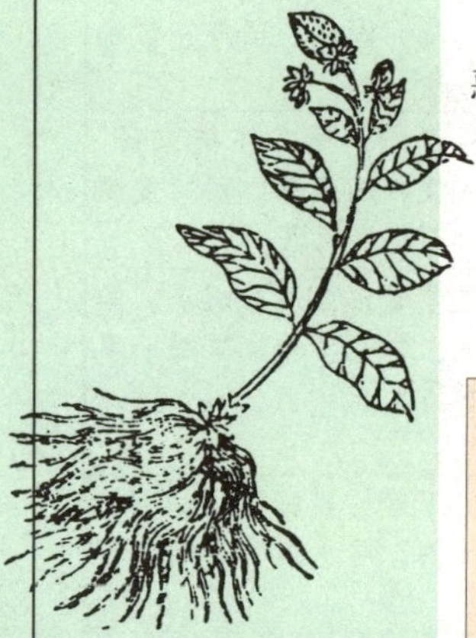

升麻：
叶像麻，性上升，所以叫升麻。又名周升麻。因其产于周地。

方剂就是治病的药方，是将几种药物配合起来，经过一定的方法制成丸散膏丹等多种剂型。方剂一般由君药、臣药、佐药、使药四部分组成，彼此相互配合、制约。一般的配置是君药一味，臣药二味，或君药一味，臣药三味，佐药五味，也可以君药一味，臣药二味，佐药九味。

中医讲，上药一百二十种为君，主养命以顺应上天，无毒，长期服用不伤人。想要轻身益气、延年益寿者以上经为本，如人参、枸杞、当归等皆是上药。中药一百二十种为臣，主养性以顺应人事，有的无毒，有的有毒，须斟酌服用。想要遏病、滋补，虚弱者以中经为本，如百合、黄连、麻黄等皆是中药。下药一百二十五种，为佐、使，主治病以顺应土地，大多有毒，不能长期服用。想要除寒热邪气、破积聚疗疾病者以下经为本，如大戟、附子皆为下药。

药物还有阴阳相配的属性，常见的药物有以下几种关系。

单行：单味药即能发挥预期效果，不需其他药辅助。如独参汤，只用人参一味药就能治疗元气大脱症。

相须：性能功效相类似的药物配合使用，这样疗效可以增强。如石膏配知母清热泻火的功效更好。

相使：在性能功效方面有某种共性的药物配合使用，单分一主一辅，能提高主药物的疗效。如黄芪与茯苓配合时，利水健脾的茯苓能增强黄芪补气利水的效果。

相畏：一种药物的毒性或副作用，能被另一种药物减轻或消除。如生半夏畏生姜，即生姜能减轻或消除生半夏的毒性。

相恶：一种药物能使另一药物的功效降低，甚至丧失药效。如人参恶萝卜，萝卜能削弱人参的补气作用。

相反：即两种药物合用能产生毒性或副作用。

**中药搭配的使用注意**

李时珍说："古方中多有用相恶、相反的；相须、相使同用的，此为用药的帝道。而相畏、相杀同用者，为用药的王道。相恶、相反同用者，是用药的霸道。"因此在中药的临床应用中，如果配伍得当，将会出现绝佳疗效。

## 方剂中的“君臣佐使”

**君**

是不可缺少的药物，针对主病或主症起主要治疗作用的药物。

药力居方中之首，用量较大。

**臣**

一是辅助君药加强对主症治疗效果的药物。

二是针对兼病或兼症起治疗作用的药物。

药力小于君药，比君药用量小。

**佐**

一是佐助药，即协助君药和臣药加强治疗作用，或直接治疗兼证。

二是佐制药，即用以消除或减缓君药或臣药的烈性或毒性。

三是反佐药，能在治疗中起相成作用的与君药性味相反的药物。

佐药的药力比臣药更弱，一般用量较轻。

**使**

一是引经药，能引导方中诸药达到病灶的药物。

二是调和药，能够调和诸药作用的药物。

使药的药力较轻，用量也小。

## 药物的上中下品

主养命以顺应上天，无毒，长期服用不伤人。可用于轻身益气、延年益寿。

君
上药
一百二十种

主养性以顺应人事，有的有毒，须斟酌服用。可遏病、滋补，补虚弱。

臣
中药
一百二十种

主治病以顺应土地，大多有毒，不能长期服用。可除寒热邪气、破积聚疗疾病。

佐、使
下药
一百二十五种

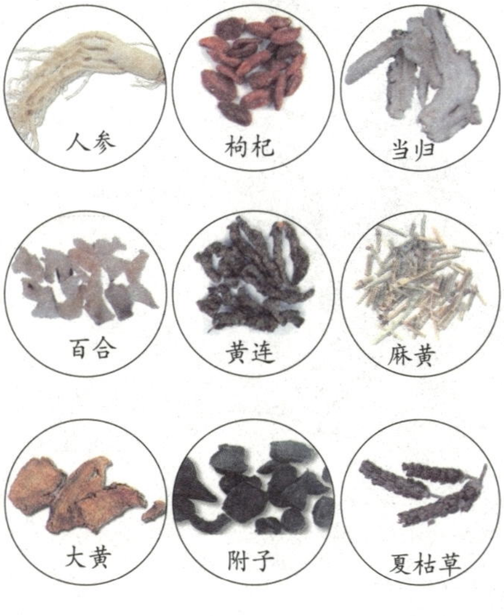

# 升降浮沉，用药须顺应四时

**升降浮沉**

升降浮沉是指中药作用于人体的四种趋向。其中，升是指提升、上升；降是指下降、降逆；沉是指内行泄利；浮是指外行发散。解表、散寒、升阳的中药，其药性均属升浮并具有上行向外作用；清热、泻下、利水、收敛、降逆的中药，其药性属沉降并具有下行、向里作用。

一般来说，药物的作用趋向可分升、降、浮、沉。升指上升，降指下降，浮指发散上行，沉指泻利下行。而药物可分升浮药与沉降药，前者上行而向外，具有升阳、发表、散寒等功效；后者下行而向内，具有潜阳、降逆、收敛、清热、渗湿、泻下的功效。凡阳性药物之气属于温热、味用于辛甘者，多有升浮作用，如麻黄、桂枝；而阴性药物之气属于寒凉，味用于苦酸者，多有沉降作用，如大黄、芒硝。

李时珍认为，酸、咸二味没有升的作用，甘、辛二味没有降的作用，寒无浮的作用，热无沉的作用，这是由各自的性质所决定的。治疗上升的病症，用气味咸寒的药物引之，就能使其沉而直达肚脐以下至骨盆的器官，包含肾、小肠、大肠、肝、膀胱等；治疗沉降的病症，用酒引之，就能使其上浮至头顶。此外，亦有药物同时具备升降的特性，例如根主升而梢主降，生主散而熟主降，升降虽是药物的固有属性，但也会因人们症状不同导致药物的使用部位与炮制有异。

金代医家李杲表示："药物的升、降、浮、沉、化可出现生、收、长、藏、成的反应，故服药应与四季相配合。"由于春季主升，夏季主浮，秋季主收，冬季主藏，土居中主化。所以味薄者升而生，气薄者降而收，气厚者浮而长，味厚者沉而藏，气平者化而成。如果人们补之以辛、甘、温、热以及气味薄者，就能助春夏之升浮，同时也是泻秋冬收藏的药物。如果补之以酸、苦、咸、寒以及气味厚的，就能助秋冬之降沉，同时也是泻春夏生长的药物。

**前胡**

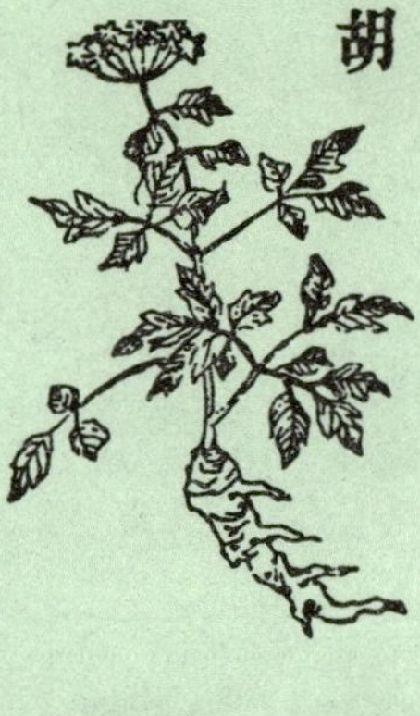

前胡：
苗高二尺，色似斜蒿，叶如野菊而细瘦，秋月开黪白花，其根皮黑肉白，有香气。

**春夏秋冬的用药之法**

春季宜加辛温之药，如薄荷、荆芥，以顺应春季上升之气；夏季宜加辛热之药，如香薷、生姜，以顺应夏季浮动之气；长夏季节宜加甘苦辛温之药，如人参、白术、苍术、黄檗，以顺应化成之气；秋季宜加酸温之药，如芍药、乌梅，以顺应秋季下降之气；冬季宜加苦寒之药，如黄芩、知母，以顺应冬季沉郁之气，以此规律顺时气而养天和。

# 中药的升降浮沉

| | 升 | 浮 | 沉 | 降 |
|---|---|---|---|---|
| 本义 | 指上升、提升 | 指外行发散 | 指内行泄利 | 指下降、降逆 |
| 性味 | 凡是温性、热性及味辛、味甘的中药，大多为升浮性中药 | | 凡是凉性、寒性及苦味、酸味、咸味的中药，大多为沉降性中药 | |
| 功效 | 具有解表、散寒、升阳作用的中药，均药性升浮并具有上行向外的作用 | | 具有清热、泻下、利水、收敛、降逆作用的中药，药性都属于沉降并具有下行向内的作用 | |
| 对症 | 病势下陷的，应使用药性升浮的药物 | | 病势逆上的，应使用药性沉降的药物 | |

# 四季的用药选择

《神农本草经》上记载：“四时用药要先顺应时令，不能杀伐天地间的祥和之气，故药物的升、降、浮、沉要顺应其气。”

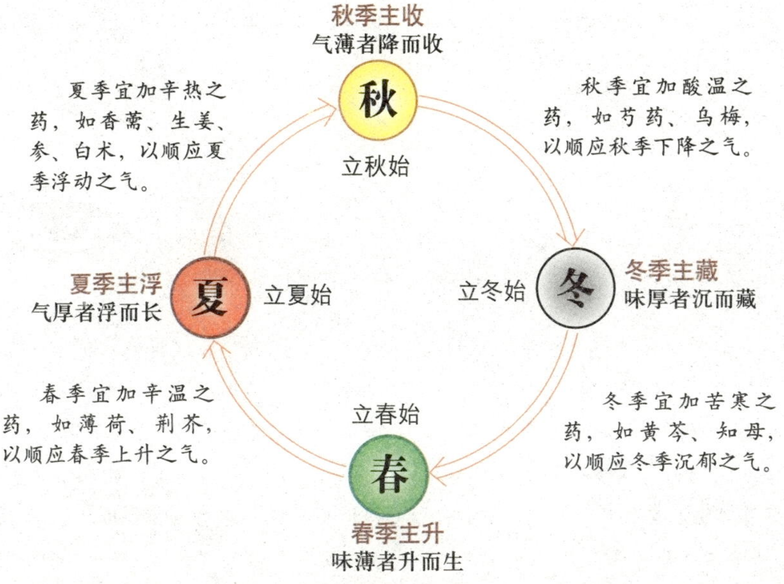

秋季主收
气薄者降而收
秋
立秋始
夏季宜加辛热之药，如香薷、生姜、参、白术，以顺应夏季浮动之气。
秋季宜加酸温之药，如芍药、乌梅，以顺应秋季下降之气。
夏季主浮
气厚者浮而长
夏
立夏始
立冬始
冬
冬季主藏
味厚者沉而藏
春季宜加辛温之药，如薄荷、荆芥，以顺应春季上升之气。
冬季宜加苦寒之药，如黄芩、知母，以顺应冬季沉郁之气。
立春始
春
春季主升
味薄者升而生


### 影响药性的因素

影响药性升降浮沉的主要因素是炮制和配伍。例如，药物用酒炒则升，姜汁炒则散，醋炒则收敛，盐水炒则下行。在复方配伍中，药性升浮的药物在和较多药性沉降药配伍时，其升浮之性会受到一定的制约。反之，药性沉降的药物也会受到较多的属性升浮的药物的制约。

# 优劣鉴别，眼鼻手口四大法

现在市面上中药材的质量可谓良莠不齐，以假乱真者有之，以次充好者有之，商家可以从中谋取利益，但对于患者来说这将会直接影响临床应用的效果和生命安全，因此学会如何鉴别中药材十分重要。

## 手触

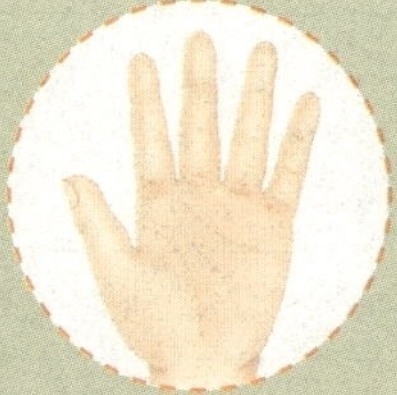

手摸法。以手感受药材的软硬。例如盐附子质软，而黑附子则质地坚硬。

手捏法。以手感受药材的干湿、黏附性等。例如天仙子手捏有黏性，土茯苓手捏有弹性等。

手掂法。以手感受药材的轻重、疏松或致密。例如荆三棱坚实体重而泡三棱则体轻。

## 口尝

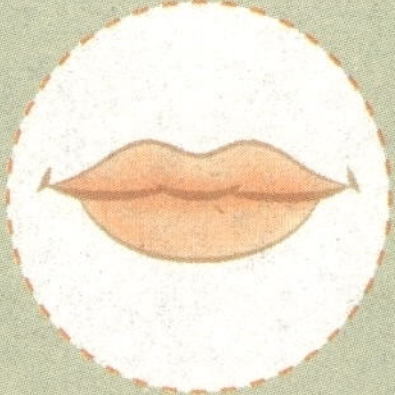

药材亦可透过“味感”来鉴别，直接放入口中品尝吃食，用舌头稍微感觉，或是咀嚼，或用水浸泡过后喝汁液的味道。味分为辛、甘、酸、苦、咸五味，如山楂的酸、黄连的苦、甘草的甜等。不过，以此鉴别药材应特别小心，避免误尝有毒药物而中毒！

## 鼻嗅

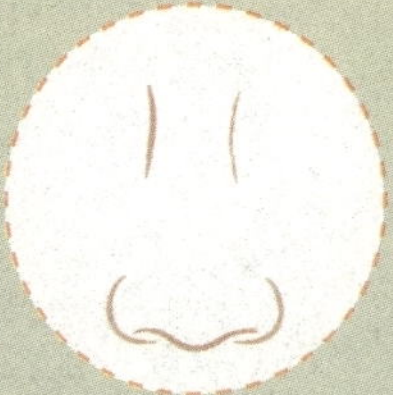

直接鼻嗅法。将草药靠近鼻子来闻它的气味。例如薄荷的香、阿魏的臭等。

蒸气鼻嗅法。将药草放在热水中浸泡，闻它透过蒸气所散发出来的气味。例如犀角有清香而不腥，水牛角则略有腥气。

搓揉鼻嗅法。由于有些草药的气味微弱，所以可以将其搓揉后再闻味道。例如鱼腥草的腥味，细辛的清香味等。

## 眼观

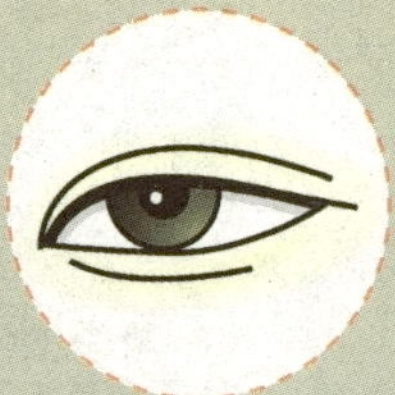

观察表面。药材因用药部位不同，其外形特征亦会有所差异。如根类药材多为圆柱形或纺锤形，皮类药材则多为卷筒状。

观察颜色。透过药材颜色的观察，以分辨药材的品种、产地和质量的好坏。例如黄连颜色要黄、丹参颜色要红、玄参颜色偏黑等。

观察断面。许多药材的断面都有明显特征，可透过观察来辨别药材。例如黄耆的折断面纹理呈菊花心样；杜仲在折断时，则会出现胶状的黏稠细丝等。

观察质地。是指观察药材的软硬或质地，如较黏、较粉等。

# 煎煮服用小常识

煎药给药法在中医历史上得到了最广泛的应用，它已有两千多年的历史。煎药的目的，是把药物中的有效成分，经过物理、化学作用（如溶解、扩散、渗透和脱吸附等）转入汤里。煎煮药材时，其用具、水质、温度、时间和次数都有一定的规矩和讲究。

## 用具

中药汤剂的质量与煎药的器具有着密切关系。目前以砂锅煎煮的质量比较好，砂锅的材质稳定，不会与药物成分发生化学反应，这是使用铁锅或铜锅做不到的。此外，也可以用陶瓷锅、不锈钢锅和玻璃容器等。

## 用水

煎药首先要注意的是水质，现在多用自来水，甚至是山泉水来熬药，其实只要水质洁净就可以了。在煎药之前，要先把水放到至少淹过药物，然后依药材的药性不同再调整水量。不要用矿泉水来熬煮中药，因为矿泉水硬度较高，会减低中药药效。

## 时间

由于药性不同，煎煮的时间也长短不一。一般的药用文火煎三十分钟左右就可以了，但是发汗药、挥发性药（如感冒药）只需要煎煮二十分钟（约在水沸腾后，再煮五分钟左右）即可，避免药效挥发散去。有些有毒性的药物，要先煎二十到三十分钟，让它的毒性减低。如果是矿物类的药物，就要先打碎再煎。

## 次数

中草药汤剂，每剂一般需煎两次，第一次的药液称“头汁”，第二次称“二汁”，两次的药汁要去渣混合之后再平分，分数次服用，这样可以让药汁的浓度相同，保障药效。煎头汁前，水应浸没药材约二至三公分为宜；而煎二汁时，水可适当减少一些。此外，针对较难煎出有效成分的药材，则需煎至三次才能析出药效。

## 火候

煎药时的温度，是使药材能分析出有效成分的重要因素。煎药前，先用冷水将中草药浸泡十五分钟，药性可以渗透进入水中。先以大火煮沸之后，再转成中火或小火熬，这样可以让药物的有效成分慢慢析出，药性也不会被破坏。煎药时不要常常打开锅盖查看，以避免有效成分的流失。花叶类的药材可以直接用热水冲泡，但是其他药材还是需要先煎煮，否则难以解析出药材的药性。依据药性的不同，火候还要随之调整，有芳香的药物，要用武火急煎，煮沸一到二次，就可以服用；质地厚重、不容易煮出汁的根茎类药物，要用文火久煎。

# 中药使用禁忌

**中药禁忌**

中药的作用最注重的是对症，而且使用的药量和搭配都是有一定标准的，要遵照医嘱来使用。如果随意更改组方或者改变使用的量，不仅会影响药效，甚至可能会引起副作用和中毒。因此，在使用中药时，要注意中药的配伍禁忌、服法用量、饮食禁忌等诸多方面。

## 中药配伍禁忌

某些药物因组方后可发生相反、相恶的关系，使彼此的药效降低，甚至引起毒副反应。《本经·序例》指出："勿用相恶、相反者。"相恶配伍可使药物某些方面的功效减弱，但同时是一种可以利用的配伍关系，并非绝对禁忌。而"相反为害，深于相恶"，是指相反的药物一起使用可能会危害健康，甚至危及生命。故相反的药物原则上禁止配伍应用。

## 孕妇用药禁忌

某些药物具有损害胎元以致堕胎的副作用，所以应作为妊娠禁忌的药物。根据药物对于胎元损害程度的不同，一般可分为慎用与禁用两大类。慎用的药物包括通经祛淤、行气破滞及辛热滑利之品，如桃仁、红花、牛膝、大黄、枳实、附子、肉桂、干姜、木通、冬葵子、瞿麦等；而禁用的药物是指毒性较强或药性猛烈的药物，如巴豆、牵牛、大戟、商陆、麝香、三棱、莪术、水蛭、斑蝥、雄黄等。凡禁用的药物绝对不能使用，慎用的药物可以根据病情的需要斟酌使用。

## 服药期间饮食禁忌

在服药期间，一般应忌食生冷、油腻、腥膻、有刺激性的食物。此外，根据病情的不同，饮食禁忌也有区别。如热性病，应忌食辛辣、油腻、煎炸性食物；寒性病，应忌食生冷食物、清凉饮料等；胸痹患者应忌食肥肉、脂肪、动物内脏及烟、酒等；肝阳上亢头晕目眩、烦躁易怒等应忌食胡椒、辣椒、大蒜、白酒等辛热助阳之品；黄疸胁痛应忌食动物脂肪及辛辣烟酒刺激物品；脾胃虚弱者应忌食油炸黏腻、寒冷固硬、不易消化的食物；肾病水肿应忌食盐、碱过多的和酸辣太过的刺激食品；疮疡、皮肤病患者，应忌食鱼、虾、蟹等腥膻发物及辛辣刺激性食品。

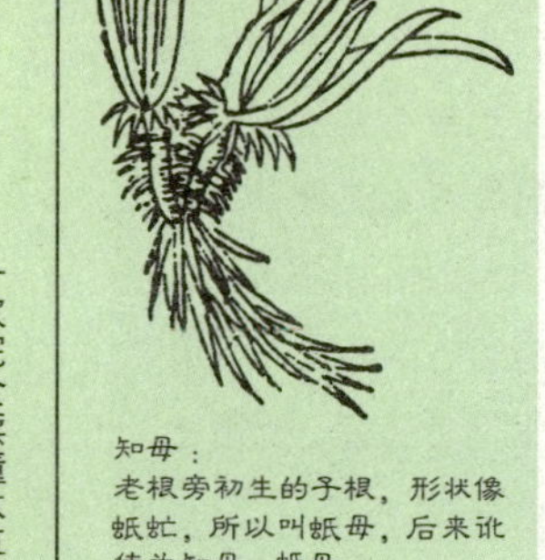


知母：
老根旁初生的子根，形状像蚳虻，所以叫蚳母，后来讹传为知母、蚳母。

**中药不可过量使用**

虽然中药都是天然成分，但绝不能因此而认为中药没有副作用，是绝对安全的。有些中药是有毒的，如果过量使用会引起中毒，甚至危及生命。有一些中药虽然没有毒性，但大剂量使用后可能会产生副作用。因此，中药的使用一定要遵循医嘱，不能随便改变剂量。

# “十八反”和“十九畏”

某些药物合用会产生剧烈的毒副作用或降低和破坏药效，因而应该避免配合应用。目前医药界共同认可的配伍禁忌，有“十八反”和“十九畏”。

## 十八反歌谣

本草明言十八反，

半蒌贝蔹芨攻乌。

藻戟遂芫俱战草，

诸参辛芍叛藜芦。

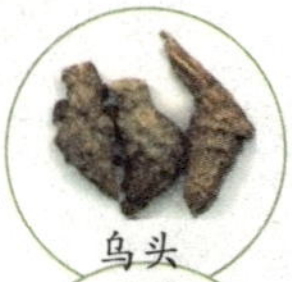


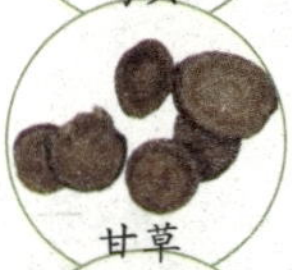


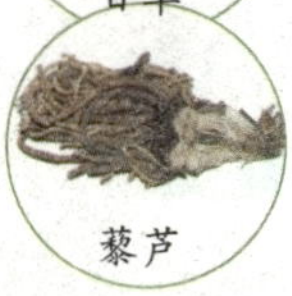


## 十八反

乌头与半夏、瓜蒌、川贝母、白蔹、白芨相反。

甘草与海藻、大戟、甘遂、芫花相反。

藜芦与人参、丹参、玄参、南沙参、苦参、细辛、芍药相反。

## 十九畏歌谣

硫黄原是火中精，朴硝一见便相争。

水银莫与砒霜见，狼毒最怕密陀僧。

巴豆性烈最为上，偏与牵牛不顺情。

丁香莫与郁金见，牙硝难合京三棱。

川乌草乌不顺犀，人参最怕五灵脂。

宫桂善能调冷气，若逢石脂便相欺。

大凡修合看顺逆，炮爁炙煿莫相依。

## 十九畏

硫黄畏朴硝

水银畏砒霜，狼毒畏密陀僧

巴豆畏牵牛

丁香畏郁金，牙硝畏三棱

川乌、草乌畏犀角，人参畏五灵脂

宫桂畏石脂。

### 服药中的饮食禁忌

服用清内热的中药，不宜食用热性食物；

服温中类药治疗“寒证”，应禁食生冷食物。

甘草、黄连、桔梗、乌梅忌猪肉；

薄荷忌鳖肉；茯苓忌醋；

鳖鱼忌苋菜；

鸡肉忌黄鳝；

蜂蜜反生葱；

天门冬忌鲤鱼；

荆芥忌鱼、蟹、河豚、驴肉；

白术忌大蒜、桃、李等。

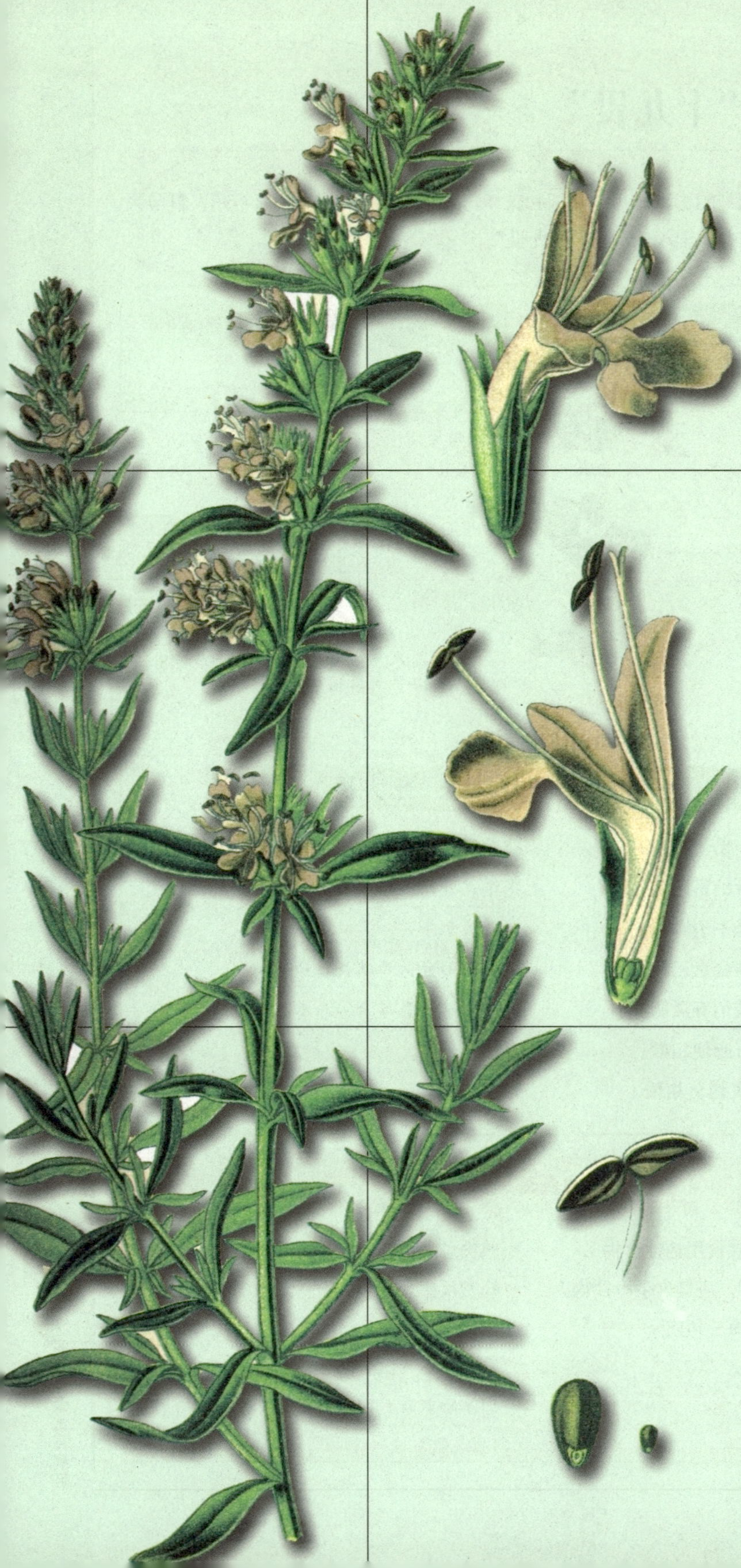

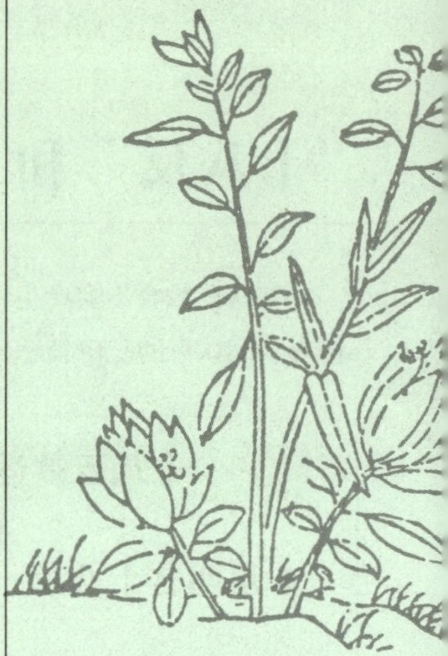

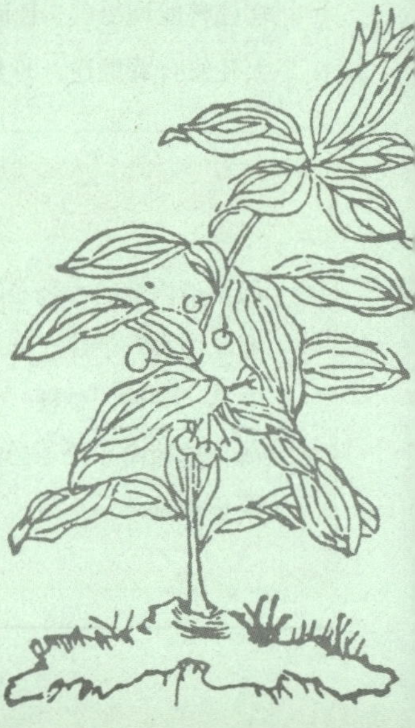

# 第二章
# 解表篇

解表药指能疏肌解表、促使发汗，用以发散表邪、解除表证的药物，也叫发表药。根据其药性和主治的差异，把它分为发散风寒药和发散风热药两类。发散风寒药药性多辛温，所以又称辛温解表药，适用于风寒表证，代表药物有麻黄、荆芥、防风等；发散风热药药性多辛凉，所以又称辛凉解表药，适用于风热表证，代表药物有柴胡、葛根、牛蒡、薄荷、菊花等。

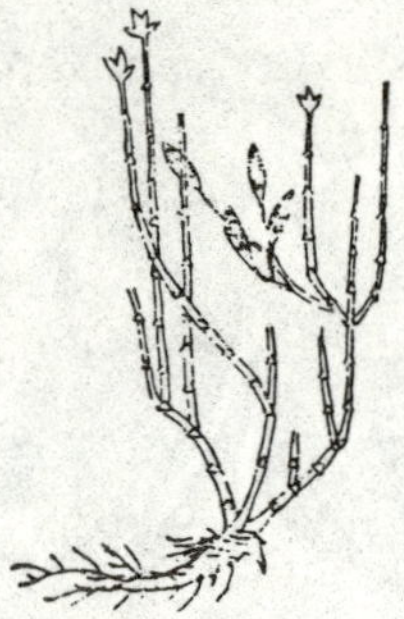

【功效】祛邪热气，止咳逆上气，除寒热，破癥坚积聚。

发汗解表第一药

# 麻黄

*Ephedra sinica Stapf*

草部·隰草类 | 发散风寒药

又名：龙沙、卑相、卑盐，始载于《神农本草经》。根皮黄赤色，长一尺，生于晋地及河东。有人说因其味麻，色黄，故名麻黄，但没有查证。

## 【药用部分】

### 麻黄茎

[修治] 陶弘景说：折去节根，水煮十余沸，用竹片掠去水面上的沫。因为沫令人烦，根节能止汗。

[性味] 味苦，性温，无毒。

李时珍说：麻黄微苦而辛，性热而扬。僧继洪说，中牟有生长麻黄之地，冬日不积雪，因它泄内阳之故。因此，过用麻黄会泄真气。由此可知麻黄性热。服用麻黄出汗不止的，用冷水浸头发，仍用扑法即止。凡是服用麻黄，须避风一日，不然病会复发。凡是使用麻黄，应佐以黄芩，就不会眼赤。

[主治] 治中风伤寒头痛，温疟，发表出汗，祛邪热气，止咳逆上气，除寒热，破癥坚积聚。(出自《神农本草经》)

治五脏邪气缓急，风胁痛，止好唾，通腠理，解肌，泄邪恶气，消赤黑斑毒。麻黄不可多服，多服令人虚。(出自《名医别录》)

治身上毒风，皮肉不仁，主壮热温疫，山岚瘴气。(甄权)

通九窍，调血脉，开毛孔皮肤。(出自《日华诸家本草》)

散赤目肿痛，水肿风肿，产后血滞。(李时珍)

### 麻黄根、节

[性味] 味甘，性平，无毒。

[主治] 能止汗，夏季杂粉扑之。(陶弘景)

止汗，实表气，固虚，消肺气、梅核气。(出自《滇南本草》)

【发明】李时珍说：麻黄发汗，而麻黄根节止汗，事物之妙，不可测度。自汗有风湿、伤风、气虚、血虚、脾虚、阴虚、胃热、中暑诸证，都可随证使用。当归六黄汤加麻黄根，治疗盗汗尤其好。因为它性行周身肌表，故能引诸药至卫分而固腠理。历代本草只知道用扑法，而不知道服用的效果更好。

## 医家名论

苏颂说：荥阳、中牟所产的为好。春生苗，至夏五月则长及一尺以上。梢上有黄花，结实如百合瓣而小，也似皂荚子，味甜，微有麻黄气，外皮红，里仁子黑。根紫赤色。俗说有雌雄二种：雌的三月、四月开花，六月结子。雄的没有花，不结子。立秋后收茎阴干备用。

**使用禁忌**

由于麻黄发汗力较强，故表虚自汗或阴虚盗汗，由于肾不纳气的虚喘者均应慎用。肺虚作喘、外感风热、痈、疖等症，均不可用麻黄。

## 形态特征

草本状灌木，高20厘米～40厘米，木质茎匍匐卧于土中，小枝直伸或微曲，绿色，长圆柱形，细纵槽纹不明显，梢上有黄花，成鳞球花序，通常雌雄异株，结实如百合瓣而小，味甜。种子外皮红，里仁子黑红色或灰褐色，表面有细皱纹。根紫赤色。

茎

［性味］味苦，性温，无毒。

［主治］治中风伤寒头痛，温疟。

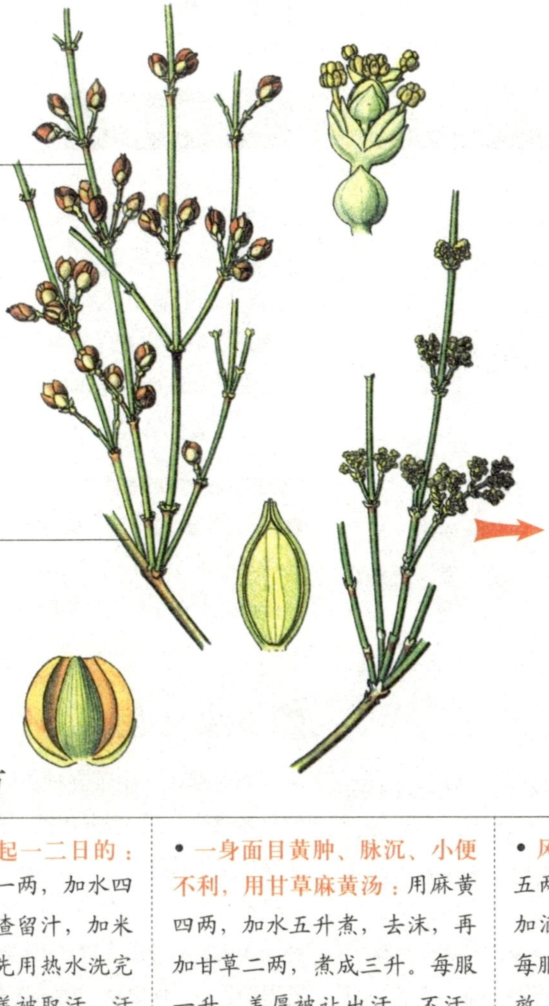

根、节

［性味］味甘，性平，无毒。

［主治］能止汗，夏季用杂粉扑上。

产地分布

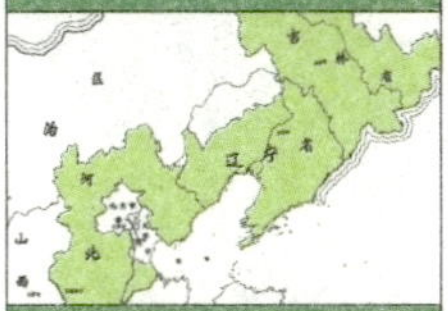

成熟周期

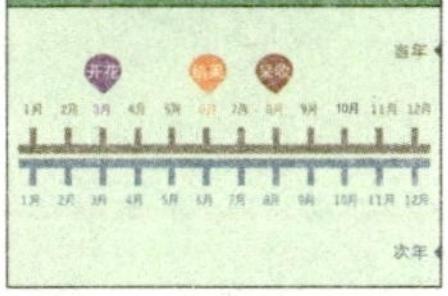

成品选鉴

表面黄绿色，触之微有粗糙感。体轻，质脆，易折断，断面略呈纤维性，髓部红棕色，近圆形。气微香，味涩、微苦。

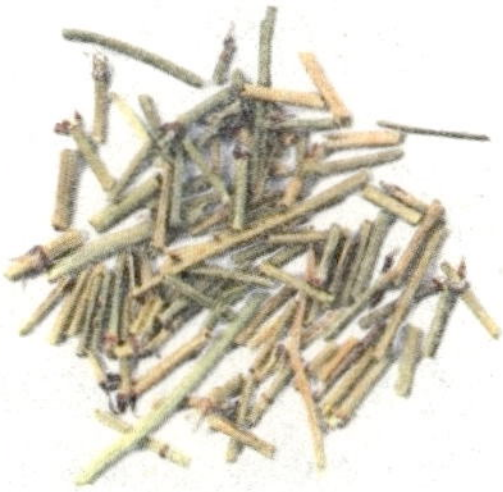

主要药用部分

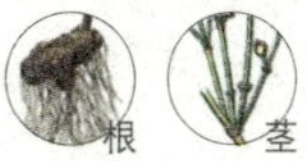


## 实用妙方

• **流行热病，初起一二日的：**用麻黄（去节）一两，加水四升煎至半干，去渣留汁，加米及豉，煮成粥。先用热水洗完澡，然后喝粥，盖被取汗，汗出即愈。

• **一身面目黄肿、脉沉、小便不利，用甘草麻黄汤：**用麻黄四两，加水五升煮，去沫，再加甘草二两，煮成三升。每服一升。盖厚被让出汗。不汗，须再次服药。注意避风寒。

• **风痹冷痛：**用麻黄（去根）五两、桂心二两，共研为末，加酒二升，以慢火熬成糖稀。每服一匙，热酒调下，汗出见效。注意避风。

### 中药趣味文化

**麻黄的由来**

秦代，有个挖药的老人，收了一个徒弟。这个徒弟很是狂妄，才学会一点皮毛，就看不起师傅了，自立了门户独自卖药。因学艺不精，没过几天，就用“无叶草”治死了一个人，被判刑三年。出狱后，他找到师傅认错，表示痛改前非。师傅见他有了转变，这才把他留下。从此之后，徒弟再用“无叶草”时就十分小心了。因为这种草给他惹过麻烦，就起名叫做“麻烦草”，后来又因为这草的根是黄色的，才又改叫“麻黄”。

## 朝含三片姜，不用开药方

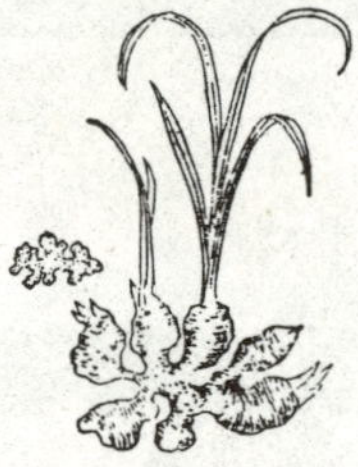

【功效】治嗽温中，治胀满，霍乱不止，腹痛，冷痢。

# 生姜

*Zingiber officinale Rosc*

菜部·荤辛类　发散风寒药

又名：姜根、百辣云，宜在微湿沙地种植。许慎的《说文解字》中把姜称为“御湿之菜”。王安石认为姜能御百邪，故称其为姜。

### 【药用部分】

**根**

[性味]味辛，性微温，无毒。

陈藏器说：生姜性温，要热则去皮，要冷则留皮。

徐之才说：与秦椒相使。解半夏、莨菪毒。恶黄芩、黄连。

李时珍说：长期吃姜，易积热伤眼。凡是有痔疮的人多吃姜和酒，立刻就会发。患痈疮的人多吃姜，会长恶肉。

[主治]归五脏，除风邪寒热，伤寒头痛鼻塞，咳逆气喘，止呕吐，祛痰下气。（出自《名医别录》）

去水胀，疗时令外感咳嗽。与半夏同用，治胃脘部急痛。捣汁与杏仁煎服，治急痛气实，心胸冷热胸拥膈。捣汁调蜜服，治中暑呕吐不能下食。（甄权）

散烦闷，开胃气。（孟诜）

久服去臭气，通神明。（出自《神农本草经》）

能破血调中，去冷气。姜汁能解药毒。（陈藏器）

除壮热，治痰喘胀满，冷痢腹痛，转筋胸闷，去胸中臭气、狐臭，杀腹内寄生虫。（张鼎）

解菌蕈等各种菌毒。（吴瑞）

姜生用发散，熟用和中。能解吃野禽中毒而致的喉痹。浸汁点眼，可治红眼病。捣汁与黄明胶同熬，贴风湿疼痛，效果很好。（李时珍）

**干生姜**

[主治]治嗽温中，治胀满，霍乱不止，腹痛，冷痢，血闭。病人虚而冷，宜加用。（甄权）

姜屑和酒服，治偏风。（孟诜）

干生姜为肺经气分之药，益肺。（王好古）

【发明】李时珍说：姜味辛而不荤，能祛邪辟恶。生吃，熟食，或用醋、酱、糟、盐、蜜煎后调和，无所不宜。既可做蔬菜、调料，又可入药，可做果脯，用途非常广泛。凡是早上外出或者走山路，都宜口含一块生姜，不犯雾露清湿之气及山岚不正之邪。

### 医家名论

李时珍说：生姜宜种在微湿沙地中。四月取母姜栽种，五月就长出苗，像初生的嫩芦，只是叶稍宽像竹叶，对生，叶也辛香。秋季前后新芽迅速长出，像列指状。此时的嫩姜采食无筋，称为子姜。秋分后次之，下霜后姜就老了。姜性恶湿而畏日，所以秋天很热就不会长姜。

**使用禁忌**

凡阴虚火旺、目赤内热者，或患有痈肿疮疖、胃溃疡、胆囊炎、肾盂肾炎、痔疮者，都不适合长期食用生姜。夏季天气炎热时不可多吃。

## 形态特征

多年生草本，高40厘米～100厘米，根茎肉质，肥厚，扁平，有芳香和辛辣味。叶互生，两列，无柄，有长鞘，基部狭，先端渐尖，平滑无毛。花茎自根茎抽出，花柱单生丝状，花序穗状椭圆形，花冠绿黄色。种子黑色。

产地分布

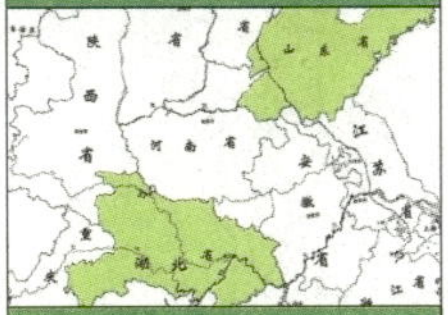

成熟周期

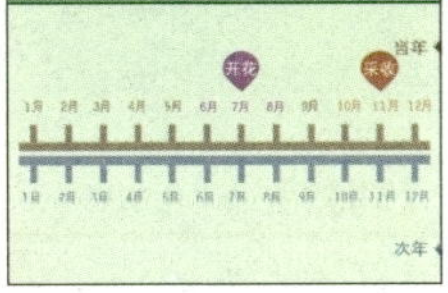


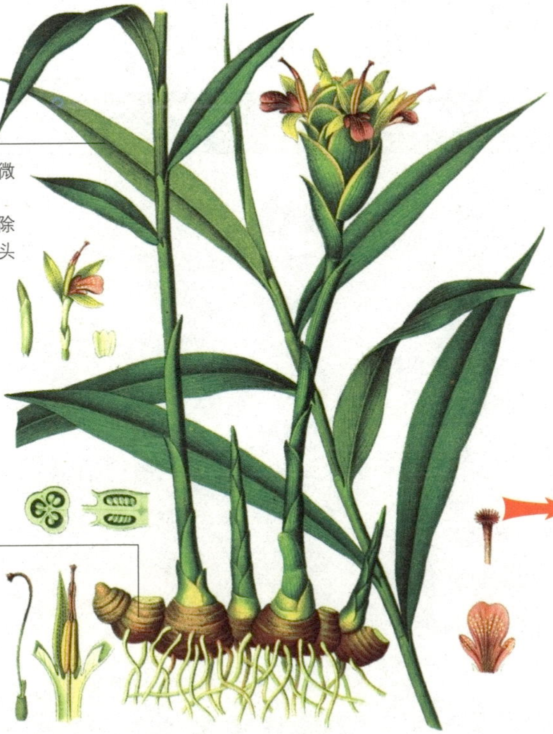

叶
[性味] 味辛，性微温，无毒。
[主治] 归五脏，除风邪寒热，伤寒头痛鼻塞。

根
[性味] 味辛，性微温，无毒。
[主治] 咳逆气喘，止呕吐，祛痰下气。

成品选鉴

不规则块状，略扁，具指状分枝，表面黄褐色，有环节，分枝顶端有茎痕。质脆，易折断，断面浅黄色，气香特异，味辛辣。

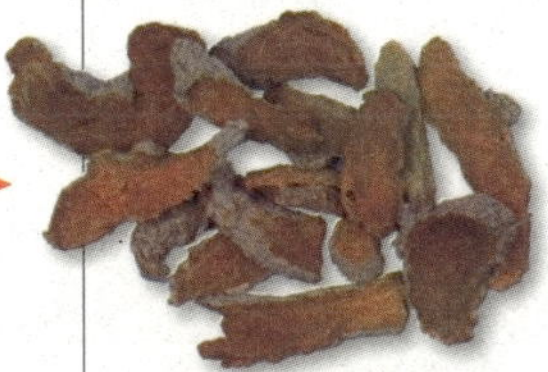

主要药用部分

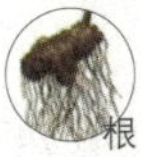
根

## 实用妙方

- **胃虚风热**：取姜汁半杯，生地黄汁少许，加蜜一匙、水二合，调匀服。
- **干呕**：频嚼生姜即可。
- **伤寒汗后，胃阳虚弱**：生姜、黄芩、人参（去芦）、干姜（炮），各二钱；半夏、黄连、大枣（三枚），水二盅，煎至一盅，不拘时服。
- **湿热发黄**：用生姜随时擦身，加茵陈蒿擦，效果更好。盖厚被让出汗。不汗，须再次服药。注意避风寒。
- **中各种药毒**：饮生姜汁可解。
- **刀斧伤**：生姜嚼烂敷伤处。
- **两耳冻疮**：用生姜自然汁熬膏涂搽。

### 中药趣味文化

**神农和生姜**

『生姜』是神农氏发现并命名的。一次，神农氏在山上采药，误食了一种毒蘑菇，肚子疼得像刀割一样，晕倒在一棵树下。等他苏醒过来时，发现自己躺倒的地方有一丛尖叶子青草，香气浓浓的。原来是它的气味使自己苏醒过来的。神农氏拔了一棵，挖出它的块根放在嘴里嚼，又香又辣又清凉。过了一会儿，身体全好了。他想这种草能够起死回生，要给它取个好名字。因为神农姓姜，就把这尖叶草取名『生姜』。

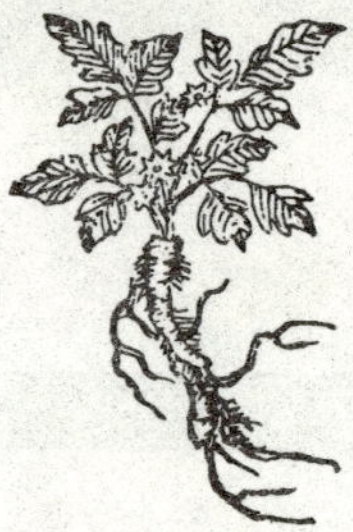

【功效】解表祛风，胜湿，止痉。

帮助身体抵御风邪的屏障

# 防风

*Saposhnikouia diuaricata*

草部·山草类　发散风寒药

又名：铜芸、茴芸、茴草、屏风。防，是御的意思。它的作用以治风为要，所以叫防风。称芸、茴，是因为它的花像茴香，气味像芸蒿。

## 【药用部分】

**防风根**

[性味] 味甘，性温，无毒。

张元素说：防风味辛而甘，性温，气味俱薄，浮而升，属阳，是手、足太阳经的本药。

王好古说：防风又行足阳明、太阴二经，为肝经气分药。

李杲说：防风能制约黄芪，黄芪配上防风同用，其功效愈大，这是相畏相使的配伍。

徐之才说：防风与葱白同用，能行全身气血；与泽泻、藁本同用，能治风病；与当归、芍药、阳起石、禹余粮同用，能治疗妇人子宫虚冷。防风畏萆薢，能解附子毒，恶藜芦、白敛、干姜、芫花。

[主治] 主大风，恶风头痛眩晕及风邪所致的视物不清，风行周身，骨节疼痛，烦满，久服身轻。(出自《神农本草经》)

疗胁痛，肝风，头风，四肢挛急，破伤风。(出自《名医别录》)

治三十六种风病，男子一切劳伤，能补中益神，治疗目赤肿痛，遇风流泪及瘫痪，通利五脏关脉，治五劳七伤，羸损盗汗，心烦体重，能安神定志，匀气脉。(出自《日华诸家本草》)

治上焦风邪，泻肺实，散头目中滞气，经络中留湿。主上部出血证。(张元素)

**防风叶**

[主治] 中风出热汗。(出自《名医别录》)

**防风花**

[主治] 治四肢拘急，不能走路，经脉虚羸，骨节间痛，心腹痛。(甄权)

**防风子**

[主治] 治风症力强，可调配食用。(苏恭)

【发明】李杲说：防风治周身疼痛，药效较弱，随配伍引经药而至病所，是治风药中的润剂。如果补脾胃，非防风引用不可。凡项背强痛，腰痛不能转身，为手足太阳症，正应当用防风。病人身体拘挛者，属风邪所致，各种疮痈见此证也须用防风。

## 医家名论

李时珍说：江淮一带所产的大多是石防风，生长在山石之间。二月采其嫩苗做菜，味辛甘而香，称作珊瑚菜。它的根粗、外形丑，子可做种子。吴绶说，凡入药以黄色润泽的防风为好，白的多沙条，不好用。

苏颂说：现在汴东、淮浙各州郡都有防风生长。

**使用禁忌**

血虚痉急或头痛不因风邪者忌服。二便秘涩、气升作呕、火升发嗽、阴虚盗汗、阳虚自汗等病禁用。恶干姜、藜芦、白蔹、芫花。

## 形态特征

多年生草本，高30厘米～80厘米，全草无毛。根呈长圆柱形，粗壮有分枝，淡黄色，茎单生。叶丛生，有扁长形叶柄，叶片卵形或长圆形，花在茎和分枝顶端，多数为伞形花序，花瓣倒卵形，白色。果实狭圆形或椭圆形，9～10月可采摘。

产地分布

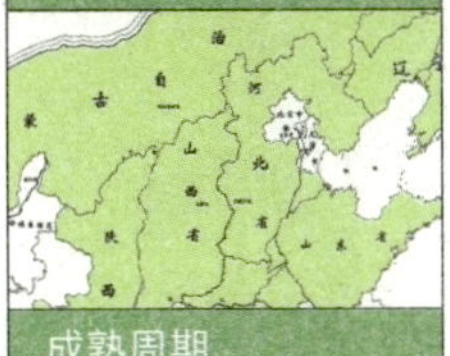

成熟周期

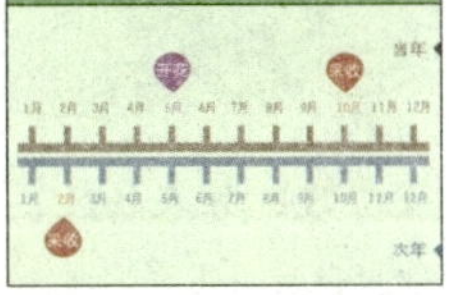

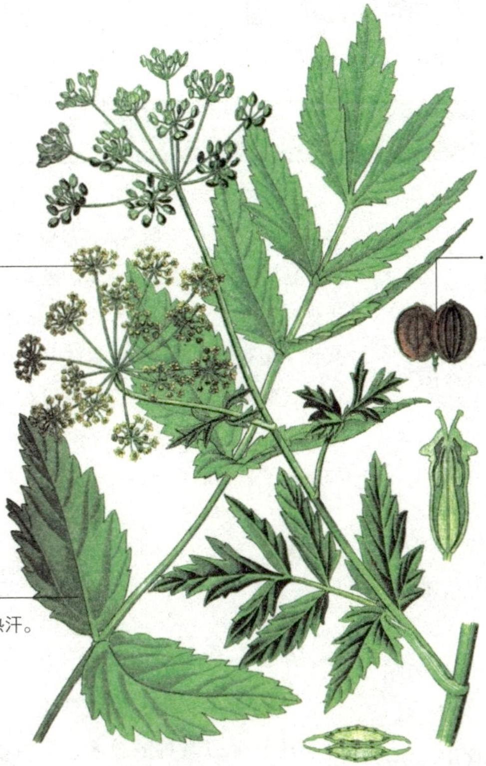

花
[主治] 治四肢拘急，不能走路，经脉虚羸，骨节间痛，心腹痛。

子
[主治] 治风症力强，可调配食用。

叶
[主治] 中风出热汗。

成品选鉴

表面黄棕色有裂隙，断面有棕色环。质松而软，易折断，条粗壮、皮细而紧、无毛头、中心色淡黄，气微香，味微甘者为佳。

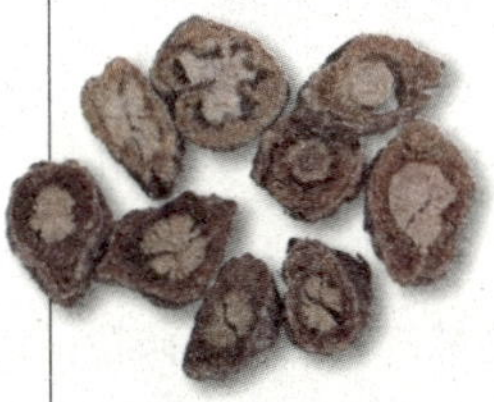

主要药用部分

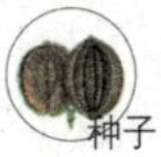

种子

## 实用妙方

- **自汗不止**：防风（去芦）研为末，每次用浮小麦煎汤送服二钱。又方：防风用麸炒过，用猪皮煎汤送服。注：芦头是指接近根部的叶柄残基。
- **盗汗**：防风二两、川芎一两、人参半两，共研为末，每次服三钱，临睡时服。
- **偏正头痛**：防风、白芷等份，研为末，蜜调制成弹子大的丸子。每次嚼服一丸，用清茶送服。

### 中药趣味文化

**防风与大禹治水的故事**

古时大禹治水，会诸侯于会稽，论功行赏。浙江的防风氏途中因治水耽搁，到达会稽时就迟了一天。大禹认为防风氏居功自傲，看不起自己，一怒之下，杀了他。防风氏死时，脑中喷出一股股白色的液体，散落在山间。后来当地乡民因为治水，多数都得了风寒病。有病人梦见防风氏指引他们去采摘山里的一种草治病。服用了这种草之后，乡民的风寒病就好了。他们认为这是防风神留下的冤魂神草，所以就叫它『防风』。

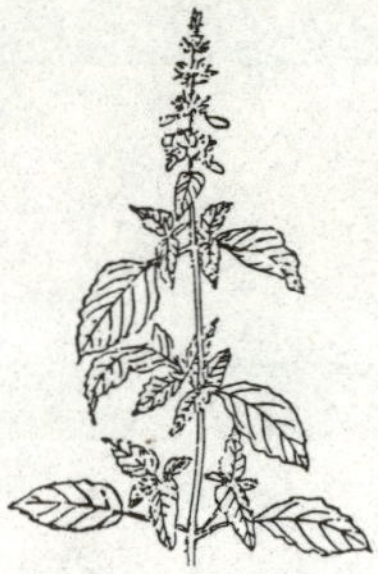

【功效】解表祛风，理血散淤，止痛安神。

## 流行感冒，不用烦恼

# 荆芥

*Schizonepeta tenuifolia Briq*

草部·芳草类　发散风寒药

又名：姜芥、假苏、鼠蓂。据《吴普本草》载，荆芥叶细像落藜，蜀地人生食。之所以叫它苏、姜、芥，都是因它的气味辛香，像苏、姜、芥。

## 【药用部分】

**荆芥茎、穗**

[ **性味** ] 味辛，性温，无毒。

孟诜说：当做菜长期食用，可引发消渴，熏扰五脏之神。反驴肉、无鳞鱼。

[ **主治** ] 主寒热鼠瘘，瘰疬生疮，并能破气，下淤血，除湿痹。（出自《神农本草经》）

治恶风贼风，口面歪斜，周身麻痹，心气虚健忘，能益力添精，辟邪毒气，通利血脉，补五脏不足之气助脾胃。（甄权）

主血劳，风气壅满，背脊烦疼，以及阴阳毒之伤寒头痛，头旋目眩，手足筋急。（陈士良）

利五脏，消食下气，醒酒。做菜食用，生、熟都可，也可以煎汤代茶饮。用豉汁煎服，治突然患伤寒，能发汗。（出自《日华诸家本草》）

治妇人血风以及疮疥的要药。（苏颂）

产后中风身强直，将其研末用酒送服。（孟诜）

祛邪，除劳渴出虚汗，将其煮汁服用。捣烂用醋调，外敷疗肿肿毒。（陈藏器）

散风热，清头目，利咽喉，消疮肿，治项强，眼花以及疮肿，吐血衄血，下血血痢，崩中痔漏。（李时珍）

荆芥穗，上清头目诸风，止头痛，明目，解肺、肝、咽喉热痛，消肿，除诸毒，发散疮痈。治便血，止女子暴崩，消风热，通肺气鼻窍塞闭。（出自《滇南本草》）

【发明】李时珍说：荆芥入足厥阴经气分，擅于祛风邪，散淤血，破结气，消疮毒。因厥阴属风木，主血，相火寄于肝，所以荆芥为风病、血病、疮病的要药。又说：荆芥反鱼蟹河豚的说法，本草医方中并没有说到，然而在民间书中往往有记载。据李延飞《延寿书》中说，凡是吃一切没有鳞甲的鱼，忌吃荆芥。如果吃了黄鳝后再吃荆芥，会使人吐血，唯有地浆可以解。与蟹同吃，可以动风。

张元素说：荆芥辛苦，气味都薄，浮而升，为阳。

## 医家名论

李时珍说：荆芥原是野生，因现在多为世人所用，所以栽种的较多。二月份播下种子，长出的苗茎方叶细，像扫帚叶而窄小，为淡黄绿色。八月开小花，作穗状花房，花房像紫苏房。花房里有细小的子，像葶苈子一样，色黄赤，连穗一同采收入药用。

**使用禁忌**

病人表虚有汗者忌之；血虚寒热而不因于风湿风寒者勿用；阴虚火炎面赤，因而头痛者不宜使用。凡服荆芥风药，忌食鱼，久服则动渴疾。

## 形态特征

一年生草本，有香气。茎方柱形，长50厘米～80厘米，被短柔毛，基部略带紫色，上部多分枝。叶对生，呈羽状深裂，裂片条形或披针形，两面被柔毛，下面具腺点。花冠穗状，长2厘米～9厘米，浅红紫色，花瓣较小。果实三棱形，棕褐色，表面光滑。

产地分布

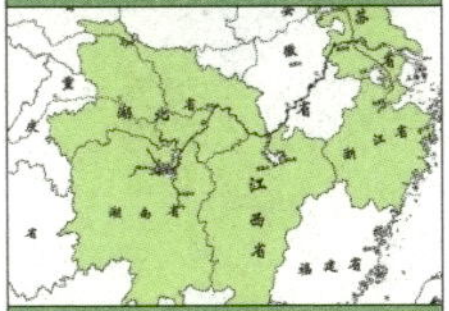

成熟周期

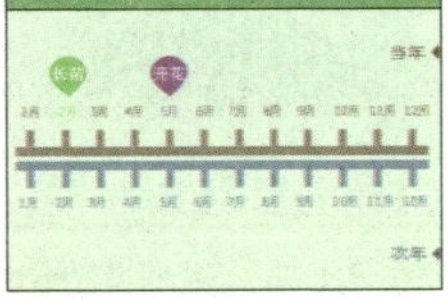

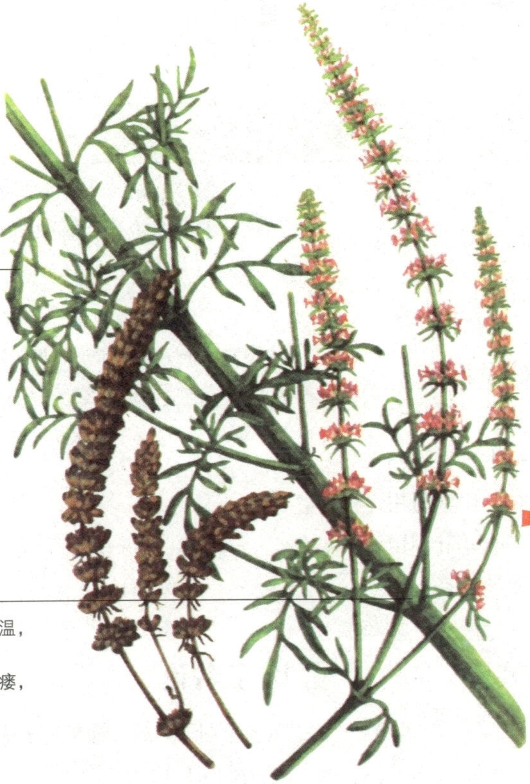

叶
[性味]味辛，性温，无毒。
[主治]能破气，下淤血。

茎
[性味]味辛，性温，无毒。
[主治]主寒热鼠瘘，瘰疬生疮。

成品选鉴

鲜嫩芽表面为淡黄绿色或淡紫红色，有短柔毛；体轻质硬而脆，断面白色。花穗内藏棕黑色小坚果，气芳香，味微涩而辛凉。

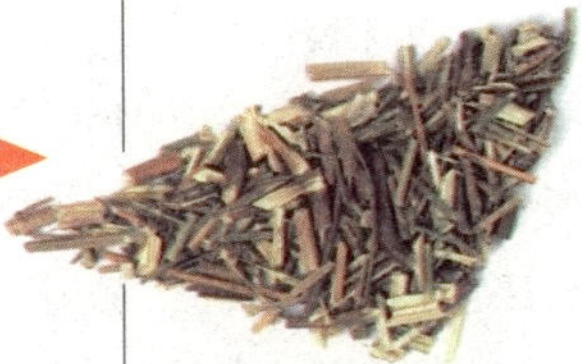

主要药用部分

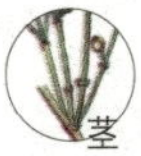
茎

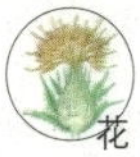
花

## 实用妙方

• **头项风强痛**：在八月后以荆芥穗做枕以及铺于床头下，立春后去掉。

• **风热头痛**：用荆芥穗、石膏等份研为末。每次用茶水调服二钱。

• **中风口噤，用荆芥散**：将荆芥穗研为细末，用酒送服二钱。

• **脚丫湿烂**：取荆芥叶捣烂外敷。

### 中药趣味文化

**荆芥与慈禧太后**

清光绪年间，慈禧太后得了一场怪病，终日倦怠慵懒，精神很差，情绪低落，看到山珍海味也毫无食欲。出身御医世家的马培之经过诊断，确定慈禧太后的病是肝郁气滞所致，就开了一方『逍遥散』。慈禧太后用了几服药就痊愈了。这『逍遥散』乃是中医名方，疏肝效果一流，名字也很有意境。意思就是能让肝气活泼畅通，心情也会随之开朗，烦恼抛诸脑后，好像神仙一样逍遥快活。而其中的一味主药就是荆芥。

不再鼻塞流涕，还你畅快呼吸

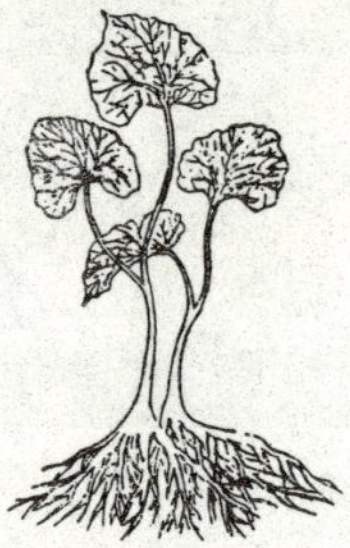

【功效】祛风散寒，通窍止痛，温肺化饮。

# 细辛

*Asarum heterotropoides Fr*

草部·山草类　发散风寒药

又名：小辛、少辛。苏颂说，华州产的真细辛，根细而味极辛，所以称之为细辛。《名医别录》中记载，细辛生于华阴山谷，二月、八月采根阴干。

## 【药用部分】

### 细辛根

[修治] 雷敩说：凡使细辛，切去头、土，用瓜水浸一夜，晒干用。必须将双叶的拣去。

[性味] 味辛，性温，无毒。

徐之才说：与曾青、枣根相使。与当归、芍药、白芷、川芎、丹皮、藁本、甘草同用，治妇科疾病；与决明子、鲤鱼胆、青羊肝同用，治目痛。细辛恶黄芪、狼毒、山茱萸。忌生菜、狸肉。畏消石、滑石。反藜芦。

[主治] 治咳逆上气，头痛脑动，关节拘挛，风湿痹痛死肌。久服明目利九窍，轻身延年。（出自《神农本草经》）

能温中下气，破痰利水道，开胸中滞结，除喉痹、鼻息肉，治鼻不闻香臭，风痫癫疾，下乳结，治汗不出，血不行，能安五脏，益肝胆，通精气。（出自《名医别录》）

治头面风痛。（出自《本草衍义》）

润肝燥，治督脉为病，脊强而厥。（王好古）

添胆气，治咳嗽，去皮风湿痒，疗见风流泪，除齿痛，血闭，妇人血沥腰痛。（甄权）

主风寒湿头疼，痰歇气壅。（出自《本草通玄》）

含之，能去口臭。（陶弘景）

治口舌生疮，大便燥结，起目中倒睫。（李时珍）

治咳，消死肌疮肉，胸中结聚。（出自《日华诸家本草》）

【发明】李时珍说：气厚者能发热，为阳中之阳。辛温能散，所以各种风寒、风湿、头痛、痰饮、胸中滞气、惊痫者，适宜使用。口疮、喉痹、齿痛等病用细辛，取其能散浮热，则火郁亦能发之。辛能泄肺，所以风寒咳嗽上气者，也能用。辛能补肝，所以胆气不足，惊痫眼目等疾病，宜用。辛能润燥，所以能通少阴经及耳窍，便涩的人宜用。

## 医家名论

《名医别录》载：细辛生于华阴山谷，二月、八月采根阴干。

李时珍说：能乱细辛的，不止杜衡，应从根苗、色味几方面来仔细辨别。叶像小葵，柔茎细根，直而色紫，味极辛的是细辛。叶像马蹄，茎微粗，根弯曲而呈黄白色，味也辛的是杜衡。叶像小桑，根像细辛，微粗长而呈黄色，味辛而有臊气的是徐长卿。

**使用禁忌**

凡病内热及火生炎上，上盛下虚，气虚有汗，血虚头痛，阴虚咳嗽，法皆禁用。风热阴虚禁用。恶狼毒、山茱萸、黄芪。畏滑石、消石，反藜芦，忌生菜。

## 形态特征

多年生草本，根茎直立或横走，细长芳香，顶部有分枝。叶片心形或卵状心形，先端渐尖，有短毛，基部呈心形，仅脉上被毛。花单生，从两叶间抽出，贴近地面，通常紫黑色，管钟状。果实接近球状，长10毫米～15毫米，六月成熟。

产地分布

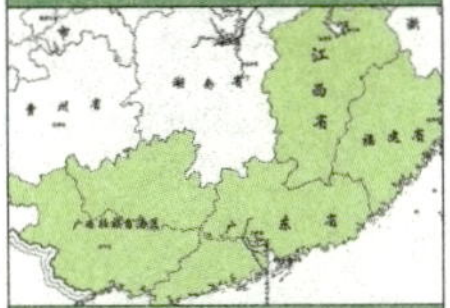

成熟周期

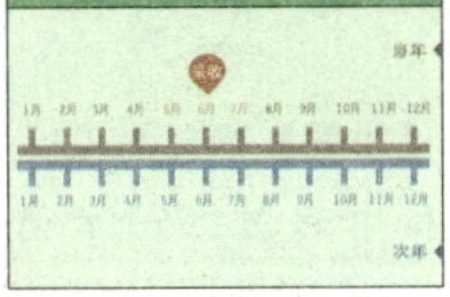

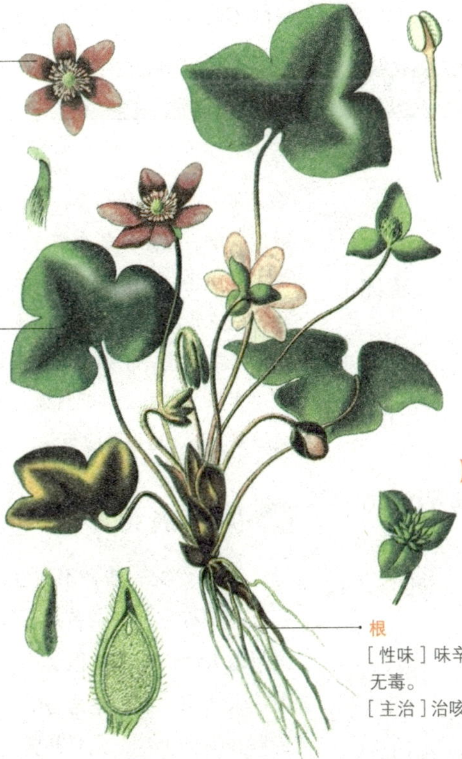

花

[ 性味 ] 味辛，性温，无毒。

[ 主治 ] 治头痛脑动，风湿痹痛死肌。

叶

[ 性味 ] 味辛，性温，无毒。

[ 主治 ] 润肝燥，治督脉为病，脊强而厥。

根

[ 性味 ] 味辛，性温，无毒。

[ 主治 ] 治咳逆上气。

成品选鉴

表面灰黄色，平滑或具纵皱纹，质脆易折断，断面黄白色。有的可见花果，花钟形，暗紫色，果实半球形。气辛香，味辛辣、麻舌。

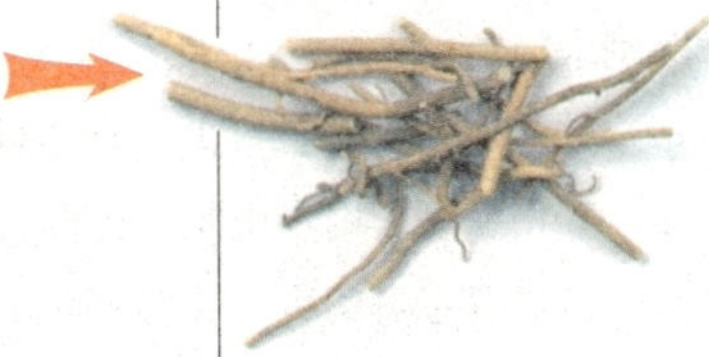

主要药用部分

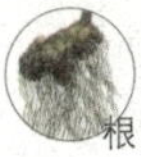


## 实用妙方

• **中风突然昏倒，不省人事：** 用细辛末吹入鼻中。

• **小儿口疮：** 细辛末用醋调贴敷肚脐。

• **虚寒呕哕，饮食不下：** 细辛去叶半两，丁香二钱半，共研为末，每次用柿蒂汤送服一钱。

• **各种耳聋，用聪耳丸：** 将细辛末溶在黄蜡中，团成鼠屎大小丸，棉裹一丸塞耳中。须戒怒气。

### 中药趣味文化

**『和尚仙』与细辛汤**

很久以前，有一个和尚，他在修行期间一面云游四海，一面行医治病。后来还俗之后，他开了一家医馆，免费给穷人看病。因为他医术高明，又心地善良，乐善好施，当地的百姓们都很敬仰他，称他为『和尚仙』。可是他的儿子从小就有哮喘病，他翻遍医书，也没有找到医治的方法。后来，他到另外一个地方出诊，偶然听说了细辛汤的方子，回去试了试，还真治好了儿子的病。之后，他又用细辛汤治好了很多人。

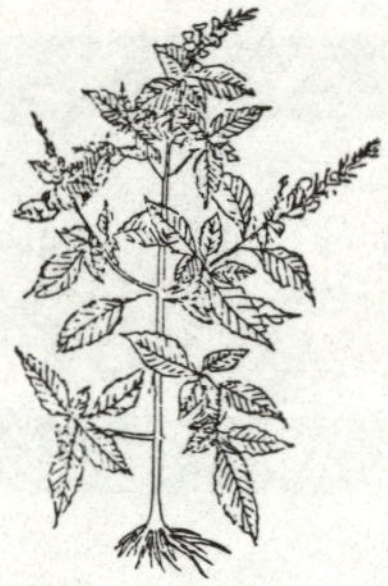

**【功效】**发汗解表，和中利湿，利水消肿。

## 暑天贪凉生病就用它

# 香薷

*Mosla chinensis Maxim*

草部·芳草类　发散风寒药

又名：香菜、香茸、香菜、蜜蜂草。《玉篇》中认为，它是因为气味香、叶片柔，所以名香薷。此草初生时名茸，因它又像蜜蜂的花房，所以俗称为蜜蜂草。

### 【药用部分】

**香薷全株**

[**修治**] 李时珍说，八九月间香薷开花成穗状时，采来阴干备用。

[**性味**] 味辛，性微温，无毒。

[**主治**] 治疗霍乱腹痛吐泻，消水肿。(出自《名医别录》)

祛热风。突然抽筋的，取香薷煮汁顿服半斤，即止。研末用水送服可止鼻出血。(孟诜)

治霍乱不可阙也，用之无不效。(出自《本草衍义》)

能下气，除烦热，治疗呕逆冷气。(出自《日华诸家本草》)

春季煎汤代茶饮，可预防热病，调中温胃。含汁漱口，除口臭。(汪颖)

治伤暑，利小便。(出自《本草衍义补遗》)

主脚气寒热。(李时珍)

解表除邪，治中暑头疼，暑泻肚肠疼痛，暑热咳嗽，发汗，温胃，和中。(出自《滇南本草》)

主下气，除烦热，定霍乱，止呕吐，疗腹痛，散水肿，调中温胃，最解暑气。(出自《药性解》)

**【发明】**李时珍说：凡医生治暑病，以香薷饮为首选药方。然而，暑病中若是因乘凉饮冷，以致阳气被阴邪阻遏，症见头痛、发热恶寒、烦躁口渴，或吐或泻，或霍乱者，适宜用香薷散以发越阳气，散水和脾。如果是因饮食不节，劳累过度，悲伤太过而伤暑者，症见高热口渴、汗出如雨、烦躁喘促，或吐或泻的，这是劳倦内伤之症，必须使用李东垣的清暑益气汤、人参白虎汤之类，以泻火益元。如果用香薷来治疗，会使表更虚而热更盛。因香薷为夏季解表的药物，正如冬季用麻黄一样，气虚者尤其不可多服。另外，香薷性温，不宜热饮，否则反而会导致吐逆，应以冷服为好。

### 医家名论

李时珍说：香薷有野生，有家种。中州人在三月栽种它，叫做香菜，用来充当蔬菜。朱丹溪只取大叶的为好，但是小叶的香气更加浓烈，现在人多用。它的茎是方的，叶尖有齿痕，很像黄荆叶但稍小些，九月开紫色的花，呈穗状。另外有一种细子、细叶的，高只有几寸，叶像落帚叶，是石香薷。

寇宗奭说：香薷生长在山野间，荆湖南北、二川都有，汴洛有栽种，暑天也当作蔬菜食用。它的叶像茵陈，花茸紫，连成穗，四五十房为一穗，像荆芥穗，带有一种香气。

**使用禁忌**

香薷性温，不宜热饮，内服宜凉饮，热饮易致呕吐。表虚者禁服。忌鲫鱼、海藻、菘菜、桃、李、雀肉。

## 形态特征

多年生草本，高30厘米～40厘米。茎直立，通常呈棕红色，单一或有两个分枝，四棱形有灰白色卷曲柔毛。叶对生，叶片呈披针形，边缘有锯齿，上面黄绿色，被白色柔毛，下面颜色较淡，有腺点。花序密集成穗状，淡紫色，或少有白色。

产地分布

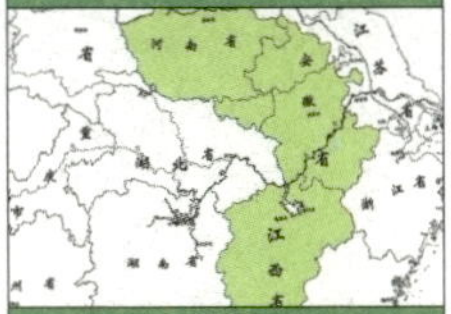

成熟周期

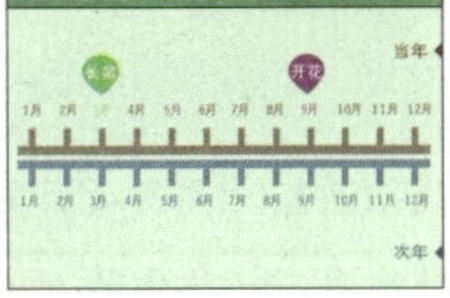

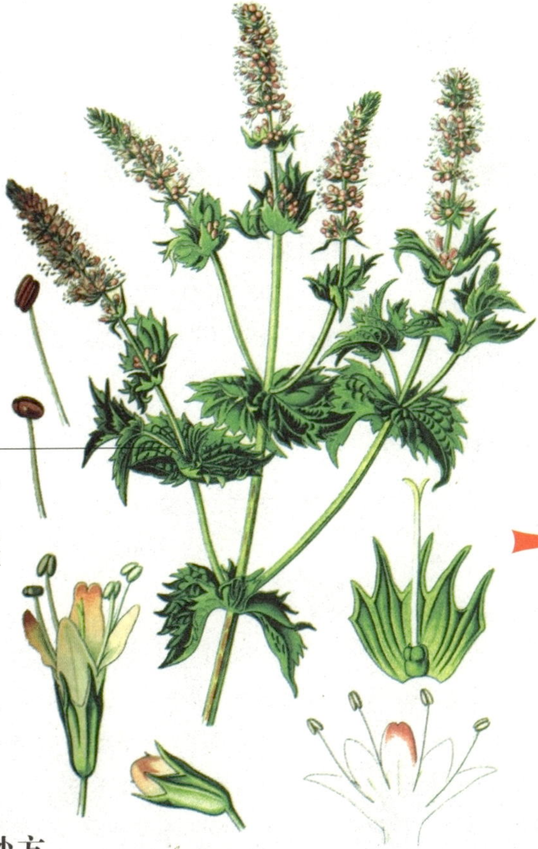

叶

[ 性味 ] 味辛，性微温，无毒。

[ 主治 ] 能下气，除烦热，治疗呕逆冷气。

成品选鉴

全体被有白色茸毛，质脆，易折断。叶对生，皱缩破碎或已脱落，茎顶带有穗状花序，呈淡黄色或淡紫色，有浓烈香气，味辛，微麻舌。

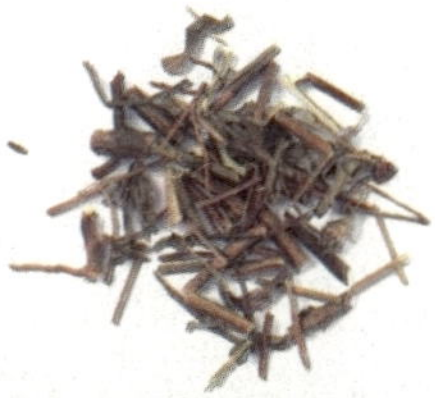

主要药用部分

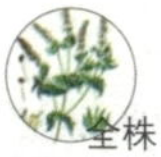

全株

## 实用妙方

• **一切伤暑，用香薷饮：**香薷一斤，厚朴（姜汁炙）、白扁豆（微炒）各半斤，锉末。每次取五钱，加水二盏、酒半盏，煎取一盏，放水中待冷后服下，连服两剂有效。凡暑天卧湿当风，或生冷不节致吐痢，或发热头痛体痛，或心腹痛，或转筋，或干呕，或四肢逆冷，或烦闷等，都可用。

• **口中臭气：**用香薷一把，加水煎汁含漱。

• **心烦胁痛：**用香薷捣汁一二升饮服。

• **鼻衄不止：**将香薷研末，用白开水冲服一钱。

### 中药趣味文化

**林黛玉与香薷饮**

《红楼梦》中第二十九回讲到林黛玉到了清虚观后，因为天气炎热，便寻那阴凉所在的地方多待了一会儿，因身子骨虚弱，受了寒，得了阴暑之疾。回去之后吃了『香薷饮』，才觉得好些。香薷饮是中医有名的方剂，由香薷散演变而来，用药仅三味：香薷、炒扁豆、姜厚朴。若在夏季受暑热侵袭，然后贪凉饮冷、外感风寒，导致头重头痛、神疲倦怠、四肢困乏等症状就是中医理论上的阴暑。一般多用香薷饮。

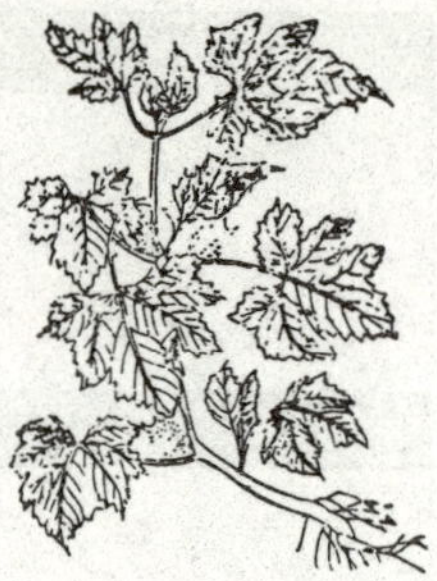

【功效】清热解毒，祛风杀虫，通窍止痛。

## 路边拾来的风寒头痛药

# 苍耳

*Xanthium sibiricum Patr*

草部·隰草类 | 发散风寒药

又名：常思、卷耳、猪耳、地葵、野茄。李时珍说，其叶形像枲麻，又像茄，所以有枲耳及野茄的各种名称；其味滑像葵，所以叫地葵，与地肤同名。

### 【药用部分】

**苍耳实**

[性味] 味甘，性温，有小毒。

苏恭说：忌猪肉、马肉、米泔，害人。

[主治] 主风寒头痛，风湿麻痹，四肢拘挛痛，恶肉死肌以及膝痛。久服益气。(出自《神农本草经》)

清肝热，明目。(甄权)

治一切风气，填髓，暖腰脚，治瘰疬疥癣及瘙痒。(出自《日华诸家本草》)

炒香浸酒服，能祛风补益。(李时珍)

浸酒祛风，补益。(出自《本草拾遗》)

善发汗，散风湿，上通脑顶，下行足膝，外达皮肤。治头痛，目暗，齿痛，鼻渊，去刺。(出自《本草备要》)

**苍耳茎、叶**

[性味] 味苦、辛，性微寒，有小毒。

苏恭说：忌猪肉、马肉、米泔。伏硇砂。

[主治] 主治中风伤寒头痛。(孟诜)

治疗麻风癫痫，头痛湿痹，毒在骨髓，腰膝风毒。夏季采来苍耳茎、叶晒干研为末，用水送服一二钱，冬天用酒送服。也可以做成丸子，每次服二三十丸，每日三次。服满一百天，症状如疥疮，或发痒，流脓汁，或皮肤斑驳错起，死皮脱完后则肌如凝脂。能使人减少睡意，除各种毒螫，杀寄生虫毒。久服益气，耳聪目明，轻身强志。(苏恭)

把叶子揉搓后放在舌下，出涎，能治目黄、嗜睡。将其烧灰，和腊月猪脂敷贴在疔肿处，可出脓头。煮酒服用，主治狂犬咬毒。(李时珍)

【发明】李时珍说：苍耳叶久服祛风热有效，服药期间忌感受风邪及吃猪肉，否则会遍身发出红赤。

### 医家名论

苏颂说：苍耳现在到处都有。陆氏《诗义疏》载其叶子呈青白色，像胡荽，白花细茎，蔓延生长，可煮来吃，滑溜味淡。在四月中旬长果实，形状像妇人戴的耳环。

李时珍说：按周定王《救荒本羊》所说，苍耳的叶为青白色，类似于黏糊菜叶。在秋天结果实，比桑葚短小而多刺。嫩苗炸熟，用水浸淘拌来吃，可以充饥。其果实炒去皮，研成面，可做成饼吃，也可熬油点灯。

**使用禁忌**

全株有毒，幼芽和果实的毒性最大，茎叶中都含有对神经及肌肉有害的毒素，可损害心、肝、肾及引起出血。不宜做苍耳饼吃，更不得随意生食嫩叶或果实。若要作为药用，应严格遵照医嘱。

## 形态特征

一年生草本，高30厘米～90厘米。根纺锤状，茎直立，粗糙，有短毛。叶互生，三角状卵形，先端锐尖，基部心形，边缘有缺刻或浅裂，有不规则粗锯齿，粗糙或被短白毛。花序聚生头状，外有倒刺。果实卵形或椭圆形，绿色，淡黄色或红褐色。

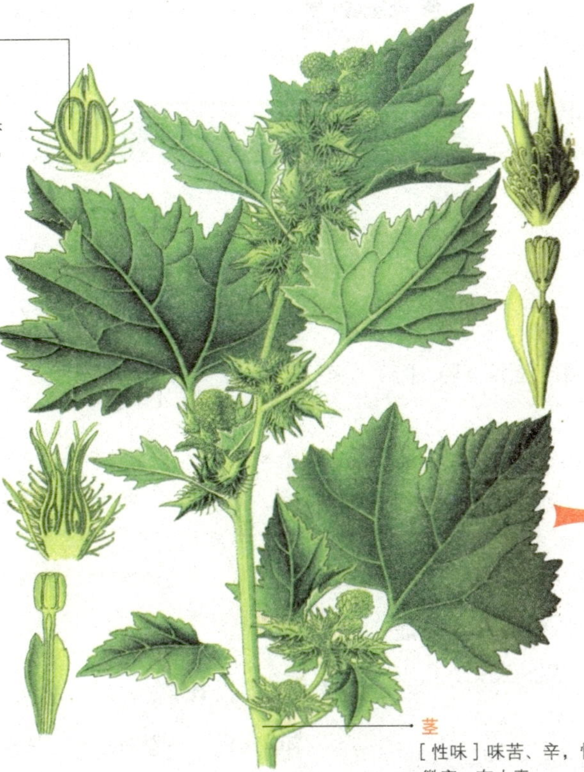
花
[性味]味甘，性温，有小毒。
[主治]风寒头痛，风湿麻痹，四肢拘挛痛。
叶
[性味]味苦、辛，性微寒，有小毒。
[主治]中风伤寒头痛。
茎
[性味]味苦、辛，性微寒，有小毒。
[主治]中风伤寒头痛。

产地分布

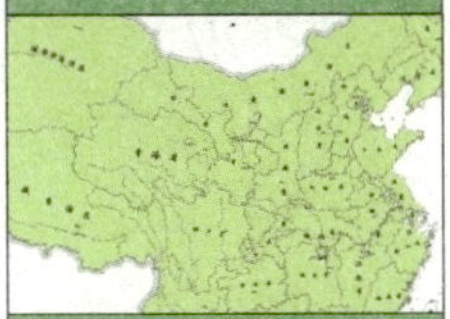

成熟周期

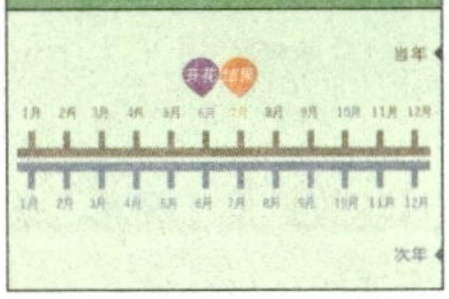


成品选鉴

纺锤形或椭圆形，表面黄棕色或黄绿色，全身有钩刺，质硬而韧，灰黑色，具纵纹。种皮膜质，浅灰色，有油性。气微，味微苦。

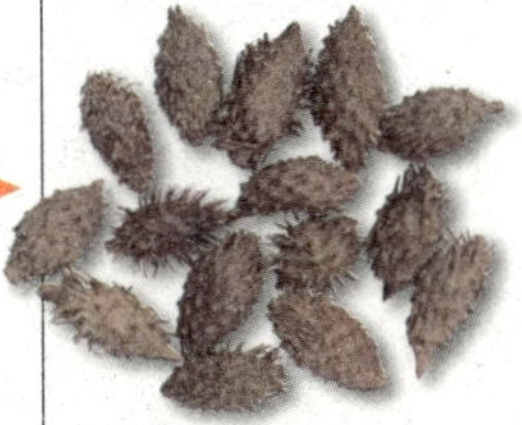

主要药用部分

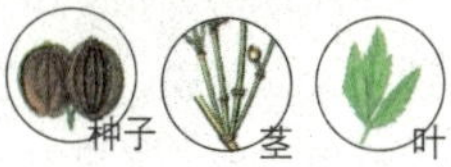
种子
茎
叶

## 实用妙方

• **久疟不愈：**用苍耳子或根、茎，焙过，研为末，加酒、调糊做成如梧桐子大的丸子。每服三十丸，酒送下，一天服两次。用生苍耳捣汁服也可以。

• **大腹水肿，小便不利：**用苍耳子灰、葶苈末各等份，每服二钱，水送下，一天服两次。

• **毒蛇、沙虱、射工等所伤：**用苍耳嫩苗一把，取汁，和温酒灌入，并将滓厚厚地敷在伤处。

### 中药趣味文化

#### 苍耳子的由来与趣闻

传说唐宣宗以中药名『白头翁』为上联求对。国子助教温庭筠当即对出了下联，也是三个字的中药名：『苍耳子』。这副对联不仅对仗工整得体，而且雅俗共赏，饶有风趣，体现了中医药的文化意蕴。苍耳子原名为『菜耳实』，始见于《神农本草经》。『苍耳子』的称呼最早出现在唐代孙思邈的《备急千金要方》中，因其果实成熟干燥后会变成黄褐色，所以在名字中加了一个『苍』字。清代以后，沿用至今。

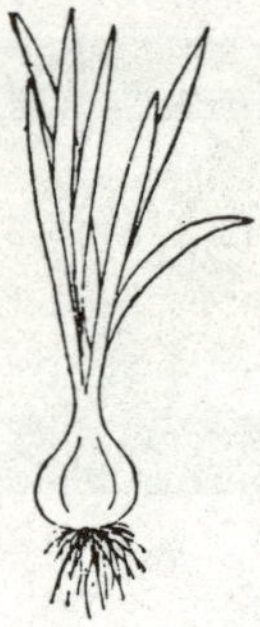

【功效】发汗解表，散寒通阳。

## 发汗解表，散寒通阳

# 葱

*Allium fistulosum L*

菜部·荤辛类 发散风寒药

又名：芤、菜伯、和事草、鹿胎。葱外直中空，有囱通之象，所以葱通囱；芤的意思是草中有孔，所以葱又被称为芤。因它和诸物皆宜，所以叫菜伯、和事。

## 【药用部分】

**葱茎白**

[性味] 味辛，性平，无毒。

[主治] 煮汤，治伤寒寒热，中风面目浮肿，能发汗。（出自《神农本草经》）

治伤寒骨肉疼痛，喉痹不通，能安胎，益眼睛，除肝中邪气，调中焦，利五脏，解各种药物的药毒。根：治伤寒头痛。（出自《名医别录》）

治流行性传染病出现头痛高热，霍乱转筋以及奔豚气、脚气，心腹痛，眼睛发花，止心烦闷。（出自《日华诸家本草》）

除风湿，治全身疼痛麻痹，治胆道蛔虫，能止大人阳脱，阴毒腹痛，及小儿肠绞痛，妇人妊娠尿血，通乳汁，散乳痈，治耳鸣。局部外敷可治狂犬咬伤，制蚯蚓毒。（李时珍）

**葱叶**

[性味] 性温，无毒。

[主治] 煨后研碎，敷外伤化脓处。将叶加盐研，用来敷在被毒蛇、毒虫咬伤的部位。（出自《日华诸家本草》）

利五脏，益精明目，发散黄疸病。（孙思邈）

**葱须**

[主治] 治饮食过饱和房事过度，大便带血、痢疾和痔疮。将葱须晒干，研成末，每次服二钱，用温酒送下。（李时珍）

**葱实**

[性味] 味辛，性大温，无毒。

[主治] 明目，补中气不足。（出自《神农本草经》）

能温中益精。（出自《日华诸家本草》）

养肺，归头。（孙思邈）

【发明】李时珍说：葱为佛家五荤之一。生时辛散，熟后甘温，外实中空，为肺之菜，肺病的人适宜吃。肺主气，外应皮毛，其合阳明，所以葱所治的症多属太阳、阳明，都是取其发散通气的作用，通气所以能解毒及理血病。

## 医家名论

李时珍说：冬葱即慈葱，又叫太官葱。因它的茎柔软细弱且有香味，冬天也不枯萎，适宜太官拿去上供，所以有太官葱等名字。汉葱又叫木葱，因其茎粗硬，所以有木的名字。冬葱不结子。汉葱春末开花成丛，花为青白色，子味辛色黑，有皱纹，呈三瓣的形状。收取后阴干，不要受潮，可栽苗也可撒种。

**使用禁忌**

患有胃肠道疾病特别是溃疡病的人不宜多食。由于葱对汗腺有较强的刺激作用，在夏季有腋臭的人应慎食。表虚、多汗者也应忌食。大葱不可过食，否则会损伤视力。大葱不宜与蜂蜜共同内服。

## 形态特征

一般高25厘米～70厘米，茎圆柱状，单生或簇生，外表有膜质白皮。叶片管状，中空，绿色，先端尖，叶鞘圆筒状，抱合成为假茎，色白，通称葱白。花序伞形球状，位于总苞中，花梗纤细，花白色。子小，有6棱，黑色。

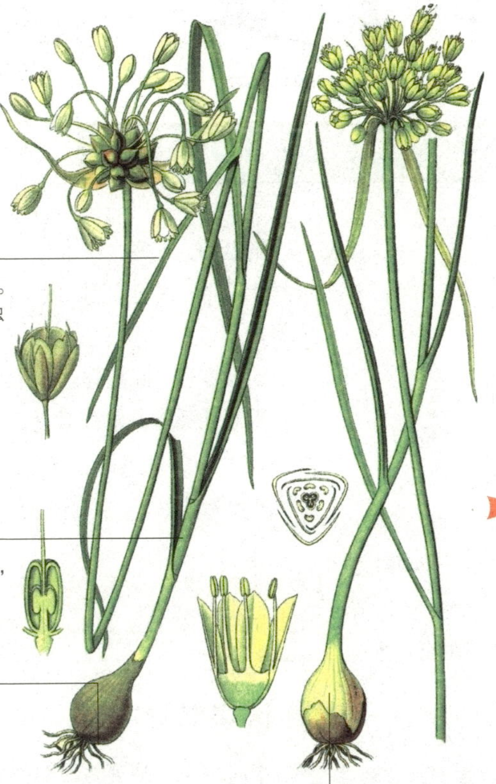

叶

[性味]性温，无毒。

[主治]毒蛇、毒虫咬伤。

茎

[性味]味辛，性平，无毒。

须

[主治]主通气。

实

[性味]味辛，性大温，无毒。

[主治]明目，补中气不足。

产地分布

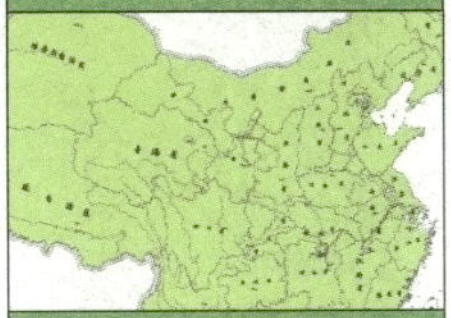

成熟周期

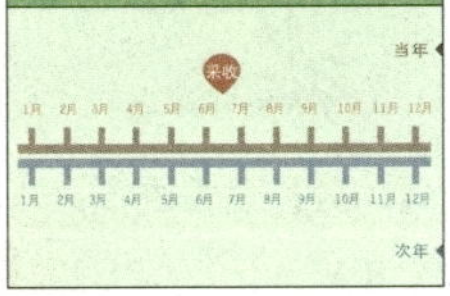


成品选鉴

鳞茎圆柱状，单生或簇生；外皮白色，膜质，不破裂，叶圆筒状，中空；伞形花序近球形，花白色；种子具六棱，黑色。

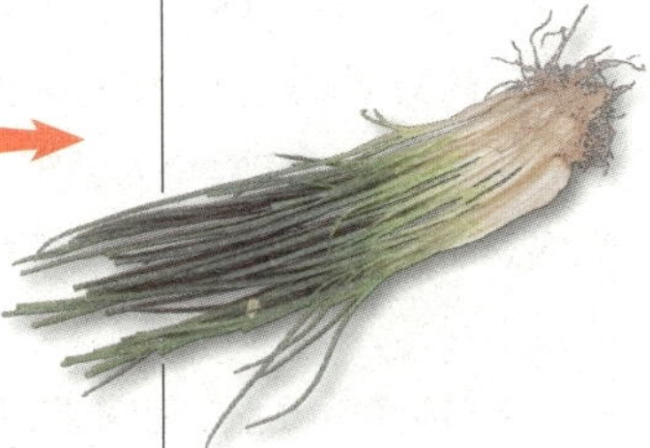

主要药用部分

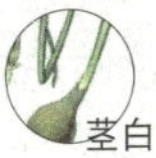

茎白

## 实用妙方

- **感冒风寒初起**：取葱白一把、淡豆豉半合，泡汤服，取汗。
- **伤寒头痛欲裂**：用连须葱白半斤、生姜二两，水煮温服。
- **霍乱烦躁，坐卧不安**：用葱白二十根、大枣二十枚，水三升煎成二升，分次服用。

### 中药趣味文化

**葱治癃闭症的故事**

古时候，有一个员外得了癃闭症，小便点滴不通，腹胀如鼓，十分难受，吃什么吐什么，家里人已经为他准备后事了。这时仆人忽然听见门外有拨浪鼓声，出门一看，是位江湖郎中，虽有些风尘仆仆，但掩不住其仙风道骨的卓然之姿。仆人忙把郎中请入府上。郎中望、闻、问、切四诊之后，让仆人拿葱来，吩咐把葱洗净，插入尿道。员外立时排出小便。之后按郎中的方子服药调理。没过多久病就好了。

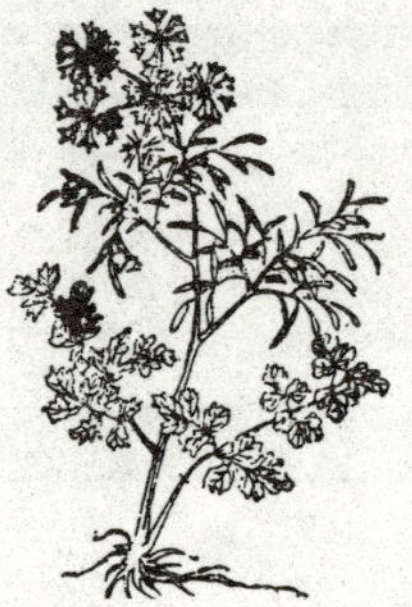

【功效】发表透疹，消食开胃。

赶走身体里的不正之气

# 胡荽

*Coriandrum sativum L*

菜部·荤辛类 | 发散风寒药

又名：香荽、胡菜、蒝荽。《说文解字》中将荽归为姜属，能香口。胡荽茎柔叶细根多须。因为是张骞出使西域带回来的，故称胡荽，俗称蒝荽。

## 【药用部分】

**胡荽根、叶**

[性味] 味辛，性温，微毒。

孟诜说：可生吃，为荤菜，损人精神。华佗曾说，有胡臭、口臭、烂齿及脚气、金疮的人，都不可吃胡荽，否则会使病情加重。

陈藏器说：久食令人健忘。胡荽根，会发痼疾。切不可与邪蒿同食，否则令人汗臭难以治愈。

李时珍说：凡服一切补药以及药中有白术、牡丹的，都不能吃胡荽。

[主治] 能消食，治五脏，补不足，利大、小肠，通小腹气，清四肢热，止头痛。痧疹、豌豆疮不出，用胡荽酒喷患处，立出。能通心窍。（出自《嘉祐补注本草》）

补筋脉，助食欲。治肠风，用热饼裹食胡荽，效果很好。（孟诜）

与各种菜同吃，气香，爽口，辟毒虫。（吴瑞）

解鱼、肉毒。（宁源）

利五脏，补筋脉，主消谷能食，治肠风，热饼裹食。（出自《食疗本草》）

升散阴气，辟邪气，发汗，托疹。（出自《医林纂要》）

**胡荽子**

[性味] 味辛、酸，性平，无毒。炒用。

[主治] 主消食开胃。（孙思邈）

解蛊毒、五痔，及食肉中毒，吐血，下血，可煮汁冷服。又可以用油煎，涂小儿秃疮。（陈藏器）

能发痘疹，除鱼腥。（李时珍）

主小儿秃疮，油煎敷之。亦主虫毒、五野鸡病及食肉中毒下血，煮令子拆，服汁。（出自《本草拾遗》）

【发明】李时珍说：胡荽辛温香窜，内通心脾，外达四肢，能辟一切不正之气。所以痘疮难出的，用胡荽能发出来。

## 医家名论

李时珍说：胡荽到处都种植。八月下种，阴天尤好。初生时茎柔叶圆，叶有花歧，根软而白。冬春采摘，香美可食，也可做成酸菜。胡荽是道家五荤之一。它在立夏后开细花成簇，像芹菜花，颜色呈淡紫色。五月收子，子像大麻子，也辛香。

**使用禁忌**

不可久食，否则伤眼睛，根发痼疾。凡服一切补药及药中有白术、牡丹者，不可食此。香菜耗气，气虚的人不宜食用。疹痘出不快，患口气臭、䘌齿者，不宜食用。

## 形态特征

一年生或二年生草本，高30厘米～100厘米。全株无毛，有强烈香气。根细长，有众多纤细的支根。茎直立，多分枝，有条纹。叶呈羽状，广卵形或扇形，边缘有锯齿。伞形花序顶生或与叶对生，花白色或带淡紫色，花瓣倒卵形。果实近球形，背面有棱。

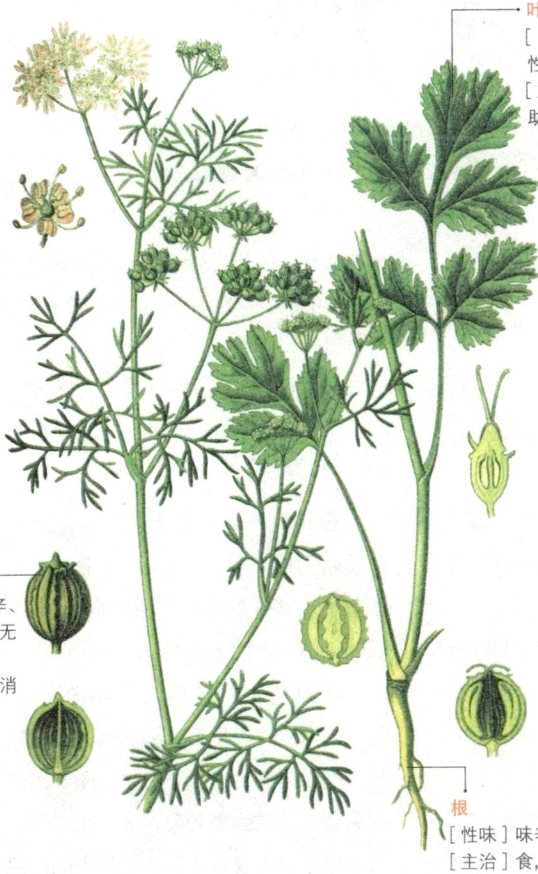

叶
[ 性味 ] 味辛，性温，微毒。
[ 主治 ] 补筋脉，助食欲。

子
[ 性味 ]味辛、酸，性平，无毒。
[ 主治 ] 主消食开胃。

根
[ 性味 ] 味辛，性温，微毒。
[ 主治 ] 食，治五脏，补不足，利大、小肠。

### 产地分布

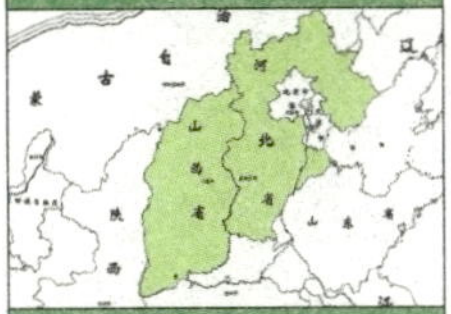

### 成熟周期

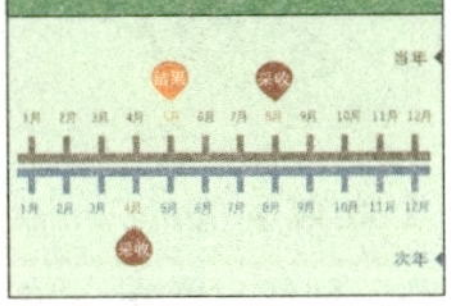

### 成品选鉴

全株无毛，有强烈香气。根细长，果实近球形。其品质以色泽青绿，香气浓郁，质地脆嫩，无黄叶、烂叶者为佳。

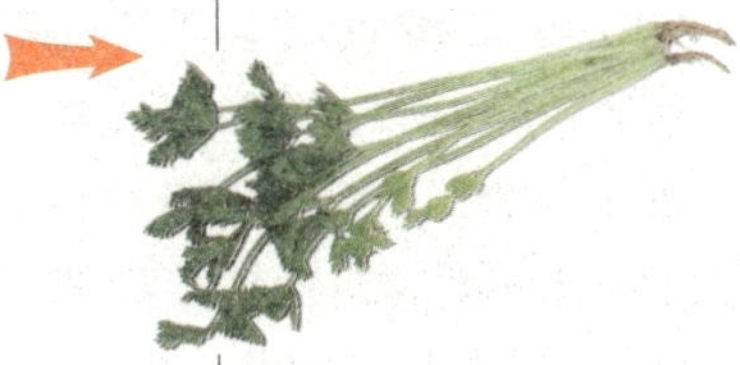

### 主要药用部分

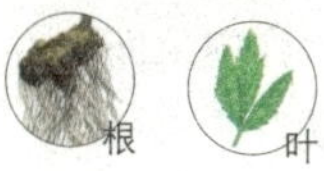


## 实用妙方

• 痘疹不快：胡荽二两，切碎，加酒两大盏煎沸，盖严勿令漏气。待冷后去渣，含酒轻喷病孩，从颈背直至两足，勿喷头面。

• 小儿出疹痘：可取胡荽制成胡荽酒擦皮肤，或水煎，趁热熏鼻，或蘸汤擦面及颈部，可以加速疹痘发出，如已出者则应停止使用。

### 中药趣味文化

**胡荽的由来**

胡荽原产自中亚和南欧。西汉时张骞出使西域，带回了很多中原没有的物种，胡荽就是其中之一。古时中原人对边陲地区的少数民族皆称胡人，因此从西域传入的很多物种的名字都被冠以『胡』字。南北朝时，后赵的建立者明帝石勒是羯族人，他因为自己被称为胡人，就觉得胡荽听起来不顺耳，下令改为『原荽』，后来演变为『芫荽』。因带有刺激的特殊清香气味，被道家列为『五荤』之一，并被当作驱邪镇鬼的法宝。

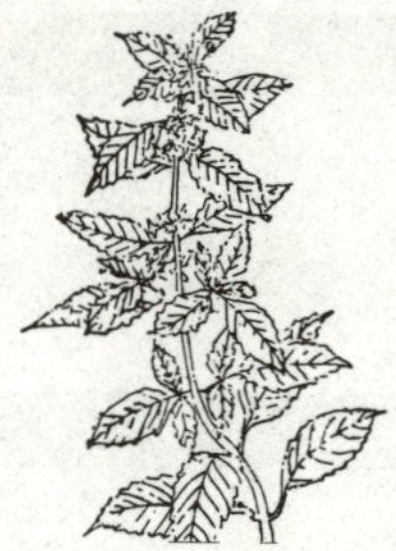

## 清新口气，让你神清气爽

# 薄荷

*Mentha canadensis Briq*

【功效】疏风，散热，辟秽，解毒。

草部·芳草类 | 发散风热药

又名：菝蔺（音跋活）、蕃荷菜、吴菝蔺、南薄荷、金钱薄荷。入药的薄荷多以苏州产的为佳。也有人把这里说的薄荷叫做南薄荷，因为还有一种龙脑薄荷，为了区别。

### 【药用部分】

**薄荷茎、叶**

[性味] 味辛，性温，无毒。

甄权说：适宜与薤同做成腌菜食用。病刚好的人不能吃，否则会令人虚汗不止。瘦弱的人长期食用，会引发消渴病。

[主治] 主贼风伤寒，恶气心腹胀满，霍乱，宿食不消，下气，煮汁内服，能发汗，解劳乏，也可以生吃。（出自《新修本草》）

长期做菜吃，能却肾气，辟邪毒，除疲劳，使人口气香洁。煎汤洗，治漆疮。（孙思邈）

能通利关节，发毒汗，驱邪气，破血止痢。（甄权）

治因中风而失音、吐痰。（出自《日华诸家本草》）

主各种伤风、头风以及小儿风涎，为要药。（苏颂）

榨汁服，可祛心脏风热。（孟诜）

清头目，除风热。（李杲）

利咽喉，疗口齿诸病。治淋巴结核疮疥，风瘾疹。捣成汁含漱，去舌苔语涩。用叶塞鼻，止衄血。外涂治蜂虿蛇伤。（李时珍）

【发明】张元素说：薄荷味辛凉，气味都薄，浮而升，属阳。所以能祛人体上部、头部以及皮肤的风热。

李时珍说：薄荷入手太阴、足厥阴经，辛能发散，凉能清利，专于消风散热，所以是治疗头痛、头风、眼目、咽喉、口齿诸病，小儿惊热及瘰疬疮疥的重要药物。

陈士良说：薄荷能引诸药入营卫，所以能发散风寒。

### 医家名论

苏颂说：薄荷到处都有生长。它的茎叶像荏而略尖长，经冬根不死，夏秋季节采其茎叶晒干备用。薄荷在古方中很少用，现在是治风寒的要药，所以人们多有种植。

李时珍说：薄荷，人们多有栽种。二月时，薄荷老根长出苗，清明前后可分植。它的茎是方的，为赤色，叶子对生，刚长出来时叶子长而头圆，长成后则变尖。吴、越、川、湖等地的人多用它来代替茶叶。苏州所产的，茎小而且气味芬芳，江西产的稍粗，川蜀产的更粗。入药用，以苏州所产的薄荷为好。

**使用禁忌**

本品芳香辛散，发汗耗气，多服损肺伤心，故体虚多汗者不宜使用。多服久服，令人虚冷；阴虚发热，咳嗽自汗者勿施。薄荷脑、油有较强的麻痹作用，过量服用会导致呼吸麻痹而死亡。

## 形态特征

多年生芳香草本，茎直立，高30厘米～80厘米。根茎横生地下，质脆，易折断。茎为方柱形，多分枝，四侧无毛或略具倒生的柔毛。叶对生，刚长出来时长而头圆，长成后则变尖。花序球形，花小，淡紫色，花后结暗紫棕色的小粒果。

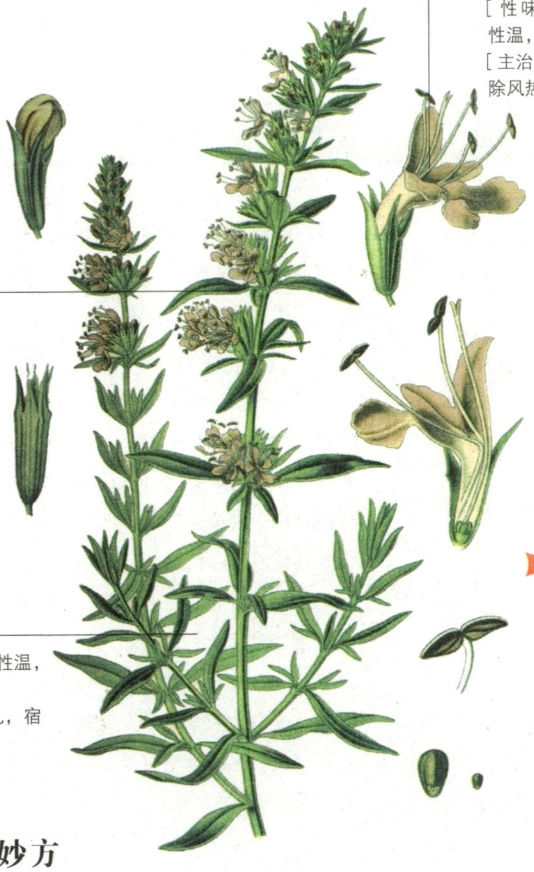

花
[ 性味 ] 味辛，性温，无毒。
[ 主治 ] 清头目，除风热。

叶
[ 性味 ] 味辛，性温，无毒。
[ 主治 ] 恶气心腹胀满。

茎
[ 性味 ] 味辛，性温，无毒。
[ 主治 ] 主霍乱，宿食不消。

产地分布

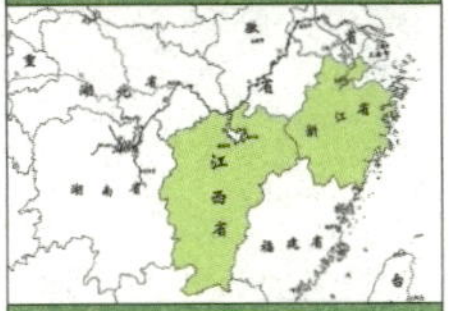

成熟周期

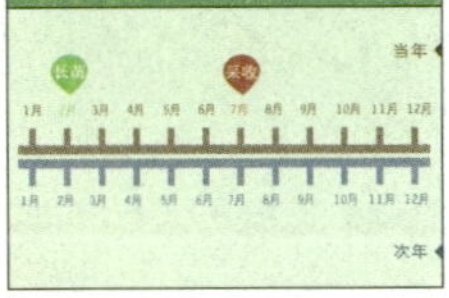

成品选鉴

干燥全草，茎方柱形黄褐色带紫，或绿色，质脆而易折断，断面类白色，中空；叶具有白色绒毛。以身干、无根、叶多、色绿、气味浓者为佳。

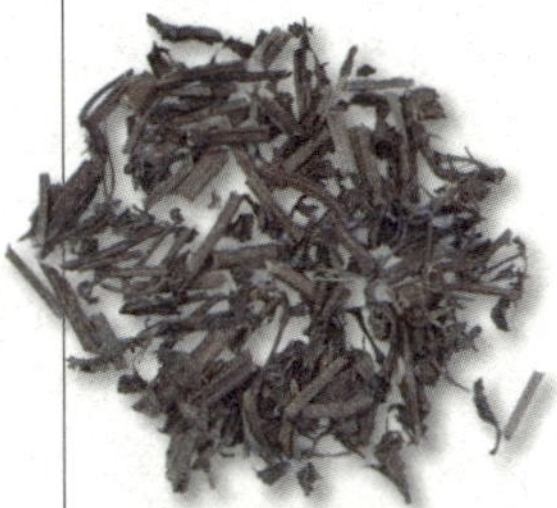

主要药用部分

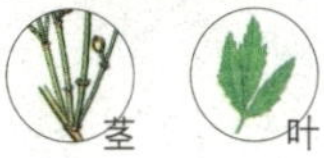


## 实用妙方

• **清上化痰，利咽膈，治风热：** 用薄荷末炼蜜丸，丸子如芡子大，每次含服一丸。用白砂糖来和丸也可以。

• **风气瘙痒：** 用大薄荷、蝉蜕等份，同研末，每次用温酒调服一钱。

• **鼻出血不止：** 用薄荷汁滴鼻，或者用干薄荷煮水，棉球蘸汁塞鼻。

### 中药趣味文化

**希腊神话中的薄荷**

传说薄荷的原名出自希腊神话。冥王哈迪斯爱上了美丽的精灵曼茜，冥王的妻子佩瑟芬妮十分嫉妒。为了使冥王忘记曼茜，佩瑟芬妮将她变成了小草，长在路边任人踩踏。可是内心坚强善良的曼茜变成小草后，她身上却拥有了迷人的芬芳。虽变成了小草，她却被更多的人喜爱。人们把这种草叫薄荷。薄荷有极强的杀菌抗菌作用，常喝它能预防病毒性感冒、口腔疾病，使口气清新。据说薄荷也有『眼睛草』的别称。

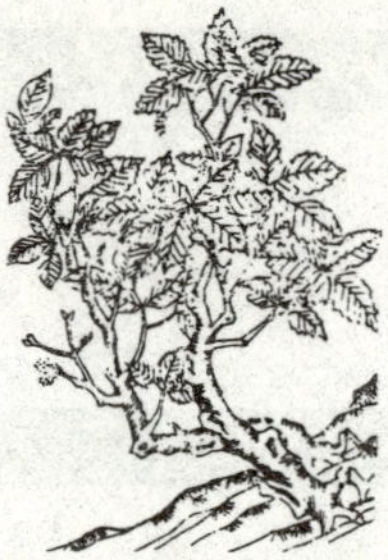

【功效】疏散风热，清肺润燥，清肝明目，滋补肝肾。

## 清热祛火的明目良药

# 桑

*Morus alba L*

木部·灌木类　发散风热药

桑子名椹。桑是一个象形字，以桑树的形态为根据而成，上部分是桑的聚花果，即桑椹，下部分是桑树。桑种类繁多，但功效大同小异。

## 【药用部分】

**桑根白皮**

[性味]味甘，性寒，无毒。

[主治]治伤中五劳六极，消瘦，脉细弱，可补虚益气，去肺中水气，唾血热渴，水肿腹满腹胀，利水道，敷金疮。治肺气喘满，虚劳客热和头痛，内补不足。煮汁饮利五脏。加入散用，下一切风气水气。调中下气，化痰止渴，开胃下食，杀肠道寄生虫，止霍乱吐泻。研汁可治小儿天吊惊痫及敷鹅口疮，效果佳。

**皮中汁**

[主治]治小儿口疮白，拭擦干净后涂上即愈。另外涂金刃所伤燥痛，一会儿便血止，用白皮裹伤口更好。涂蛇、蜈蚣、蜘蛛蜇伤有效。取树枝烧汤，治大风疮疥，生眉发。

**桑椹**

[主治]单独吃可消渴，利五脏关节，通血气。晒干制成末，做成蜜丸每天服，使人不感到饥饿，还可以镇魂安神，令人聪明，头发不白，延年益寿。捣汁饮可解酒毒。酿成酒服，利水气消肿。

**叶**

[性味]味苦、甘，性寒，有小毒。

[主治]主除寒热出汗。汁能解蜈蚣毒。煎浓汁服，可除脚气水肿，利大小肠。炙热后煎饮，能代茶止渴。煎饮可以利五脏，通关节，下气。而嫩叶煎酒服，能治一切风。蒸熟捣烂治风痛出汗及扑损淤血。揉烂可涂蛇虫咬伤。研成汁治金疮以及小儿口腔溃疡。

【发明】李时珍说，桑椹有乌、白两种。杨氏《产乳》载，不能给孩子吃桑椹，使小儿心寒。陆玑《诗疏》里说，鸠吃桑椹，过多会醉伤。《四时月令》里说，四月适宜饮桑椹酒，能解百种风热。其做法是：桑葚汁三斗，重汤煮到一斗半，放入白蜜二合，酥油一两，生姜一合适当煮后，用瓶装起来。每次服一合，和酒一起饮。史载魏武帝的军队缺乏食物，得到干桑椹以充饥。金末大灾荒时，人们都吃桑葚，得以存活的人不计其数。湿桑椹可以救灾度荒，平时可及时采摘收藏。

## 医家名论

李时珍说，桑有好多种：白桑，叶大似掌而厚；鸡桑，叶和花较薄；子桑，先长椹而后生叶；山桑，叶尖而长。用种子栽种的，不如压条分栽的。桑若产生黄衣，称作金桑，是树木将要干枯的表现。

**使用禁忌**

桑叶药性平和，但风寒感冒、口淡、咳嗽痰稀白者不宜服用。肺胃虚寒者忌服。

## 形态特征

落叶灌木或小乔木，高3米～15米。树皮灰白色，有条状浅裂。根皮黄棕色或红黄色，纤维性强。叶片卵形或宽卵形，边缘有粗锯齿。花单性，雌雄异株，穗状花序。果实多数密集成一卵圆形或长圆形的聚合果，初时绿色，成熟后变肉质，黑紫色或红色。

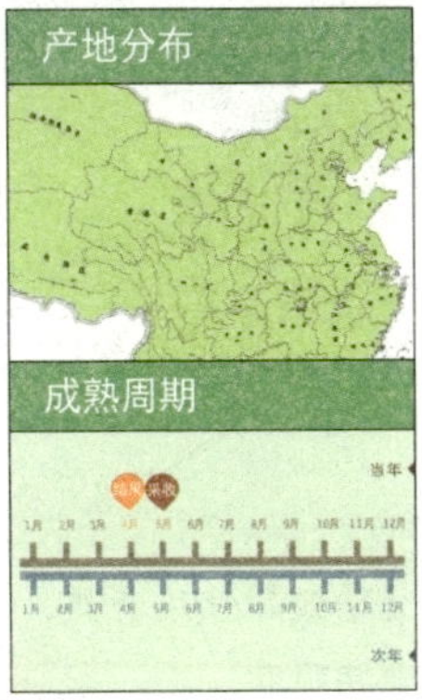


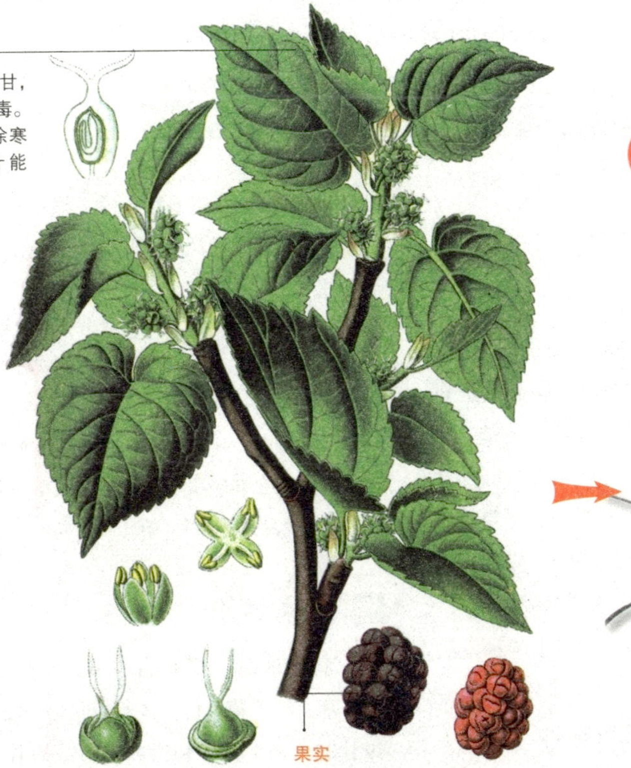

叶
[ 性味 ] 味甘，性寒，有小毒。
[ 主治 ] 主除寒热出汗。汁能解蜈蚣毒。

果实
[ 性味 ] 味苦，有小毒。
[ 主治 ] 单独吃可消渴，利五脏关节，通血气。

成品选鉴

本品多皱缩、破碎。完整者有柄，叶片展平后呈卵形或宽卵形，上表面黄绿色，下表面颜色稍浅，叶脉突出。质脆。气微，味淡、微苦涩。

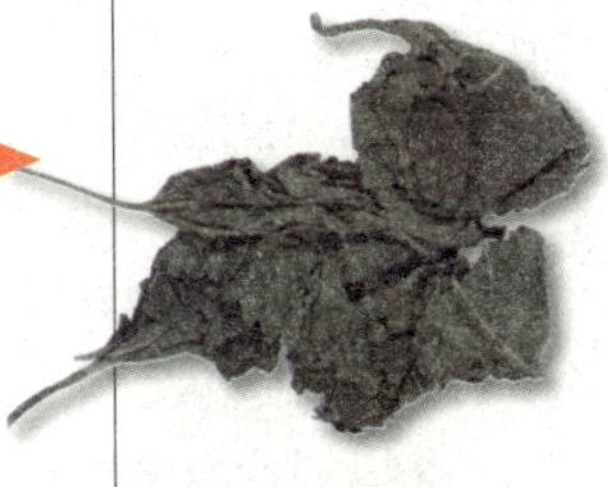

主要药用部分

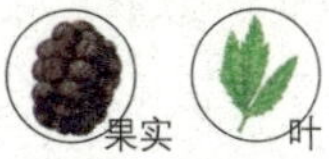


## 实用妙方

• **青盲**：取青桑叶焙干研细，煎汁乘热洗目，坚持必见效。有患此病二十年者，照此洗浴，双目复明。

• **风眼多泪**：取冬季不落的桑叶，每日煎汤温洗。

• **眼红涩痛**：桑叶研末，卷入纸中烧烟熏鼻，有效。

• **水肿胀满**：用桑心皮切细，加水二斗，煮至一斗，放入桑葚，再煮取五升，和糯米饭五升酿酒饮服。此方叫做“桑葚酒”。

### 中药趣味文化

**治盗汗的良药**

相传宋代时，某日严山寺来了一个游僧，身体瘦弱且胃口极差，每夜一上床入睡就浑身是汗，醒后衣衫、被单尽湿，多年来四处求医都没能治好。后来，住持知道了游僧的病情，说自己有一祖传验方保证可以治好他的病。第二天，天刚亮，住持就带着游僧来到桑树下，趁晨露未干，采了一把桑叶带回寺中，叮嘱游僧焙干研末后每次服二钱，空腹时用米汤冲服，每日1次。连服3日后，20多年的顽疾竟然痊愈了。

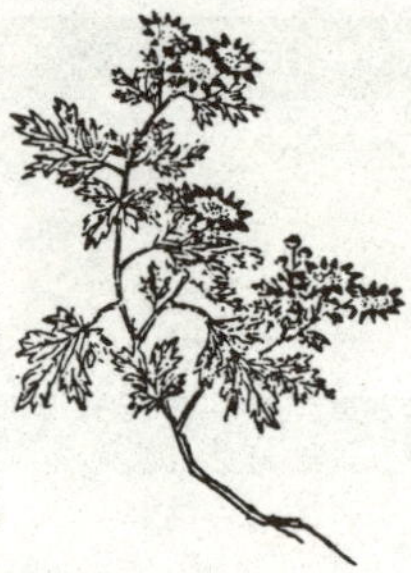

【功效】散风清热，平肝明目。

夏季泡茶清凉消暑

# 菊花

*Chrysanthemum morifolium Ramat*

草部·隰草类　发散风热药

又名：节华、日精、更生、周盈。节华之名，取其与节候相应。《抱朴子》说，仙方中所说的日精、更生、周盈，指的都是菊，只是根、茎、花、实的不同叫法。

## 【药用部分】

### 花、叶、根、茎、实

［性味］味苦，性平，无毒。

李时珍说：《神农本草经》说菊花味苦，《名医别录》载菊花味甘，各家都认为味甘的是菊，味苦的是苦薏，只取味甘的入药。按张华《博物志》所说，菊有两种，苗花一样，只是味稍有不同。味苦的不能食用。范致能在《菊谱序》中说只有甘菊一种可以食用，也可入药用。其余黄菊、白菊都味苦，虽然不能食用，却可入药用。治头风尤以白菊为好。据以上两种说法，知菊类自有甘苦两种。作食品必须用甘菊，入药则各种菊都可以，但不能用野菊，即苦薏。

［主治］治诸风头眩肿痛，流泪，皮肤死肌，恶风及风湿性关节炎。长期服用利血气，抗衰老。（出自《神农本草经》）

治腰痛无常，除胸中烦热，安肠胃，利五脉，调四肢。（出自《名医别录》）

治头目风热、晕眩倒地、脑颅疼痛，消身上一切游风，利血脉。（甄权）

用菊做枕头可明目，菊叶也能明目，生熟都可食。（出自《日华诸家本草》）

养肝血，去翳膜。（张元素）

### 白菊

［性味］味苦、辛，性平，无毒。

［主治］治风眩，能令头发不白。（陶弘景）

可用来染黑胡须和头发。同芝麻、茯苓制成蜜丸服用，能祛风眩，延年，益面色。（陈藏器）

【发明】李时珍说：菊，味兼甘苦，性禀平和，得金水的精华尤其多，能补肺肾二脏。黄菊入金水阴分，白菊入金水阳分，红菊行妇人血分，都可入药。它的苗可做蔬菜，叶可食用，花可做糕饼，根及种子可入药，装在布袋里可做枕头，蜜酿后可做饮品，自上而下，全身都是宝。

## 医家名论

李时珍说：菊的品种不下百种，宿根自生，茎、叶、花、色，各不相同。一般只用单叶味甘的入药，如《菊谱》中所载的甘菊、邓州黄、邓州白之类。甘菊原产于山野，现在人们都有栽种。它的花细碎，品位不太高，花蕊像蜂巢，内有细小的子。

吴瑞说：花大而香的，为甘菊；花小而黄的，为黄菊；花小而气味不好的，是野菊。

**使用禁忌**

菊花性微寒，长期服用或用量过大，可伤脾胃阳气，会有胃部不适、肠鸣便溏等胃肠道反应，因此孕妇及脾胃虚寒者不宜用。另外痰湿型、血淤型高血压病患者也不宜用菊花降压。

## 形态特征

多年生草本植物，株高20厘米～200厘米，通常30厘米～90厘米。茎直立，被柔毛，嫩绿或褐色。叶互生，卵圆至长圆形，边缘有缺刻及锯齿，下端被白色短柔毛。头状花序顶生或腋生，一朵或数朵簇生，花序大小和形状各有不同，色彩丰富。

产地分布

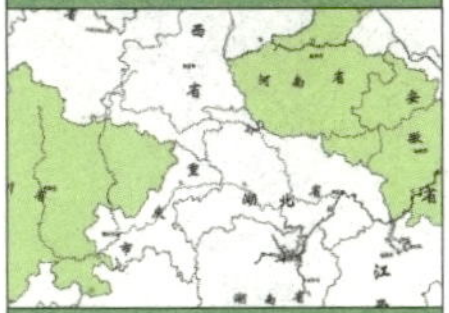

成熟周期

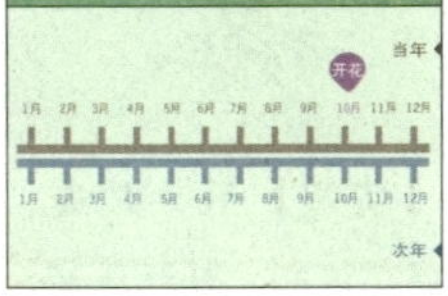


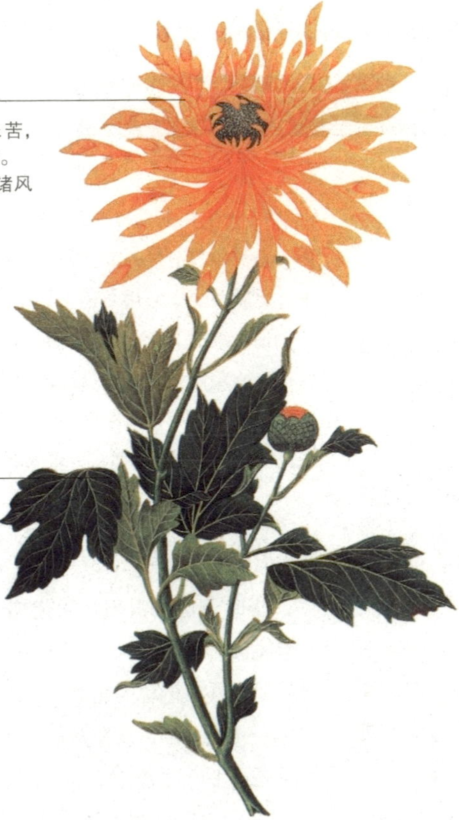


成品选鉴

总苞由4～5层苞片组成，外表面无毛。黄色舌状花，皱缩卷曲；管状花多数，深黄色。干燥体轻，气芳香，味苦。

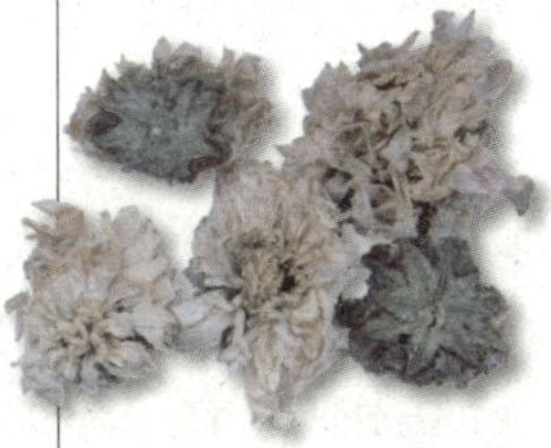

主要药用部分

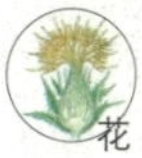


## 实用妙方

• **风热头痛：** 菊花、石膏、川芎各三钱，同研末，每服一钱半，茶调下。

• **膝风疼痛：** 用菊花、陈艾叶做护膝，久则自除。

• **病后生翳：** 白菊花、蝉蜕等份，研为末，每次取二、三钱，加蜜少许，水煎服。

### 中药趣味文化

**八仙畅饮菊花酒**

传说很早以前，八仙中的何仙姑游历人间，在河阳（今张家港市港口镇）喝过一种菊花酒，香甜醇厚，如瑶池仙酒一般。之后八仙相约共同下凡品尝此酒。打了酒后行至到文峰塔下，何仙姑从口袋里掏出一块石子，变出一张可以让八人围坐的石桌。于是，八仙就围桌而坐，兴高采烈地喝起菊花酒来。直到酒醉八九分，才腾云回洞府。如今，河阳山顶的八仙石还在，这一带把跟八仙石一样大小的桌子叫八仙桌。

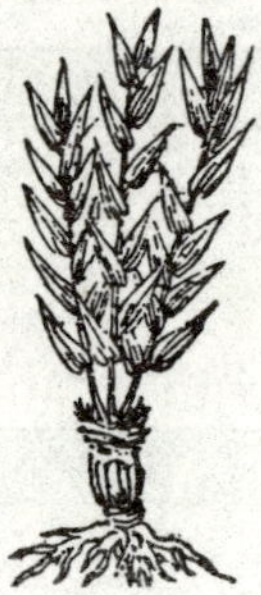

【功效】败毒抗癌，解热透邪，疏肝理郁。

防治风寒感冒效果好

# 柴胡

*Bupleurum chinensie DC*

草部·山草类 发散风热药

又名：地薰、芸蒿、山菜、茹草、茈胡。它生长在山中，嫩时可食，老的则采来当柴，所以苗有芸蒿、山菜、茹草等名称，而根名叫做柴胡。

## 【药用部分】

### 柴胡根

［性味］味苦，性平，无毒。

李时珍说：柴胡入手、足少阳经，须佐黄芩同用；入手、足厥阴经，则佐黄连同用。

［主治］主心腹疾病，祛胃肠中结气，及饮食积聚，并能除寒热邪气，推陈致新。久服可轻身，明目，益精。（出自《神农本草经》）

除伤寒心下烦热，各种痰热壅滞，胸中气逆，五脏间游气，大肠停积水胀及湿痹拘挛。也可煎汤洗浴。（出自《名医别录》）

治热痨骨节烦痛，热气肩背疼痛，劳乏羸瘦，还能下气消食，宣畅气血，治流行病的发热不退有效，单独煮服，效好。（甄权）

补五劳七伤，除烦止惊，益气力，消痰止咳，润心肺，添精髓，治健忘。（出自《日华诸家本草》）

除虚劳，散表热，去早晨潮热，寒热往来，胆热口苦，妇人胎前产后各种发热，心下痞满，胸胁痛。（张元素）

治阳气下陷，平降肝胆、三焦、心包络的相火，及头痛眩晕，目昏赤痛障翳，耳鸣耳聋，各种疟疾及痞块寒热，妇人热入血室，月经不调，小儿痘疹余热，五疳羸热。（李时珍）

【发明】李时珍说：劳有五劳，病在五脏。如果劳在肝、胆、心及心包有热，或少阳经寒热往来者，柴胡为手、足厥阴少阳必用之药。劳在脾胃有热或阳气下陷，则柴胡为引清气、退热的必用之药，只有劳在肺、肾的，不能用柴胡。李东垣说肺疟、肾疟，十二经疮疽及发热者都可用柴胡。但用药时必须认真分析疾病的原因，辨证施治，合理地加减用药。

## 医家名论

李时珍说：银州产的柴胡长一尺多，色微白且柔软，不易得到。北方所产的，像前胡而柔软，是现在人们称的北柴胡，入药也很好。南方产的，不像前胡，却像蒿根，坚硬不能入药。柴胡的苗像韭叶或者竹叶，以像竹叶的为好。

苏颂说：现在关陕、江湖间近道都有，以银州所产的最好。茈胡二月生苗，很香。它的茎青紫坚硬，微有细线；叶像竹叶而稍紧小，也有像斜蒿的，还有像麦门冬叶而短的。茈胡在七月开黄色花，根淡赤色，像前胡而强。

**使用禁忌**

肝阳上亢，阴虚火旺及气机上逆者忌用或慎用。体虚而气升者忌之，呕吐及阴虚火炽炎上者不宜使用。恶皂荚，畏女菀、藜芦。不可与有毒的大叶柴胡混淆。

## 形态特征

多年生草本，高40厘米～70厘米，主根粗大坚硬。茎单一或丛生，上部多分枝，青紫色，微有细线。叶互生，为宽或窄的披针形，背面有明显突起的纵脉，像竹叶而稍紧小，叶片上常有白霜。伞形花序，花瓣淡黄色。果呈椭圆形，棕色，两侧略扁。

产地分布

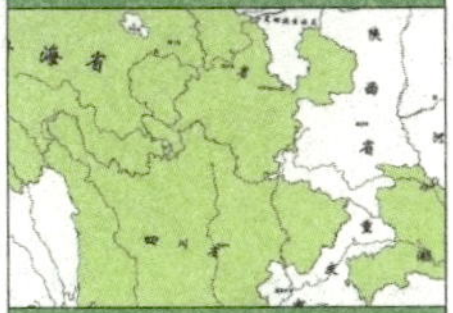

成熟周期

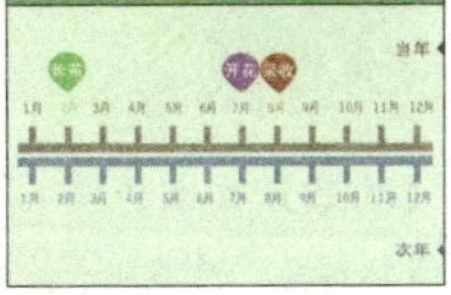

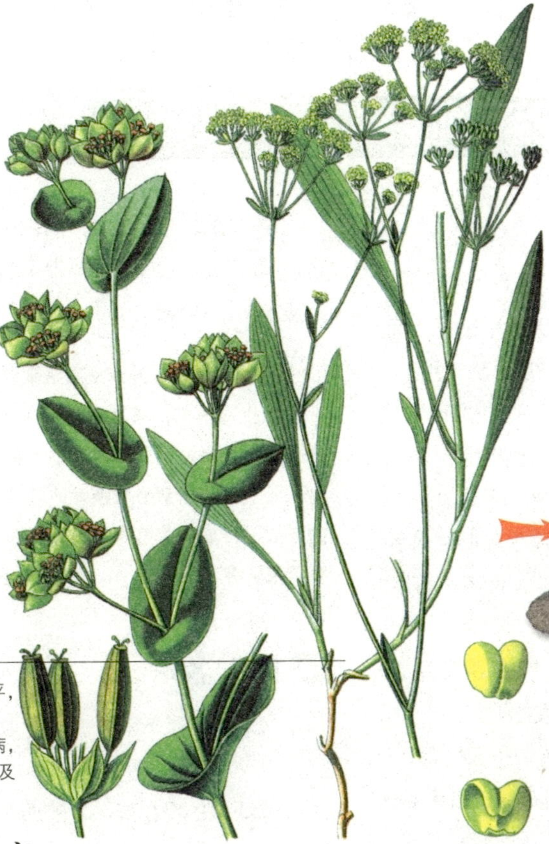

根

[ 性味 ] 味苦，性平，无毒。

[ 主治 ] 主心腹疾病，祛胃肠中结气，及饮食积聚。

成品选鉴

表面黑褐色或浅棕色，具纵皱纹、支根痕及皮孔。质硬而韧，不易折断，断面显纤维性，木部黄白色。气微香，味微苦。

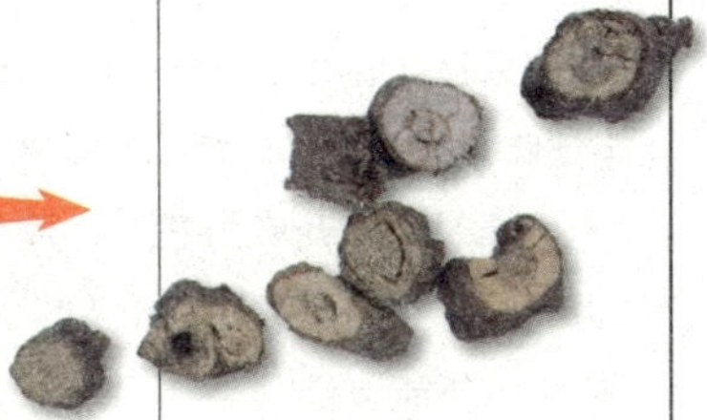

主要药用部分

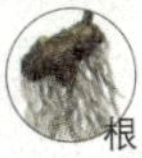


## 实用妙方

• **伤寒余热，伤寒之后，邪入经络，体瘦肌热：** 柴胡四两、甘草一两，每次用三钱，加水一盏，煎服。

• **虚劳发热：** 柴胡、人参等份，每次取三钱，加姜枣同水一起煎服。

• **湿热黄疸：** 柴胡一两、甘草二钱半，白茅根一小把，加水一碗，煎至七分，时时服用，一日服完。

### 中药趣味文化

**柴胡的由来**

秦代有个胡进士，家里一个长工得了寒热病，一时觉得如被火烧，一时像掉进冰窖里。胡进士怕被传染，就把他赶走了。长工在一条小溪边晕倒了。醒来时非常饥饿，就挖了一些草根吃。几日后，他的病竟不治而愈。后来胡家少爷也得了寒热病，胡进士听说了长工病愈的事，请他回来救治儿子，长工便挖了溪边的草根回来煎药给少爷服用。之后，胡少爷也痊愈了。人们为了纪念此草治疗胡少爷有功，取名为『柴胡』。

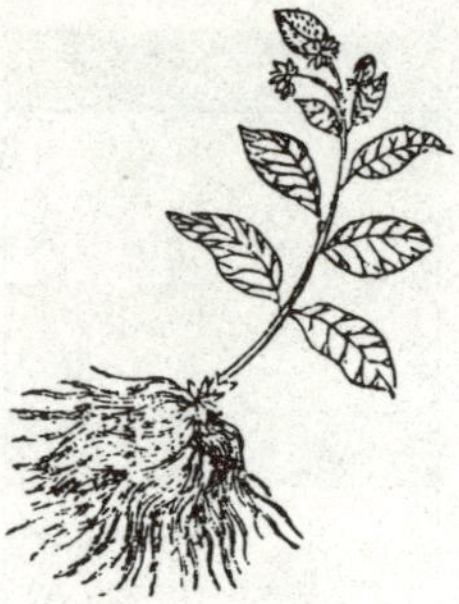

【功效】发表透疹，清热解毒，升举阳气。

轻身益寿解百毒

# 升麻

*Cimicifuga heracleifolia Kom*

草部·山草类　发散风热药

又名：周麻。李时珍说，此物叶像麻，性上升，所以叫升麻。在张揖《广雅》及《吴普本草》中，升麻又名周升麻。此周应该指的是周地。

## 【药用部分】

**升麻根**

[ **修治** ] 雷敩说：采得升麻后刮去粗皮，用黄精汁浸泡一夜，晒干，锉碎蒸后再晒干用。

李时珍说：现在人只取里白外黑而紧实，称作鬼脸升麻的去须及头芦，锉碎用。

[ **性味** ] 味甘、苦，性平、微寒，无毒。

李杲说：升麻引葱白，散手阳明经风邪；引石膏，止阳明经齿痛；人参、黄芪，不用升麻引，不能上行。

李时珍说：升麻与柴胡同用，引升发之气上行；与葛根同用，能发阳明之汗。

[ **主治** ] 解百毒，辟瘟疫瘴气、邪气蛊毒，入口皆吐出，治中恶腹痛，流行疾病，头痛寒热，风肿诸毒，喉痛口疮。久服不夭，轻身长年。

有安神定志作用，治疗癔病、疳积及游风肿毒。(出自《日华诸家本草》)

小儿惊痫，热壅不通，疗痈肿豌豆疮，煎汤用棉沾拭疮上。(甄权)

治阳明头痛，补脾胃，祛皮肤风邪，解肌肉间风热，疗肺痿咳唾脓血，能发浮汗。(张元素)

治牙根浮烂恶臭，太阳鼻衄，是疮家的圣药。(王好古)

治小儿痘疹，解疮毒，咽喉肿，喘咳音哑。肺热，止齿痛。乳蛾，痄腮。(出自《滇南本草》)

能消斑疹，行淤血，治阳陷眩晕，胸胁虚痛，久泄下痢，后重遗浊，带下崩中，血淋下血，阳痿足寒。(李时珍)

【**发明**】李时珍说：升麻是禀赋素弱、元气亏虚及劳役饥饱生冷内伤，脾胃引经药中最重要的一味药。升麻葛根汤是发散阳明风寒的方药，用来治阳气郁遏及元气下陷所致各种疾病，如红眼病，都有很好的疗效。升麻能解痘毒，但只有在初起发热的时候可用来解毒。

## 医家名论

《名医别录》载：升麻生长在益州山谷，二月、八月采根，晒干。

苏颂说：现在蜀汉、陕西、淮南州郡都产升麻，以蜀川所产的为好。升麻春天生苗，高三尺多；叶像麻叶，为青色；四五月开花，像粟穗，白色；六月以后结实，黑色；根像蒿根，紫黑色，多须。

**使用禁忌**

如有阴虚阳浮，喘满气逆及麻疹已透等症者忌服。升麻不可一次使用过多，服用过量可导致头晕、震颤、四肢拘挛等症状。若有上实气壅、诸火炎上的症状，皆不宜用。

## 形态特征

多年生草本，根茎呈不规则块状，须根多而长。茎直立，有分枝，被疏柔毛。羽状复叶，叶柄密被柔毛，叶片卵形或披针形，边缘有深锯齿，上面绿色，下面灰绿色，两面被短柔毛。花序生于叶腋或枝顶，圆锥形，白色。果长矩圆形，略扁。

**产地分布**

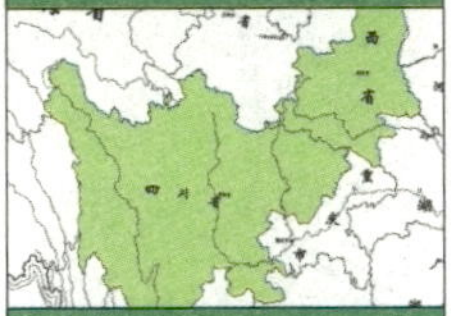

**成熟周期**

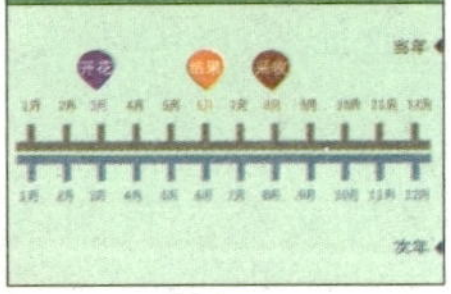


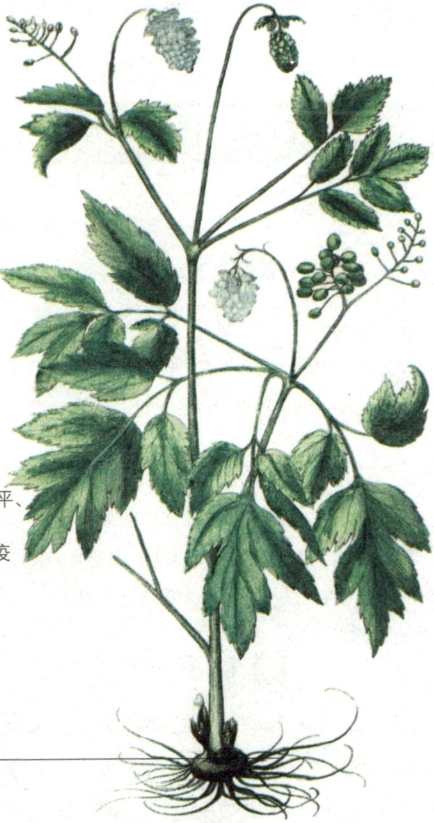

**根**

［性味］味甘、苦，性平、微寒，无毒。

［主治］解百毒，辟瘟疫瘴气邪气蛊毒。

**成品选鉴**

表面黑褐色或棕褐色，粗糙不平，具须根痕。体轻，质坚硬，不易折断，断面黄绿色或淡黄白色，纤维性，有裂隙。气微，味微苦而涩。

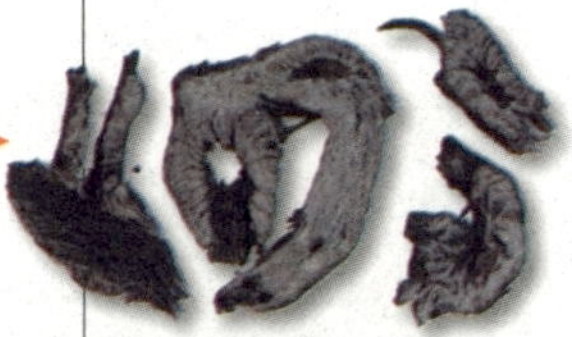

**主要药用部分**

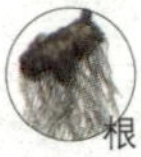

根

## 实用妙方

• **豌豆斑疮，由头面传及躯体，状如火烧疮，都有白浆，此为恶毒之气所致：** 用蜜煎升麻，随时取食。并以水煮升麻，用棉花蘸药汁拭洗疮。

• **清瘴明目，用七物升麻丸：** 升麻、犀角、黄芩、朴消、栀子、大黄各二两，豆豉二升，微熬后同捣为末，蜜调做成梧桐子大的药丸。如果觉得四肢发热，大便困难时，即服三十丸，取微利为度。如果四肢小热，只需在饭后服二十丸。

**中药趣味文化**

**青梅竹马**

西周时有一户人家，妻子得了子宫脱垂病，久治不愈，渐入膏肓。父女二人束手无策。最后女儿青梅贴出了治病招亲的告示。当地有一个以采药为生的穷苦青年，梦见一位老神仙说：『竹马送来日，洞房花烛时』。第二天，他就听说了青梅家的事。于是，他上山去找『竹马』，最后终于找到了竹马，为青梅娘治好了病。青梅和那位青年成了亲。人们由此知道了『竹马』的神奇功效，后来『竹马』被传成了『升麻』。

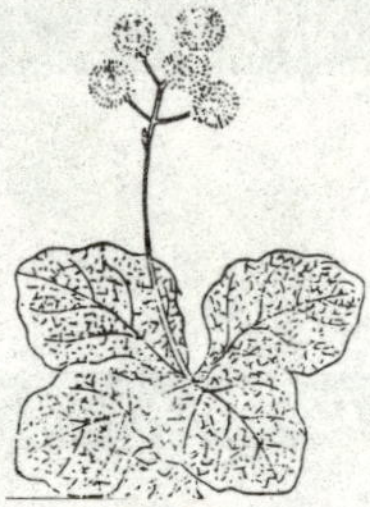

【功效】疏散风热，宣肺祛痰，利咽透疹，解毒消肿。

风靡全球的高档蔬菜

# 牛蒡

*Schizonepeta tenuifolia Briq*

草部·隰草类　发散风热药

又名：鼠粘、恶实、大力子、蒡翁菜、便牵牛、蝙蝠刺。入药的部分是牛蒡子，也被称为恶实。全国各地到处都有，根非常粗大，可以做菜吃，对人体有益。

## 【药用部分】

### 牛蒡子

［修治］雷敩说：凡用拣净，以酒拌蒸，等到有白霜重出，用布拭去，焙干后捣粉用。

［性味］味辛，性平，无毒。

［主治］明目补中，除风伤。(出自《名医别录》)

治疗风毒肿，各种瘘管。(陈藏器)

研末浸酒服，每日服二三盏，能除各种风症，去丹石毒，利腰脚。又在吃饭前揉捏三枚恶实子吞服，可散各种结节筋骨烦热毒。(甄权)

吞一枚，出痈疽根。(苏恭)

炒研煎饮，通利小便。(孟诜)

润肺散气，利咽膈，去皮肤过敏，通十二经。(张元素)

消斑疹毒。(李时珍)

### 牛蒡根、茎

［性味］味苦，性寒，无毒。

陈藏器说：根须蒸熟曝干用，不然的话，会让人想吐。

［主治］主伤寒寒热出汗，中风面肿，口渴，尿多。久服会轻身耐老。(出自《名医别录》)

根主牙齿痛，劳疟，各种风症引起的双脚无力，痈疽，咳嗽伤肺，肺脓疡及腹内积块，冷气积血。(苏恭)

根浸酒服，可祛风及恶疮。将根与叶同捣碎，能外敷杖疮、金疮。(陈藏器)

主面目烦闷，四肢不健，能通十二经脉，洗五脏恶气。(甄权)

将茎叶煮汤，用来洗浴，可消除皮肤瘙痒。还可加入盐、花生同捣烂，外敷一切肿毒。(孟诜)

【发明】李杲说：鼠粘子功用有四：治风湿瘾疹，咽喉风热，散诸肿疮疡之毒，利凝滞腰膝之气。

苏颂说：根做成果脯食用，很好。茎叶宜煮汁酿酒服。冬天采根，蒸晒后入药。

## 医家名论

李时珍说：牛蒡古人种子，用肥沃的土壤栽培。剪嫩苗淘洗干净当蔬菜吃，挖根煮后晒干做成果脯，说是对人很有好处，现在的人已经很少吃了。三月长苗，茎高的有三四尺。四月开花成丛状，淡紫色，结的果实像枫梂但要小些，花萼上的细刺百十根攒聚在一起，一个有几十颗子。它的根粗的有手臂大，长的近一尺，浅青灰色。在七月采子，十月采根。

**使用禁忌**

该品能滑肠，气虚便溏者忌用。若气虚色白大便自利或泄泻者，慎勿服之。痈疽已溃，非便秘不宜服。牛蒡苷有轻度利尿、泻下作用，过量使用会因呼吸和肢体麻痹而引起死亡。

## 形态特征

二年生草本，高1米～2米。茎直立，上部多分枝。叶丛生，广卵形或心形，边缘微波状或有细齿，下面密被白色短柔毛。花成丛状，淡紫色，果实像枫梂但要小些，花萼上的细刺百十根攒聚在一起，一个有几十颗子。根粗大，浅青灰色。

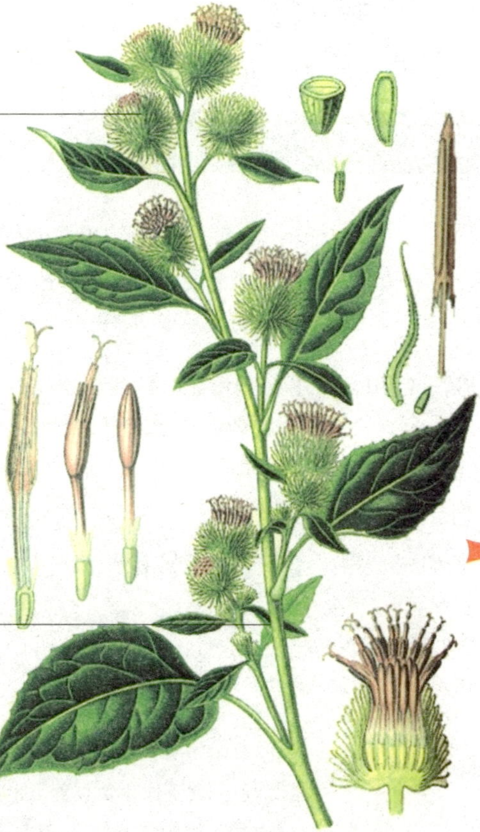

子

［性味］味辛，性平，无毒。

［主治］明目补中，除风伤。

茎

［性味］味苦，性寒，无毒。

［主治］主伤寒寒热出汗，中风面肿，口渴，尿多。

**产地分布**

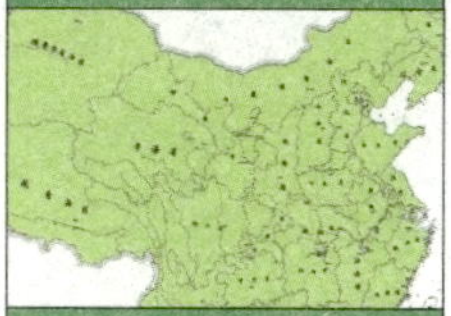

**成熟周期**

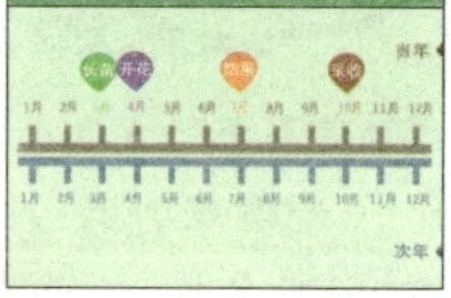

**成品选鉴**

根呈纺锤状，皮部黑褐色，有皱纹，肉质而直，内呈黄白色，味微苦而性黏。牛蒡子长倒卵形，略扁，微弯曲，表皮褐色。

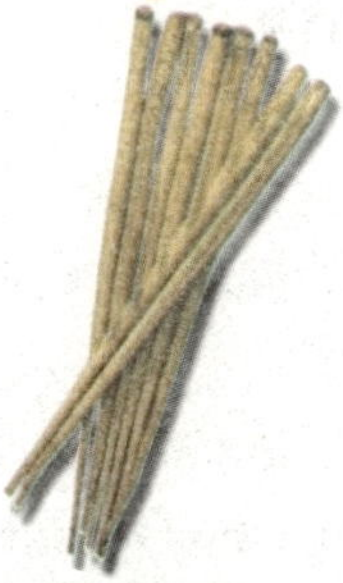

**主要药用部分**

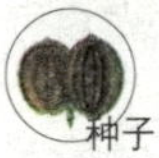
种子

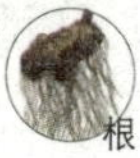
根

## 实用妙方

• **风热浮肿，咽喉闭塞**：牛蒡子一合，炒至半生半熟，研成末，每次用热酒送服一寸匕。

• **痰厥头痛**：牛蒡子（炒）、旋覆花等份，研为末，用清茶送服一钱，一天两次。

• **一切风疾，年久不愈**：牛蒡根一升，生地黄、枸杞子、牛膝各三升，装在袋子里，泡在三升酒中，每天饮适量。

**中药趣味文化**

**牛蒡在日本**

牛蒡在宋朝时传入日本，并被培育成很多优良品种。现在日本等东亚国家因受我国传统医学影响，对牛蒡的药用价值情有独钟，并将其奉为营养和保健价值极佳的高档蔬菜。牛蒡受到了消费者的极大欢迎，又因其具有药用与食用双重利用价值，资源丰富，综合开发简便易行，被日本国家卫生部认定为『新资源食品』。牛蒡不仅风靡东亚、东南亚，还引起了西欧和美国有识之士的关注，可与人参媲美，有『东洋参』的美誉。

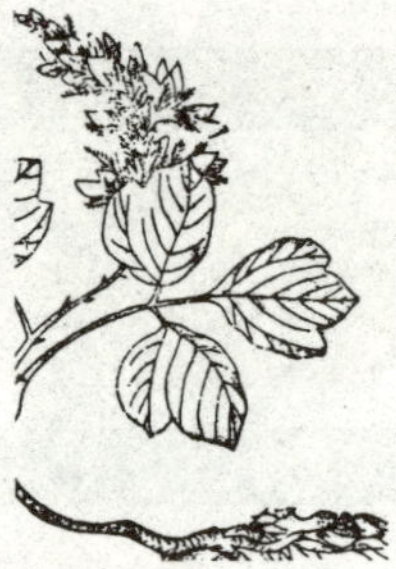

【功效】解肌发表出汗，开腠理，疗金疮，止胁风痛。

## 适合“三高”人群的保健良药

# 葛

*Pueraria lobata*

草部·蔓草类　发散风热药

又名：鸡齐、鹿藿、黄斤。产于我国东北、华北及江南地区，其藤蔓可制布，称为葛布，质地细腻，多用来做衣服，魏晋以后常用做巾。

### 【药用部分】

**葛根**

［性味］味甘、辛，性平，无毒。

［主治］主消渴，身大热，呕吐，诸痹，起阴风，解诸毒。（出自《神农本草经》）

疗伤寒中风头痛，解肌发表出汗，开腠理，疗金疮，止胁风痛。（出自《名医别录》）

治天行上气呕逆，开胃下食，解酒毒。（甄权）

治胸膈烦热发狂，止血痢，通小肠，排脓破血。还可外敷治蛇虫咬伤，毒箭伤。（出自《日华诸家本草》）

生可堕胎。蒸食可消酒毒。做粉吃更妙。（陈藏器）

做粉可止渴，利大小便，解酒，祛烦热，压丹石，外敷治小儿热疮。捣汁饮，治小儿热痞。（出自《开宝本草》）

散郁火。（李时珍）

鼓舞胃气上行，生津液，又解肌热，治脾胃虚弱泄泻。（李杲）

生者捣取汁饮之，解温病发热。葛根为屑，疗金疮断血，亦疗疟及疮。（陶弘景）

发散表邪，发散小儿疮疹难出。（张元素）

末服之，主猘狗啮，并饮其汁良。（出自《唐本草》）

生者破血，合疮，堕胎，解酒毒，身热赤，酒黄，小便赤涩。（出自《本草拾遗》）

杀野葛、巴豆、百药毒。（出自《本草经集注》）

【发明】陶弘景说：生葛捣汁饮，解温病发热。朱震亨说：凡癍痘已见红点，不可用葛根升麻汤，恐表虚反增斑烂。

### 医家名论

李时珍说：葛有野生、家种两种。它的藤蔓可用来制成粗细葛布。其根外紫而内白，长约七八尺。其叶有三尖，像枫叶而更长些，叶面青色而背面为淡青色。其开花成穗，累累相缀，为红紫色。其荚像小黄豆荚，也有毛。其子绿色，扁扁的像盐梅子核，生嚼有腥气，八九月份采集，也就是《神农本草经》中所说的葛谷。花晒干后，也可以炸来吃。

**使用禁忌**

其性凉，易于动呕，胃寒者所当慎用。不可多服，恐损胃气。夏日表虚汗多尤忌。凡中气虚而热郁于胃者，应慎用。

## 形态特征

多年生落叶藤本，长达10米。全株被黄褐色粗毛。块根圆柱状，肥厚，外皮灰黄色，内部粉质，富纤维。藤茎基部粗壮，上部分枝，长数米，植株全被黄褐色粗毛。叶互生，具长柄，有毛，顶生叶片菱状卵圆形，先端渐尖，边缘有时浅裂。

叶

［性味］味辛，性平，无毒。

［主治］主诸痹，起阴风，解诸毒。

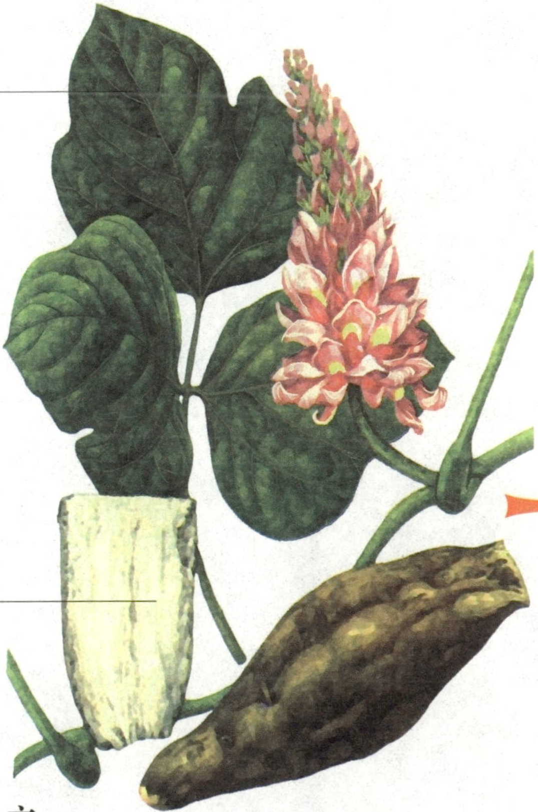

根

［性味］味甘、辛，性平，无毒。

［主治］主消渴，呕吐。

产地分布

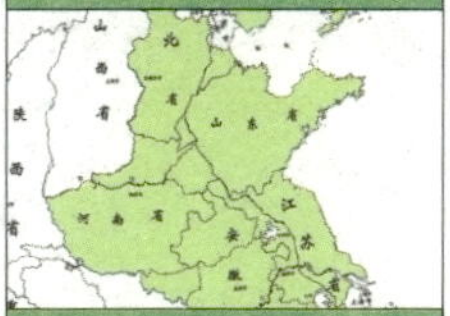

成熟周期

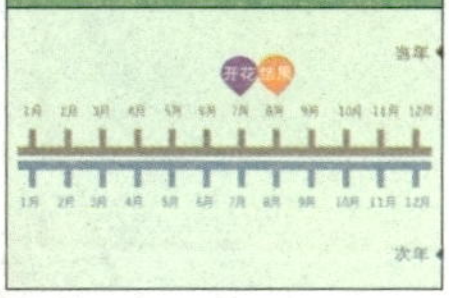

成品选鉴

呈纵切的长方形厚片或小方块，外皮淡棕色，有纵皱纹，粗糙。切面黄白色，纹理不明显。质韧，纤维性强。无臭，味微甜。

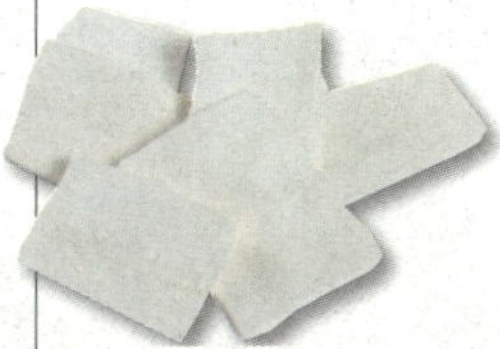

主要药用部分

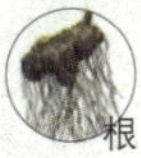

根

## 实用妙方

• **时气头痛，壮热：**生葛根洗净，捣汁一大盏，加豉一合，煎成六分，去滓分次服，汗出即愈。如不出汗，再服。若心热，加栀子仁十枚。

• **热毒下血，因食热物而发：**生葛根二斤，捣汁一升，加藕汁一升，服下。

• **酒醉不醒：**取生葛根汁二升，服下。

• **妊娠热病心闷：**葛根汁二升，分作三服。

### 中药趣味文化

**葛根的传说**

从前，有一位姓葛的员外，受朝臣陷害，被满门抄斩，只有最小的儿子逃了出去。这孩子孤苦无依，机缘巧合被一个挖药的老人收留。从此他便每天跟着老人上山采药。老人常采一种药草，用它的块根给乡亲们治发热口渴、泄泻等病。过了几年，老人死了，葛员外的小儿子继续用这种药草治病救人。一个病人让他给这草取个名字。他联想到自己的身世，就将这种草叫做『葛根』，以感谢老人家为葛家留住了最后的根。

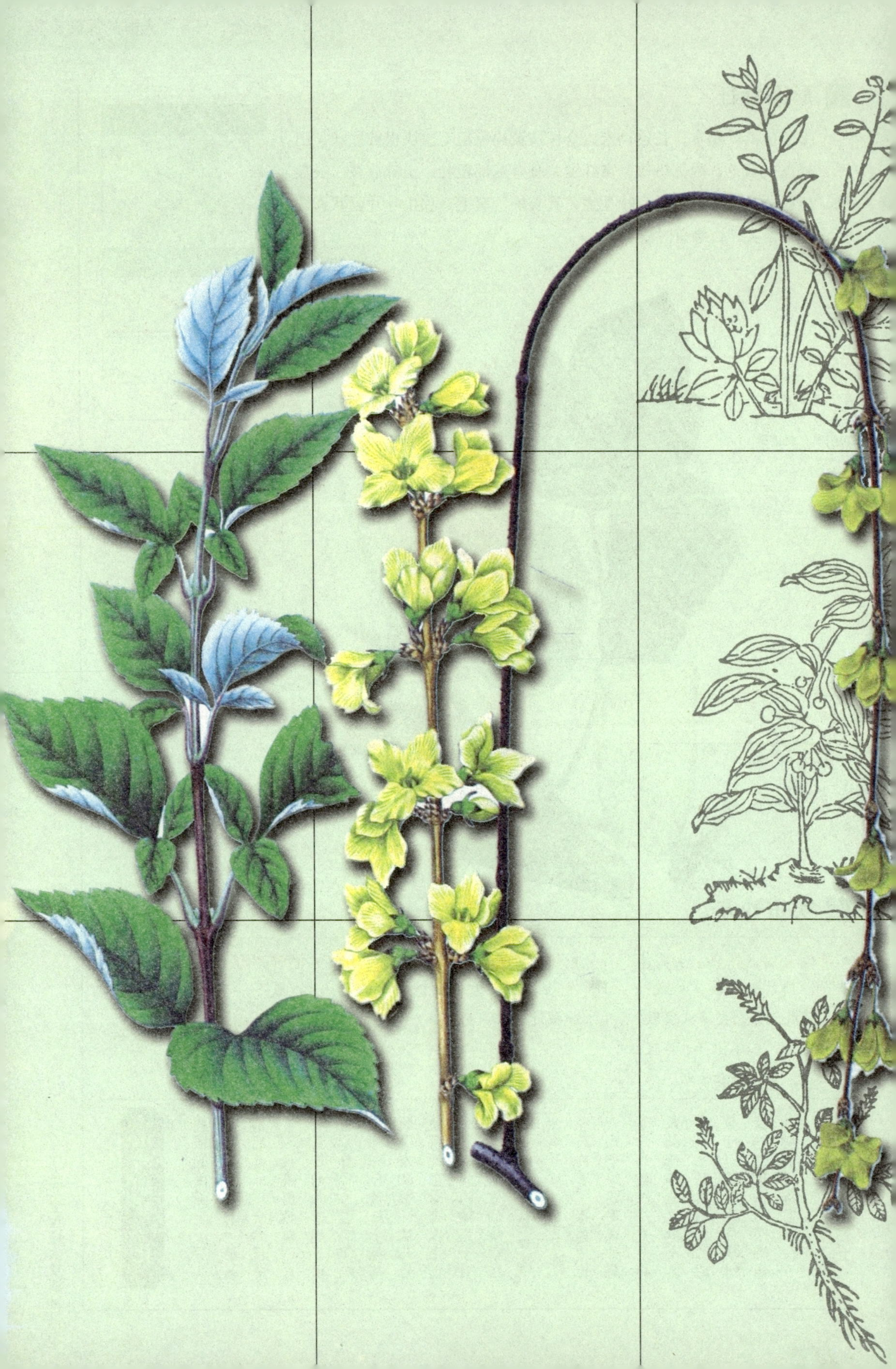

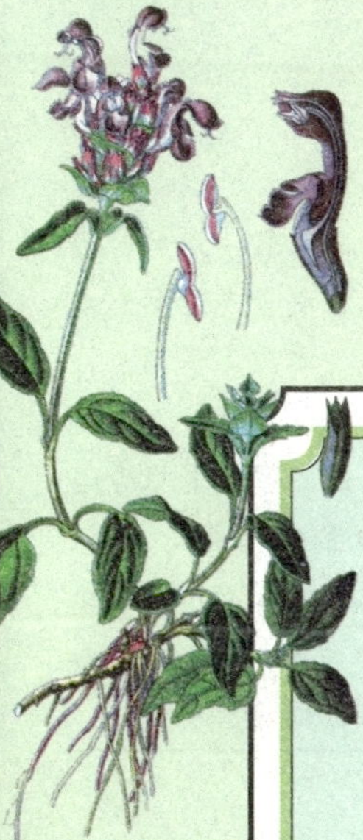
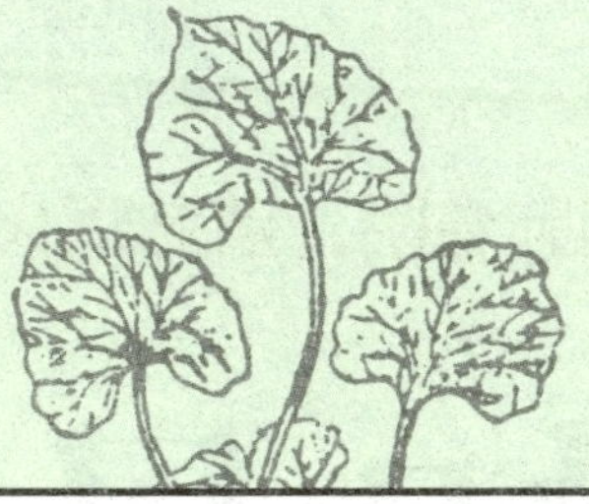
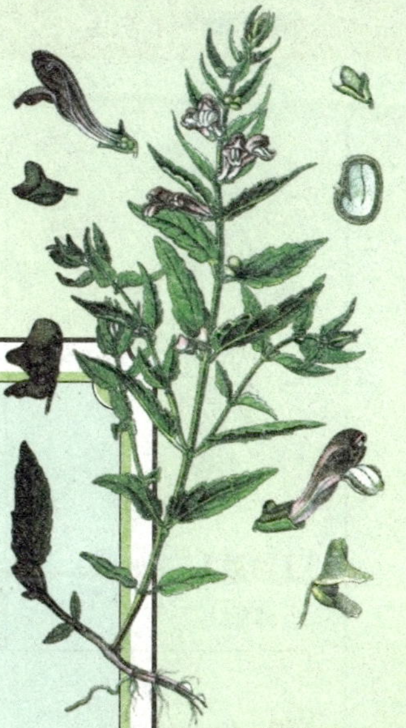

# 第三章
# 清热篇

清热药是以清解里热为主要作用的药物，主要用于热病高热、痢疾、痈肿疮毒、目赤肿痛、咽喉肿痛等各种里热证候。清热药多属寒凉，根据各药的专长，又分为六小类，即清热泻火药，如石膏、知母、天花粉；清肝明目药，如决明子；清热凉血药，如生地黄、牡丹皮、玄参；清热解毒药，如连翘、紫花地丁、蒲公英；清热燥湿药，如黄连、黄芩；清虚热药，如地骨皮、青蒿。

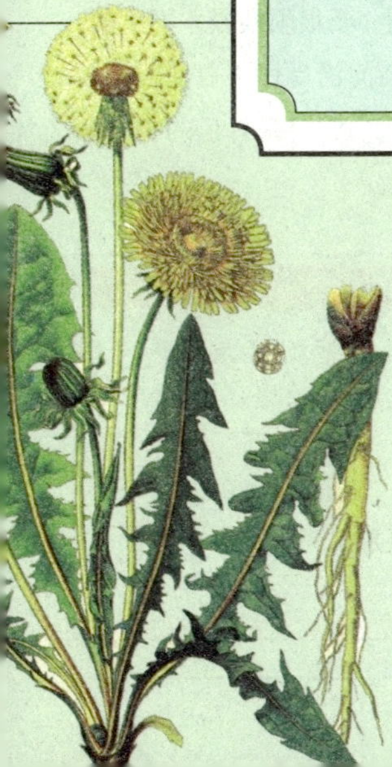
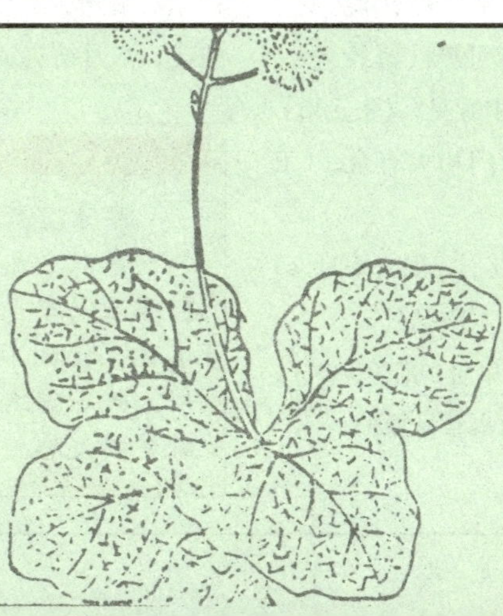
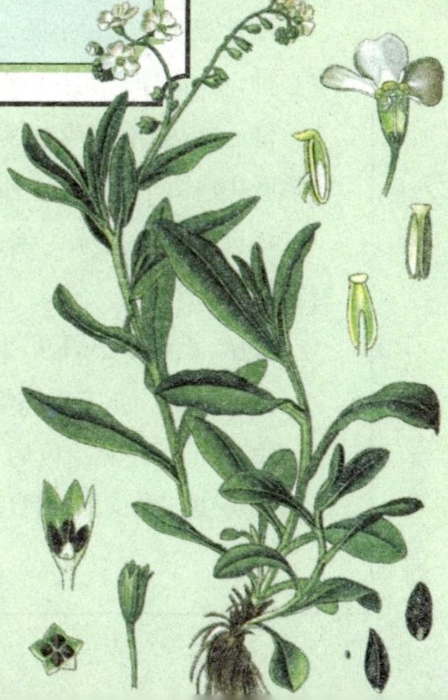

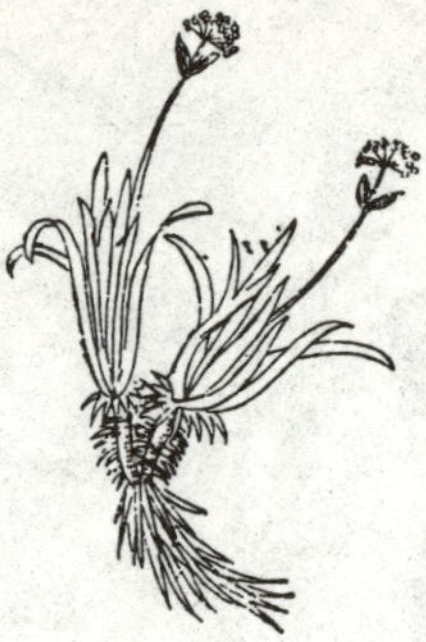

【功效】清热泻火，生津润燥。

润肺滋阴，清肺泻火

# 知母

*Anemarrhena asphodeloides Bge*

草部·山草类　清热泻火药

又名：蚔母、连母、蝭母、地参、水参（水浚、水须）、苦心、儿草、女理、韭逢。因为老根旁边初生的子根，形状像蚔虻，所以叫蚔母，后来讹传为知母、蝭母。

## 药用部分

### 知母根

[修治] 雷敩说：使用本品时，先在槐砧上锉细，焙干，用木臼捣碎，不要用铁器。

李时珍说：拣肥润里白的使用为好，去毛切片。如需引经上行，则用酒浸焙干，引经下行则用盐水润焙。

[性味] 味苦，性寒，无毒。

[主治] 治消渴热中，除邪气，肢体浮肿，利水，补不足，益气。（出自《神农本草经》）

疗伤寒久疟烦热、胁下邪气，膈中恶，及恶风汗出、内疸。多服令人腹泻。（出自《名医别录》）

治心烦燥闷、骨蒸潮热、产后发热，肾气劳，憎寒虚烦。（甄权）

治骨蒸痨瘵，通小肠，消痰止咳，润心肺，安心神，止惊悸。（出自《日华诸家本草》）

清心除热，治阳明火热，泻膀胱、肾经之火。疗热厥头痛，下痢腰痛，喉中腥臭。（张元素）

泻肺火，滋肾水，治命门相火有余。（王好古）

安胎，止妊娠心烦，辟射工、溪毒。（李时珍）

甚疗热结，亦主疟热烦。（陶弘景）

治嗽血，喘，淋，口病，尿血，呃逆，盗汗，遗精，痹痿，瘈疭。（出自《本草求原》）

【发明】甄权说：知母治各种热劳，凡病人体虚而口干的，加用知母。

李杲说：知母入足阳明、手太阴经，其功效有四：一泻无根之肾火；二疗有汗的骨蒸；三退虚劳发热；四滋肾阴。

李时珍说：肾苦燥，宜食辛味药以滋润，肺苦气逆，宜用苦味药以泻下，知母辛苦寒凉，下润肾燥而滋阴，上清肺金而泻火，为二经气分药。黄檗是肾经血分药，所以二药必相须配用。

## 医家名论

《名医别录》载：知母生长在河内川谷，二月、八月采根晒干用。

陶弘景说：现在出于彭城。形似菖蒲而柔润，极易成活，掘出随生，要根须枯燥才不生长。

苏颂说：现在的黄河沿岸怀、卫、彰德各郡以及解州、滁州都有。四月开青色的花，如韭花，八月结实。

**使用禁忌**

脾胃虚寒，大便溏泄者忌服。凡肺中寒嗽，无火症而尺脉微弱者禁用。阳痿及易举易痿、泄泻脾弱、饮食不消化、食欲不振、肾虚溏泄等症者禁用。脾胃虚热人误服，令人作泻减食，故虚损大忌。

## 形态特征

多年生草本，全株无毛。根状茎横生于地面，上有许多黄褐色纤维，下生许多粗而长的须根。叶呈线形，质稍硬。花茎直立，花序穗状，稀疏狭长，花为绿色或紫堇色。果长卵形，成熟后有裂纹，种子三棱形，两端尖，黑色。

**产地分布**

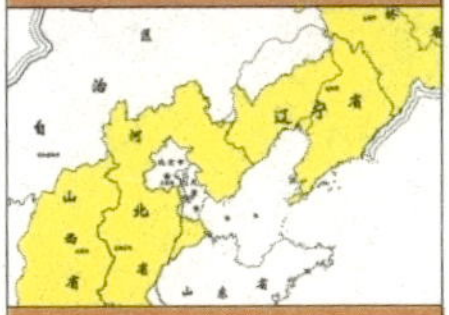

**成熟周期**

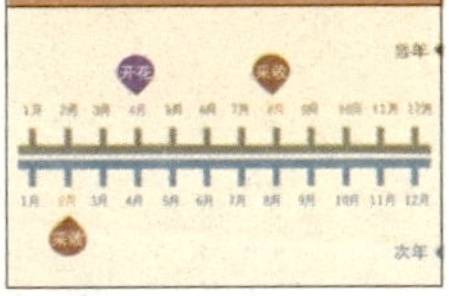

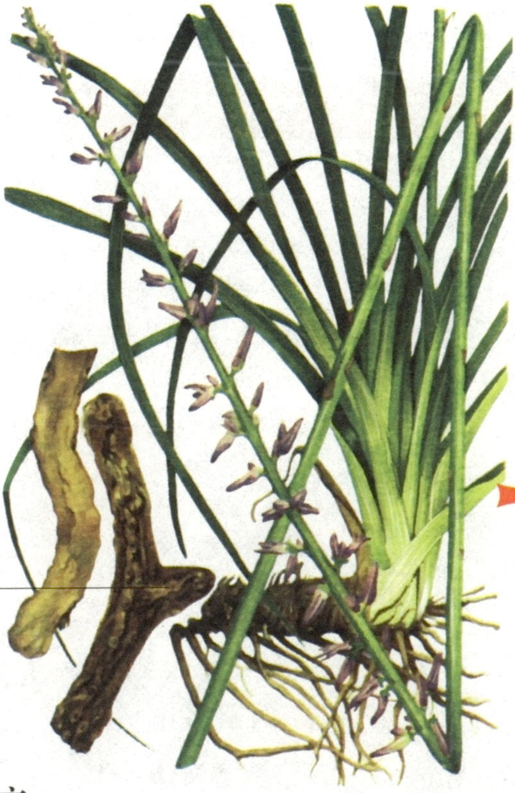

根

［性味］味苦，性寒，无毒。

［主治］利水，补不足，益气。

**成品选鉴**

呈长条状，表面黄棕色至棕色，具紧密排列的环状节，质硬，易折断，断面黄白色。气微，味微甜、略苦，嚼之带黏性。

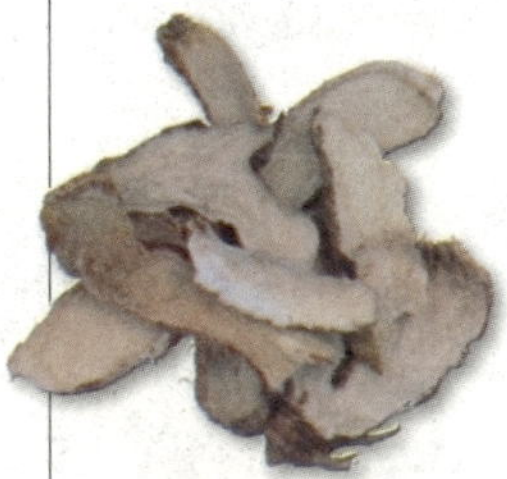

**主要药用部分**

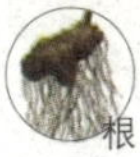

根

## 实用妙方

• **新久痰嗽：** 知母、贝母各一两，研细，巴豆三十枚，去油，研匀。每次服一合，用生姜三片，两面蘸上药末，放在口里细嚼咽下，服完即睡。第二天早晨大便一次，则痰嗽渐止。体质壮实者才可用。

• **久咳气急：** 知母五钱（去毛切片，隔纸炒），杏仁五钱（姜水泡后去皮尖，焙干），加水一盅半，煎取一盅，饭后温服。再用萝卜子、杏仁等份，研末，加米糊做成丸子，每次姜汤送服五十丸，以绝病根。

**中药趣味文化**

**知母的传说**

三国时有个老婆婆靠挖药为生，她想把认药的本事传给一个厚道人。后来她碰到一个樵夫，樵夫看老人可怜就收留了她，并认做干妈。三年后的一天，老人让樵夫背她上山，找到了白中带紫条纹状花朵的野草。『这草能治肺热咳嗽发烧。你知道为什么现在我才教你认药么？』樵夫说：『妈是想找个厚道的人传他认药，怕居心不良的人拿这本事去坑害百姓！』老婆婆点了点头：『这种药还没有名字，就叫它「知母」吧！』

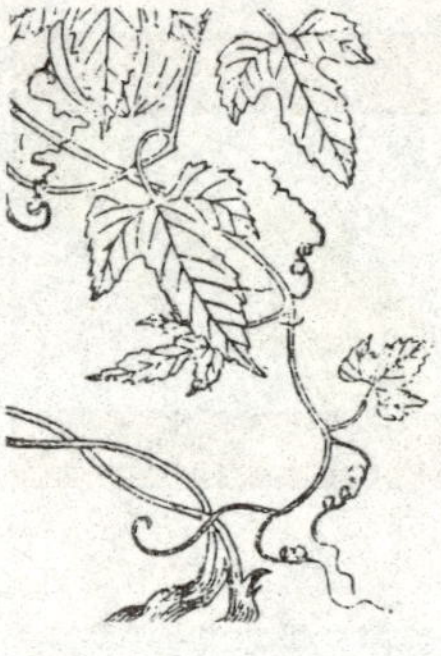

【功效】清热泻火，生津止渴，消肿排脓。

让你的火气烟消云散

# 天花粉

*Trichosanthes kirilowii Maxim*

草部·蔓草类　清热泻火药

天花粉是栝蒌的根制成的粉状物，因其洁白如雪，又名白药、瑞雪。栝蒌在我国北方各地及长江流域均有分布，又名果蠃、瓜蒌、天瓜、黄瓜、地楼、泽姑。

## 药用部分

**栝蒌实**

［性味］味苦，性寒，无毒。

李时珍说：味甘，不苦。

［主治］治胸痹，能使人皮肤悦泽。（出自《名医别录》）

润肺燥，降火，治咳嗽，涤痰结，利咽喉，止消渴，利大肠，消痈肿疮毒。（李时珍）

子炒用，补虚劳口干，润心肺，治吐血，肠风泻血，赤白痢，手面皱。（出自《日华诸家本草》）

**栝蒌根（天花粉）**

［修治］周定王说：秋冬采根，去皮切成寸许大，用水浸，逐日换水，四五天后取出。捣成泥状，用绢袋滤汁澄粉，晒干用。

［性味］味苦，性寒，无毒。

李时珍说：味甘、微苦、酸，性微寒。

徐之才说：与枸杞相使，恶干姜，畏牛膝、干膝，反乌头。

［主治］主消渴身热，烦满大汗，能补虚安中，续绝伤。（出自《神农本草经》）

除肠胃中痼热，八疸身面黄，唇干口燥短气，止小便利，通月经。（出自《名医别录》）

治热狂时疾，通小肠，消肿毒，乳痈发背，痔瘘疮疖，排脓生肌长肉，跌打损伤淤血。（出自《日华诸家本草》）

治痈疮肿毒，并止咳嗽带血。（出自《滇南本草》）

补肺，敛气，降火，宁心，兼泻肝郁，缓肝急，清膀胱热，止热淋小便短数，除阳明湿热。（出自《医林纂要》）

【发明】朱震亨说：栝蒌实治胸痹，以其味甘性润。甘能补肺，润能降气。胸中有痰者，乃肺受火逼，失其降下。今得栝蒌实甘缓润下，则痰自降。所以它是治嗽要药。

李时珍说：栝蒌根味甘微苦酸。其茎叶味酸。酸能生津，所以能止渴润枯。微苦降火，甘不伤胃。前人只说它苦寒，似乎没有深究。

## 医家名论

李时珍说：栝蒌根直下生，年久者长数尺。秋后挖的结实有粉，夏天挖的有筋无粉，不能用。它的果实圆长，青的时候像瓜，黄时如熟柿，山上人家小儿常食。果实内有扁子，大小如丝瓜子，壳色褐，仁色绿，多脂，有青气。炒干捣烂，水熬取油，可点灯。

**使用禁忌**

脾胃虚寒作泄者勿服。胃虚湿痰，亡阳作渴，病在表者禁用。阴虚火动，津液不能上承而作渴者，不宜使用。凡痰饮色白清稀者，忌用。孕妇及不孕症者禁用。

## 形态特征

攀援藤本，长可达 10 米。块根肥大，圆柱形。茎较粗，多分枝，有纵棱和槽，被白色柔毛。叶互生，有纵条纹，叶片轮廓近圆形或近心形。花白色，雌雄异株，雄花成总状花序，雌花单生于叶腋。果实近球形，成熟时金黄色。种子扁长椭圆形。

**产地分布**

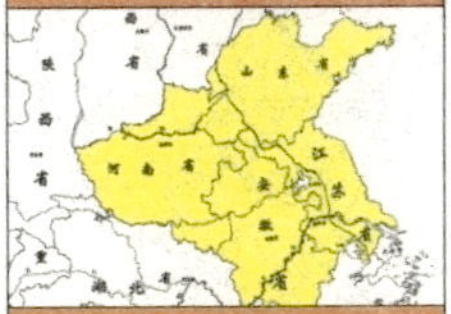

**成熟周期**

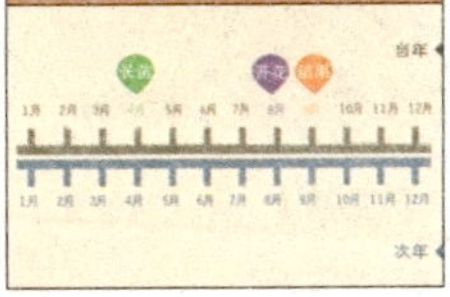

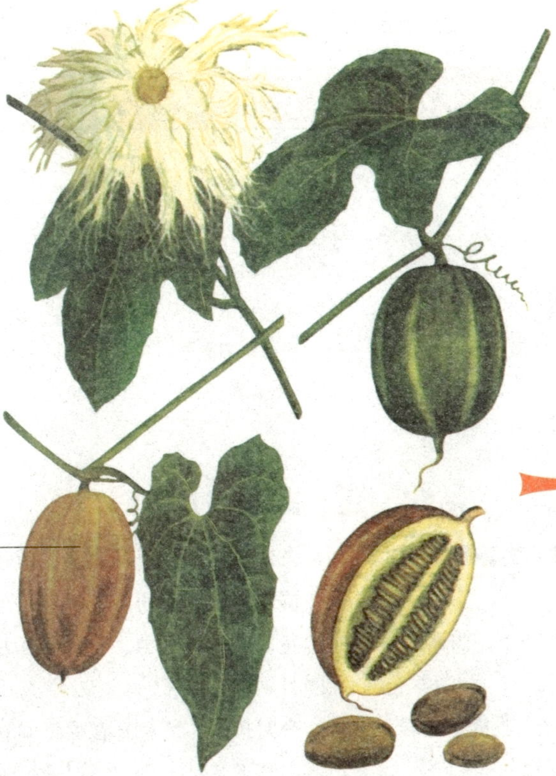

果实

［性味］味苦，性寒，无毒。

［主治］治胸痹，能使人皮肤悦泽。

**成品选鉴**

呈纺锤形或瓣块状表面黄白色或淡棕黄色，质坚实，断面白色或淡黄色，富粉性，可见黄色条纹状木质部。无臭，味微苦。

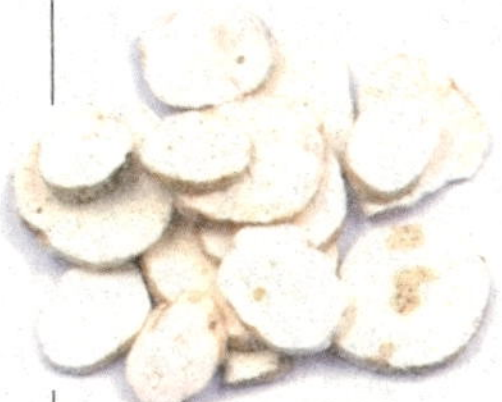

**主要药用部分**

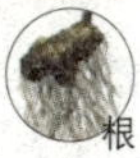


## 实用妙方

• **天泡湿疮**：天花粉、滑石等分，研为末，用水调匀外搽。

• **痰咳不止**：栝蒌仁一两、文蛤七分，同研末，用浓姜汁调成弹子大的丸子，噙口中咽汁。

• **干咳无痰**：熟栝蒌捣烂绞汁，加蜜等份，再加白矾一钱，同熬成膏，频含咽汁。

### 中药趣味文化

**天花粉名字的由来**

天花粉是栝蒌的根研磨之后的粉状物，它的名字据说来源于佛教的一个传说。相传，上古时，佛祖为普渡众生，连续多日不眠不休，讲述佛法。众神感动于佛家『我不入地狱，谁入地狱』的悲悯之心，纷纷落泪。诸神的泪水变成各色鲜花，自空中飘舞而下，凡间一时下起缤纷的花雨，众生叹为观止。『六欲诸天来供养，天华乱坠偏虚空。』这里的『华』同『花』，『天华』即『天花』，天花粉的名字也是从了这两个字。

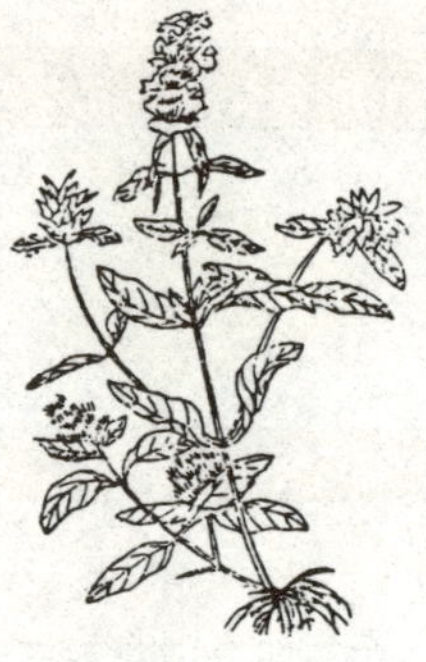

**【功效】**清火明目，散结消肿。

清火降压的凉茶原料

# 夏枯草

*Prunella vulgaris L*

草部·隰草类 清热泻火药

又名：夕句、乃东、燕面、铁色草。这种草秉承纯阳之气，遇阴气即枯，一般冬至过后开始生长，过了夏至就枯萎，因而得名夏枯草。

## 药用部分

### 茎、叶

**[性味]** 味辛、苦，性寒，无毒。

徐之才说：与土瓜相使。伏汞砂。

**[主治]** 治寒热淋巴结核、鼠瘘头疮，破腹部结块，散瘿结气，消脚肿湿痹。（出自《神农本草经》）

祛肝风，行经络。治口眼歪斜，行肝气，开肝郁，止筋骨疼痛，目珠痛，散瘰疬，周身结核。（出自《滇南本草》）

祛痰消脓，治瘰疬，清上补下，去眼膜，止痛。（出自《生草药性备要》）

治瘰疬、鼠瘘、瘿瘤、癥坚、乳痈、乳岩。（出自《本草从新》）

补养血脉。（出自《本草衍义补遗》）

补养厥阴血脉，疏通结气。目痛、瘰疬皆系肝症。（出自《本草通玄》）

凡凝痰结气，风寒痹着，皆其专职。（出自《本草正义》）

【发明】朱震亨说：本草著作中说夏枯草善治瘰疬，散结气。它还有补养厥阴血脉的功效，这点书中没有提及。用夏枯草退寒热，体虚的可以用；如果用于实症，佐以行散之药，外用艾灸，也能渐渐取效。李时珍说：黎居士《易简方》中说，夏枯草可以治目疼，用砂糖水浸一夜之后用，取它能解内热，缓肝火的功效。楼全善说，夏枯草治晚上目痛严重，有神效，或用性苦寒的药治目痛反而更疼的，也有神效。所谓眼睛的根本，是肝，属厥阴之经。夜里目痛和用苦寒之药目痛更甚，是因为夜与寒都是阴气所在。夏枯草禀纯阳之气，补厥阴血脉，所以治这种病有奇效，是以阳治阴。

## 医家名论

苏颂说：夏枯草在冬至过后开始生长，叶子像旋覆。三四月间开花抽穗，为紫白色，像丹参花，结子也成穗。它到了五月就枯萎，故在四月采收。

李时珍说：夏枯草在原野间有很多。它的苗高一二尺左右，茎微呈方形，叶子对节生，像旋覆叶但更长更大些，边缘有细齿，背面色白而多纹。茎端抽穗，长一二寸，穗中开淡紫色小花，一穗有细子四粒。将撇苗煮后，浸去苦味，可用油盐拌来吃。

**使用禁忌**

脾胃虚弱的人或患风湿的人使用过多，就容易造成腹泻。长期大量服食夏枯草，药物中的毒副作用物质积蓄，可能会有中毒症状，会增加肝肾代谢负担，严重的会引起肝、肾等疾病。

## 形态特征

多年生草本，茎高 15 厘米～ 30 厘米。根状茎横生于地上，茎基部多分枝，四棱形，有浅槽，紫红色，被稀疏的糙毛或近无毛。叶对生，叶片卵状长圆形或圆形，边缘有不明显的波状齿。花序顶生，假穗状，紫、蓝紫或红紫色。果黄褐色，长圆状卵形。

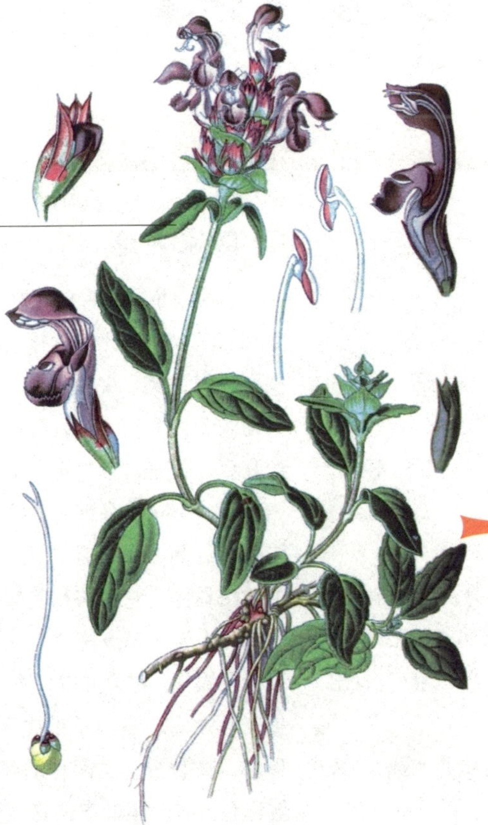

叶

[ 性味 ] 味辛、苦，性寒，无毒。

[ 主治 ] 治寒热淋巴结核、鼠瘘头疮。

**产地分布**

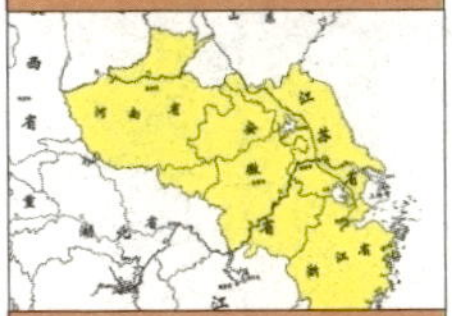

**成熟周期**

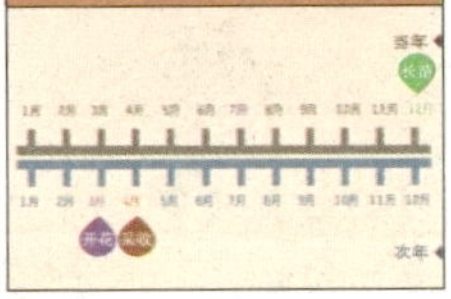

**成品选鉴**

淡棕色至棕红色。全穗由数轮苞片组成，外表面有白毛。果实棕色，卵圆形，尖端有白色突起。体轻，气味稍淡。

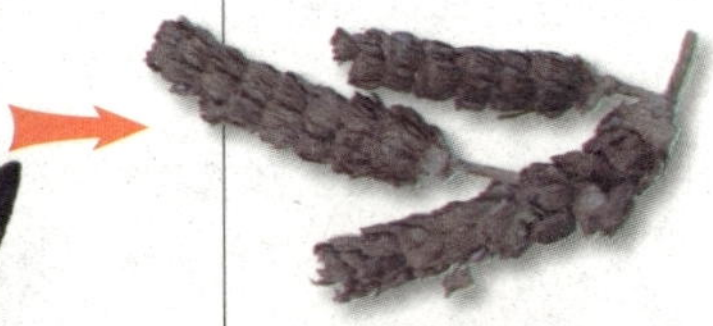

**主要药用部分**

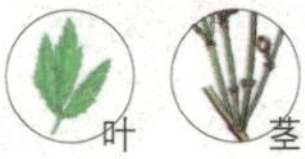

叶 茎

## 实用妙方

• **明目补肝，治肝虚目痛，冷泪不止，羞明怕日光：** 夏枯草半两、香附子一两，同研末，每次用蜡茶汤调服一钱。

• **赤白带下：** 在夏枯草开花时采摘，阴干后碾成末，每次服二钱，饭前服，米汤送下。

• **血崩：** 夏枯草研为末，每次服方寸匕，用米汤调服。

• **汗斑白点：** 用夏枯草煎成浓汁，每天洗患处。

### 中药趣味文化

**夏枯草的传说**

从前，有个郎中用一种野草治好了秀才母亲的瘰疬。秀才为感谢郎中，留他在自己家中住了一年。郎中也感念秀才待他的情意，临走时带秀才上山，教他认识治瘰疬的那种草药，并嘱咐说这种草药一定要在夏天采摘。初秋时，县官的母亲得了瘰疬，秀才说自己可以治，上山后却找不到那种药草。县官气极，打了他五十大板。后来秀才想起，郎中说过此草一过夏天就枯死了。为了记住这件事，秀才把这草叫做『夏枯草』。

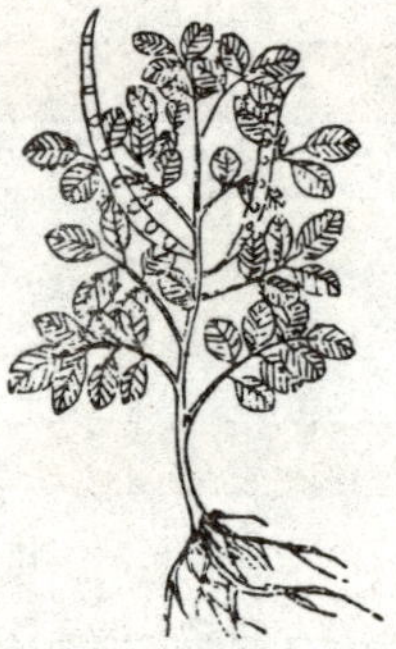

【功效】清肝明目，降压润肠。

明目润肠，眼病的克星

# 决明

*Catsia obtusifolia L*

草部·隰草类 | 清热泻火药

决明的种类很多，这里指的是马蹄决明，以其明目的功效而命名。另外还有草决明、石决明，功效都相同。草决明就是青葙子，陶弘景称其为萋蒿。

## 药用部分

**决明子**

[性味] 味咸，性平，无毒。

徐之才说：与蓍实相使，恶大麻子。

[主治] 治视物不清，眼睛混浊，结膜炎，白内障，眼睛发红、疼痛、流泪，久服令人眼明亮，轻身。(出自《神农本草经》)

治唇口青。(出自《名医别录》)

助肝气，益精。用水调末外涂，消肿毒。熏太阳穴，可治头痛。贴印堂，止鼻洪。做枕头，可治头风且有明目的作用，效果比黑豆好。(出自《日华诸家本草》)

治肝热风眼赤泪，利五脏，除肝家热。(甄权)

益肾、解蛇毒。(朱震亨)

叶当蔬菜食用，利五脏，明目，效果好。

解蛇毒。(出自《本草衍义补遗》)

治小儿五疳，擦癣癞。(出自《生草药性备要》)

泻邪水。(出自《医林纂要》)

明目，利尿。治昏眩，脚气，浮肿，肺痈，胸痹。(出自《湖南药物志》)

【发明】李时珍说：《物类相感志》载，在园中种决明，蛇不敢入。丹溪说决明解蛇毒即源于此。

## 医家名论

李时珍说：决明有两种，一种是马蹄决明，茎高三四尺，叶比苜蓿叶大而叶柄小，叶尖开杈，白天张开，夜晚合拢，两两相贴。它在秋天开淡黄色的花，花有五瓣。结的角像初生的细豇豆，长五六寸。角中有子数十颗，不均匀相连接，形状像马蹄，青绿色，是治眼疾的最佳药物。另一种是茳芒决明，即《救荒本草》中的山扁豆。它的苗和茎都像马蹄决明，但叶柄小，末端尖，像槐叶，夜晚不合拢。秋天开深黄色的花，花为五瓣，结的角大小如小手指，长二寸左右。角中子排成列，像黄葵子而扁，褐色，味甘滑。这两种的苗叶都可以做酒曲，俗称独占缸。但茳芒的嫩苗及花、角子，都可食用或泡茶饮，而马蹄决明的苗和角都苦、硬，不能吃。

**使用禁忌**

决明子药性寒凉，有明显的泄泻和降血压作用，因此脾胃虚寒、脾虚泄泻及低血压等患者不宜服用。决明子主要含有一些刺激肠道的化合物，长期服用可引起肠道病变。

## 形态特征

一年生半灌木状草本，高 0.5 米～ 2 米。茎直立，上部多分枝，全株被短柔毛。叶互生，羽状，叶片倒卵形或倒卵状长圆形，下面及边缘有柔毛。花成对腋生，花瓣倒卵形或椭圆形，黄色。果实细长，近四棱形。种子菱柱形或菱形，略扁，淡褐色，有光亮。

产地分布

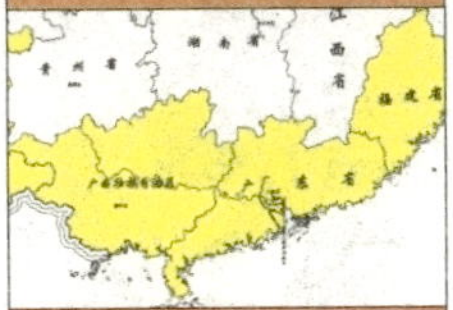

成熟周期

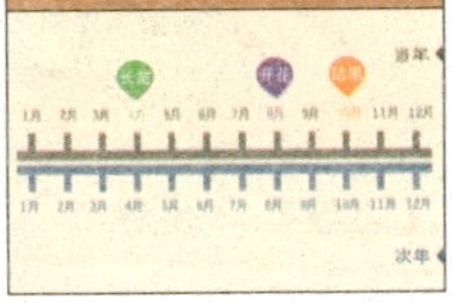

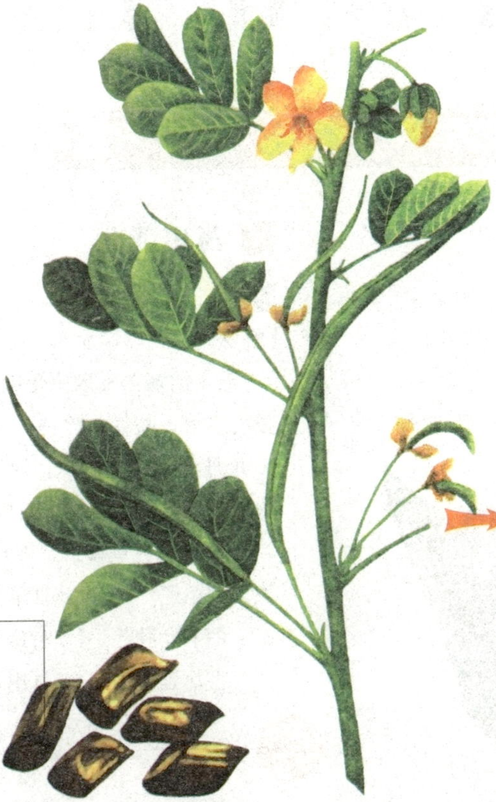

子

[性味] 味咸，性平，无毒。

[主治] 治视物不清，眼睛混浊。

成品选鉴

两端平行倾斜，形似马蹄。表面绿棕色或暗棕色，平滑有光泽，背腹两侧各有一条突起的线性凹纹。质坚硬。味微苦。小决明子为短圆柱形，两端平行倾斜。

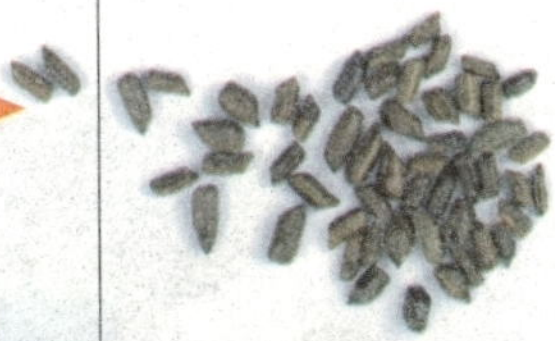

主要药用部分

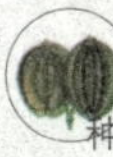

种子

## 实用妙方

• **青盲、雀目：** 决明一升、地肤子五两，同研末，加米汤做成梧桐子大的丸子，每次用米汤送服二三十丸。注：青盲是外观正常，但不见物；雀目是夜盲。

• **目赤肿痛、头风热痛：** 决明子炒后研细，用茶调匀敷两侧太阳穴，药干即换，一夜肿消。

**中药趣味文化**

**老秀才和决明子**

明代时，有个老秀才不到六十岁就得了眼病。一天，一个南方药商从他门前过，见有几株野草，就问这草卖不卖。老秀才心想：这肯定是草药，不肯卖给药商。秋天，这几株野草结了菱形、灰绿色有光亮的草子。老秀才一闻草子味挺香，就每天用它泡水喝，日子一长，眼病居然好了。以后，老秀才常饮这种茶，一直到八十多岁还眼明体健。有诗曰：『愚翁八十目不瞑，日数蝇头夜点星，并非生得好眼力，只缘长年饮决明。』

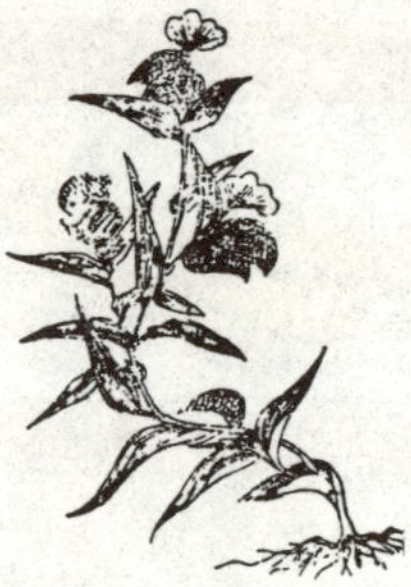

清热利尿的"翠蝴蝶"

# 鸭跖草

*Commelina communis*

【功效】清热解毒，利水消肿。

草部·隰草类　清热泻火药

又名：鸡舌草、碧竹子、竹鸡草、竹叶菜、淡竹叶、耳环草、碧蝉花、蓝姑草。生于江东、淮南平地。叶如竹，高一二尺，花深碧色。

## 形态特征

茎直立，紫色，叶像竹叶，四五月开花，花瓣如蝴蝶双翅，花蕊黄色，子小豆大小，灰黑色。

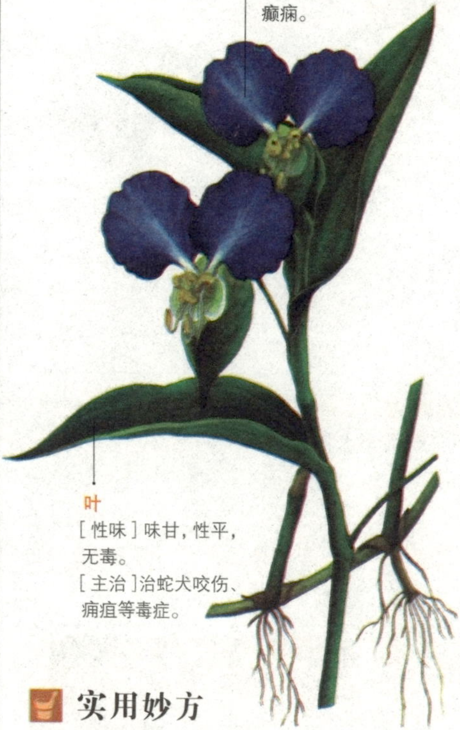


## 药用部分

**苗**

[性味]味苦，性大寒，无毒。

[主治]治寒热及因感受山岚瘴毒而神志昏迷、狂妄多言，痰饮，疔肿，腹内肉块不消，又治小儿丹毒，发热癫痫，腹胀结块，全身气肿，热痢，还治蛇犬咬伤、痈疽等毒症。（陈藏器）

与赤小豆煮食，可下水气，治风湿性关节炎，利小便。（出自《日华诸家本草》）

消咽喉肿痛。（李时珍）

去热毒，消痈疽。（出自《品汇精要》）

成品选鉴

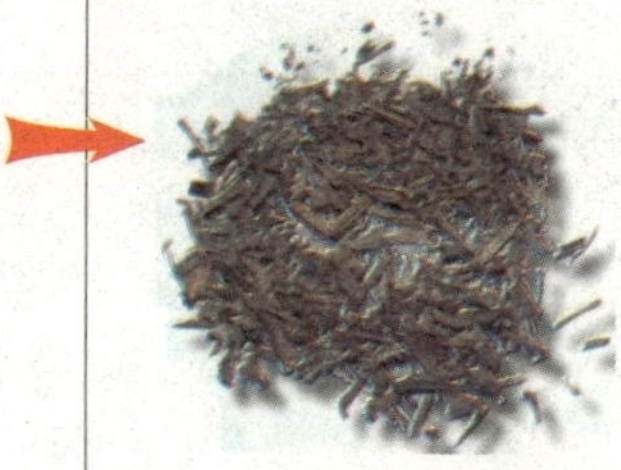

黄绿色，老茎略呈方形，表面光滑，节膨大，断面坚实，中部有髓。叶质脆易碎；聚伞花序，总苞心状卵形，花瓣蓝黑色。气微，味甘、淡。

主要药用部分：苗

## 实用妙方

• **小便不通**：用鸭跖草一两、车前草一两，共捣出汁，加蜜少许，空腹服。

• **赤白痢**：用鸭跖草煎汤每日服。

• **痔疮肿痛**：用鸭跖草、碧蝉儿花一起，搓软敷贴患处。

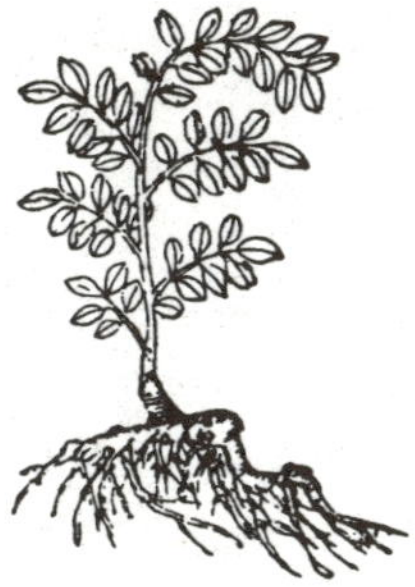

【功效】主治湿疹，疥癣，风湿热痹等症。

赶走一切热毒风

# 白鲜

*Dictamnus dasycarps Turcz*

草部·山草类　清热燥湿药

又名：白膻、白羊鲜、地羊鲜、金雀儿椒。生于在谷地，河中、江宁府、滁州、润州等地均有分布，四五月份采其根阴干入药，嫩苗可当菜吃。

## 形态特征

多年生草本，高50厘米～65厘米，根肉质，淡黄白色。叶稍白，开淡紫色花朵。

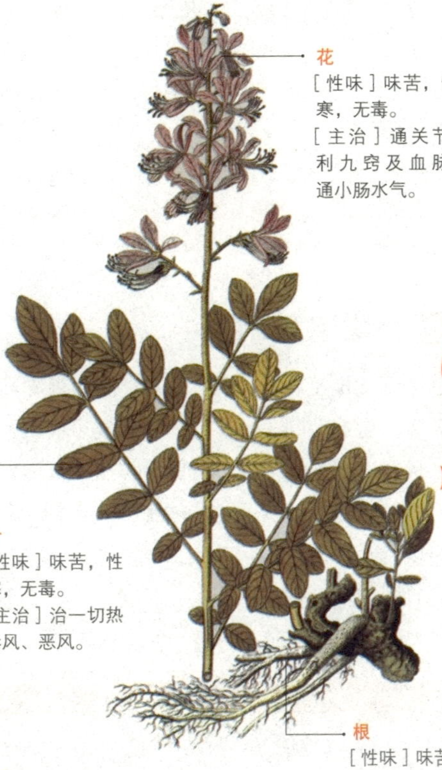


## 药用部分

**白鲜根皮**

**[ 性味 ]** 味苦，性寒，无毒。

**[ 主治 ]** 主头风黄疸，咳逆淋沥。女子阴中肿痛，湿痹死肌，不能屈伸起止走路。（出自《神农本草经》）

疗四肢不安，时行腹中大热饮水，小儿惊痫，妇人产后余痛。（出自《名医别录》）

【发明】李时珍说：白鲜皮性寒善行，味苦性燥，是足太阴、阳明经祛湿热的药物，兼入手太阴、阳明经，是治疗各种黄疸病和风痹的重要药物。

成品选鉴

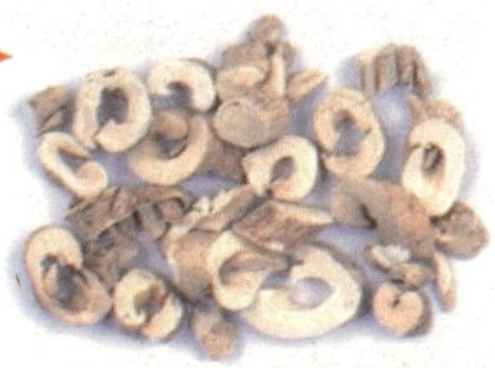

本品呈卷筒状，外表面灰白色或淡灰黄色，具细纵皱纹及细根痕；内表面类白色，有细纵纹。质脆，略呈层片状。有羊膻气，味微苦。

主要药用部分

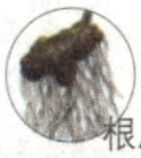

根皮

## 实用妙方

• **治痫黄：** 白鲜皮、茵陈蒿各等份。水二盅煎服，日二服。

• **治鼠瘘已有核，脓血出者：** 白鲜皮，煮服一升。

• **疗产后中风，虚人不可服他药者：** 白鲜皮三两。以水三升，煮取一升，分服。耐酒者可酒、水等份煮之。

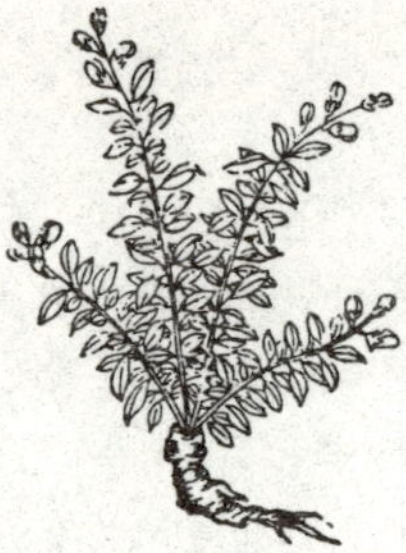

【功效】清热燥湿，泻火解毒，止血安胎。

天然有效的植物抗生素

# 黄芩

*Scutellaria baicalensis Georgi*

草部·山草类　清热燥湿药

又名：腐肠、空肠、内虚、妒妇、经芩、黄文、印头、苦督邮。质地坚实的名子芩、条芩、尾芩、鼠尾芩。宿芩是旧根，多中空，外黄内黑，所以又有腐肠、妒妇等名称。

## 药用部分

黄芩根

[性味]味苦，性平，无毒。

李时珍说：黄芩用酒拌炒，药效上行；与猪胆汁配伍使用，除肝胆之火；与柴胡配伍使用，退寒热；与芍药配伍使用，治下痢；与桑白皮配伍使用，泻肺火；与白术配伍使用，能安胎。

[主治]治各种发热、黄疸，泻痢，能逐水，下血闭，治恶疮疽蚀火疡。（出自《神农本草经》）

治痰热，胃中热，小腹绞痛，消谷善饥，可利小肠。疗女子经闭崩漏，小儿腹痛。（出自《名医别录》）

治热毒骨蒸，寒热往来，肠胃不利，能破壅气，治五淋，令人宣畅。还可去关节烦闷，解热渴。（甄权）

能降气，主流行热病，疗疮排脓，治乳痈发背。（出自《日华诸家本草》）

凉心，治肺中湿热，泻肺火上逆，疗上部实热，目赤肿痛，淤血壅盛，上部积血，补膀胱寒水，安胎，养阴退热。（张元素）

治风热湿热头疼，奔豚热痛，肺热咳嗽、肺痿、痰黄腥臭，各种失血证。（李时珍）

黄芩含有大量的黄酮类化合物，抗菌谱较广，对多种细菌都有抑制作用，被称为“中药中的抗生素”。

【发明】李时珍说：黄芩性寒味苦，苦入心，寒胜热，泻心火，治脾之湿热，一则肺金不受刑，二则胃火不侵犯肺，所以能救肺。肺虚者不宜，是因为苦寒伤脾胃，恐损其母脏。若因饮寒受寒致腹痛及水饮内停致心下悸、小便不利而脉不数的，这是里无热症，则黄芩不能用。若热厥腹痛，肺热而致小便不利，黄芩可以用。

李杲说：黄芩中空质轻的，主泻肺火，利气，消痰，除风热，清肌表之热；细实而坚的，主泻大肠火，养阴退热，补膀胱寒水，滋其化源。

## 医家名论

苏颂说：现在川蜀、河东、陕西近郡都有黄芩。它的苗长一尺多，茎干如筷子般粗，叶从地脚四面作丛生状，像紫草，高一尺多，也有独茎生长的。黄芩的叶细长，颜色青，两两对生，六月开紫花，根如知母般粗细，长四五寸，二月、八月采根晒干。

**使用禁忌**

脾肺虚热者忌之。凡中寒作泄，中寒腹痛，血虚腹痛，脾虚泄泻，肾虚溏泻，脾虚水肿，血枯经闭，气虚小水不利，肺受寒邪喘咳，及血虚胎不安，阴虚淋露等症都禁用。

## 形态特征

多年生草本，高 30 厘米～ 70 厘米。主根粗壮，呈圆锥形，棕褐色。茎四棱形，基部多分枝，有细条纹，绿色或常带紫色。单叶对生，全缘，有短柄，叶片披针形，上面无毛或微有毛，下面沿中脉被柔毛。花序项生，花瓣唇形，蓝紫色或紫红色。果实近球形，黑褐色。

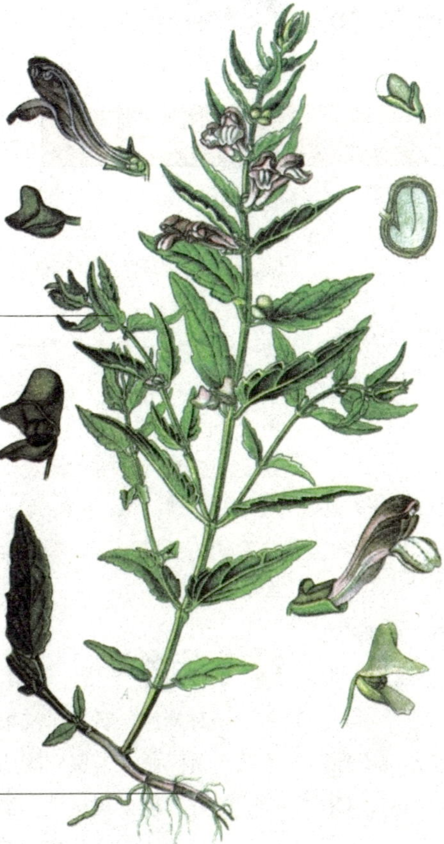

叶

［性味］味苦，性平，无毒。

［主治］治热毒骨蒸，寒热往来，肠胃不利。

根

［性味］味苦，性平，无毒。

［主治］治各种发热、黄疸，泻痢。

产地分布

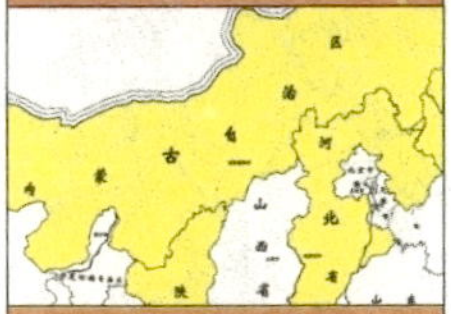

成熟周期

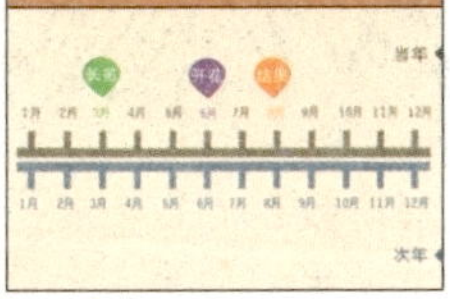

成品选鉴

呈圆锥形，扭曲，表面棕黄色或深黄色，上部较粗糙，下部有顺纹和细皱。质硬而脆，易折断，断面黄色，中心红棕色。气微，味苦。

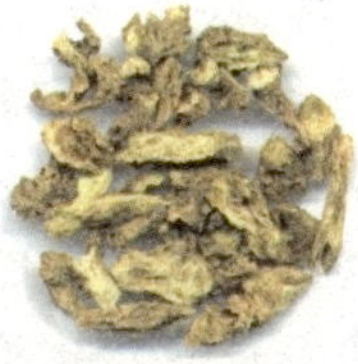

主要药用部分

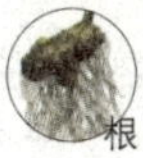

根

## 实用妙方

• **三补丸，治上焦积热，能泻五脏火：** 黄芩、黄连、黄蘖等份，研为末，蒸饼做丸如梧桐子大，每次服二三十丸，用开水送下。

• **肺中有火，用用清金丸：** 将片芩炒后研末，用水调和制成如梧桐子大的药丸，每次用白开水送服二三十丸。

• **小儿惊啼：** 黄芩、人参等份，研为末，每次用温水送服一剂。

• **产后血渴，饮水不止：** 用黄芩、麦门冬等份，水煎，不时温服。

### 中药趣味文化

#### 李时珍与黄芩

李时珍十六岁时，突患急病，咳嗽不止，并且久治不愈。方圆百里的名医都束手无策。眼看李时珍的生命危在旦夕，正当他的父母悲伤绝望之际，村子里来了一位云游的道士。听说道士专治疑难杂症，李时珍的父母忙把道士请到家中给李时珍看病。道士号了脉象后说：『此病只需服用黄芩一两，加水两盅，煎至一盅，服用半月即可痊愈。』半月之后，李时珍的身体逐渐恢复健康。一味黄芩居然起到了立竿见影的治疗效果。

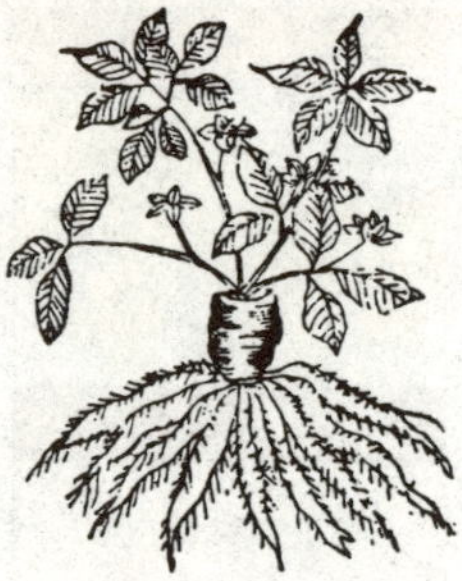

【功效】清热燥湿，泻火解毒。

## 治疗下痢腹泻的首选

# 黄连

*Coptis chinensis Franch*

草部·山草类　清热燥湿药

又名：王连、支连。因为它的根像串珠一样相连且为黄色，所以得名黄连。一般生长在山地的向阳处，二八月采其根入药，九节坚实、相击有声者质优。

## 药用部分

### 黄连根

**[修治]** 雷敩说：黄连入药时须用布拭去肉毛，入浆水中浸泡两昼夜，滤出后放在柳木火上焙干。

**[性味]** 味苦，性寒，无毒。

徐之才说：与黄芩、龙骨、理石相使，恶菊花、玄参、白鲜皮、芫花、白僵蚕，畏款冬、牛膝，胜乌头，解巴豆毒。

**[主治]** 主热气，治目痛眦伤流泪，能明目。治腹痛下痢，妇人阴中肿痛。(出自《神农本草经》)

主五脏冷热，久下泻痢脓血，止消渴大惊，除水湿，利关节，调胃厚肠益胆，疗口疮。(出自《名医别录》)

治五劳七伤，能益气，止心腹痛，惊悸烦躁，润心肺，长肉止血，疗流行热病，止盗汗及疮疥。用猪肚蒸后做成丸，治小儿疳气，杀虫。(出自《日华诸家本草》)

治体虚消瘦气急。(陈藏器)

治郁热在中，烦躁恶心，兀兀欲吐，心下痞满。(张元素)

主心病逆而盛，心积伏梁。(王好古)

除心窍恶血，解服药过量所致的烦闷及巴豆、轻粉毒。(李时珍)

【发明】李时珍说：黄连是治疗目疾、痢疾的要药。古方治疗痢疾：香连丸，用黄连、木香；姜连散，用干姜、黄连；变通丸，用黄连、吴茱萸；姜黄散，用黄连、生姜。治消渴，用酒蒸黄连；治伏暑，用酒煮黄连；治下血，用黄连、大蒜；治肝火，用黄连、吴茱萸；治口疮，用黄连、细辛。以上配伍使用，均是一寒一热，一阴一阳，寒因热用，热因寒用，君臣相佐，阴阳相济，最得制方之妙，所以有效又无偏胜之害。

## 医家名论

李时珍说：黄连，汉末李当之本草只取蜀地所产黄而肥大、坚实的为好。唐朝时以澧州产的为好。现在虽然吴、蜀均产黄连，但只以雅州、眉州所产的为好。黄连有两种：一种是根粗无毛有连珠，像鹰爪、鸡爪的形状而竖实，色深黄；另一种是无珠多毛而中空，淡黄色。二者各有所宜。

**使用禁忌**

凡病人血少气虚，脾胃薄弱，血不足，以致惊悸不眠，而兼烦热躁渴，及产后不眠，血虚发热，泄泻腹痛；老人脾胃虚寒作泻；恶菊花、芫花、玄参、白鲜皮。

## 形态特征

多年生草本。根茎黄色，常分枝，形如鸡爪。叶基生，叶片坚纸质，卵状三角形，顶端尖，羽状深裂，边缘有锐锯齿，表面沿脉被短柔毛。聚伞花序，花瓣线形或线状披针形，种子长椭圆形，褐色。

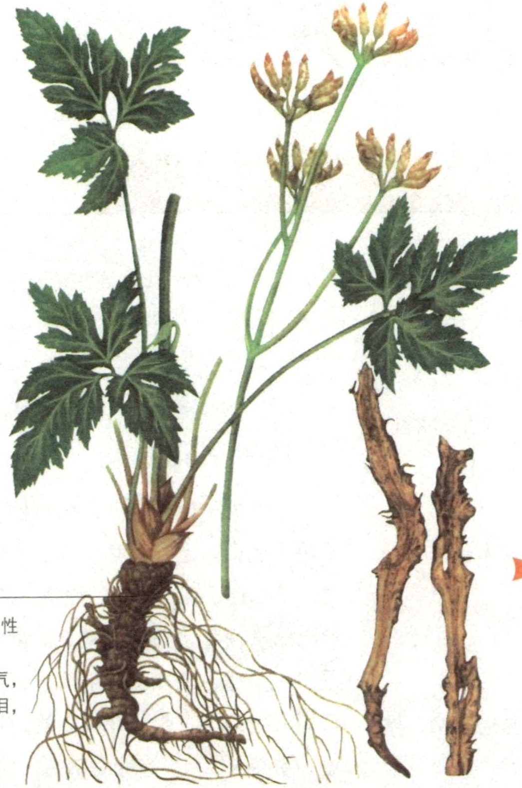

根
[ 性味 ] 味苦，性寒，无毒。
[ 主治 ] 主热气，治目痛眦伤流泪，能明目。

**产地分布**

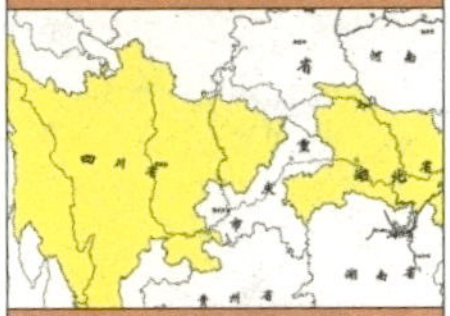


**成熟周期**

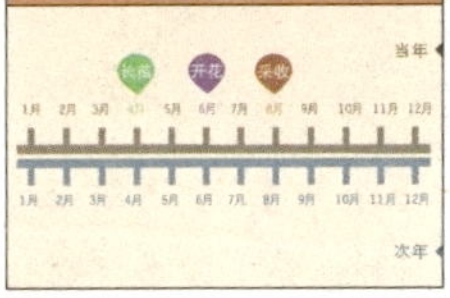


**成品选鉴**

常弯曲，表面灰黄色或黄褐色，粗糙；质硬，断面不整齐，皮部橙红色或暗棕色，木部鲜黄色或橙黄色，呈放射状排列。气微，味极苦。

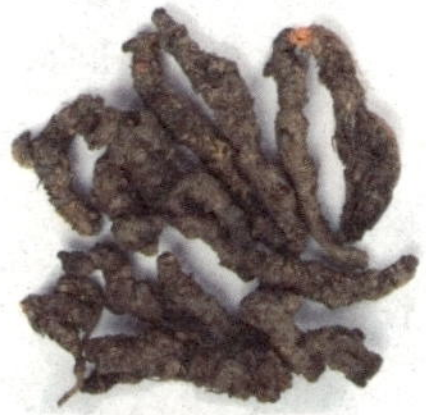

**主要药用部分**

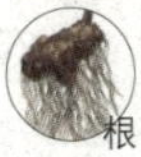

根

## 实用妙方

• **心经实热，用泻心汤：**黄连七钱，加水一碗半，煎成一碗，饭后过一阵温服。小儿剂量酌减。

• **肝火痛症：**黄连姜汁炒后研末，用粥糊成梧桐子大的药丸，每次用白开水送服三十丸。左金丸：黄连六两，吴茱萸一两，一起炒后研末，用神曲打糊为丸，每次用开水送服三四十丸。

• **阳毒发狂，奔走不定：**黄连、寒水石等份，研为末，每次用浓煎甘草汤送服三钱。

• **口舌生疮：**用黄连煎酒，时时含漱。

### 中药趣味文化

**黄连的由来**

从前，有个姓陶的医生，医术高明，经常出诊。他家有个园子专种药草，请了一个叫黄连的帮工来经管。一次，陶医生到外地给人治病尚未回来，他的女儿妹娃得了一种怪病，满身燥热，又吐又拉。很多医生都没有办法。帮工想起园子里有种绿色的小花，前几个月治好了自己的喉咙痛，就试着用它煎了碗药给妹娃喝了。谁知喝了几次，病居然全好了。陶医生回来后非常感谢帮工，便用帮工的名字给这种药草命名为『黄连』。

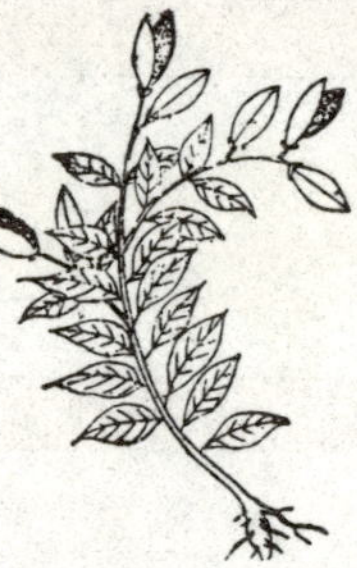

【功效】清热解毒，消肿散结，疏散风热。

消肿止痛，“疮家圣药”

# 连翘

*Forsythia suspensa (Thunb.) vahl*

草部·隰草类 | 清热解毒药

又名：连、异翘、旱莲子、兰华、三廉。它的根叫做连轺、折根。按《尔雅》所记载，连，异翘，即本名连，又名异翘，因此合称为连翘。有大小之分。

## 药用部分

**连翘根**

[性味]味甘，性寒、平，有小毒。

[主治]下热气，益阴精，令人面色好，能明目。久服轻身耐老。(出自《神农本草经》)

治伤寒郁热欲发黄。(李时珍)

下热气，治湿热发黄。(出自《本经逢原》)

**连翘实**

[性味]味苦，性平，无毒。

李时珍说：味微苦、辛。

[主治]主寒热鼠瘘瘰疬，痈肿恶疮瘿瘤，结热蛊毒。(出自《神农本草经》)

驱白虫。(出自《名医别录》)

通利五淋，治小便不通，除心经邪热。(甄权)

通小肠，排脓，治疮疖，能止痛，通月经。(出自《日华诸家本草》)

散各经血结气聚，消肿。(李杲)

泻心火，除脾胃湿热，治中部血证，为使药。(朱震亨)

治耳聋、听音不清。(王好古)

连翘茎、叶主心肺积热。(李时珍)

【发明】张元素说：连翘功用有三，一泻心经客热；二祛上焦诸热；三为疮家圣药。

李时珍说：连翘形状像人心，两片合成，里面有仁很香，是少阴心经、厥阴心包络气分主药。各种疼痛、痒疾、疮疡都属心火，所以连翘为十二经疮家圣药，兼治手足少阳手阳经气分之热。

## 医家名论

苏颂说：连翘有大、小两种。大翘生长在下湿地或山冈上，青叶狭长，像榆叶、水苏一类，茎赤色，高三四尺，独茎，梢间开黄色花，秋天结实像莲，内作房瓣，根黄像蒿根，八月采房。小翘生长在山冈平原上，花、叶、果实都似大翘而细。生长在南方的，叶狭而小，茎短，才高一二尺，花也是黄色，实房为黄黑色，内含黑子如粟粒，也叫旱莲，南方人将它的花叶入药。

陶弘景：连翘处处有，今用茎连花实也。

《唐本草》载：连翘有两种，大翘、小翘。大翘叶狭长，如水苏，花黄可爱，生下湿地，著子似椿实之未开者，作房翘出众草。其小翘生岗原之上，叶花实皆似大翘而小细，山南人并用之。今京下惟用大翘子，不用茎花也。

**使用禁忌**

脾胃虚弱，气虚发热，痈疽已溃、脓稀色淡者忌服。大热由于虚者勿服，脾胃薄弱易于作泄者勿服。久服有寒中之患。

## 形态特征

落叶灌木。茎单生，赤色，高三四尺。枝土黄色或灰褐色，略呈四棱形。叶通常为单叶，叶片卵形、宽卵形或椭圆状卵形至椭圆形，除基部外具锐锯齿或粗锯齿。花生于叶腋，花冠黄色，倒卵状椭圆形。蒴果卵球形，先端喙状渐尖，表面疏生瘤点。

产地分布

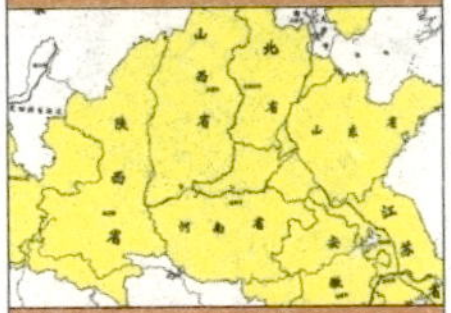

成熟周期

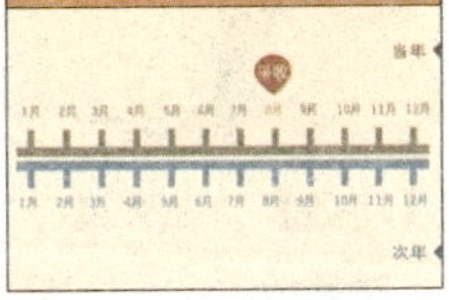

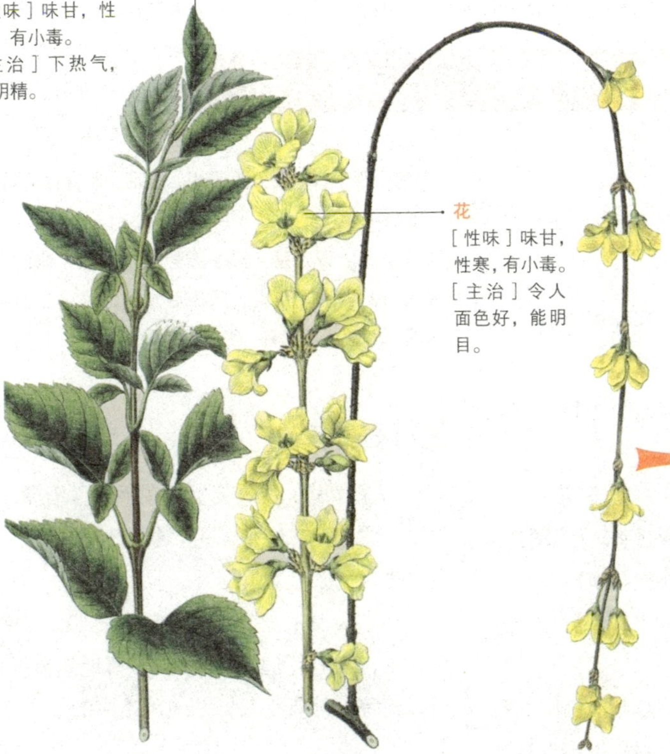


成品选鉴

呈长卵形至卵形，稍扁，表面有不规则的纵皱纹；顶端锐尖；青翘多不开裂，表面绿褐色，质硬；种子多数，黄绿色，细长，一侧有翅。气微香，味苦。

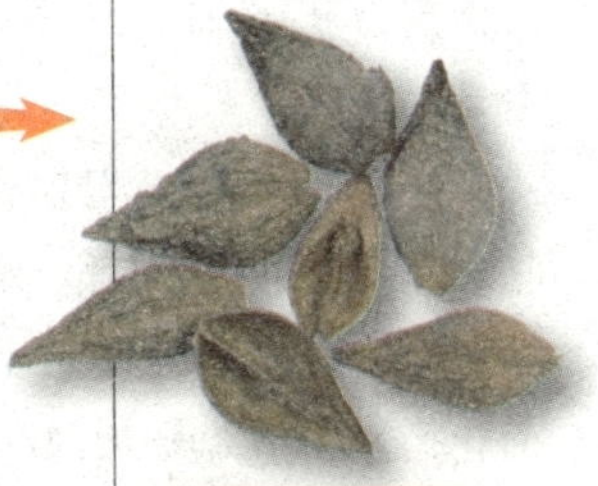

主要药用部分

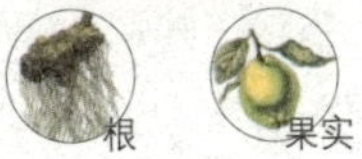


## 实用妙方

- **瘰疬结核：**连翘、芝麻等份，研为末，经常服用。
- **痔疮肿痛：**用连翘煎汤熏洗，然后用刀上飞过的绿矾加麝香少许敷贴。
- **治小儿一切热：**连翘、防风、甘草（炙）、山栀子各等份，上捣罗为末，每服二钱，水一中盏，煎七分，去滓温服。

### 中药趣味文化

**莲巧姑娘和连翘树**

很久以前，有个姑娘叫莲巧，心地善良，温柔贤惠。一次她在山里看到一条大蟒蛇缠住一个孩子。她为了救那个孩子，捡起身边的一块大石头，用力不停地向蟒蛇砸去。蟒蛇一时疼痛难忍，松开了孩子，张着血盆大口向莲巧扑来。最后孩子得救了，莲巧却被蟒蛇缠死了。后来，在她的坟旁长出了棵棵小树，并且一丛丛一片片，越长越多，越长越大。人们说这是莲巧姑娘变的，为了纪念她，就把这种树叫做『连翘』。

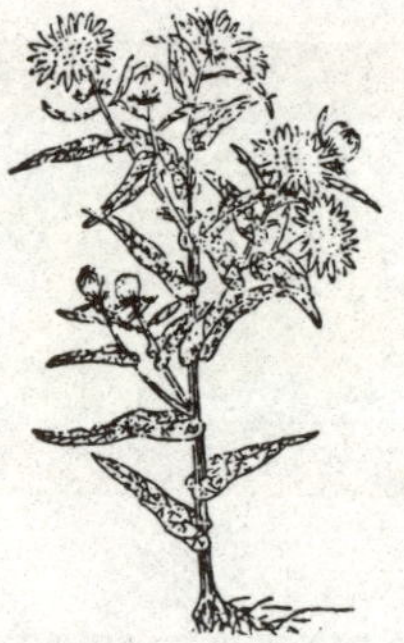

【功效】清热解毒，消肿散结。

女性乳腺疾病不用愁

# 蒲公英

*Taraxacum monggolicum Hand*

草部·柔滑类　清热解毒药

又名：耩耨草、金簪草、黄花地丁，广泛分布于我国的各个地区，生长在平原、田野、沼泽中，生命力顽强，可以生吃，味苦，是广受人们喜爱的野菜。

## 药用部分

### 蒲公英苗

[性味]味甘，性平，无毒。

[主治]取蒲公英煮汁饮用，并外敷患处，治妇人乳痈肿。(苏恭)

解食物毒，散滞气，化热毒，消恶肿、结核、疔肿。(朱震亨)

能掺牙，乌须发，壮筋骨。(李时珍)

用蒲公英的白汁外涂，治恶刺。(苏颂)

主妇人乳痈肿。(出自《唐本草》)

化热毒，消恶肿结核，解食毒，散滞白。(出自《本草衍义补遗》)

敷诸疮肿毒，疥颓癣疮；祛风，消诸疮毒，散瘰疬结核；止小便血，治五淋癃闭，利膀胱。(出自《滇南本草》)

补脾和胃，泻火，通乳汁，治噎膈。(出自《医林纂要》)

疗一切毒虫蛇伤。(出自《纲目拾遗》)

清肺，利嗽化痰，散结消痈，养阴凉血，舒筋固齿，通乳益精。(出自《随息居饮食》)

治一切疔疮、痈疡、红肿热毒诸症，可服可敷，颇有应验，而治乳痈乳疔，红肿坚块，尤为捷效。(出自《本草正义》)

炙脆存性，酒送服，疗胃脘痛。(出自《岭南采药录》)

【发明】李杲说：蒲公英苦寒，是足少阴肾经的君药，本经必用。

朱震亨说：蒲公英与忍冬藤同煎汤，加少量的酒调佐服用，可治乳腺炎。服用后想睡，这是它的一个作用，入睡后出微汗，病即安。

## 医家名论

韩保昇说：蒲公英生长在平原、沼泽、田园中。它的茎、叶像苦苣，折断后有白汁，可以生吃，花像单菊但更大。

寇宗奭说：蒲公英即现在的地丁。四季都可开花，花谢后飞絮，絮中有子，落地就会生长。所以庭院中都有生长，是随风带来的子落地生长。

李时珍说：蒲公英四散而生，茎、叶、花、絮都像苦苣，但较苦苣小些。嫩苗可以食用。二月采花，三月采根。

**使用禁忌**

阳虚外寒、脾胃虚弱者忌用。用量过大时，偶见胃肠道反应，如食欲减退、恶心、呕吐、腹部不适及轻度泄泻，以及倦怠、疲乏、出虚汗、面色苍白。个别人会出现荨麻疹、全身瘙痒等过敏反应。

## 形态特征

根深长，单一或分枝，外皮黄棕色。叶根生，排成莲座状，狭倒披针形，羽裂，叶端稍钝或尖，基部渐狭成柄，无毛蕨有蛛丝状细软毛。花茎比叶短或等长，结果时伸长，总苞片草质，绿色，部分淡红色或紫红色，先端有或无小角，有白色珠丝状毛。

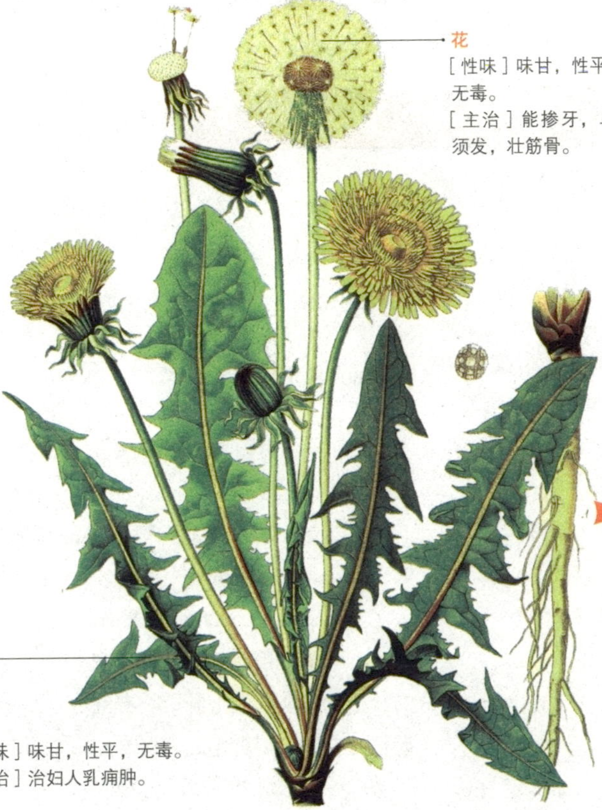


**产地分布**

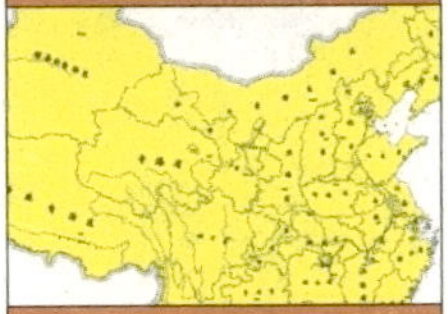

**成熟周期**

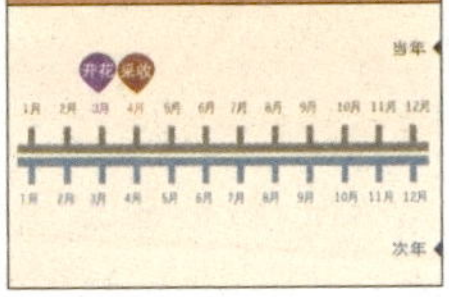


**成品选鉴**

本品呈皱缩卷曲的团块。叶多皱缩破碎，绿褐色或暗灰色；花冠黄褐色或淡黄白色；有的可见多数具白色冠毛的长椭圆形瘦果。气微，味微苦。

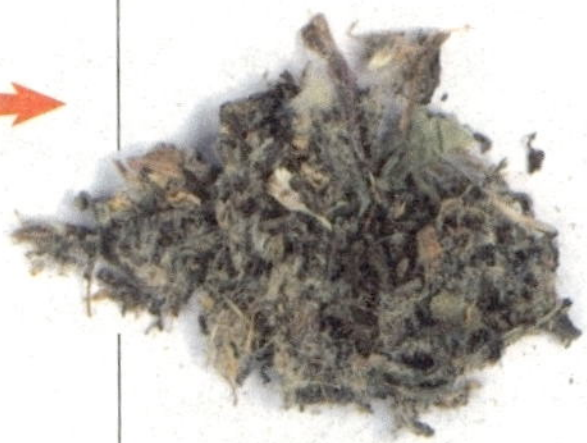

**主要药用部分**

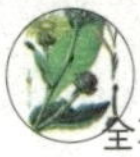


## 实用妙方

- **乳痈红肿**：蒲公英一两，忍冬藤二两，同捣烂，加水二碗，煎成一碗，饭前服。
- **急性乳腺炎**：蒲公英二两，香附一两。每日一剂，煎服二次。
- **痈疮疔毒**：取蒲公英捣烂外敷，同时另取蒲公英捣汁和酒煎服，取汗。

### 中药趣味文化

**蒲公英治乳痈**

西周时期，有个十六岁的姑娘患了乳痈。她母亲从未听说过姑娘会患乳痈，以为女儿做了什么见不得人的事。姑娘投河自尽，被一个蒲姓老公公和女儿小英救了起来，问清了投河的根由。第二天，小英按照父亲的指点，从山上挖了一种草，翠绿的披针形叶，顶端长着一个松散的白绒球。洗净后捣烂成泥，敷在姑娘的乳痈上，不几天就痊愈了。以后，姑娘将这草带回家里栽种。为了纪念父女，便把这种野草称为蒲公英。

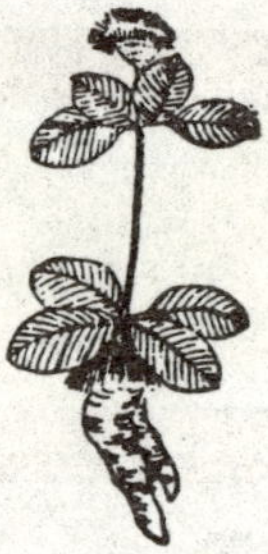

【功效】清热解毒，凉血止痢，燥湿杀虫。

治温疟寒热，疗金疮

# 白头翁

*Pulsatilla chinensis*

草部·山草类 清热解毒药

又名：野丈人、胡王使者、奈何草。分布范围很广，随处可见。它的近根部有白色茸毛，形状像白头老翁，故名。野丈人、胡王使者、奈何草，这些名字都是这个意思。

## 药用部分

### 白头翁根

[性味] 味苦，性温，无毒。

[主治] 治温疟、癫狂寒热，癥瘕积聚瘿气，能活血止痛，疗金疮。（出自《神农本草经》）

止鼻出血。（出自《名医别录》）

止毒痢。（陶弘景）

治赤痢腹痛，齿痛，全身骨节疼痛，项下瘰疬瘿瘤。（甄权）

主一切风气，能暖腰膝，明目消赘。（出自《日华诸家本草》）

热毒下痢紫血鲜血者宜之。（出自《伤寒蕴要》）

凉血，消淤，解湿毒。（出自《本草汇言》）

治秃疮、瘰疬、疝瘕、血痔、偏坠，明目，消疣。（出自《本草备要》）

去肠垢，消积滞。（出自《纲目拾遗》）

热毒下痢紫血鲜血者宜之。（出自《伤寒蕴要》）

### 白头翁茎叶

[性味] 味苦，性寒。

[主治] 治一切风气及暖腰膝，明目，消赘。（出自《日华诸家本草》）

全草治浮肿及心脏病。（出自《现代实用中药》）

### 白头翁花

[性味] 味苦，性微寒。

[主治] 治疟疾寒热，白秃头疮。（李时珍）

## 医家名论

《名医别录》载：白头翁生长在高山山谷及田野，四月采摘。

苏恭说：白头翁抽一茎，茎的顶端开一朵紫色的花，像木槿花。

苏颂说：白头翁处处都有。它正月生苗，丛生，状似白薇而更柔细，也更长些。白头翁的叶生于茎头，像杏叶，上有细白毛而不光滑。近根处有白色的茸毛，根为紫色，深如蔓菁。

《唐本草》载：白头翁，它的叶像芍药，但比芍药的叶子大，抽一茎，茎头开花，花呈紫色，像木槿花，果实大者如鸡子，上有白毛一寸余长。就像白头老翁，因此有白头翁之名。其根可疗毒痢，像续断，但扁一些。

**使用禁忌**

滞下胃虚不思食，及下痢完谷不化，泄泻由于虚寒寒湿，而不由于湿毒者忌之。血分无热者忌。白头翁的茎叶与根作用不同，虽然具有强心作用，但有一定毒性，使用时必须注意。

## 形态特征

多年生草本，高 10 厘米～40 厘米，全株密被白色长柔毛。主根较肥大。叶根出，丛生，复叶，小叶再分裂，裂片倒卵形或矩圆形。花先叶开放，单一，顶生，紫色，卵状长圆形或圆形，外被白色柔毛。果实较多，聚集在一起，成头状。

**产地分布**

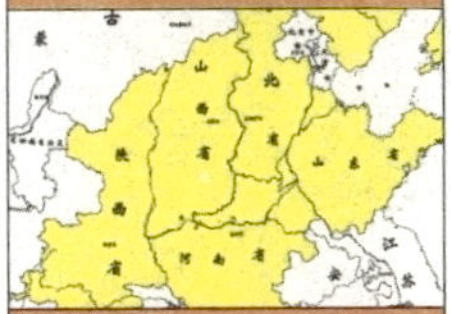

**成熟周期**

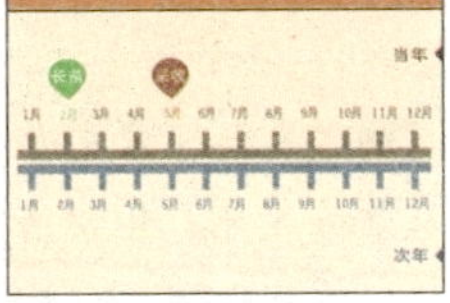

**成品选鉴**

表面黄棕色或棕褐色，有不规则的纵皱纹，皮部易脱落。质硬脆，折断面黄白色。气微，味微苦涩。以条粗长，质坚实者为佳。

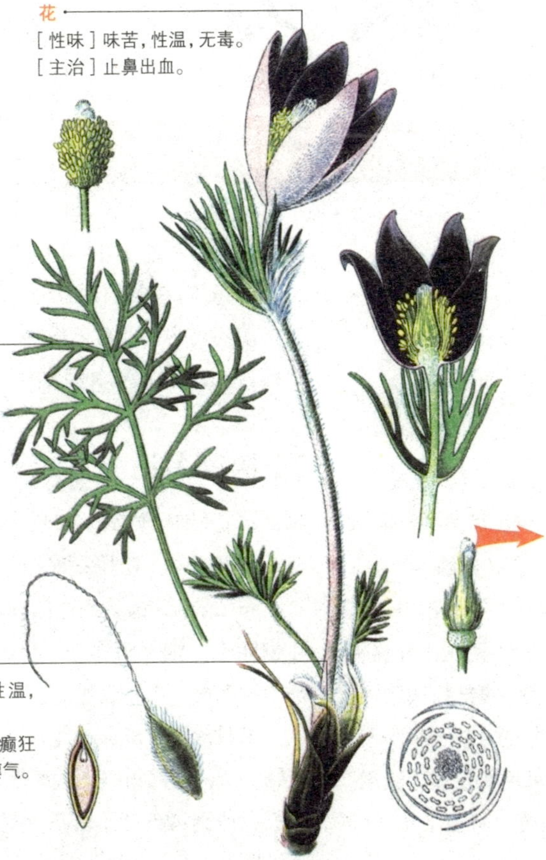

花
[ 性味 ] 味苦，性温，无毒。
[ 主治 ] 止鼻出血。

叶
[ 性味 ] 味苦，性温，无毒。
[ 主治 ] 主一切风气，能暖腰膝，明目消赘。

根
[ 性味 ] 味苦，性温，无毒。
[ 主治 ] 治温疟、癫狂寒热，癥瘕积聚瘿气。

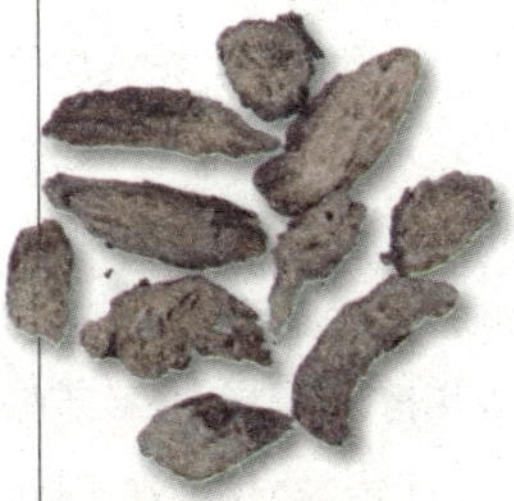

主要药用部分

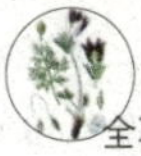

全草

## 实用妙方

• **白头翁汤，治热痢下重：** 用白头翁二两，黄连、黄柏、秦皮各三两，加水七升煮成二升。每次服一升，不愈可再服。妇人产后体虚痢疾者，可加甘草、阿胶各二两。

• **下痢咽痛：** 春夏季得此病，可用白头翁、黄连各一两，木香二两，加水五升，煎成一升半，分三次服。

**中药趣味文化**

**白头翁的传说**

春秋时期，有个善良勤恳的农村小伙叫阿宝。一天，他在田间劳作，突然感觉肚子疼痛难忍，一头倒在田里。等他醒来，便看见一位白发苍苍的老爷爷正关切地注视着他，老爷爷问清了缘由，便摘了一棵顶头上长着绒绒白毛的绿草给他，让他回家熬汤喝。说完老爷爷就不见了。阿宝照老爷爷的指示，连喝了三日，果真药到病除。原来，这种白毛绿草就是『白头翁』。直至今天，『白头翁』依然是一味常见的中草药。

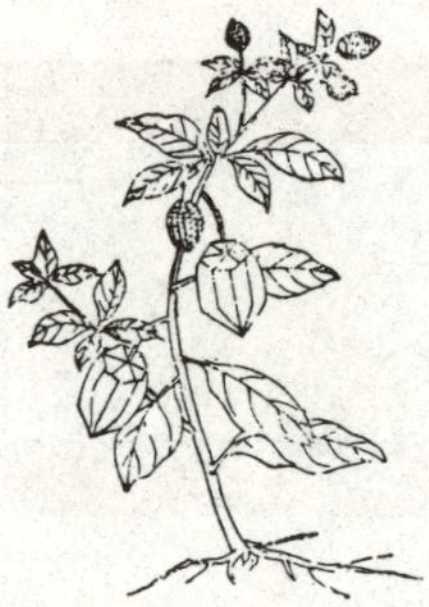

【功效】治阴虚内热及虚劳发热，体弱消瘦，胁痛热结。

酸甜可口的药中美味

# 酸浆

*Physalis alkekengi*

草部·隰草类 清热解毒药

又名：醋浆、苦葴、苦耽、灯笼草、皮弁草、天泡草、王母珠、洛神珠。北方称为菇蔫儿、姑娘儿，以果实供食用。原产于我国，栽培历史较久，《尔雅》中即有酸浆的记载。

## 药用部分

**酸浆苗、叶、茎、根**

[性味]味苦，性寒，无毒。

[主治]治热烦满，定志益气，利水道。(出自《神农本草经》)

捣汁内服，治黄病效果较好。(陶弘景)

灯笼草可治呼吸急促、咳嗽、风热，能明目，根、茎、花、实都适宜。(出自《新修本草》)

苦耽苗子可治慢性传染病、高烧不退，腹内热结，目黄、食欲不振，大小便涩，骨热咳嗽，嗜睡、全身无力，呕吐痰壅，腹部痞块胀闷，小儿无名瘰疬，风火邪毒引起的寒热，腹肿大，杀寄生虫，落胎，祛蛊毒，都可用酸浆煮汁饮用。也可生捣汁内服。将其研成膏，可敷治小儿闪癖。(出自《嘉祐补注本草》)

主上气咳嗽，风热，明目。(出自《唐本草》)

治热痰嗽。(出自《本草衍义补遗》)

清火，消郁结，治疝。敷一切疮肿，专治锁缠喉风。治金疮肿毒，止血崩，煎酒服。(出自《汪连仕采药书》)

根，捣其汁，治黄病多效。(出自《蜀本草》)

利湿除热，除热则清肺止咳，利湿放能化痰、治疸。(李时珍)

**酸浆子**

[性味]味酸，性平，无毒。

[主治]主烦热，能定志益气，利水道。难产时服，立刻产下。(出自《神农本草经》)

能除热，治黄病，对小儿尤其有益。(苏颂)

治阴虚内热及虚劳发热，体弱消瘦，胁痛热结。(出自《嘉祐补注本草》)

## 医家名论

《名医别录》载：酸浆生长在荆、楚川泽及人家田园中。五月采摘，阴干后使用。

陶弘景说：酸浆到处都有，苗像水茄而小，叶也能吃。结果实作房，房中有子如梅李大，都为黄赤色，小儿爱吃。

李时珍说：酸浆、龙葵，是同一类的两种植物，苗、叶都相似，但龙葵茎上光滑没有毛，从五月份到秋天开小白花，花蕊呈黄色，结的子没有壳，累累数颗同枝，子有蒂，生时青色，熟时则为紫黑色。酸浆也同时开黄白色小花，紫心白蕊，其花像杯子，不分瓣，但有五个尖，结铃壳，壳有五棱，一枝一颗，像悬挂的灯笼，壳中有一子，像龙葵子，生青熟赤。这样就能将两者区分开来。

**使用禁忌**

凡脾虚泄泻及痰湿忌用。有可能会引起孕妇流产，所以怀孕期妇女不宜使用。

## 形态特征

多年生草本，高 35 厘米～100 厘米。根状茎横走。茎直立，单生，不分枝，表面具棱角，光滑无毛。叶互生，叶片卵形至广卵形，边缘具稀疏不规则的缺刻，或呈波状。花单生于叶腋，白色，钟形。浆果圆球形，光滑无毛，成熟时呈橙红色。种子多而细小。

产地分布

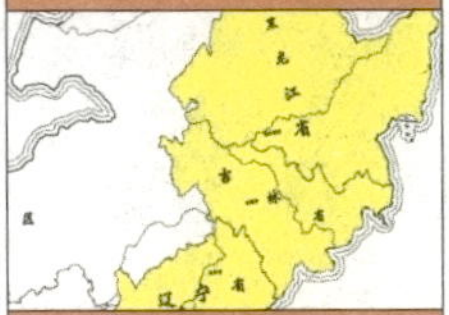

成熟周期

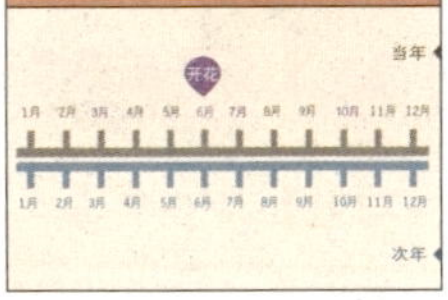


叶

[性味] 味苦，性寒，无毒。

[主治] 治热烦满，定志益气，利水道。

茎

[性味] 味苦，性寒，无毒。

[主治] 治热烦满，定志益气，利水道。

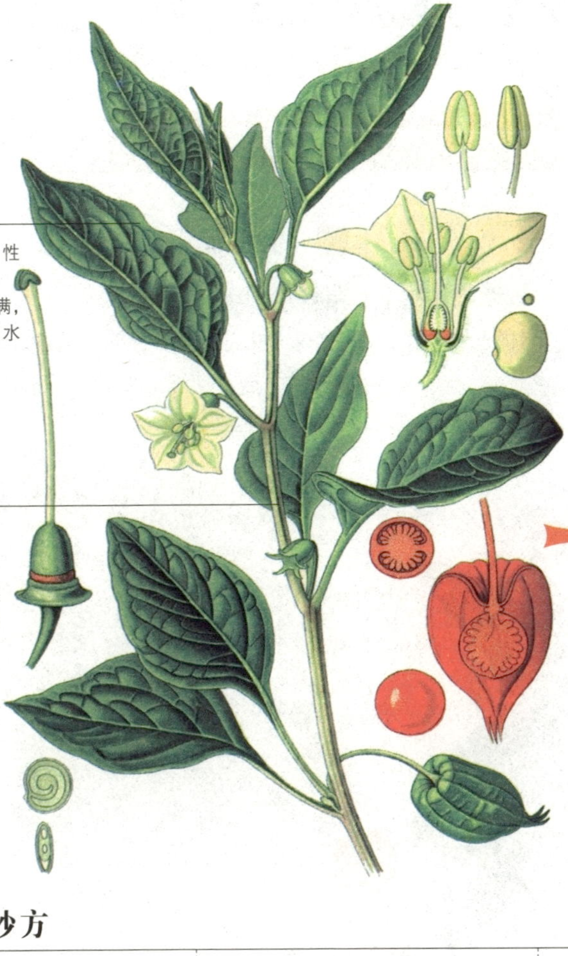

成品选鉴

表面具棱角，光滑无毛。叶互生；花白色，浆果圆球形，成熟时呈橙红色；宿存花萼厚膜质膨胀如灯笼，橙红色或深红色。种子多数，细小。

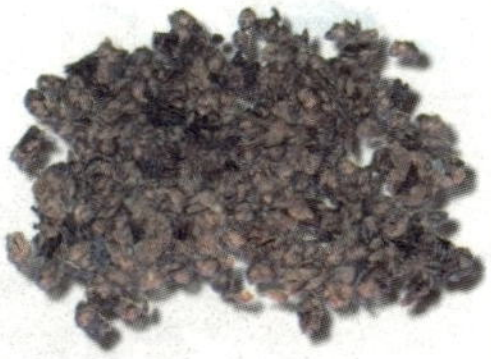

主要药用部分

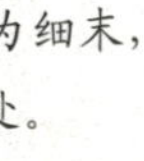

全草

## 实用妙方

- **热咳咽痛，用清心丸**：灯笼草研为末，用开水送服。同时还以醋调药末敷喉外。
- **喉疮并痛**：灯笼草，炒焦为末，酒调，敷喉中。
- **诸般疮肿**：金灯草不以多少，晒干，为细末，冷水调少许，软贴患处。

### 中药趣味文化

**酸浆草与林黛玉**

酸浆草又名「洛神珠」「绛珠」，《红楼梦》中林黛玉是绛珠仙子转世，红学家们研究说，林黛玉的结局是落水而亡的，因为林黛玉号潇湘妃子，暗指的娥皇、女英，皆是水神；她的诗作《五美吟》中也有「一代倾城逐浪花」；黛玉湘云联句，至「寒塘渡鹤影，冷月葬花魂」。绛珠也就是红色的珠子，暗示着血泪，寓示着黛玉好哭的性格和泪尽而逝的悲惨结局，也是作者「字字看来皆是血，十年辛苦不寻常」的写照。

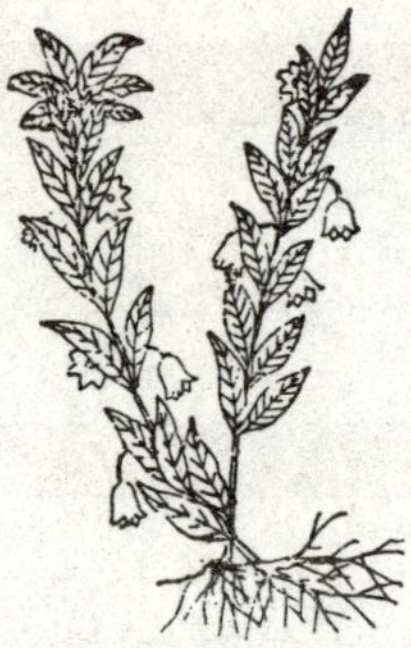

【功效】清热解毒，凉血消肿。

无名肿毒去无踪

# 紫花地丁

*Viola philippica Makino.*

草部·隰草类　清热解毒药

又名：箭头草、独行虎、羊角子、米布袋。生长在我国的东北、华北等地，喜潮湿的环境，耐寒，耐旱，生命周期长，是极好的地被植物。

## 形态特征

叶狭披针形或卵状披针形，边缘具圆齿。花萼卵状披针形，花瓣紫堇色，具细管状，直或稍上弯。

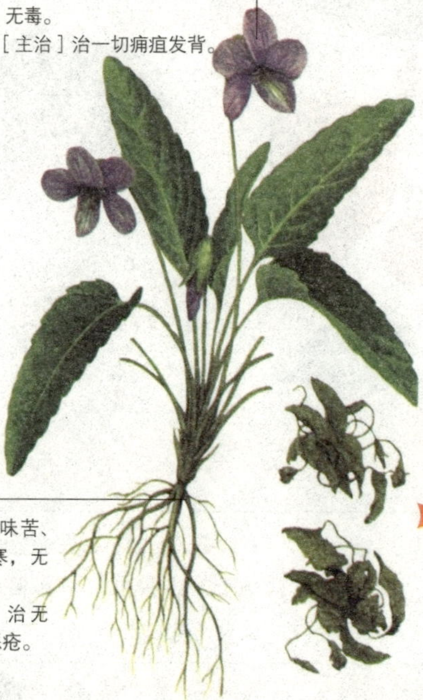


## 药用部分

紫花地丁全株

[ **性味** ] 味苦、辛，性寒，无毒。

[ **主治** ] 治一切痈疽发背，疗肿瘰疬，无名肿毒恶疮。（李时珍）

### 中药趣味文化

**紫花地丁的传说**

战国时，一个乞儿手指突发疔疮，无钱求医，在山坡地上顺手掐了几朵紫色花放在嘴里嚼嚼，敷在手指上，第二天，肿痛居然消了。后来他根据这种草秸梗笔直，像一根铁钉，顶头开几朵紫花的形象取了『紫花地丁』的名字。

成品选鉴

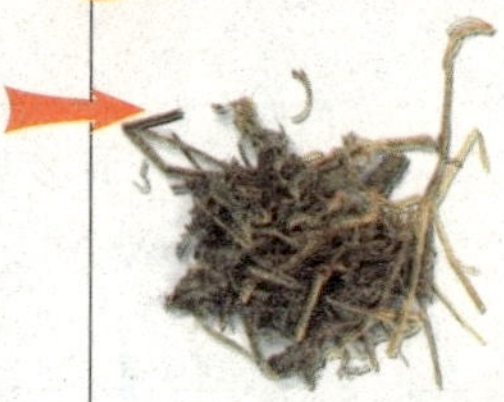

表面皱缩粗糙，呈深绿色至绿黄色，全体被毛。花茎细长，顶端常具三裂蒴果，内含多数淡黄棕色种子，长圆球形。质脆易碎。气微臭，味微苦而涩。

主要药用部分

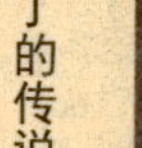


## 实用妙方

- **黄疸内热：**取紫花地丁末，每次用酒送服三钱。
- **痈疽恶疮：**用连根的紫花地丁，同苍耳叶等份，捣烂，加酒一杯，搅汁服下。
- **瘰疬疔疮，发背诸肿：**用紫花地丁根，去粗皮，同白蒺藜共研为末，加油调匀涂患处。

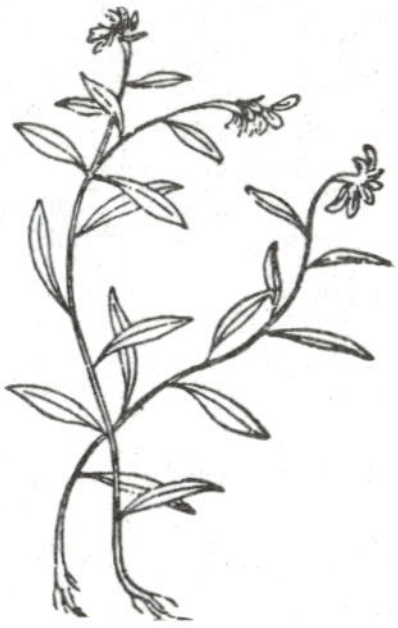

【功效】清热解毒，利水消肿。

小草不起眼，蛇毒大克星

# 半边莲

*Lobelia chinensis Lour*

草部·隰草类 | 清热解毒药

又名：急解索、半边花、细米草、瓜仁草、长虫草、蛇舌草。长在长江以南的广大地区，喜水田、沟旁等潮湿的生长环境，一般全草入药。

## 形态特征

贴着地面蔓生，梗细，节节生细叶。开淡红紫色的小花，只有半边，如莲花状。

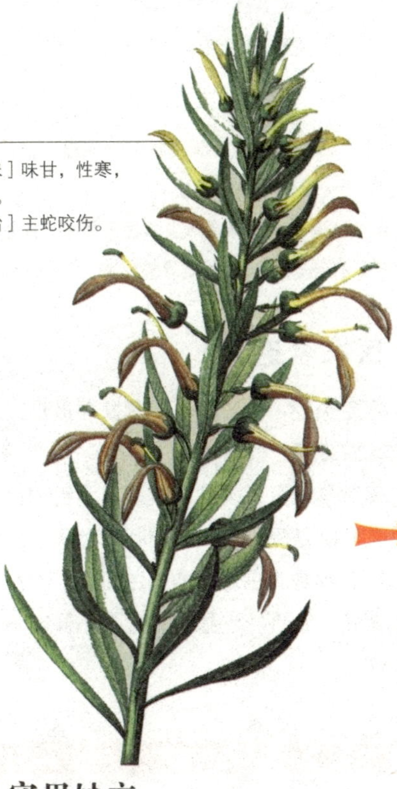


## 药用部分

半边莲全株

[ 性味 ] 味辛，性平，无毒。

[ 主治 ] 蛇咬伤，用半边莲捣汁饮下，药渣敷伤处。又治气喘以及疟疾寒热，用半边莲、雄黄各二钱，共捣成泥，放碗内，盖好，等颜色变青后，加饭做成如梧桐子大的丸子。每次空腹用盐汤送服九丸。（李时珍）

敷疮，消肿毒。（出自《生草药性备要》）

治鱼口便毒，跌打伤淤痛，恶疮，火疮，捣敷之。（出自《岭南采药录》）

成品选鉴

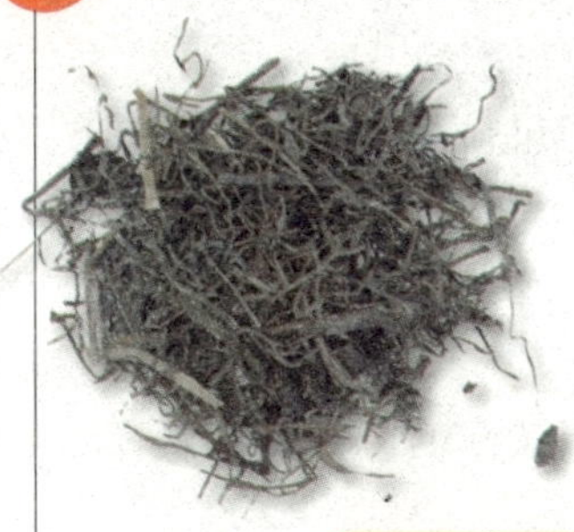

常缠结成团，表面淡黄色或黄棕色，具细纵纹。茎细长，有分枝，灰绿色；叶片多皱缩，绿褐色。气微，味微甘而辛。以茎叶色绿、根黄者为佳。

主要药用部分

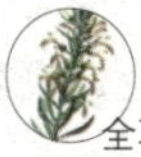


## 实用妙方

• **治毒蛇咬伤：** 鲜半边莲一二两，捣烂绞汁，加甜酒一两调服，服后盖被入睡，以便出微汗。毒重的一天服两次。并用捣烂的鲜半边莲敷于伤口周围。

• **治疔疮，一切阳性肿毒：** 鲜半边莲适量，加食盐数粒同捣烂，敷患处，有黄水渗出，渐愈。

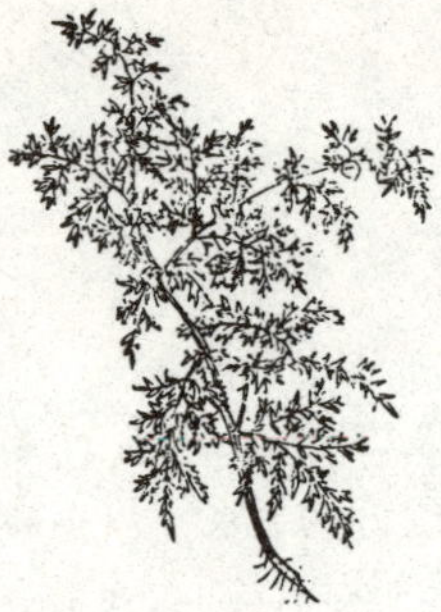

【功效】清热解暑，除蒸，截疟。

## 酷夏必备的泻暑热良药

# 青蒿

*Artemisia annua L*

草部·隰草类　清虚热药

又名：草蒿、方溃、菣（音牵）、犼蒿、香蒿。嫩时可用醋腌成酸菜，味香美。四月、五月采摘，晒干入药用。茎叶烤干后可以做饮品。

### 药用部分

**青蒿叶、茎、根**

［性味］味苦，性寒，无毒。

李时珍说：伏硫黄。

［主治］主疥瘙痂痒恶疮，杀虱，治积热在骨节间，明目。（出自《神农本草经》）

治夏季持续高烧，妇人血虚下陷导致出血，腹胀满，冷热久痢。秋冬用青蒿子，春夏用青蒿苗，都捣成汁服用。（陈藏器）

补中益气，轻身补劳，驻颜色，长毛发，令发黑亮不衰老，兼去开叉发，杀风毒。心痛热黄，将生青蒿捣成汁服，并把渣贴在痛处。（出自《日华诸家本草》）

治疟疾寒热。（李时珍）

生挼敷金疮，大止血，生肉，止疼痛。（出自《唐本草》）

把生青蒿捣烂外敷金疮，可止血止痛。（苏恭）

清血中湿热，治黄疸及郁火不舒之证。（出自《医林纂要》）

把它烧成灰，隔纸淋汁，与石灰同煎，可治恶疮、息肉、黑疤。（孟诜）

祛湿热，消痰。治痰火嘈杂眩晕。利小便，凉血，止大肠风热下血，退五种劳热，发烧怕冷。（出自《滇南本草》）

**青蒿子**

［性味］味甘，性冷，无毒。

［主治］明目开胃，炒用。治恶疮、疥癣、风疹，煎水洗患处。（出自《日华诸家本草》）

治鬼气，把它碾成末，用酒送服方寸匕。（孟诜）

功效与叶相同。（李时珍）

【发明】苏颂说：青蒿治骨蒸热劳效果最好，古方中单用。

李时珍说：青蒿得春木少阳之气最早，所以它所主之症，都是少阳、厥阴血分的疾病。

### 医家名论

寇宗奭说：在春天，青蒿发芽最早，人们采它来做蔬菜，根赤叶香。

李时珍说：青蒿二月生苗，茎粗如指而肥软，茎叶都是深青色。它的叶有点像茵陈，但叶面叶背都是青色。它的根白而硬。七八月开细小黄花，颇香。它结的果实大小像麻子，中间有细子。

**使用禁忌**

产后血虚，内寒作泻，及饮食停滞泄泻者，勿用。凡脾胃虚弱的人都不宜使用。

## 形态特征

一年生或二年生草本，高 30 厘米～150 厘米，有臭气。茎直立，圆柱形，表面有细纵槽，上部有分枝。叶互生，质柔，两面平滑无毛，青绿色。花序头状，花冠管状，绿黄色。瘦果矩圆形至椭圆形，微小，褐色。

**产地分布**

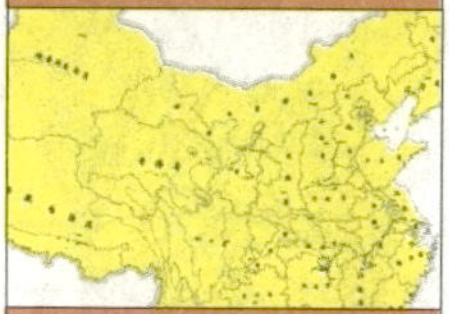

**成熟周期**

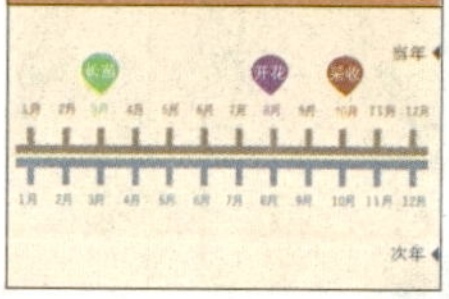


子

［性味］味甘，性冷，无毒。

［主治］明目开胃，炒用。

叶

［性味］味苦，性寒，无毒。

［主治］杀虱，明目。

根

［性味］味苦，性寒，无毒。

［主治］治积热在骨节间。

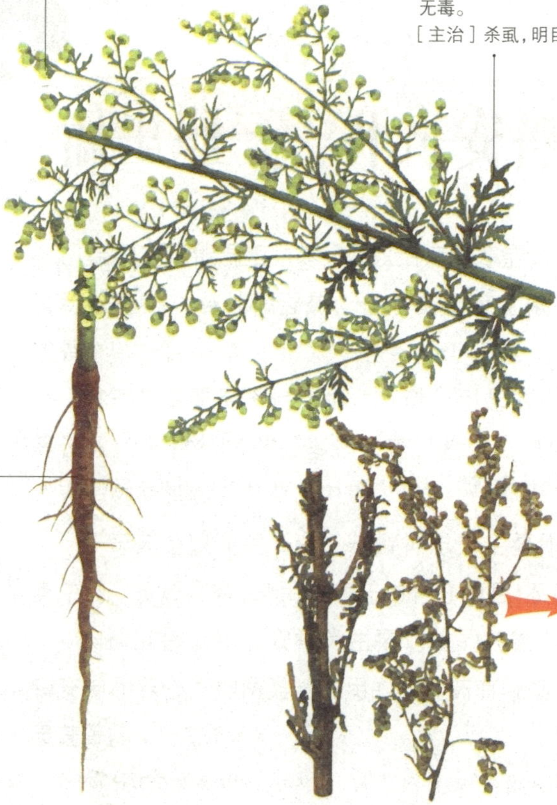

**成品选鉴**

表面黄绿色或棕黄色，具纵棱线；质略硬，易折断，断面中部有髓。叶暗绿色或棕绿色，卷缩，两面被短毛。气香特异，味微苦。以色绿、叶多、香气浓者为佳。

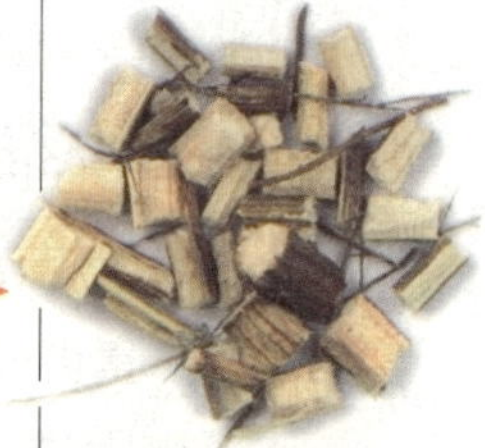

**主要药用部分**

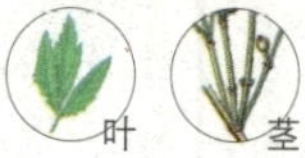


## 实用妙方

• **虚劳盗汗，烦热口干，用青蒿煎：** 青蒿一斤，取汁熬膏，加入人参末、麦门冬末各一两，熬至能捏成丸时，做成梧桐子大的丸子，每次饭后用米汤送服二十丸。

• **积热眼涩，用青蒿散：** 采青蒿花或子，阴干为末，空腹服二钱，久服明目。

**中药趣味文化**

**华佗三试青蒿草**

传说华佗发现一个黄痨病人因吃了青蒿而痊愈，就也采了一些给其他黄痨病人试服，却都没有效果。后来他听说那个病人吃的是三月里的青蒿。第二年春天，华佗就采了三月间的青蒿，果然治好了黄痨，但三月之后的青蒿却没有这种效果。又经过一次实验，华佗终于发现只有幼嫩的青蒿茎叶可以入药治病，并取名『茵陈』。他还编歌供后人借鉴：『三月茵陈四月蒿，传于后人切记牢。三月茵陈治黄痨，四月青蒿当柴烧。』

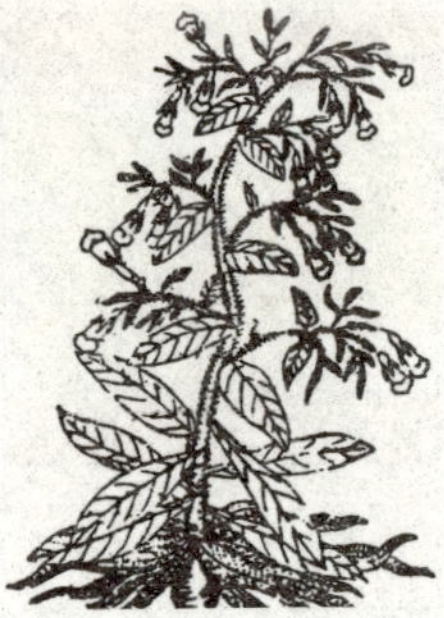

【功效】清热凉血，解毒透疹。

## 排毒养颜的女性美容佳品

# 紫草

*Arnebia euchroma*

草部·山草类　清热凉血药

又名：紫丹、紫芙、茈、藐、地血、鸦衔草。因为它的花和根都是紫色的，还可以做紫色的染料，所以叫紫草。《尔雅》里写作“茈草”。瑶、侗人叫它鸦衔草。

### 药用部分

**紫草根**

［修治］每一斤紫草用蜡三两溶水中，拌好后蒸，待水干后，将其头和两旁的髭去掉，切细备用。

［性味］味苦，性寒，无毒。

李时珍说：味甘、咸，性寒。入手、足厥阴经。

［主治］主心腹邪气，五疸，能补中益气，利九窍，通水道。（出自《神农本草经》）

疗腹肿胀满痛。用来合膏，疗小儿疮。（出自《名医别录》）

治恶疮、癣。（甄权）

治斑疹痘毒，能活血凉血，利大肠。（李时珍）

补心，缓肝，散淤，活血。（出自《医林纂要》）

治伤寒时疾，发疮疹不出者，以此做药使其发出。（出自《本草图经》）

治便秘，尿血。（出自《吉林中草药》）

治汤火伤，皮炎，湿疹，尿路感染。（出自《陕西中草药》）

【发明】李时珍说：紫草味甘、咸而性寒，入心包络及肝经血分。它擅长凉血活血，利大小肠。所以痘疹欲出但没出，血热毒盛，大便闭涩的，适宜使用。痘疹已出而色紫黑，便秘的，也可以用。如果痘疹已出而色红活，以及色白内陷，大便通畅的，忌用。

### 医家名论

苏恭说：到处都有紫草，也有人种植。它的苗像兰香，茎赤节青，二月份开紫白色的花，结的果实为白色，秋季成熟。

李时珍说：种紫草，三月份下种子，九月份子熟的时候割草，春、秋季采根阴干。它的根头有白色茸毛。没有开花时采根，则根色鲜明；花开过后采，则根色黯恶。采的时候用石头将它压扁晒干。收割的时候忌人尿以及驴马粪和烟气，否则会使草变黄。

《唐本草》载：紫草到处都有。苗像兰香，茎赤红色，节青色，花紫白色而实白。

《本草图经》载：紫草今处处有之。现在医家多用它来治伤寒时疾，发疮疹不出者，以此做药使其发出。韦宙的《独行方》中用它治豌豆疮，煮紫草汤饮，后人相承用之，其效尤速。

**使用禁忌**

气虚脾胃弱、泄泻不思食、小便清利、大便滑泄者，都需慎服。

## 形态特征

多年生草本，高 50 厘米～90 厘米。根粗大，肥厚，圆锥形，略弯曲，全株密被白色粗硬毛。单叶互生，叶片长圆状披针形至卵状披针形，两面均被糙伏毛。聚伞花序总状，顶生或腋生，花冠白色。小坚果卵球形，灰白色或淡黄褐色，平滑，有光泽。

产地分布

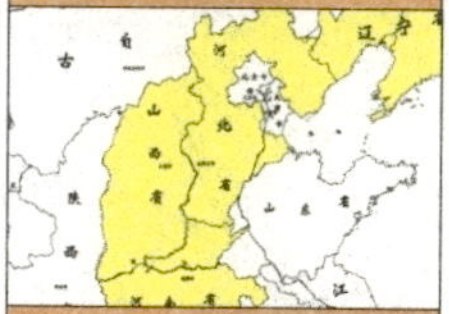

成熟周期

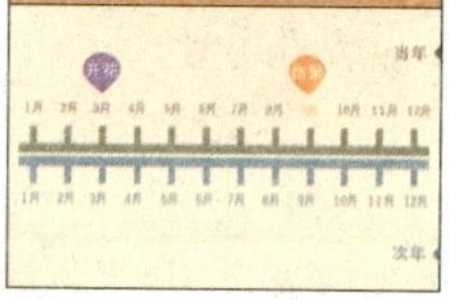


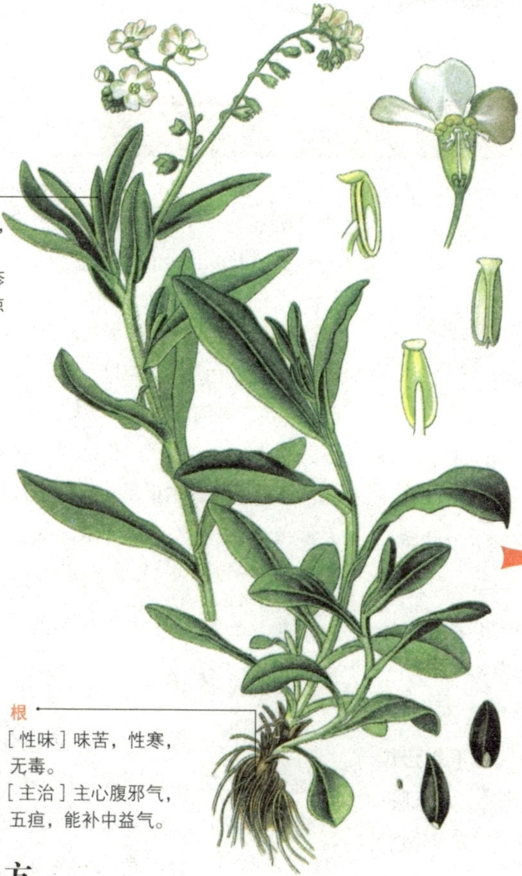


成品选鉴

表面紫红色或紫褐色，皮部疏松易剥落。体软，质松软，易折断，断面黄色或黄白色。气特异，味苦涩。以条粗长、肥大、色紫、皮厚、木心小者为佳。

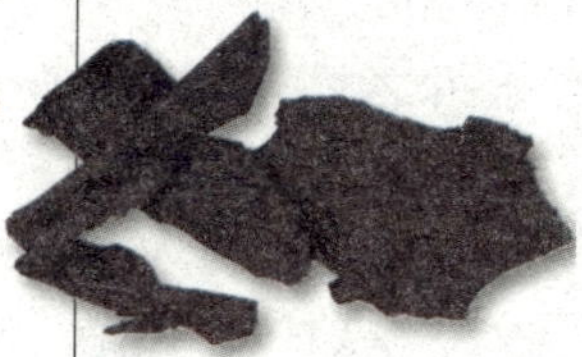

主要药用部分

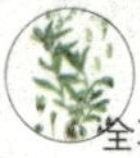
全草

## 实用妙方

• 婴童疹痘，将出未出、色赤便闭者可用本方，如痘已出而大便利者则忌用：紫草二两，锉碎，用百沸汤一碗浸泡，盖严勿使漏气。等汤温后，服半合。煎服也可，但大便通畅的不能用。

• 恶虫咬伤：用紫草煎油涂抹。

### 中药趣味文化

**紫草的凄美传说**

相传，小镇上有一对很相爱的情侣。有一天，女孩得了一种病，沉睡不醒，药石枉然。男孩天天拜佛祈祷，希望女孩早日醒转。后来佛终于感动了，他给了男孩一棵草，让他好生照料，等这棵草开花时，喝它紫色的根熬的汤，女孩的病就会好，但是男孩每天必须用自己的鲜血浇灌它。男孩答应了。盛夏时，这棵草终于开花了，男孩挖出它的根，煎水熬汤给女孩喝。故事的结局你知道。这棵用鲜血浇灌而成的草就是紫草。

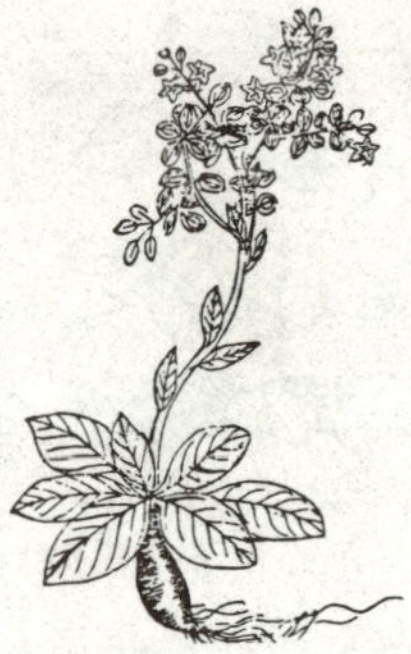

【功效】凉血滋阴，泻火解毒。

治疗男女生殖泌尿疾病的首选

# 玄参

*Scrophularia ningpoensis Hemsl*

草部·山草类　清热凉血药

又名：黑参、玄台、重台、鹿肠、正马、逐马、馥草、野脂麻、鬼藏。其茎像人参，所以得参名。玄，指黑色，其根茎断面成黑色，所以叫玄参。

## 药用部分

**玄参根**

[**修治**] 雷敩说：凡采得后，须用蒲草重重相隔，入甑蒸两伏时，晒干用。勿犯铜器。

[**性味**] 味苦，性微寒，无毒。

张元素说：玄参为足少阴肾经的君药，治本经须用。

徐之才说：恶黄芪、干姜、大枣、山茱萸，反藜芦。

[**主治**] 疗腹中寒热积聚，女子产乳余疾，补肾气，令人目明。（出自《神农本草经》）

主暴中风伤寒，身热肢满，神昏不识人，温疟，血瘕。能下寒血，除胸中气，下水止烦渴，散颈下核，痈肿，疗心腹痛，坚癥，定五脏。久服补虚明目，强阴益精。（出自《名医别录》）

疗热风头痛，伤寒劳复，治暴结热，散瘤瘘瘰疬。（甄权）

治游风，补劳损，疗心惊烦躁，骨蒸，止健忘，消肿毒。（出自《日华诸家本草》）

滋阴降火，解斑毒，利咽喉，通小便血滞。（李时珍）

治心懊憹烦而不得眠，心神颠倒欲绝，血滞小便不利。（出自《医学启源》）

消咽喉之肿，泻无根之火。（出自《品汇精要》）

疗胸膈心肺热邪，清膀胱肝肾热结。疗风热之咽痛，泄肝阳之目赤，止自汗盗汗，治吐血衄血。（出自《本草正义》）

【发明】李时珍说：肾水受伤，真阴失守，孤阳无根，发为火病，治疗方法宜以水制火，所以玄参与地黄作用相同。其消瘰疬亦是散火。

张元素说：玄参，是枢机之剂，管领诸气上下，肃清而不浊，风药中多用。因此《活人书》中的玄参升麻汤，治汗下吐后毒不散。由此看来，治空中氤氲之气，无根之火，以玄参为圣药。

## 医家名论

苏颂说：玄参二月生苗，叶像芝麻对生，又像槐柳但尖长有锯齿，细茎青紫色。它七月开青碧色的花，八月结黑色的子。也有开白花的，茎方大，紫赤色而有细毛，像竹有节的，高五六尺。其根一根有五、六枚，三月、八月采根晒干。

**使用禁忌**

血少目昏、停饮寒热、血虚腹痛、脾虚泄泻、脾胃虚寒、食少便溏者，不宜服用。恶黄耆、干姜、大枣、山茱萸。反黎芦。

## 形态特征

多年生草本，高 60 厘米～ 120 厘米。根肥大，近圆柱形，下部常分枝，皮灰黄或灰褐色。茎直立，四棱形，有沟纹，光滑或有腺状柔毛。叶片卵形或卵状椭圆形，边缘具细锯齿，无毛背面脉上有毛。聚伞花序呈圆锥形，花冠暗紫色。

**产地分布**

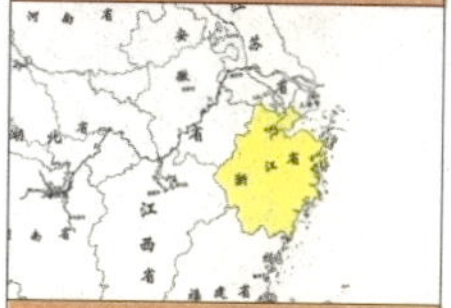

**成熟周期**

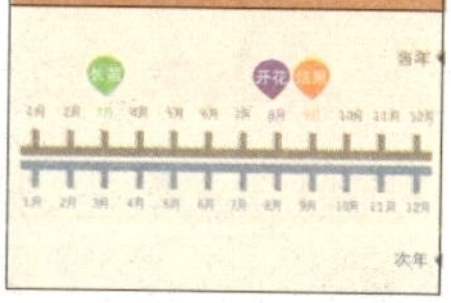

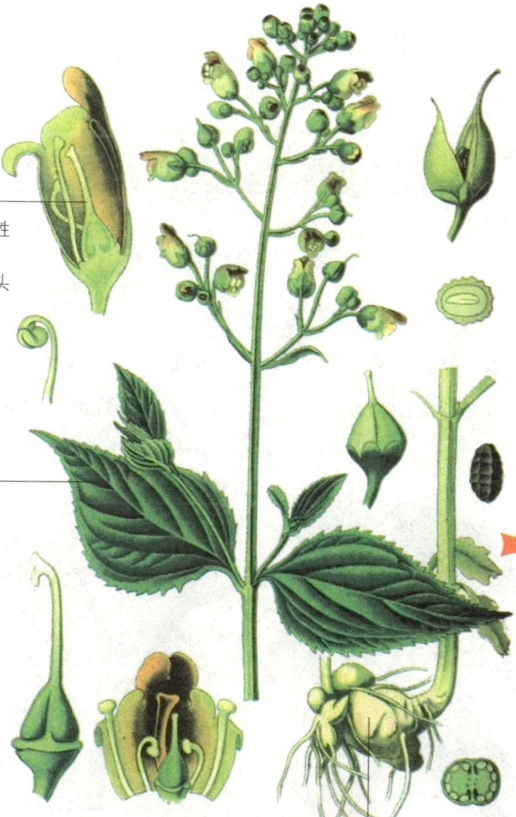

**花**

［性味］味苦，性微寒，无毒。

［主治］疗热风头痛，伤寒劳复。

**叶**

［性味］味苦，性微寒，无毒。

［主治］滋阴降火，解斑毒，利咽喉，通小便血滞。

**根**

［性味］味苦，性微寒，无毒。

［主治］疗腹中寒热积聚，女子产乳余疾，令人目明。

**成品选鉴**

根类圆柱形，表面灰黄色或灰褐色，有不规则的纹路。质坚实，不易折断，断面黑色，微有光泽。闻起来像焦糖。

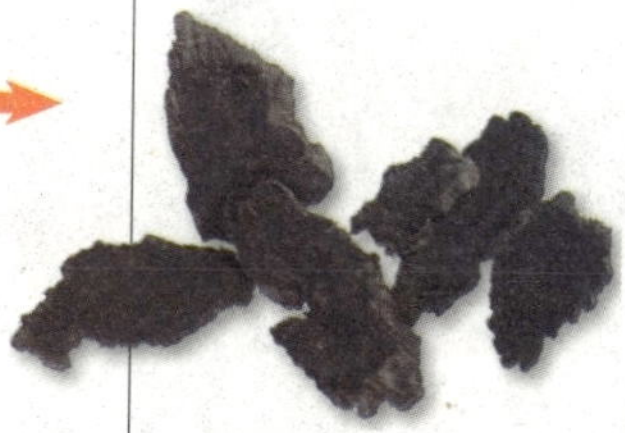

**主要药用部分**

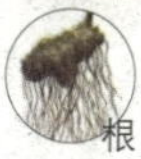


## 实用妙方

• **诸毒鼠瘘，即颈部淋巴结核：** 用玄参泡酒，每天饮少许。

• **时间长的瘰疬：** 用生玄参捣烂敷患处，一天换两次药。

• **发斑咽痛，用玄参升麻汤：** 玄参、升麻、甘草各半两，加水三盏，煎取一盏半，温服。

### 中药趣味文化

**玄参与生地黄**

玄参入药始见于《神农本草经》。玄者，黑也，因其根茎断面成黑色而得名。后来到了清代，因避讳康熙皇帝之名玄烨，改『玄』为『元』，『元参』之名便由此而来。它和生地黄都有清热凉血、养阴生津的功效，在治热入营血、热病伤阴、阴虚内热等证时，经常一起使用。但相比之下，玄参泻火解毒的作用较强，适合咽喉肿痛、痰火瘰疬多的患者使用；生地黄清热凉血的作用较大，因此多用在血热出血、内热消渴上。

## 摆脱久“痔”不愈的痛苦

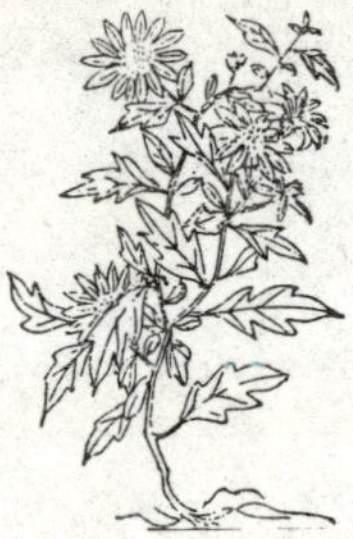

**【功效】**凉血清热，利湿解毒，止血破淤。

# 马兰

*Kalimeris indica (Linn.) Sch*

草部·芳草类 | 清热凉血药

又名：紫菊、马兰菊。这种草的花像菊而为紫色，故名紫菊；叶子像兰但比兰大，俗称大的东西为马，所以得名马兰。生长在水泽旁，嫩茎叶可做蔬菜食用。

### 形态特征

在二月生苗，赤茎白根，叶长，边缘有刻齿状，没有香味。马兰到夏天高达二三尺，开紫色花，花凋谢后有细子。

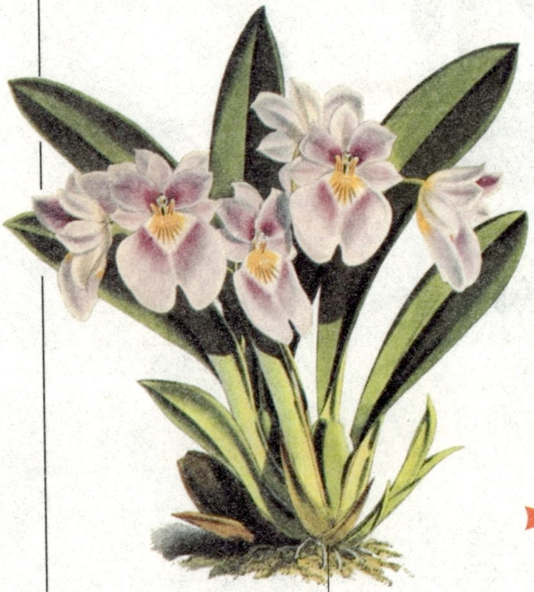


[性味] 味辛，性平，无毒。
[主治] 破淤血，养新血，止鼻出血、吐血。

### 药用部分

**马兰根、叶**

**[性味]** 味辛，性平，无毒。

**[主治]** 破淤血，养新血，止鼻出血、吐血，愈金疮，止血痢，解饮酒过多引起的黄疸及各种菌毒、蛊毒。生捣外敷，治蛇咬伤。（出自《日华诸家本草》）

主各种疟疾和腹中急痛，痔疮。（李时珍）

**【发明】**李时珍说：现在用它来治疗痔漏，据说有效。春夏季用新鲜马兰，秋冬季节用干品，不加盐醋，用白水煮来吃，并连汁一起饮用。同时用马兰煎水，放少许盐，天天熏洗患处。

**成品选鉴**

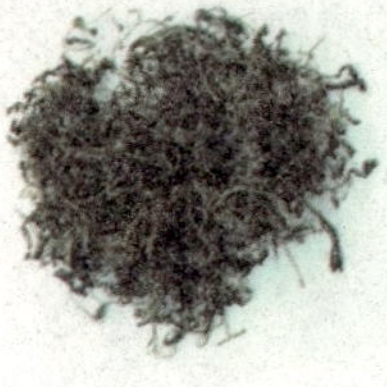

表面黄绿色，有细纵纹，质脆，易折断，叶片皱缩卷曲，花淡紫色或已结果。瘦果倒卵状长圆形、扁平。气微，味淡微涩。

**主要药用部分**

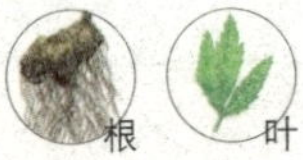


### 实用妙方

- **各种疟疾寒热往来：**用赤脚马兰捣汁，加水少许，在发病日早晨服用。药中也可以加少许糖。
- **绞肠痧痛：**用马兰根、叶在口中细嚼，将汁咽下，可止痛。
- **外伤出血：**用马兰同旱莲草、松香、皂子叶共研细，搽入伤口。冬季没有皂子叶，可用树皮代替。

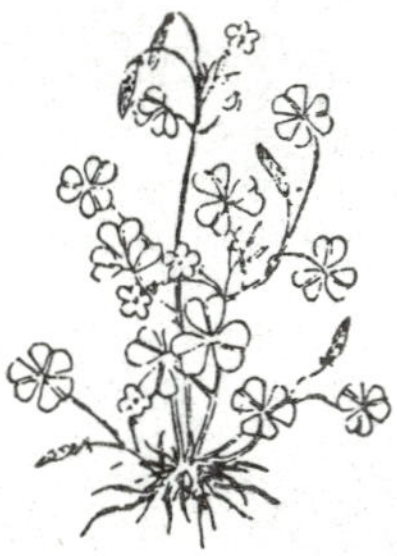

【功效】清热利湿，解毒消肿。

通利二便的酸味小草

# 酢浆草

*Oxalis corniculata L*

草部·石草类　清热凉血药

又名：酸浆、三叶酸、三角酸、酸母、醋母、酸箕、鸠酸、雀儿酸、雀林草、小酸茅、赤孙施。李时珍说其叶如醋。与灯笼草的酸浆，名相同但物不同。

## 形态特征

多年生草本，全体有疏柔毛，茎多分枝，叶呈掌状复叶，花黄色，种子小，扁卵形，红褐色。

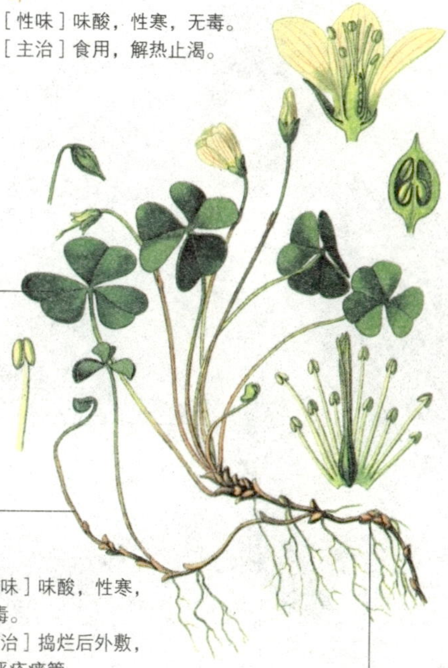
叶
[性味] 味酸，性寒，无毒。
[主治] 食用，解热止渴。
茎
[性味] 味酸，性寒，无毒。
[主治] 捣烂后外敷，治恶疮瘘管。
根
[性味] 味酸，性寒，无毒。
[主治] 杀各种寄生虫。

## 药用部分

**酸浆草全株**

[性味] 味酸，性寒，无毒。

[主治] 杀各种寄生虫。捣烂后外敷，治恶疮瘘管。食用，解热止渴。(出自《新修本草》)

主小便淋沥，赤白带下。同地钱、地龙配合使用，治尿路结石。煎汤洗，治痔痛、脱肛，很有效。捣烂外涂，治烧、烫伤及蛇蝎咬伤。(李时珍)

主上气咳嗽，风热，明目。(出自《唐本草》)

治妇人血结，取一握洗后，研细，用暖酒送服。(苏颂)

成品选鉴

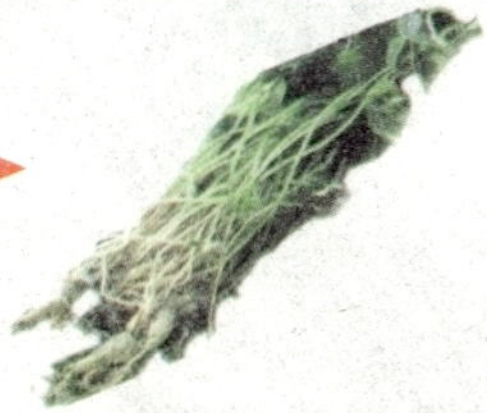

根茎细长，茎细弱，常褐色，匍匐或斜生，多分枝，被柔毛。花瓣倒卵形，果近圆柱形，熟时弹裂；种子深褐色。

主要药用部分

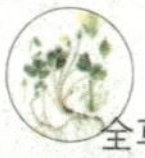
全草

## 实用妙方

• **小便血淋**：用酢浆草捣汁，煎五苓散服下。

• **痔疮出血**：酢浆草一大把，加水二升，煮至一升服用，一天三次。

• **二便不通**：酢浆草一大把、车前草一握，共捣取汁，加砂糖一钱调服一盏。不通可再服。

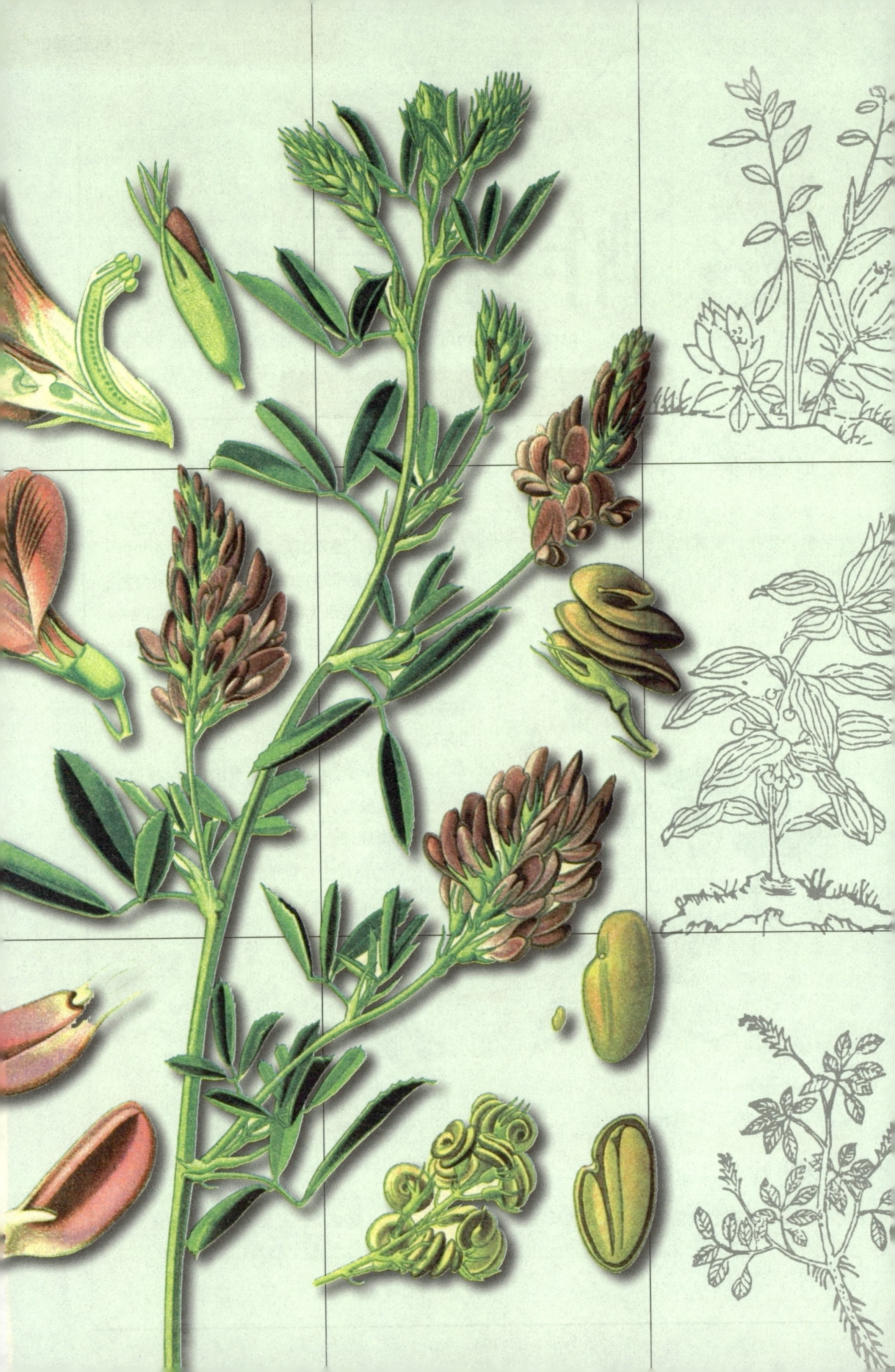

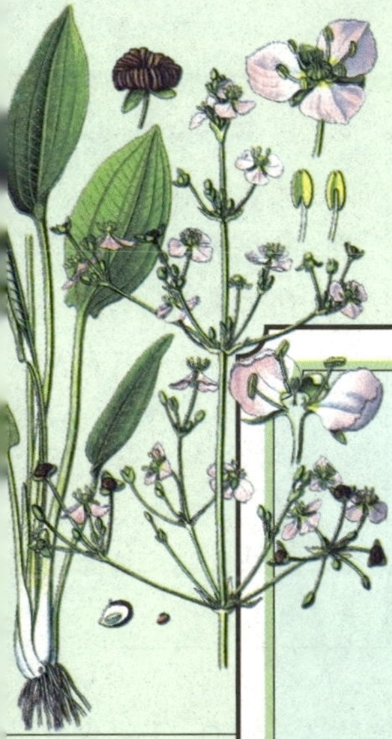
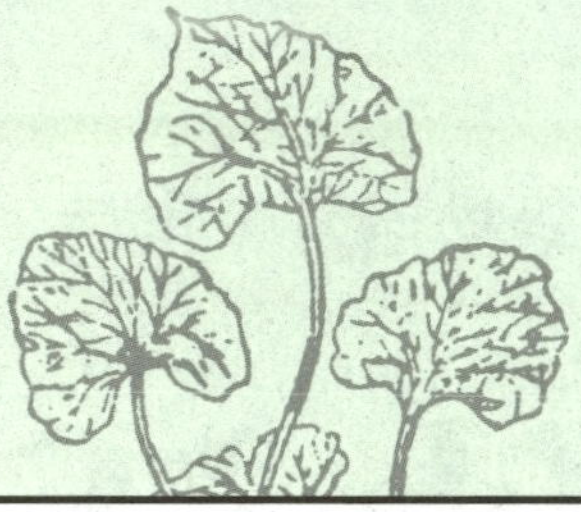
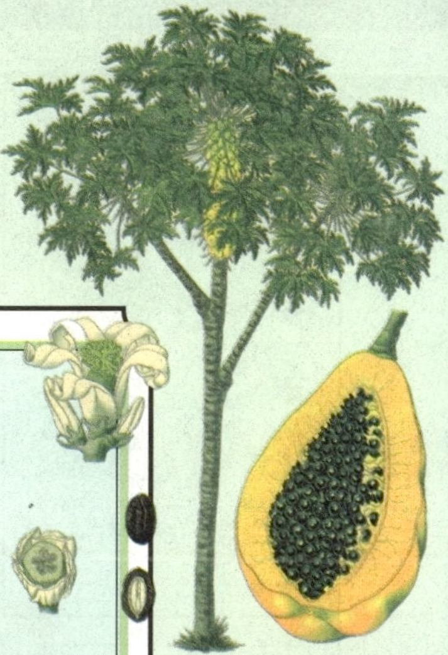

# 第四章
# 祛风治湿篇

祛风湿药指以祛除风寒湿邪、治疗风湿痹证为主要作用的中药。多属苦温辛散，所以有祛风散寒除湿的功效，主要用于关节疼痛，肌肉麻木等风寒痹证。使用时，要根据痹症的类型、邪犯的部位、病程的新久等，选择药物并做适当的配伍。祛风湿药根据药性和功效的不同，分为祛风寒湿药、祛风湿热药和祛风湿强筋骨药三类。常用的药物有独活、秦艽、木瓜、松节、桑枝等。

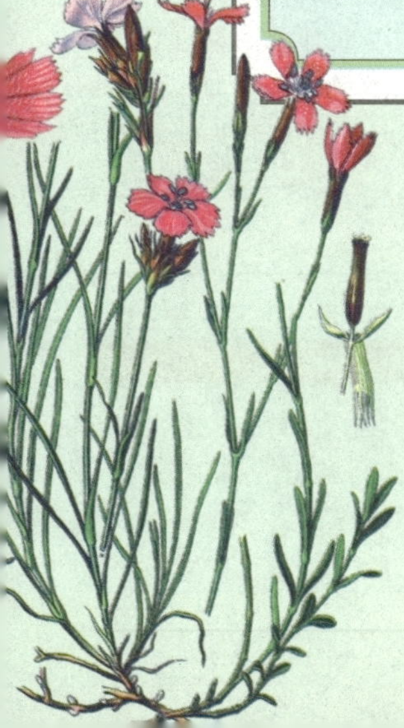
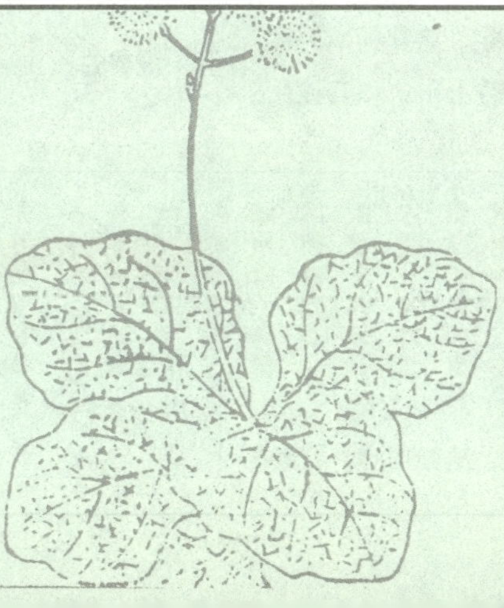
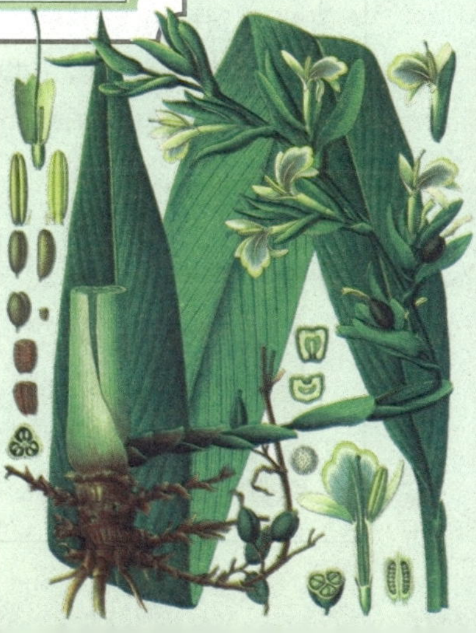

轻松治好颈椎病

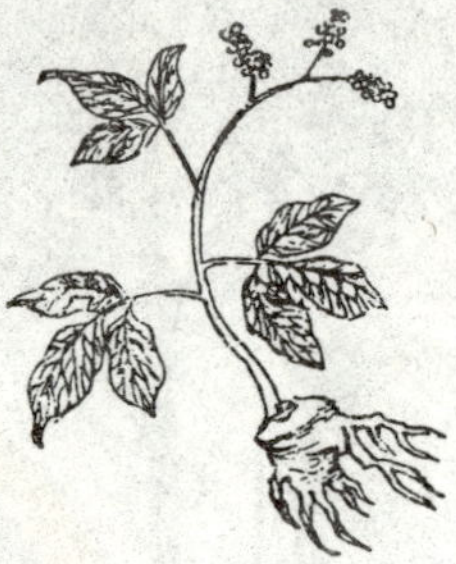

# 独活

*Angelica pubescens Maxim*

【功效】疏风解毒，活血祛淤，止痛。

草部·山草类　　祛风寒湿药

又名：羌活、羌青、独摇草、护羌使者、胡王使者、长生草。因为这种草一茎直上，不随风摇动，所以叫独活。以羌中所产的较好，所以有羌活、胡王使者等名称。

## 药用部分

独活根

[修治] 李时珍说：去皮或焙干备用。

[性味] 味苦、甘，性平，无毒。

张元素说：独活性微温，味甘、苦、辛，气味俱薄，浮而升，属阳，是足少阴行经气分之药。羌活性温，辛苦，气味俱薄，浮而升，也属阳，是手足太阳行经风药，也入足厥阴、少阴经气分。

[主治] 主外感表征，金疮止痛，奔豚气、惊痫，女子疝瘕。久服轻身耐老。(出自《神农本草经》)

疗各种贼风，全身关节风痛，新久者都可。(出自《名医别录》)

独活：治各种中风湿冷，奔喘逆气，皮肤苦痒，手足挛痛劳损，风毒齿痛。羌活：治贼风失音不语，手足不遂，口面歪斜，全身皮肤瘙痒。(甄权)

羌活、独活：治一切风症，筋骨拘挛，骨节酸疼，头旋目赤疼痛，五劳七伤，利五脏及伏水气。(出自《日华诸家本草》)

治风寒湿痹，酸痛不仁，诸风掉眩，颈项难伸。(李杲)

祛肾间风邪，搜肝风，泻肝气，治项强及腰脊疼痛。(王好古)

散痈疽败血。(张元素)

宣通气道，散肾经伏风，治颈项难舒，臀腿疼痛，两足痿痹，不能动移。(出自《药品化义》)

【发明】李时珍说：羌活、独活都能祛风湿，利关节，但二者气味有浓淡的差别。《素问》中说，从下而上者，引而去之。羌活、独活两药味苦辛，性温，为阴中之阳药，所以能引气上升，通达周身而散风胜湿。

## 医家名论

苏颂说：独活、羌活现在以产自蜀汉的为好。它们春天生苗叶如青麻；六月开花成丛，有黄有紫。结实时叶黄的，是夹石上所生；叶青的，是土脉中所生。《神农本草经》上说二者属同一类，现在的人以紫色而节密的为羌活，黄色而成块的是独活。大抵此物有两种，产自西蜀的，黄色，香如蜜；产自陇西的，紫色，秦陇人叫做山前独活。

李时珍说：按王贶所说，羌活须用紫色有蚕头鞭节的。独活是极大羌活有臼如鬼眼的。

**使用禁忌**

气血虚而遍身痛及阴虚下体痿弱者禁用。一切虚风类病症，都不宜使用独活。

## 形态特征

多年生高大草本。根圆柱形，棕褐色，有香气。茎中空，带紫色，光滑或稍有浅纵沟纹。叶宽卵形，另有茎生叶呈卵圆形至长椭圆形，边缘有不整齐的尖锯齿或重锯齿。花序顶生和侧生，复伞形，花白色，花瓣倒卵形。果实椭圆形。

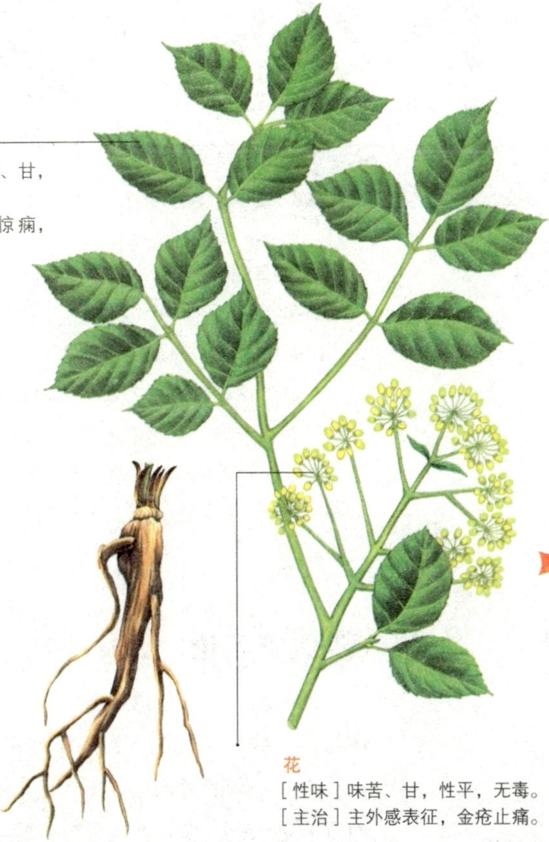

叶
[性味] 味苦、甘，性平，无毒。
[主治] 主惊痫，女子疝瘕。
花
[性味] 味苦、甘，性平，无毒。
[主治] 主外感表征，金疮止痛。


产地分布

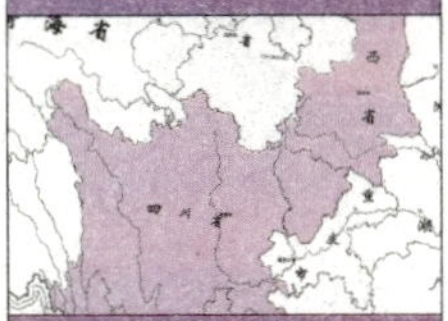

成熟周期

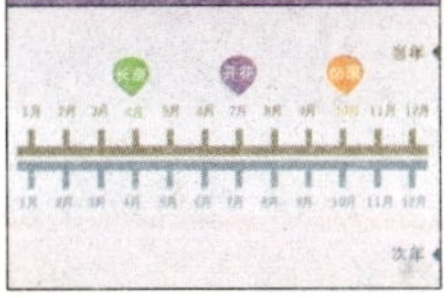

成品选鉴

表面粗糙，灰棕色，具不规则纵皱纹及横裂纹；质坚硬，断面灰黄白色。香气特异，味苦辛，微麻舌，以条粗壮、油润、香气浓者为佳。

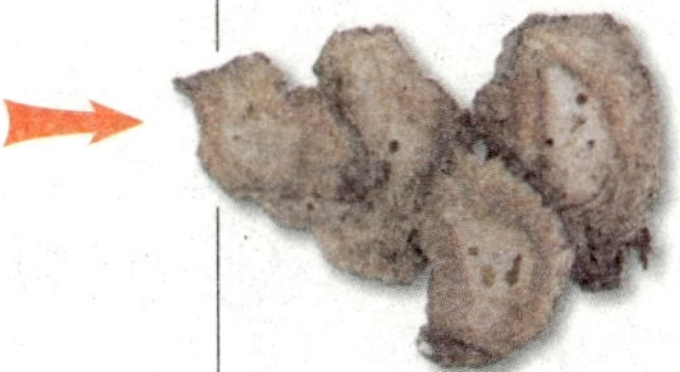

主要药用部分

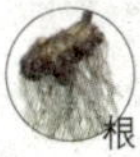
根

## 实用妙方

- **中风口噤，通风发冷，不知人事：**独活四两，加好酒一升，煎至半升饮服。
- **中风失语：**独活一两，加酒二升，煎至一升；另用大豆五合，炒至爆裂，以药酒热投，盖好。过一段时间，温服三合，不愈可再服。
- **热风瘫痪：**羌活二斤，构子一斤，共研为末，每次用酒送服方寸匕，一日三次。

### 中药趣味文化

**独活的境界**

独活为什么叫这么乖僻的名字，有人说它：『一茎直上，得风不摇曳，无风偏自动，露出渗透到骨子里的傲然，祖先们便油然生出一股爱意，将其定名为独活。意思明摆着，只配它自个儿活着。』从这个解释看来，独活作为卑微的草，是真正超凡脱俗、特立独行的。处身自然界，而不受其左右和摆布，甚至执意反其道而行之。独活的这种不慕荣华富贵，不屑功名利禄，超然了无挂碍的境界会给我们一些启示吧？

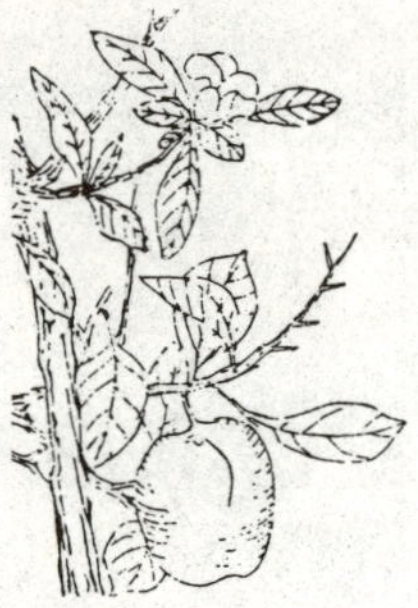

【功效】舒筋活络，和胃化湿。

## 关节酸痛，一网打尽

# 木瓜

*Chaenomeles sinensis*

果部・山果类　｜　祛风寒湿药

木瓜又名楙（音茂），素有“百益果王”之称，产于黄河以南或蜀地，营养极其丰富。它所含的蛋白分解酵素，有助于蛋白质和淀粉质的分解，对消化系统很有好处。

## 药用部分

**果实**

[修治] 李时珍说：切片晒干入药用。

[性味] 味酸，性温，无毒。

[主治] 治湿痹邪气，霍乱大吐下，转筋不止。（出自《名医别录》）

治脚气冲心，取嫩木瓜一颗，去子煎服佳。能强筋骨，下冷气，止呕逆，祛心膈痰唾，可消食，止水利后渴不止，用木瓜煎汤，取汁饮用。（陈藏器）

止吐泻奔豚，水肿冷热痢，心腹痛。（出自《日华诸家本草》）

调营卫，助谷气。（雷敩）

祛湿和胃，滋脾益肺，治腹胀善噫，心下烦痞。（王好古）

敛肺和胃，理脾伐肝，化食止渴。（出自《海药本草》）

主心痛，煎汁洗风痹。（李时珍）

主利气，散滞血，疗心痛，解热郁。（出自《食物本草》）

下冷气，强筋骨，消食，止水痢后渴不止，做饮服之。又脚气冲心，取一颗去子，煎服之，嫩者更佳。又止呕逆，心膈痰唾。（出自《本草拾遗》）

【发明】李杲说：木瓜入手、足太阴血分，气脱能收，气滞能和。

陶弘景说：木瓜最能治疗转筋。

李时珍说：木瓜所主霍乱、吐痢转筋、脚气，都是脾胃病，非肝病。肝虽主筋，但转筋由湿热、寒湿之邪伤脾胃所致，故筋转必起于足腓。腓及宗筋都属阳明。木瓜治转筋，并不是益筋，而是理脾伐肝。

## 医家名论

李时珍说：木瓜可种植，可嫁接，也可以压枝。它的叶子光而厚，果实像小瓜而有鼻。水分多味不木的是木瓜。比木瓜小而圆，味木而涩的是木桃。像木瓜而无鼻，比木桃大，味涩的是木李，也叫木梨。木瓜的鼻是花脱外，并不是脐蒂。木瓜性脆，可蜜渍为果脯。将木瓜去子蒸烂，捣成泥加蜜与姜煎煮，冬天饮用尤其好。木桃、木李质坚，可与蜜同煎或制成糕点食用。

**使用禁忌**

下部腰膝无力，由于精血虚、真阴不足者不宜用。伤食脾胃未虚、积滞多者，不宜用。不可多食，损齿及骨。

## 形态特征

落叶灌木，高约2米，枝直立，小枝圆柱形，紫褐色或黑褐色。叶片卵形至椭圆形，少量长椭圆形，边缘有尖锐锯齿。花先叶开放，花瓣倒卵形或近圆形，红色，少量淡红色或白色。果实球形或卵球形，黄色或带黄绿色，有稀疏不明显斑点，味芳香。

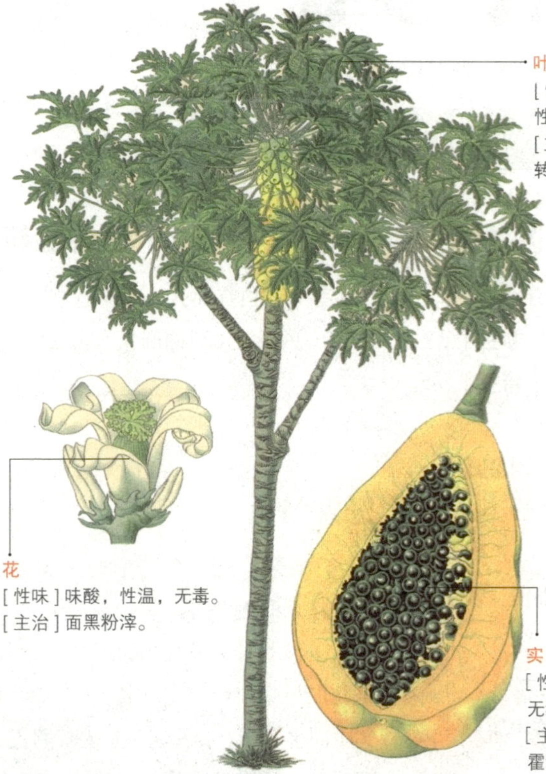
叶
[ 性味 ] 味酸、涩，性温，无毒。
[ 主治 ] 霍乱吐下，转筋，脚气。
花
[ 性味 ] 味酸，性温，无毒。
[ 主治 ] 面黑粉滓。
实
[ 性味 ] 味酸，性温，无毒。
[ 主治 ] 治湿痹邪气，霍乱大吐下，转筋不止。

### 产地分布

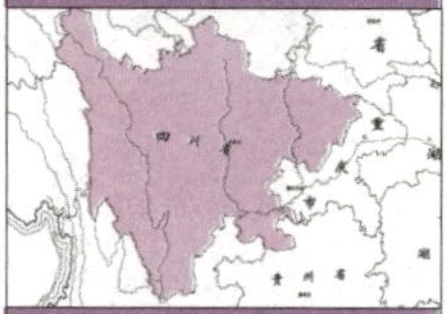

### 成熟周期

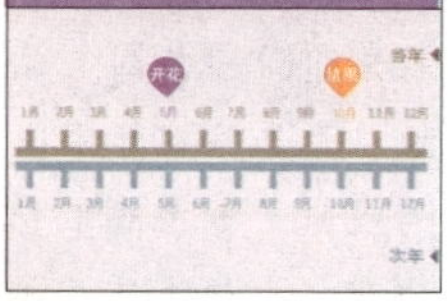

### 成品选鉴

果实长椭圆形或瓠形，表面黄棕色或深黄色，果皮肉质，有白色浆汁。种子多数，椭圆形，外包有多浆、淡黄色的假种皮。

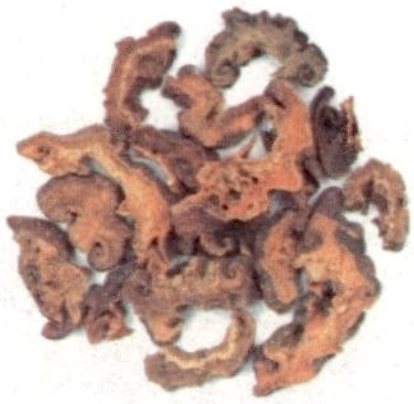

### 主要药用部分

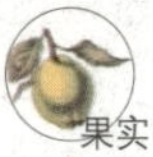
果实

## 实用妙方

- **治脚筋挛痛**：木瓜数枚，加酒、水各半，煮烂，捣成膏状，趁热贴于痛处，外用棉花包好，冷后即换。每天换药三五次。
- **治霍乱吐泻，转筋**：木瓜一两，酒一升，煮汁饮服。不喝酒的可直接用水煎煮，取汁饮用。
- **治小儿泻痢**：将木瓜捣烂，取汁饮用。

### 中药趣味文化

**木瓜的故事**

春秋时，诸侯争霸，战乱纷起。当时狄国比邻近的卫国强大，狄国君率兵攻打卫国，卫国大败。卫国君沿通粮河道而逃，被齐桓公相救。齐桓公非但没有落井下石，反而好生款待他，并送给他很多车马器服，还给他一块封地。卫国人听说这件事之后，十分感激齐桓公的仁德，于是作歌曰：『投我以木瓜，报之以琼琚。』实际上，以当时卫国的国力，根本无力以报，只是表示永远与齐国相好之意。故卫国与齐国结成联盟。

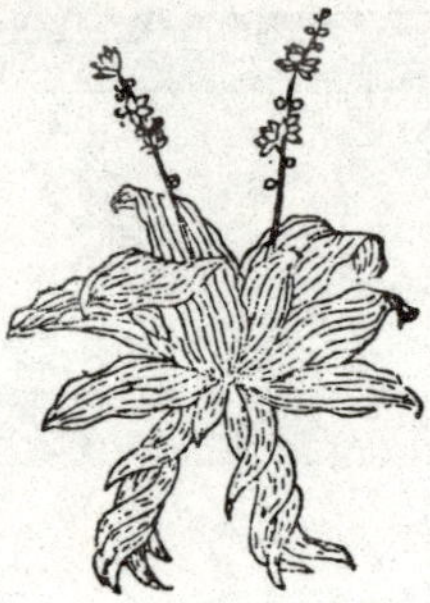

【功效】祛风湿，清湿热，止痹痛。

筋脉不痉挛，手脚更灵活

# 秦艽

*Gentiana macrophylla Pall*

草部·山草类 | 祛风湿热药

又名：秦糺、秦爪。苏敬说，秦艽俗作秦胶，本名秦糺。李时珍说，秦艽产自秦中，以根呈罗纹交纠的质优，故名秦艽、秦糺。

## 药用部分

**秦艽根**

[性味] 味苦，性平，无毒。

[主治] 主寒热邪气，寒湿风痹，关节疼痛，能逐水利小便。(出自《神农本草经》)

疗新久风邪，筋脉拘挛。(出自《名医别录》)

治肺痨骨蒸、疳症及流行疾病。(出自《日华诸家本草》)

加牛奶冲服，利大小便，又可疗酒黄、黄疸，解酒毒，祛头风。(甄权)

治口噤，肠风泻血。(出自《医学启源》)

除阳明风湿，及手足不遂，治口噤牙痛口疮，肠风泻血，能养血荣筋。(张元素)

祛阳明经风湿痹，仍治口疮毒。(出自《珍珠囊》)

泄热益胆气。(王好古)

疗酒黄，黄疸。(出自《四声本草》)

治胃热虚劳发热。(李时珍)

养血荣筋，治中风手足不遂者，去手足阳明下牙痛。(出自《主治秘要》)

长于养血，能退热舒筋。入胃祛湿热，故利小便而愈黄疸。(出自《本草徵要》)

【发明】李时珍说：秦艽是手、足阳明经主药，兼入肝胆二经，所以手足活动不利，黄疸烦渴之类的病症须用，取其祛阳明湿热的作用。阳明经有湿，则身体酸疼烦热；有热，则出现日晡潮热、骨蒸。所以《圣惠方》治疗急劳烦热，身体酸疼，用秦艽、柴胡各一两，甘草五钱，共研为末，每次用白开水调服三钱。治小儿骨蒸潮热，食少瘦弱，用秦艽、炙甘草各一两，每用一至二钱，水煎服。钱乙治此症时加薄荷叶五钱。

## 医家名论

《名医别录》载：秦艽生长在飞鸟山谷，二月、八月采根晒干。

陶弘景说：秦艽现在出自甘松、龙洞、蚕陵一带，以根呈罗纹相交且长大、色黄白的为好。其中间多含土，使用时须破开，将泥去掉。

苏颂说：现在河陕郡州大多都有秦艽。它的根为土黄色而相互交纠，长一尺多，粗细不等。枝干高五六寸，叶婆娑，连茎梗均是青色，如莴苣叶。秦艽在六月中旬开紫色花，似葛花，当月结子，于每年的春、秋季采根阴干。

**使用禁忌**

久病而身体虚弱者忌服。病人如有大便溏稀则不宜选用秦艽，否则会加重腹泻，出现不良反应。

## 形态特征

多年生草本，高 40 厘米～60 厘米。根强直。茎直立或斜上，圆柱形，光滑无毛。叶披针形或长圆状披针形。花轮状丛生，花冠筒状，深蓝紫色。蒴果长圆形。种子椭圆形，褐色，有光泽。

花

[ 性味 ] 味苦，性平，无毒。

[ 主治 ] 泄热益胆气。

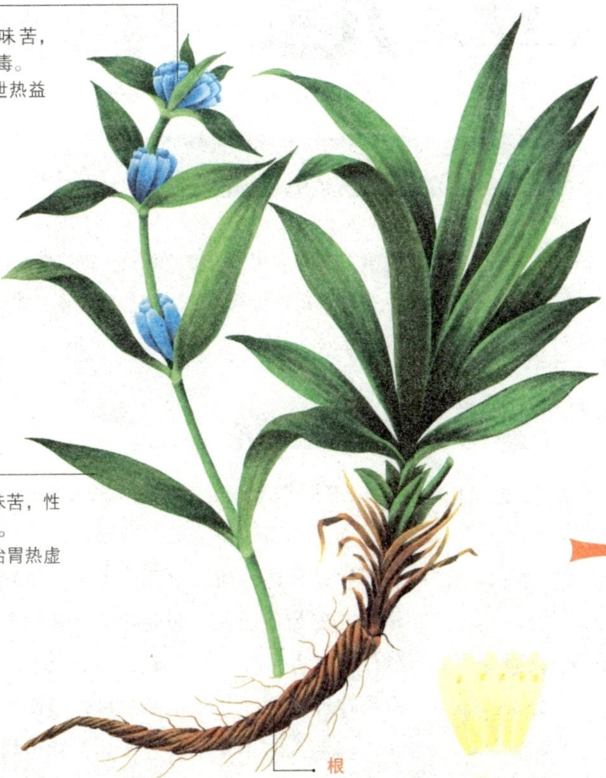

叶

[ 性味 ] 味苦，性平，无毒。

[ 主治 ] 治胃热虚劳发热。

根

[ 性味 ] 味苦，性平，无毒。

[ 主治 ] 主寒热邪气，寒湿风痹，关节疼痛。

产地分布

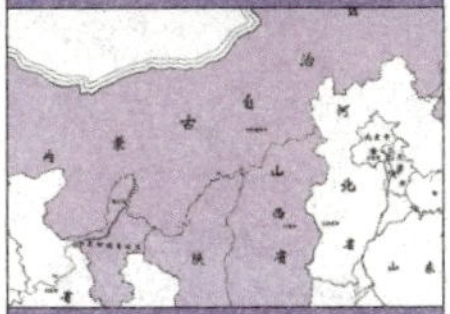

成熟周期

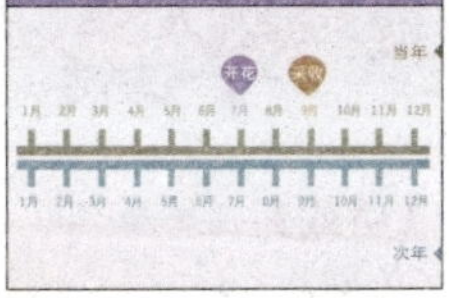


成品选鉴

表面灰黄色至黄棕色，有纵向扭曲的沟纹。皮部黄色或黄棕色，木部土黄色至黄色，质硬脆，易折断，断面柔润，味苦涩。

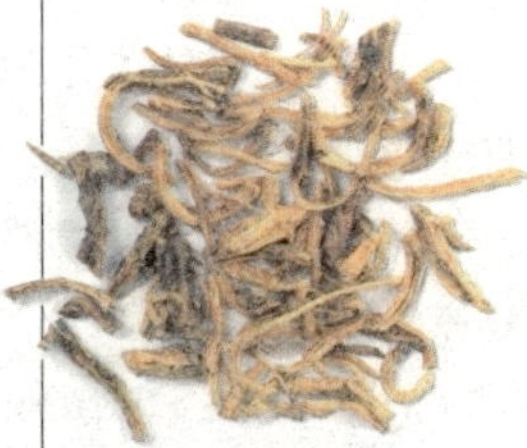

主要药用部分

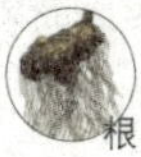

根

## 实用妙方

• **暴泻口渴引饮**：秦艽二两、炙甘草半两，每服三钱，水煎服。

• **伤寒烦热口渴**：秦艽一两，牛乳一大盏，煎至六分，分作两次服。

• **胎动不安**：秦艽、炙甘草、炒鹿角胶各半两，共研末。每次用三钱，加水一大盏、糯米五十粒，煎服。又方：用秦艽、炒阿胶、艾叶等份，煎服方法同上。

### 中药趣味文化

**长在高原的『天山龙胆』**

秦艽最初记载于《神农本草经》，『秦艽出秦中，以根作罗纹相交者为佳，故名秦艽、秦纠』。有大叶秦艽、麻花秦艽、粗茎秦艽或小秦艽四种，分布于高海拔地区，气候冷凉、雨量较多、日照充足的高山地区，多生长在土层深厚、土壤肥沃、富含腐殖质的山坡草丛中，因此被称为『天山龙胆』。以出产在青海的品质为最佳。现在秦艽在国家重点保护的药用植物物种中被列为国家三级重点保护植物。

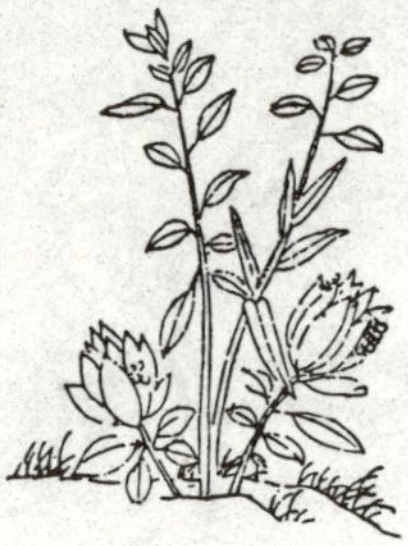

【功效】温中燥湿，行气健脾，温胃止呕。

健脾消食的调味佳品

# 豆蔻

*Alpinia katsumadai Hayat*

草部·芳草类　化湿药

又名：草豆蔻、漏蔻、草果。草豆蔻是针对肉豆蔻而命名。作为果品味道不好，前人就将其编入果部。《金光明经》三十二品香药中称豆蔻为苏泣迷罗。

## 药用部分

**豆蔻仁**

[性味]味辛、涩，性温，无毒。

[主治]能温中，治疗心腹痛，止呕吐，除口臭。(出自《名医别录》)

下气，止霍乱，主一切冷气，消酒毒。(出自《开宝本草》)

能调中补胃，健脾消食，祛寒，治心、胃疼痛。(李杲)

治疗瘴疠寒疟，伤暑吐下泄痢，噎膈反胃，痞满吐酸，痰饮积聚，妇人恶阻带下，除寒燥湿，开郁破气，杀鱼肉毒。制丹砂。(李时珍)

散滞气，消膈上痰。(朱震亨)

益脾胃、祛寒，又治客寒心胃痛。(出自《珍珠囊》)

补脾胃，磨积滞，调散冷气甚速，虚弱不能饮食者最宜，兼解酒毒。(出自《本草原始》)

**豆蔻花**

[性味]味辛，性热，无毒。

[主治]主降气，止呕逆，除霍乱，调中焦，补胃气，消酒毒。(出自《日华诸家本草》)

【发明】李时珍说：豆蔻治病，取其辛热浮散，能入太阴、阳明经，有除寒燥湿，开郁消食的作用。南方多潮湿、雾瘴，饮食多酸咸，脾胃易患寒湿郁滞之病，所以食物中必用豆蔻。这与当地的气候相适应。但过多食用也会助脾热，伤肺气及损目。也有人说：豆蔻与知母同用，治瘴疟寒热，取一阴一阳无偏胜之害。那是因为草果治太阴独胜之寒，知母治阳明独胜之火。

## 医家名论

《名医别录》载：豆蔻生长在南海。

李时珍说：草豆蔻、草果虽是一物，但略有不同，今建宁所产豆蔻，大小如龙眼而形状稍长，皮为黄白色，薄而棱尖。其仁大小如缩砂仁而辛香气和。滇、广所产草果，大小如诃子，皮黑厚而棱密。其子粗而辛臭，很像斑蝥的气味，当地人常用来做茶及作为食物佐料。广东人将生草蔻放入梅汁中，用盐渍让其泛红，然后在烈日下晒干，放入酒中，名红盐草果。南方还有一种火杨梅，有人用它来伪充草豆蔻。它的形态圆而粗，气味辛猛而不温和，人们也经常使用。也有人说那即山姜实，不可不辨。

《唐本草》载：豆蔻，嫩苗似山姜，花黄白色，根和子都像杜若。

**使用禁忌**

阴虚内热，或胃火偏盛，口干口渴，大便燥结者忌食；干燥综合征及糖尿病人忌食。

## 形态特征

多年生草本，株高1.5米～3米。叶片狭椭圆形或线状披针形。花序顶生，直立，花冠白色，边缘有缺刻，前部有红色或红黑色条纹，后部有淡紫红色斑点。蒴果近圆形，外被粗毛，熟时黄色。

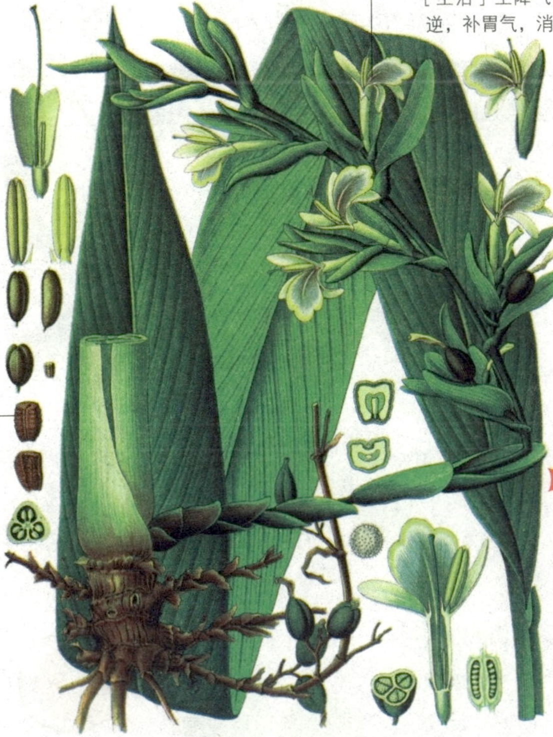

花
［性味］味辛，性热，无毒。
［主治］主降气，止呕逆，补胃气，消酒毒。

仁
［性味］味辛、涩，性温，无毒。
［主治］能温中，治疗心腹痛，止呕吐，除口臭。

### 产地分布

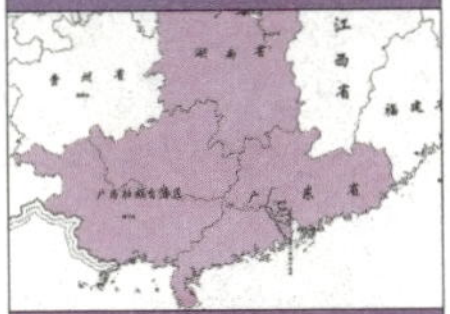

### 成熟周期

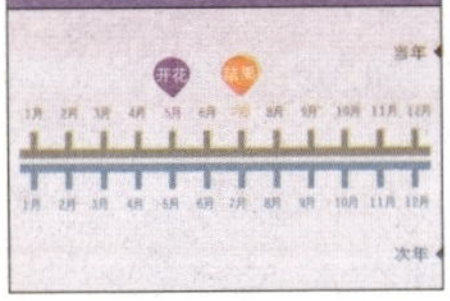


### 成品选鉴

种子椭圆形，表面灰棕色或黄棕色，内有黄白色隔膜分隔。质硬，断面乳白色。气芳香，味辛辣。以个大、饱满、质结实、气味浓者为佳。

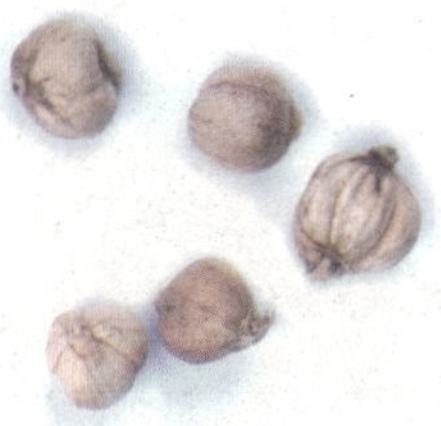

主要药用部分

果实

## 实用妙方

• **心腹胀满，短气：**用草豆蔻一两，去皮研为末，用木瓜生姜汤调服半钱。

• **胃弱呕逆不食：**用草豆蔻仁二枚、高良姜半两，加水一盏，煮取汁，再加生姜汁半合，与白面调和后做成面片，在羊肉汤中煮熟，空腹食用。

• **虚疟自汗不止：**用草果一枚，面裹煨熟后，连面同研细，加平胃散二钱，水煎服。

## 中药趣味文化

### 豆蔻的文学象征

我国古诗文中，常用豆蔻来比喻少女。姜夔在《扬州慢》词中说：『纵豆蔻词工，青楼梦好，难赋深情。』杜牧有《赠别》一诗，云：『娉娉袅袅十三余，豆蔻梢头二月初。春风十里扬州路，卷上珠帘总不如。』此诗作于杜牧『落魄扬州』之时，当时他郁郁不得志，百无聊赖，写下此诗赠给一位歌伎。诗中的『十三余』指出这个歌伎是十三四岁的少女，一如豆蔻的含苞待放，这个比喻十分确切生动。

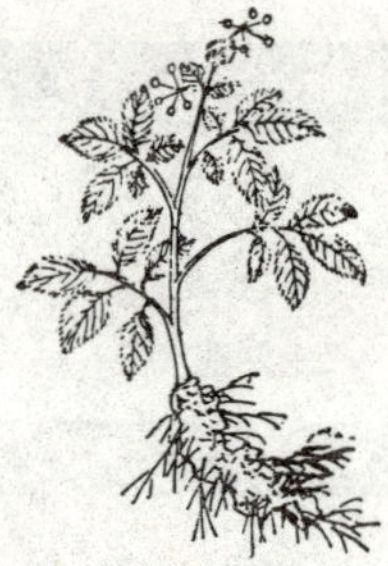

【功效】健脾益气，燥湿利水，止汗安胎。

筋骨无力，从此远离

# 苍术

*Atractylodes lancea*

草部·山草类　化湿药

又名：赤术、山精、仙术、山蓟。《异术》中说术是山之精，服后可长寿延年，所以有山精、仙术的名字。术有赤、白两种，主治相似，但性味、止汗、发汗不同。

## 药用部分

### 苍术根

[修治]《日华诸家本草》载：术须用米泔水浸泡一夜，才能入药。

寇宗奭说：苍术辛烈，必须用米泔水浸洗，再换米泔水泡两天，去掉粗皮入药用。

李时珍说：苍术性燥，所以用糯米泔水浸泡去油，切片焙干用。也有人用芝麻炒过，以此来制约它的燥性。

[性味]味苦，性温，无毒。

李时珍说：白术味甘微苦，性温和缓；赤术味甘而辛烈，性温燥烈，可升可降，属阴中阳药，入足太阴、阳明，手太阴、阳明、太阳经。禁忌同白术。

[主治]治风寒湿痹，死肌痉疸。久服可轻身延年。（出自《神农本草经》）

主头痛，能消痰涎，除皮间风水结肿，除心下痞满及霍乱吐泻不止，能明胃助消化。（出自《名医别录》）

治麻风顽痹，胸腹胀痛，水肿胀满，能除寒热，止呕逆下泄冷痢。（甄权）

疗筋骨无力，癥痞块，山岚瘴气温疟。（出自《日华诸家本草》）

明目，暖肾脏。（刘完素）

能健胃安脾，诸湿肿非此不能除。（出自《珍珠囊》）

除湿发汗，健胃安脾，为治痿证要药。（李杲）

散风益气，解各种郁证。（朱震亨）

止水泻飧泄，伤食暑泻，脾湿下血。（出自《本草求原》）

治湿痰留饮，脾湿下流，浊沥带下，滑泻及肠风便溏。（李时珍）

### 术苗

[主治]作茶饮很香，能去水，也能止自汗。（陶弘景）

【发明】张元素说：苍术与白术的主治相同，但苍术比白术气重而体沉。如果除上湿发汗，功效最大；如补中焦，除脾胃湿，药效不如白术。

## 医家名论

李时珍说：苍术也就是山蓟，各处山中都有生长。苗高二三尺，叶抱茎生长，枝梢间的叶似棠梨叶，离地面近的叶，有三五个叉，都有锯齿样的小刺，根像老姜色苍黑，肉白有油脂。

**使用禁忌**

故阴虚内热，气虚多汗者忌用。

## 形态特征

多年生草本，高 30 厘米 ~ 80 厘米。根茎粗大不整齐。茎单一，圆有纵棱，上部稍有分枝。叶互生，革质，上面深绿，下面稍带白粉状。头状花序顶生，花冠管状，白色，有时稍带红紫色。瘦果长圆形，被棕黄色柔毛。

产地分布

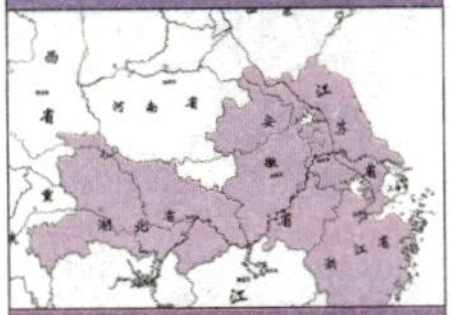

成熟周期

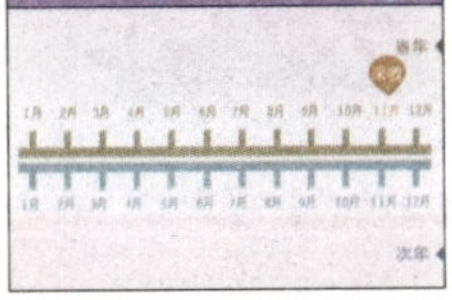

叶

［性味］味甘，性温，无毒。

［主治］治风寒湿痹等，死肌痉疸。

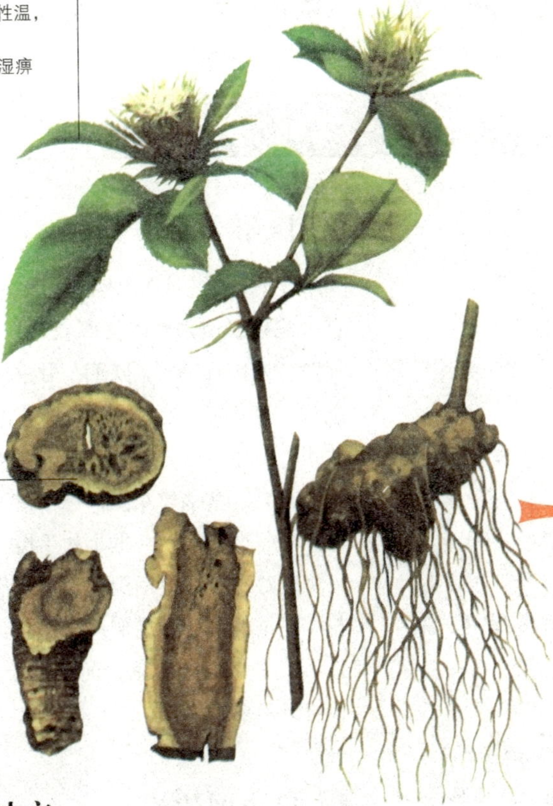

根

［性味］味甘，性温，无毒。

［主治］能止汗、消食、除热。

成品选鉴

表面灰棕色，有皱纹、横曲纹。质坚实，断面黄白色或灰白色，散有多数橙黄色或棕红色油室。气香特异，味微甘、辛、苦。

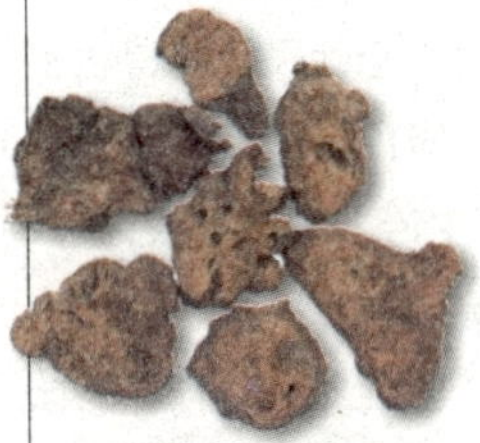

主要药用部分

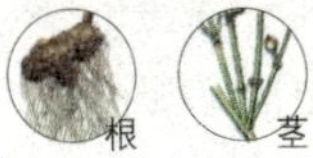


## 实用妙方

• 交感丹，补虚损，固精气，乌须发，久服可治不孕症：茅山苍术刮净一斤，分成四份，用酒、醋、米泔水、盐汤各浸七天，晒干研末，川椒红、小茴香各四两，炒后研末，陈米糊调和做成如梧桐子大的丸子，每次空腹用温酒送服四十九。

• 脾湿水泻，困弱无力，水谷不化，腹痛严重的：苍术二两、白芍药一两、黄芩半两、淡桂二钱，混合后，每取一两，加水一盏半，煎取一盏，温服。如脉弦，头微痛，则减去芍药，加防风二两。

### 中药趣味文化

#### 苍术的由来

相传茅山观音庵有个老尼姑，医术高明，却贪财吝啬。凡来看病的，若是没有钱就绝不救治。一次，一个患了吐泻重症的穷人来求医，被老尼姑赶了出去。庵里有个小尼姑，不满老尼姑的行为，可是她不懂医道，看老尼姑用一把药草医好过患吐泻病的人，就依样画葫芦，治好了那个穷人。后来，小尼姑离开了观音庵，继续用这种药草给人治病，她发现这种药草有点像白术，不过开白花，根苍黑，便将其唤作『苍术』。

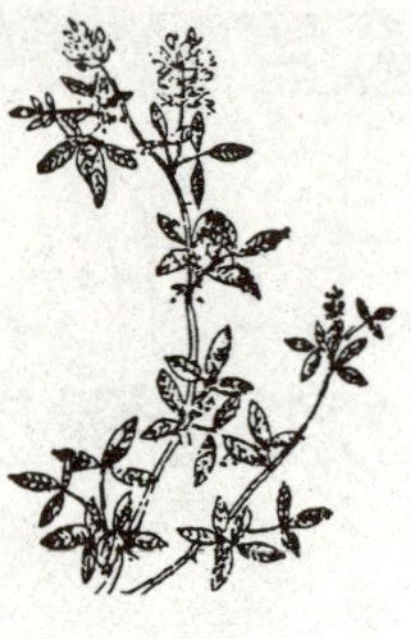

【功效】清脾胃、利大小肠、下膀胱结石。

利五脏、通小便的盘中美味

# 苜蓿

*Medicago sativa Linn*

菜部·柔滑类　利水消肿药

又名：木粟、光风草，原出自古时候的大宛，在今天的乌兹别克斯坦境内。西汉时，张骞出使西域带回了很多当时中原没有的动植物，苜蓿就是其中之一。

## 药用部分

**苜蓿全株**

[性味]味苦、涩，性平，无毒。

孟诜说：性凉，少吃为好。多吃会令冷气入筋中，使人瘦。

李廷飞说：苜蓿不可与蜜同吃，否则会使人腹泻。

[主治]安中利人，可以长期食用。(出自《名医别录》)

利五脏，轻身健体，祛脾胃间邪热，通小肠诸恶热毒，煮和酱食，也可煮成羹吃。(孟诜)

利大、小肠。(寇宗奭)

把苜蓿晒干食用，对人有益。(苏颂)

祛腹藏邪气，脾胃间热气，通小肠。(出自《日华诸家本草》)

利大小肠。(出自《本草衍义》)

治尿酸性膀胱结石。(出自《现代实用中药》)

**苜蓿根**

[性味]性寒，无毒。

[主治]治疗热病烦闷，眼睛发黄，小便黄，酒疸，取苜蓿根捣汁服一升，让人呕吐后即愈。(苏恭)

捣取汁煎服，治疗砂石淋痛。(李时珍)

主热病烦满，目黄赤，小便黄，酒疸，捣汁服一升，令人吐利即愈。(出自《唐本草》)

## 医家名论

李时珍说：《西京杂记》上说，苜蓿原出自大宛，汉使张骞出使西域才将其带回中原。现在各处田野都有，陕西、甘肃一带的人也有栽种。苜蓿每年自生自发。割它的苗可做蔬菜食用，一年可割三次。苜蓿二月生新苗，一棵有数十茎，茎很像灰蓼。一个枝丫上有三片叶子，叶子像决明叶，但小如手指尖，有像碧玉一样的绿色。入夏后到秋天，苜蓿开黄色的小花。它结的荚为圆扁形，周围有刺，结的荚非常多，老了则为黑色。荚内有米，可以做饭，也可以用来酿酒。

## 苜蓿的历史

西汉时，张骞两次出使西域，加强了内地同西域之间的经济文化交流，也带回了很多当时中原没有的植物品种。苜蓿就是在这个时候开始传入中原地区的。陶弘景的《名医别录》中记载，苜蓿又叫金花菜，属豆科植物。各地有野生，亦有栽培。江苏苏州等地将其嫩苗腌作菜蔬。

**使用禁忌**

因属渗利之品，故不宜久食多食。尿路结石、大便溏薄者慎食。

## 形态特征

主根长，多分枝。茎通常直立，近无毛。复叶有3小叶，小叶倒卵形或倒披针形，顶端圆，中肋稍凸出，上半部叶有锯齿，基部狭楔形；托叶狭披针形，全缘。总状花序腋生，花紫色。荚果螺旋形，无刺，顶端有尖瞩咀。

产地分布

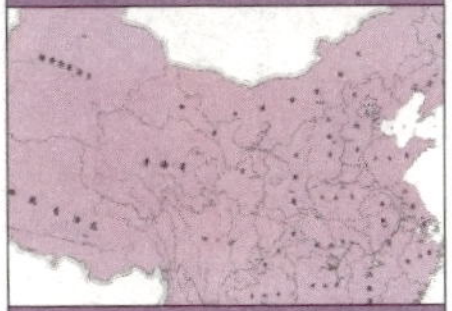

成熟周期

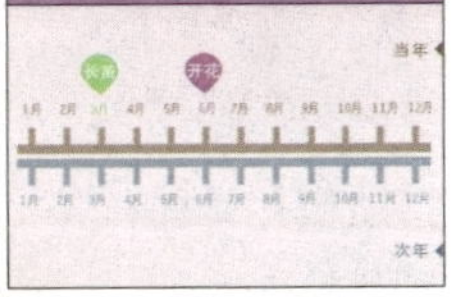


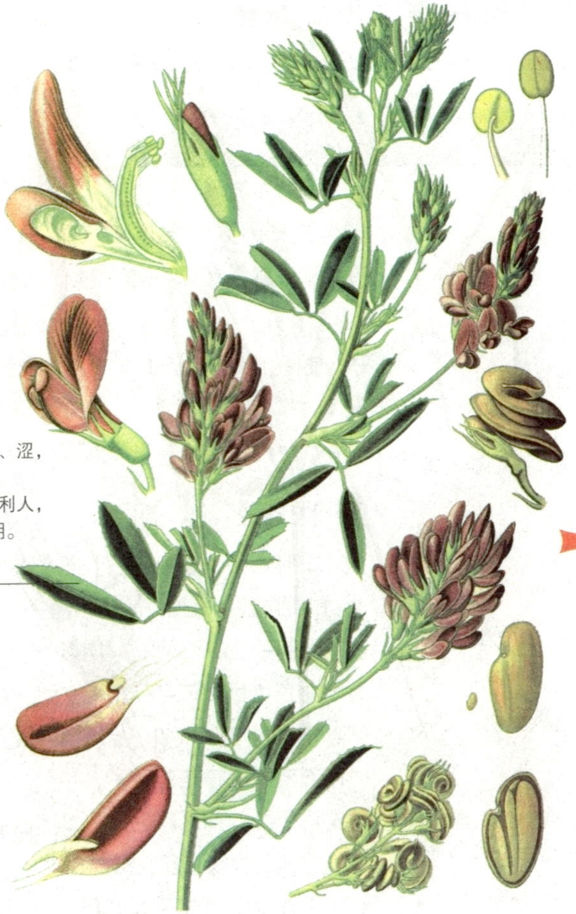

叶
[ 性味 ] 味苦、涩，性平，无毒。
[ 主治 ] 安中利人，可以长期食用。

成品选鉴

茎光滑，多分枝，小叶片倒卵状长圆形，花冠紫色。荚果螺旋形，稍有毛，黑褐色，不开裂，种子黄褐色。

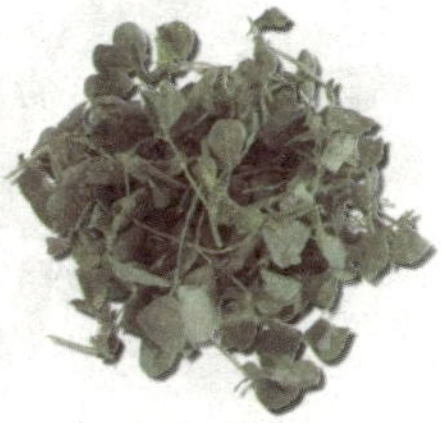

主要药用部分

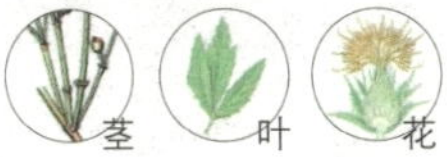


## 实用妙方

- **治膀胱结石：**鲜南苜蓿三至五两，捣汁服。
- **治浮肿：**苜蓿叶五钱（研末），豆腐一块，猪油三两。炖熟一次服下，连续服用。

### 中药趣味文化

**苜蓿芽，健康的美味**

苜蓿芽是一种低热量且营养丰富的天然碱性食物，可帮助荤食者中和体内血液的酸性。而且还含有丰富的膳食纤维，仅有很少的糖类，热量非常低，是一种高纤维低卡路里的极佳减肥食物。但是不能将苜蓿芽当成减肥过程中三餐的主食，这会破坏饮食的均衡。经常食用苜蓿芽，能消除身体疲劳、便秘、指甲脆弱等症状。苜蓿芽可以生吃或做三明治，日本人则把它和海苔一起做成苜蓿芽寿司，也是不可多得的美味。

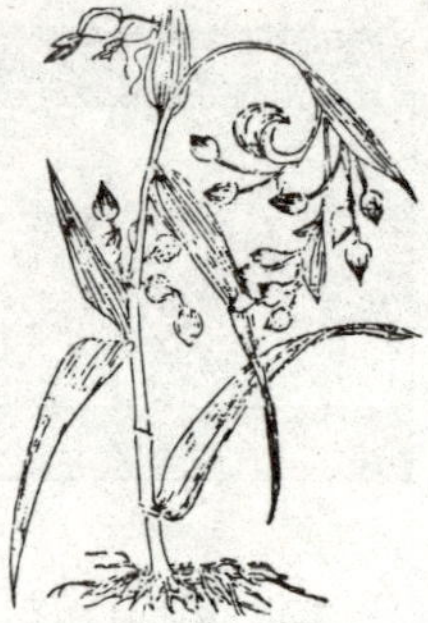

【功效】健脾利湿，清热排脓。

营养价值最高的谷物

# 薏苡

*Coix lacroyma-jobi L. var. ma-yuen (Roman.) Stapf*

谷部·稷粟类　利水消肿药

又名：解蠡、芑实、（音感）米、回回米、薏珠子。薏苡仁是我国传统的食品资源之一，可做成粥、饭和各种面食，还具有一定的抑菌、抗病毒功效。

## 药用部分

### 薏苡仁

［修治］雷敩说：使用时，每一两加糯米一两，同炒熟，去糯米用。也有的用盐汤煮过用。

［性味］味甘，性微寒，无毒。

［主治］主筋急拘挛、不能屈伸，风湿久痹，可降气。（出自《神农本草经》）

除筋骨麻木，利肠胃，消水肿，使人开胃。（出自《名医别录》）

煮饭或做面食，可充饥。将它煮粥喝，能解渴，杀蛔虫。（陈藏器）

治肺痿、肺气，消脓血，止咳嗽流涕、气喘。将它煎服，能解毒肿。（甄权）

可治干湿脚气。（孟诜）

健脾益胃，补肺清热，祛风胜湿。做饭食，治冷气。煎饮，利小便热淋。（李时珍）

### 薏苡根

［性味］味甘，性微寒。无毒。

［主治］除肠虫。（出自《神农本草经》）

煮汁糜服，很香，驱蛔虫。（陶弘景）

煮服，可堕胎。（陈藏器）

治疗心急腹胀，胸胁痛，将薏苡根锉破后煮成浓汁服下三升即可。（苏颂）

捣汁和酒服用，能治黄疸。（李时珍）

### 薏苡叶

［主治］煎水饮，味道清香，益中空膈。（苏颂）

暑天煎服，能暖胃益气血。初生小儿用薏苡叶来洗浴，有益。（李时珍）

【发明】李时珍说：薏苡仁属土，为阳明经的药物，所以能健脾益胃。虚则补其母，所以肺痿、肺痈用之。筋骨之病，以治阳明为本，所以拘挛急风痹者用之。土能胜水除湿，所以泄痢水肿用它。

## 医家名论

李时珍说：薏苡二三月间老根生苗，叶子像初生的芭茅。五六月间抽出茎秆，开花结实。薏苡有两种。一种黏牙，实尖而壳薄，是薏苡。其米白色像糯米，可以用来煮粥、做饭及磨成面食用，也可以和米一起酿酒。还有一种实圆壳厚而坚硬的，是菩提子。其很少，但可以将它穿成念经的佛珠。它们的根都是白色，大小如汤匙柄，根须相互交结，味甜。

苏颂说：薏苡到处都有，春天生苗茎，高三四尺。叶像黍叶，开红白色花，作穗，五六月结实，为青白色，形如珠子而稍长，所以称为薏珠子。小孩常用线将珠穿成串当玩具。九月、十月采其实。

**使用禁忌**

薏仁会使身体冷虚，虚寒体质的人不适宜长期食用，孕妇和经期女性应该避免食用。另外汗少、便秘者不宜食用。

## 形态特征

茎直立粗壮，节间中空，基部节上生根。叶鞘光滑，与叶片间具白色薄膜状的叶舌，叶片长披针形，先端渐尖，基部稍鞘状包茎，中脉明显。颖果成熟时，外面的总苞坚硬，呈椭圆形。种皮红色或淡黄色，种仁卵形。

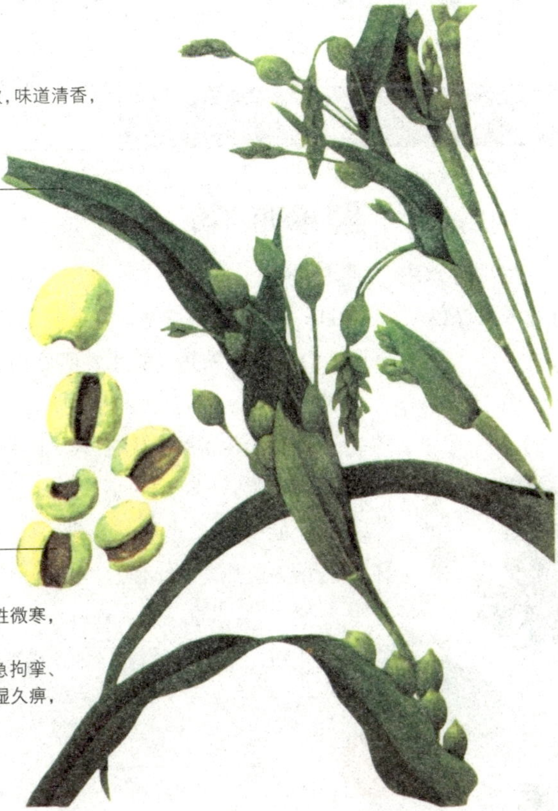

叶

[主治] 煎水饮，味道清香，益中空膈。

仁

[性味] 味甘，性微寒，无毒。

[主治] 主筋急拘挛、不能屈伸，风湿久痹，可降气。

产地分布

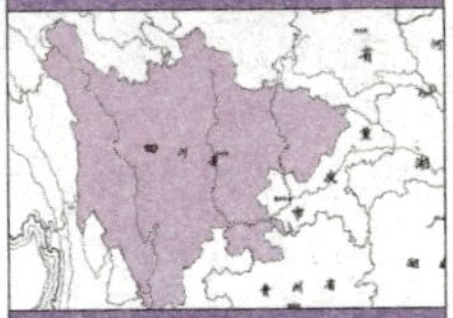

成熟周期

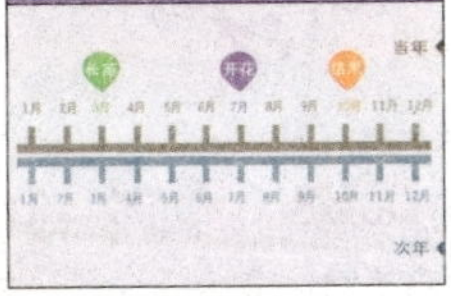

成品选鉴

种仁宽卵形或长椭圆形，表面乳白色，气微，味微甜。以粒大充实、色白、无皮碎者为佳。

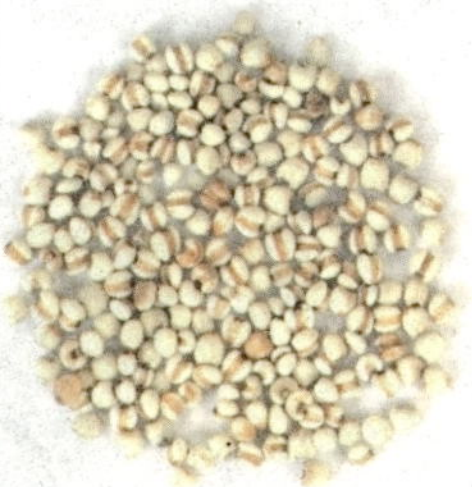

主要药用部分

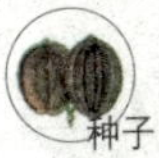

种子

## 实用妙方

- **风湿身疼，用麻黄杏仁薏苡仁汤：**麻黄三两，杏仁二十枚，甘草、薏苡仁各一两，加水四升，煮成二升，分两次服。
- **水肿喘急：**郁李仁三两，研细，以水滤汁，煮薏苡仁饭，一天吃两次。
- **肺痿咳吐脓血：**薏苡仁十两，捣破，加水三升煎成一升，加酒少许服下。

### 中药趣味文化

**成语『薏苡明珠』**

成语『薏苡明珠』指无端受人诽谤而蒙冤。它来源于一段历史故事：东汉名将马援（伏波将军）领兵到南疆打仗，军中士卒病者甚多。当地民间多用薏苡治瘴，马援用此法后果然疗效显著。平定南疆凯旋时，他带回几车薏苡药种。谁知马援死后，朝中有人诬告他带回来的几车薏苡，是搜刮来的大量明珠。这一事件，朝野都认为是一宗冤案，故把它说是『薏苡之谤』。白居易也曾写有『薏苡谗忧马伏波』的诗句。

## 消除浮肿，还你本来面目

# 泽漆

*Euphorbia helioscopia*

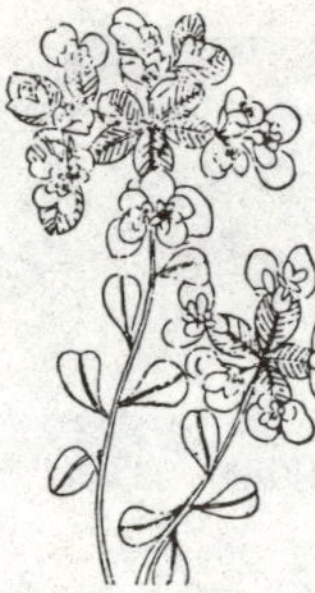

【功效】行水消肿，化痰止咳，解毒杀虫。

草部·毒草类　　利水消肿药

又名：漆茎、猫儿眼睛草、绿叶绿花草、五凤草。它的叶子圆而呈黄绿色，像猫的眼睛，所以叫猫儿眼睛草。一般长在江河、沼泽等湿润地带。

### 形态特征

茎丛生，上部淡绿色，叶片倒卵形或匙形，有缺刻或细锯齿，两面深绿色或灰绿色。

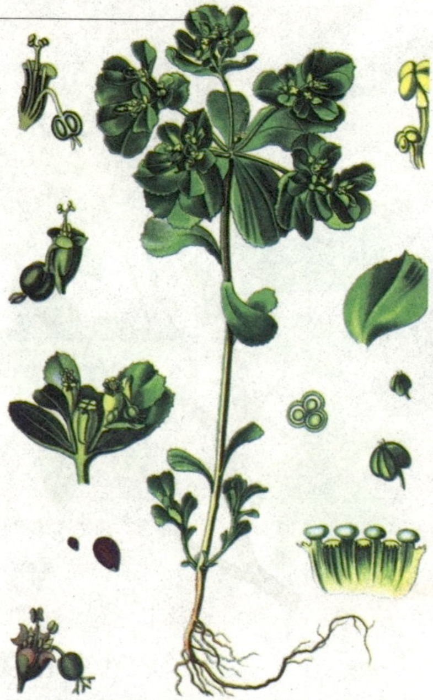


### 药用部分

茎、叶

[性味]味苦，性微寒，无毒。

[主治]主皮肤热，腹水，四肢面目浮肿，男子阴气不足。（出自《神农本草经》）

能利大、小肠。（出自《名医别录》）

主蛊毒。（苏恭）

止疟疾，消痰退热。（出自《日华诸家本草》）

治人肌热，利小便。（甄权）

逐水。（出自《唐本草》）

止咳，杀虫。（出自《本草备要》）

成品选鉴

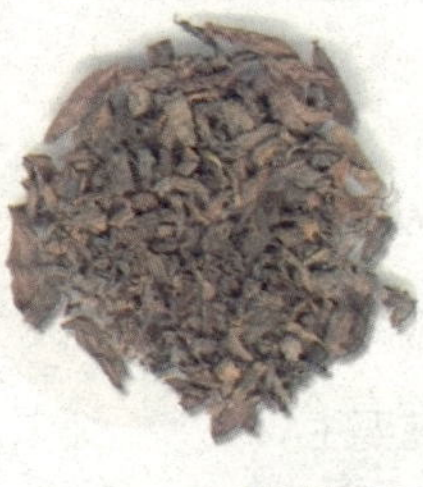

茎光滑，表面黄绿色，基部呈紫红色，具纵纹，质脆。气酸而特异，味淡。以茎粗壮、黄绿色者为佳。

主要药用部分

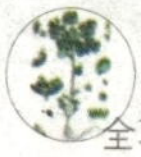


### 实用妙方

- **咳嗽上气、脉沉，用泽漆汤：** 泽漆三斤，加水五斗，煮取一斗五升，去渣，再加入半夏半升，紫参、白前、生姜各五两，甘草、黄芩、人参、桂心各三两，最后煎成药汁五升。每次服五合，一天三次。

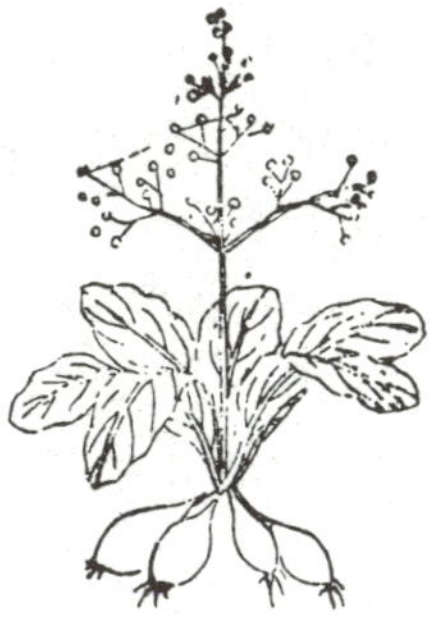

【功效】利小便，清湿热。

清湿热，利小便，消水肿

# 泽泻

*Alisma orientalis*

草部·水草类　利水消肿药

又名：水泻、鹄泻、及泻、芒芋、禹孙。除去水患叫泻，如泽水之泻。因禹能治水，所以称泽泻为禹孙。多生长在浅水中，以其根入药，汉中产的最佳。

## 形态特征

沉水叶条形或披针形，挺水叶宽披针形、椭圆形至卵形。花丛自叶丛中生出，白色。

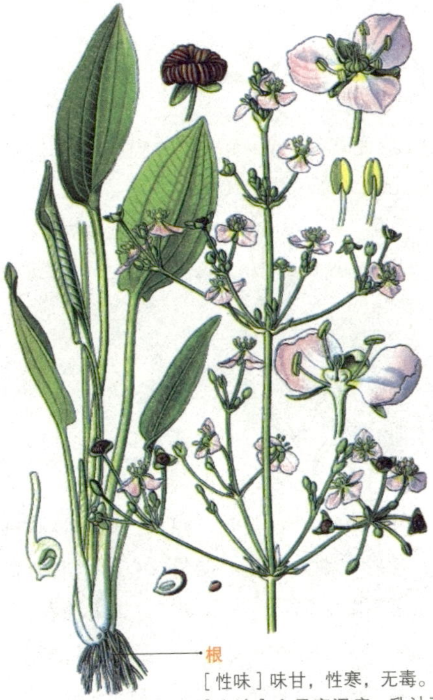


## 药用部分

**泽泻根**

[**性味**]味甘，性寒，无毒。

[**主治**]主风寒湿痹，乳汁不通，能养五脏，益气力，使人肥健，可消水。（出自《神农本草经》）

利水，治心下水痞。（李杲）

渗湿热，行痰饮，止呕吐泻痢，疝痛脚气。（李时珍）

【发明】张元素说：泽泻是除湿的圣药，入肾经，治小便淋沥，祛阴部潮湿。无此疾服之，令人目盲。

成品选鉴

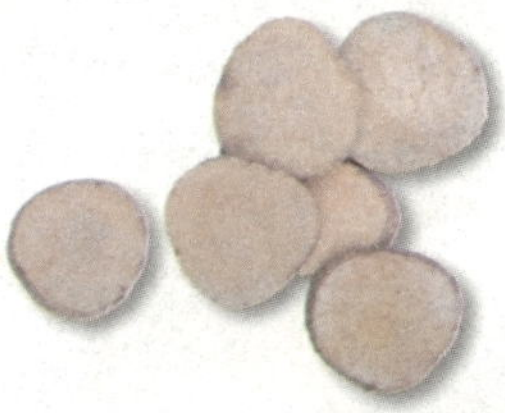

表面黄白色或淡黄棕色，质坚实，断面黄白色，有多数细孔。气微，味微苦。以块大、黄白色、光滑、质充实、粉性足者为佳。

主要药用部分

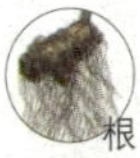


## 实用妙方

• **水湿肿胀**：白术、泽泻各一两，研为末或者做成丸子，每次用茯苓汤送服三钱。

• **暑天吐泻，头晕，口渴，小便不利**：用泽泻、白术、白茯苓各三钱，加水一盏、姜五片、灯心十根，煎至八分，温服。

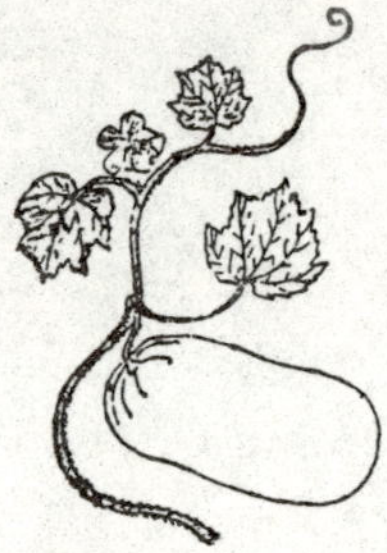

【功效】清热解毒、利水消痰、除烦止渴、祛湿解暑。

祛湿利尿，降压效果好

# 冬瓜

*Benincasa hispida*

菜部·蓏菜类 利水消肿药

又名：白瓜、水芝、地芝。一般在秋季采摘，冬瓜经秋霜后，外皮上会有一层白粉状的物质，好像是冬季的霜一样，所以叫冬瓜。它的子是白色的，所以又叫白瓜。

## 药用部分

### 白冬瓜

[性味]味甘，性微寒，无毒。

[主治]小腹水胀，利小便，止渴。(出自《名医别录》)

捣汁服，止消渴烦闷，解毒。(陶弘景)

主三消渴疾，解积热，利大、小肠。(出自《本草图经》)

益气耐老，除心胸胀满，祛头面热。(孟诜)

消热毒痈肿。将冬瓜切成片，用来摩擦痱子，效果很好。(出自《日华诸家本草》)

利大小肠，压丹石毒。(苏颂)

患发背及一切痈疽，削一大块置疮上，热则易之，分散热毒气。(出自《本草衍义》)

治痰吼，气喘，姜汤下。又解远方瘴气，又治小儿惊风。润肺消热痰，止咳嗽，利小便。(出自《滇南本草》)

### 瓜练（瓜瓤）

[性味]味甘，性平，无毒。

[主治]绞汁服，止烦躁热渴，利小肠，治五淋，压丹石毒（甄权）。

用瓜练洗面沐浴，可祛黑斑，令人肌肤悦泽白皙。(李时珍)

### 白瓜子

[性味]味甘，性平，无毒。

[主治]除烦闷不乐。可用来做面脂。(出自《名医别录》)

治肠痈。(李时珍)

益气。(出自《神农本草经》)

利水道，去淡水。(崔禹锡)

去皮肤风剥黑皯，润肌肤。(出自《日华诸家本草》)

能润肺化痰，兼益胃气。(陈念祖)

【发明】孟诜说：冬瓜热食味佳，冷食会使人消瘦。煮食养五脏，因为它能下气。

寇宗奭说：凡是患有发背及一切痈疽的人，可以削一大块冬瓜贴在疮上，瓜热时即换，分散热毒气的效果好。

## 医家名论

李时珍说：冬瓜三月生苗引蔓，大叶圆而有尖，茎叶都有刺毛。六七月开黄色的花，结的瓜大的直径有一尺，长三四尺。瓜嫩时绿色有毛，老熟后则为苍色，皮坚厚有粉，瓜肉肥白。瓜瓤叫做瓜练，白虚如絮，可用来洗衣服。子叫瓜犀，在瓜囊中排列生长。霜后采收冬瓜，瓜肉可煮来吃，也可加蜜制成果脯。子仁也可以食用。凡收瓜忌酒、漆、麝香及糯米，否则必烂。

**使用禁忌**

因营养不良而致之虚肿慎用。

## 形态特征

一年生蔓生或架生草本，全株被黄褐色硬毛及长柔毛。叶片肾状近圆形。花单性，雌雄同株，花冠黄色。瓠果大型，肉质，长圆柱状或近球形，表面有硬毛和蜡质白粉。种子多数，卵形，白色或淡黄色。

产地分布

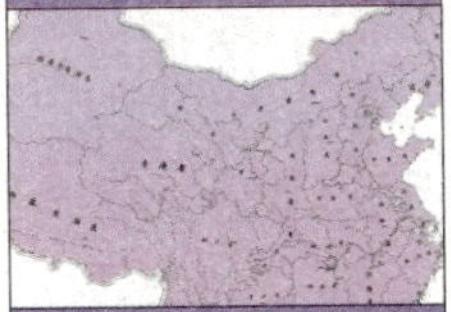

成熟周期

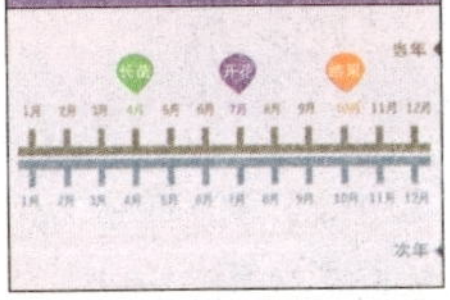

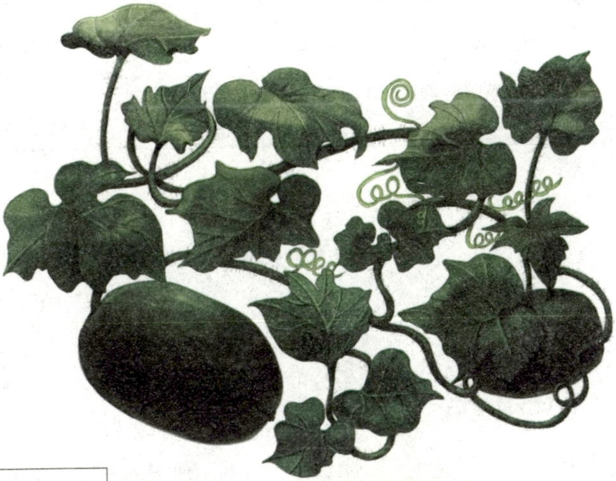

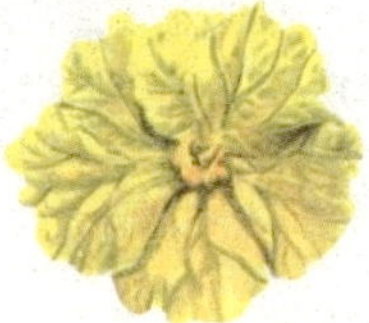

瓤

［性味］味甘，性平，无毒。

［主治］绞汁服，止烦躁热渴，利小肠，治五淋。

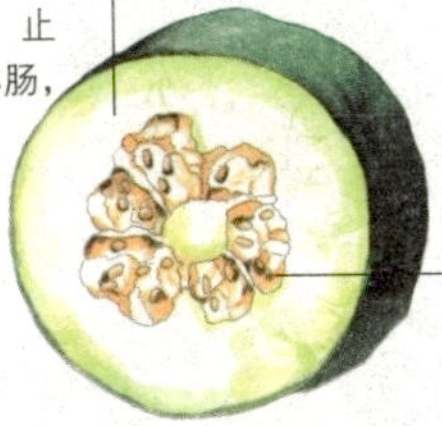

子

［性味］味甘，性平，无毒。

［主治］除烦闷不乐，治肠痈。

成品选鉴

外层果皮为不规则碎片，外表面灰绿色或黄白色，有的被有白霜，内表面较粗糙。体轻，质脆。无臭，味淡。

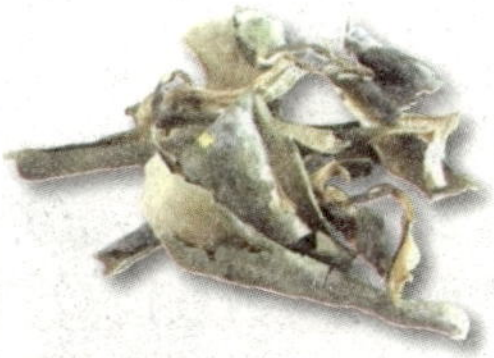

主要药用部分

果实

## 实用妙方

- **治伤寒后痢，日久津液枯竭，四肢浮肿，口干**：冬瓜一枚，黄土泥厚裹五寸，煨令烂熟，去土绞汁服之。
- **治夏月生痱子**：冬瓜切片，捣烂涂之。
- **治食鱼中毒**：饮冬瓜汁。
- **痔疮肿痛**：用冬瓜煎汤洗。

### 中药趣味文化

**是东瓜还是冬瓜**

传说为神农培育了『四方瓜』，即东瓜、南瓜、西瓜、北瓜，令它们各奔所封之地安心落户。结果，南、西、北瓜各自都到受封的地方去了，唯有东瓜不服从分配。神农只好让它换个地方，西方它嫌沙多，北方它怕冷，南方它惧热，最后还是去了东方。神农看到冬瓜回心转意了，便高兴地说：『东瓜，东瓜，东方为家』。东瓜立即答道：『是冬瓜不是东瓜，处处都是我的家。』神农说：『冬天无瓜，你喜欢就叫冬瓜。』

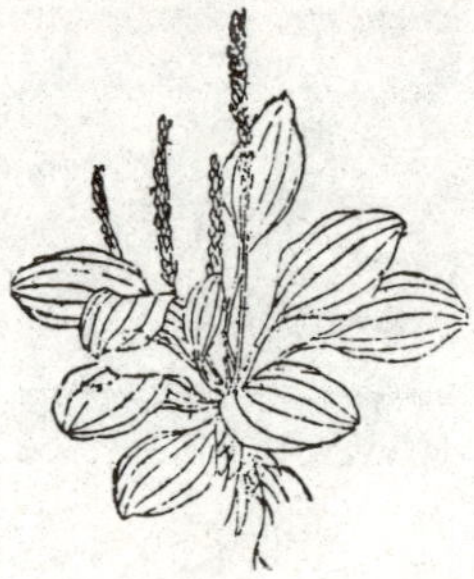

【功效】利尿通淋，渗湿止泻，明目，祛痰。

治疗泌尿系统疾病的妙药

# 车前草

*Plantago asiatica*

草部·隰草类　　利尿通淋药

又名：当道、马舄（音昔）、牛遗、车轮菜、地衣、蛤蟆衣。陆玑《诗义疏》上说，此草爱长在路旁及牛马足迹中，所以有车前、当道、马舄、牛遗的名称。

## 药用部分

**车前草及根**

[性味] 味甘，性寒，无毒。

[主治] 主金疮出血，鼻出血，淤血，血块，便血，小便红赤，能止烦下气，除小虫。（出自《名医别录》）

**叶**

[主治] 主泄精，治尿血，能明目，利小便，通五淋。（甄权）

**车前子**

[修治] 李时珍说：凡用须以水淘去泥沙，晒干。入汤液，炒过用；入丸散，则用酒浸泡一夜，蒸熟研烂，做成饼晒干，焙后研末。

[性味] 味甘，性寒，无毒。

[主治] 主下腹至阴囊胀痛、小便不畅或尿后疼痛，能利小便，除湿痹。（出自《神农本草经》）

主男子伤中，女子小便淋沥不尽、食欲不振，能养肺强阴益精，明目，疗目赤肿痛。（出自《名医别录》）

祛风毒，肝中风热，毒风冲眼，赤痛障翳，头痛，流泪。能压丹石毒，除心胸烦热。（甄权）

主小便不通，导小肠中热。（出自《医学启源》）

清小肠热，止暑湿气伤脾所致的痢疾。（李时珍）

通小便淋涩，壮阳。治脱精，心烦。下气。（出自《日华诸家本草》）

消上焦火热，止水泻。（出自《滇南本草》）

去肾之邪水，兼去脾之积湿，润心肾。（出自《医林纂要》）

主淋沥癃闭，阴茎肿痛，湿疮，泄泻，赤白带浊，血闭难产。（出自《雷公炮制药性解》）

车前子，能利小便而不走气，与茯苓同功。（李杲）

敷湿疮、泡疮、小儿头疮。（出自《山东中药》）

【发明】王好古说：车前子，能利小便而不走气，与茯苓作用相同。

## 医家名论

苏颂说：车前草初春长出幼苗，叶子布地像匙面，连年生长的长一尺多。此草从中间抽出数茎，结长穗像鼠尾。穗上的花很细密，色青微红。它结的果实像葶苈，为红黑色。如今人们在五月采苗，七八月采实，也有在园圃里种植的。蜀中一带多种植，采其嫩苗当菜吃。

《名医别录》载：车前草，多生长在路边，五月五日采摘，阴干后使用。

**使用禁忌**

若虚滑精气不固者禁用。

## 形态特征

多年生草本，连花茎可高达 50 厘米。叶片卵形或椭圆形，贴地面，全缘或呈不规则的波状浅齿，通常有弧形脉。花茎从叶中抽出，花序穗状，花冠小，膜质，淡绿色。蒴果卵状圆锥形。种子近椭圆形，黑褐色。

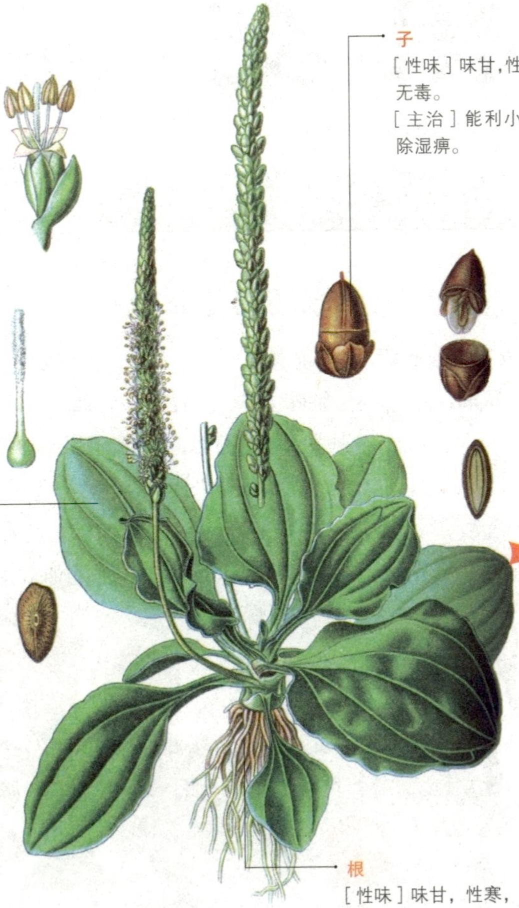

子
[性味] 味甘，性寒，无毒。
[主治] 能利小便，除湿痹。

叶
[性味] 味甘，性寒，无毒。
[主治] 主金疮出血，鼻出血，淤血。

根
[性味] 味甘，性寒，无毒。
[主治] 能止烦下气。

产地分布

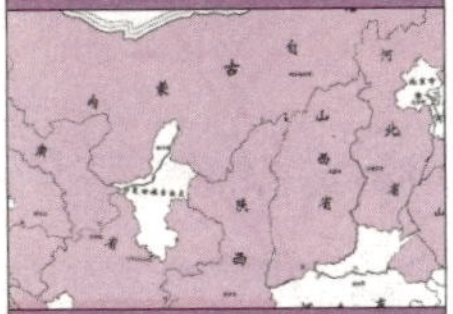

成熟周期

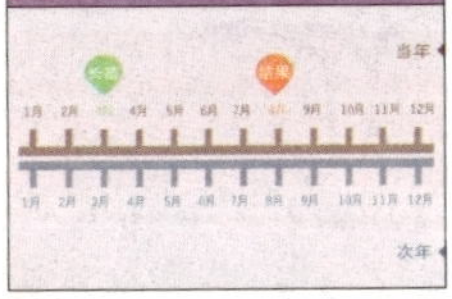

成品选鉴

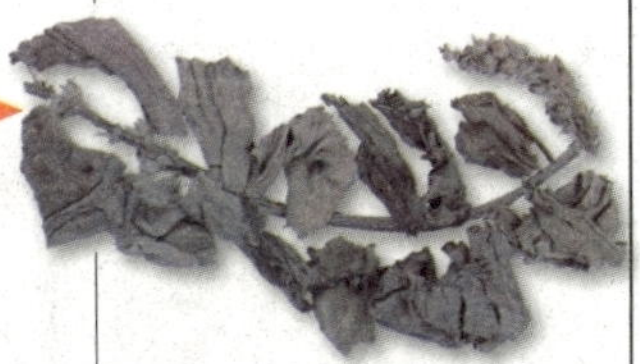

叶呈灰绿色而卷曲，展平成椭圆形，花茎顶部有留存尚有未开放的花。气微，味苦而带黏液性。

主要药用部分

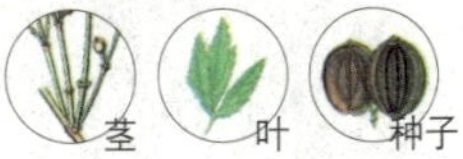


## 实用妙方

• **小便血淋作痛**：车前子晒干研细，每次服二钱，用车前叶煎汤送下。

• **小便不通**：车前草一斤，加水三升，煎取一升半，分三次服。

• **金疮血出**：车前叶捣烂外敷。

### 中药趣味文化

**车前草与大禹治水**

相传大禹在江西治水时，当年夏天天气炎热，久旱无雨，乡民们头昏发烧、撒尿短赤，病倒的人不计其数。大禹为了此事愁眉不展，几日之后，有个马夫来帐中求见，他说马厩里有一些马也跟人得了一样的病，但是有一些马却很健康，经过几天的观察，他发现健康的马经常吃一种长在车前面的草。大禹让他用这种草熬成水给有病的士兵喝，结果他们的病也好了。因为这种草长在马车前面，所以就命名为『车前草』。

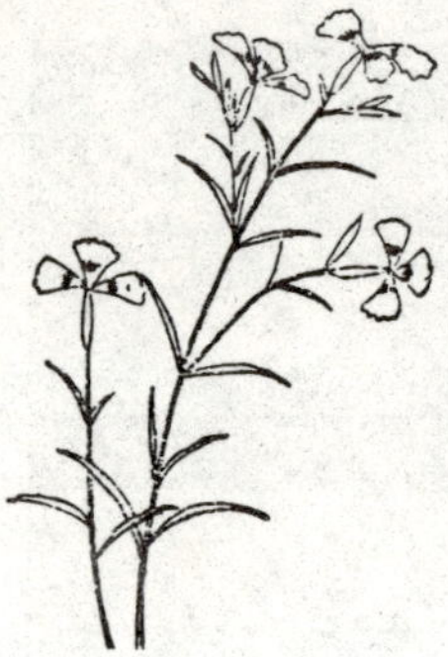

【功效】利尿通淋，破血通经。

清心热、利小便的石竹花

# 瞿麦

*Dianthus superbus*

草部·隰草类 | 利尿通淋药

又名：蘧麦、巨句麦、大菊、大兰、石竹、南天竺草。它的花朵小而妩媚，颜色多样，具有很高的观赏价值。一般除根之外，全草入药，在我国的大部分地区均有分布。

## 形态特征

茎丛生，直立，叶呈线形至线状披针形，全缘，两面粉绿色，花稍小，色彩斑斓。

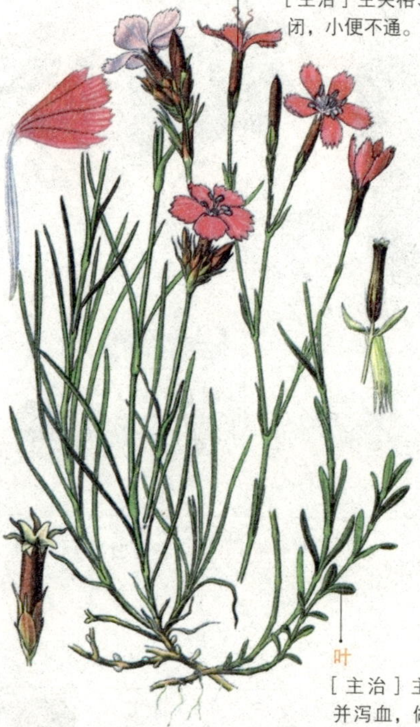


## 药用部分

**瞿麦穗**

[性味]味苦，性寒，无毒。

[主治]主关格、各种癃闭，小便不通，能出刺，去痈肿，明目去翳，破胎堕子，下淤血。(出自《神农本草经》)

养肾气，逐膀胱邪逆，止霍乱，长毛发。(出自《名医别录》)

主五淋。(甄权)

**瞿麦叶**

[主治]主痔瘘并泻血，又治小儿蛔虫，以及丹石药发。(出自《日华诸家本草》)

成品选鉴

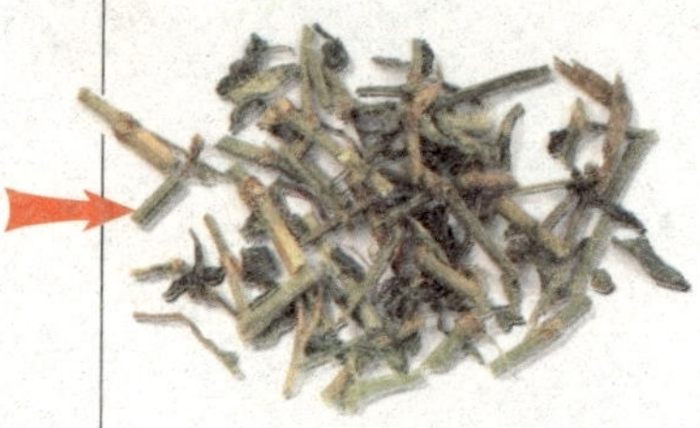

茎中空，质脆易断。气微，味微甜。以青绿色、干燥、无杂草、无根及花未开放者为佳。

主要药用部分

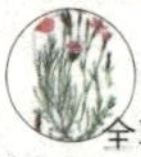


## 实用妙方

• 小便不利，有水气，栝楼瞿麦丸主之：瞿麦二钱半，栝楼根二两，大鸡子一个，茯苓、山芋各三两，研为末，用蜜调和成梧子大小的丸状。一次服三丸，一日三次。不愈，增至七八丸，以小便利、腹中温为止。

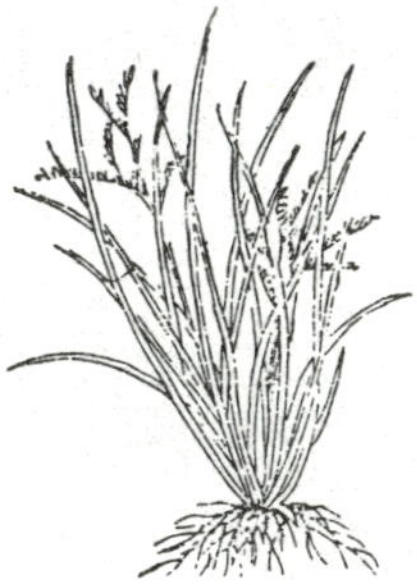

【功效】清心降火，利尿通淋。

降心火，下肺气，治喉痹最快

# 灯心草

*Juncus effuses*

草部·隰草类　利尿通淋药

又名：虎须草、碧玉草。多年生草本水生植物，主产区为江苏、四川、云南、浙江、福建、贵州等地，《品汇精要》中说，其心能燃灯，故名灯心草。

## 形态特征

根茎横走，茎簇生，叶片退化呈刺芒状，红褐色或淡黄色，花序聚伞状，多花，密集或疏散。

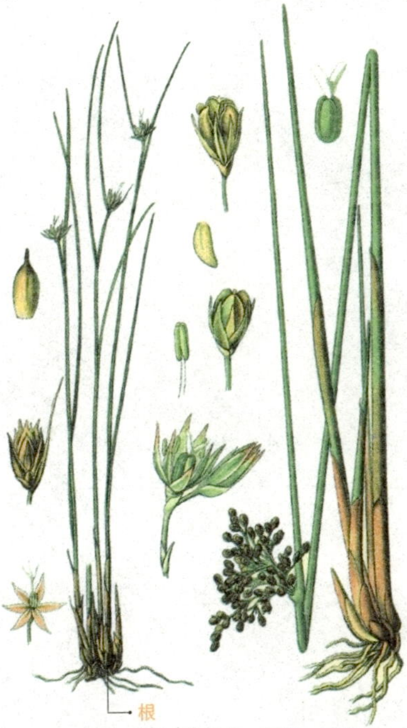


[ 性味 ] 味甘，性寒，无毒。
[ 主治 ] 降心火，止血通气，散肿止渴。

## 药用部分

灯心草茎、根

**[ 性味 ]** 味甘，性寒，无毒。

**[ 主治 ]** 泻肺，治阴窍阻涩不利，行水，除水肿癃闭。（张元素）

治急喉痹，烧灰吹之甚捷。烧灰涂乳上，饲小儿，能止小儿夜啼。（朱震亨）

降心火，止血通气，散肿止渴。烧灰入轻粉、麝香，治阴疳。（李时珍）

通阴窍涩，利小水，除水肿闭，治五淋。（出自《医学启源》）

治急喉痹，小儿夜啼。（出自《本草衍义补遗》）

成品选鉴

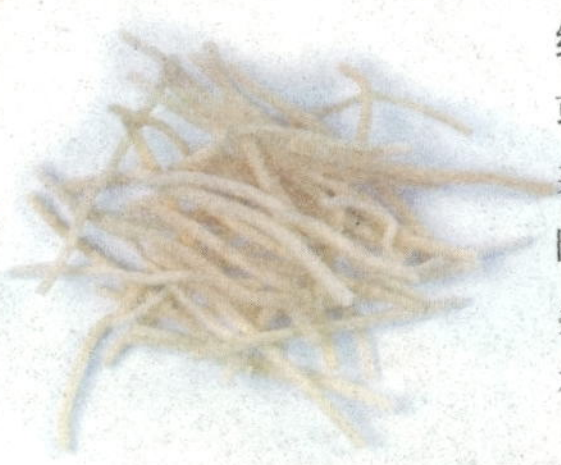

细圆柱形，表面白色或淡黄白色。置质轻柔软，有弹性，易拉断，气味不显著。以条长，粗壮，色白，有弹性者为好。

主要药用部分

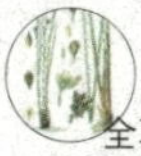


## 实用妙方

• **伤口流血：**用灯心草嚼烂敷患处。

• **鼻血不止：**用灯心草一两研为末，加丹砂一钱。每次用米汤送服二钱。

• **喉痹：**用灯心草一把，瓦上烧存性，加炒盐一匙，每取少许吹入喉中，数次即愈。

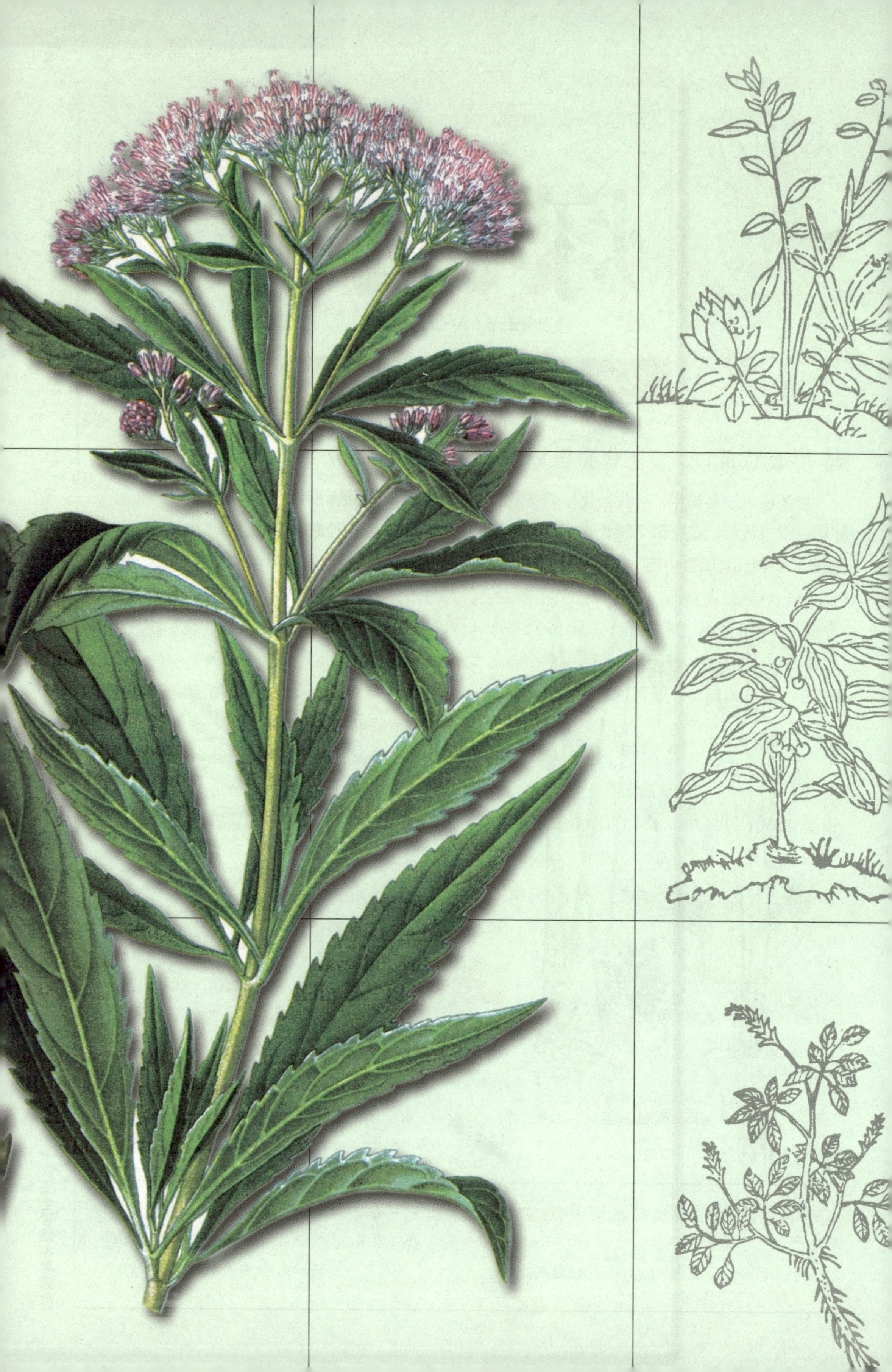

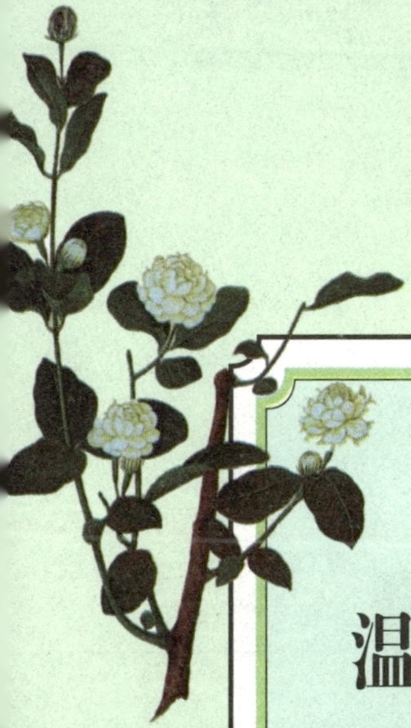
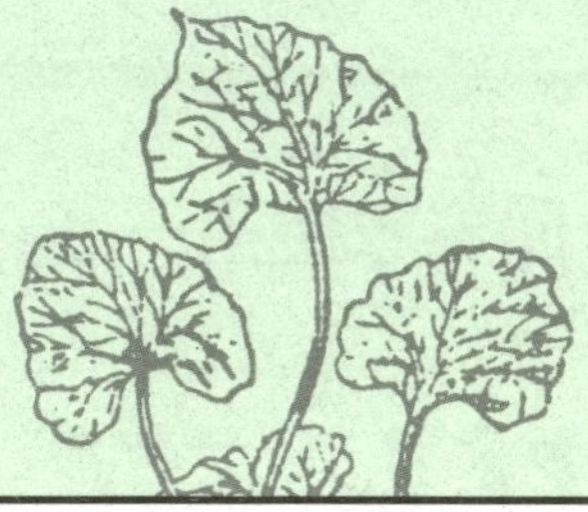
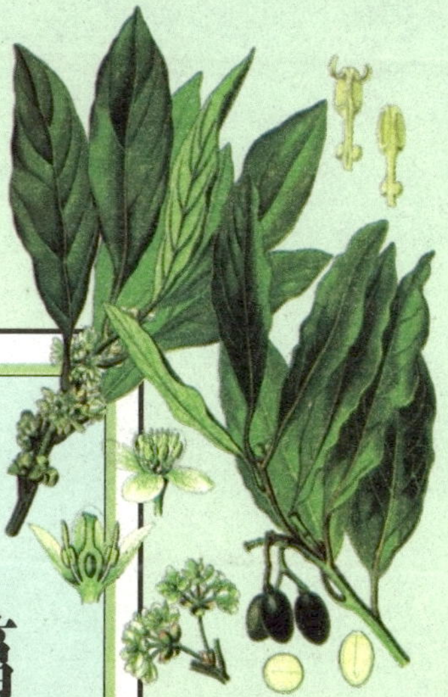

# 第五章

# 温里理气、开窍安神篇

温里药指能温里祛寒，用以治疗里寒症候的药物，又称祛寒药。药性偏温热，代表药物有花椒、胡椒、丁香。

理气药主要用于治疗由“气滞”引起的胸腹疼痛等证候，又称行气药。多辛、苦，性温，气味芳香，代表药物有枳实、莎草、刀豆。

开窍药是以通关开窍、苏醒神志为主要作用的一类中药。多属辛香，常用开窍药物有苏合香、石菖蒲等。

安神药指以镇静安神为主要功效的药物，分为重镇安神和养心安神两类。常用的安神药有牡蛎、远志、灵芝等。

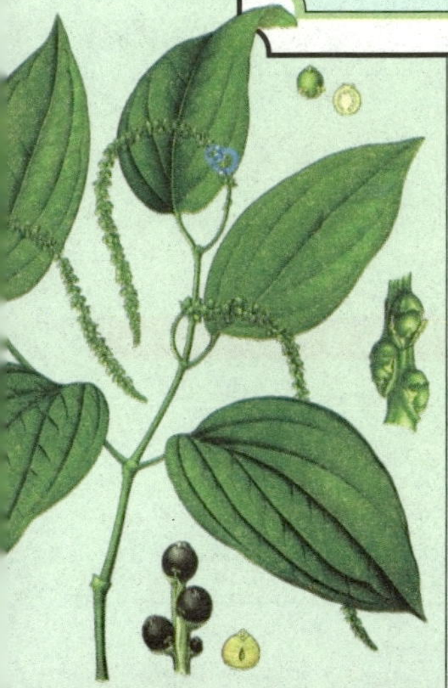
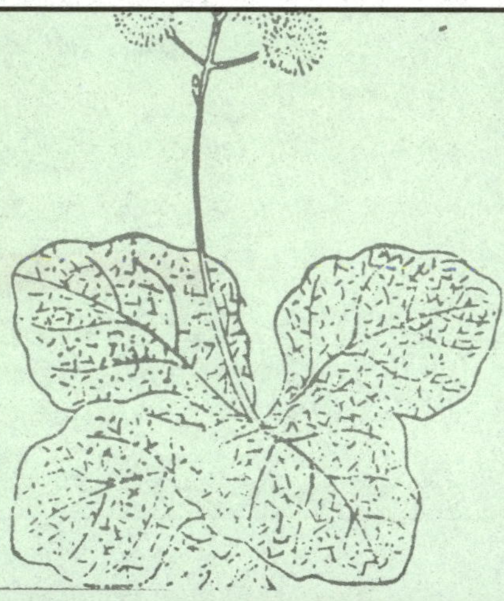
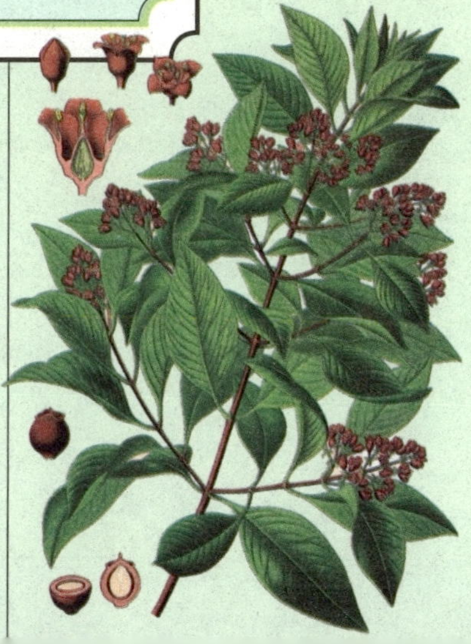

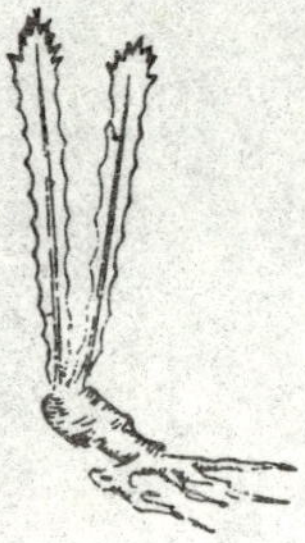

【功效】回阳救逆，补火助阳，散寒除湿。

回春救逆第一品

# 附子

*Aconitum carmichaeli Debx*

草部·毒草类 温里药

初种为乌头，因像乌鸦的头而名。附乌头而生的为附子。乌头像芋魁，附子像芋子，是同一物。另外有草乌头、白附子，故俗称此为川乌头、黑附子以区别。

## 【药用部分】

### 根

[性味] 味辛，性温，有大毒。

张元素说：附子大辛大热，气厚味薄，可升可降，为阳中之阴，浮中沉，无所不至，是各经的引经药。

王好古说：附子入手少阳三焦命门，其性走而不守，不像干姜止而不行。

徐之才说：附子与地胆相使。恶蜈蚣。畏防风、黑豆、甘草、人参、黄芪。

[主治] 风寒咳逆邪气，能温中，治寒湿痿痹，拘挛膝痛，不能走路，可破癥硬积聚血瘕，疗金疮。(出自《神农本草经》)

治腰脊风寒，脚疼冷弱，心腹冷痛，霍乱转筋，赤白痢疾，能强阴，坚肌骨，堕胎。(出自《名医别录》)

温暖脾胃，除脾湿肾寒，补下焦阳虚。(张元素)

除脏腑沉寒，三阳厥逆，湿淫腹痛，胃寒蛔动，治闭经，补虚散壅。(李杲)

督脉为病，脊强而厥。(王好古)

治三阴伤寒，阴毒寒疝，中寒中风，痰厥气厥，癫痫，小儿慢惊，风湿麻痹，肿满脚气，头风，肾厥头痛，暴泻脱阳，久痢脾泄，寒疟瘴气，久病呕哕，反胃噎膈，痈疽不敛，久漏冷疮。合葱涕，塞耳治聋。(李时珍)

醋浸削如小指，纳耳中，去聋。去皮炮令坼，以蜜涂上炙之，令蜜入内，含之，勿咽其汁，主喉痹。(出自《本草拾遗》)

## 医家名论

李时珍说：乌头有两种。出彰明者即附子之母，现在人叫它川乌头。它在春末生子，所以说春天采的是乌头。冬天已经生子，所以说冬天采的是附子。天雄、乌喙、侧子，都是生子多的，因象命名。出自江左、山南等地的，是现在人所说的草乌头。其汁煎为射罔。此草在十一月播种，春天生苗。它的茎像野艾而润泽，叶像地麻而厚，花是紫瓣黄蕤，苞长而圆。四月采的，蜷缩而小，还没长好，九月采的才好。此物有七种，初种的是乌头，附乌头而旁生的是附子，左右附而偶生的是鬲子，附而长的是天雄，附而尖的是天锥，附而上出的是侧子，附而散生的是漏篮子，都有脉络相连，如子附母。附子的外形，以蹲坐正节角少的为好，有节多鼠乳的次之，形不正而伤缺风皱的为下。附子的颜色，以花白的为好，铁色的次之，青绿色的为下。天雄、乌头、天锥，都以丰实盈握的为好。

**使用禁忌**

孕妇禁用。不宜与半夏、瓜蒌、天花粉、贝母、白蔹、白及同用。用量过大，容易引起中毒。

## 形态特征

多年生草本，高60厘米～120厘米。块根通常2个连生，纺锤形至倒卵形，外皮黑褐色。茎直立或稍倾斜，下部光滑无毛，上部散生柔毛。叶互生，革质，叶片卵圆形。圆锥花序，花萼蓝紫色，外被微柔毛。果长圆形，具横脉。

### 产地分布

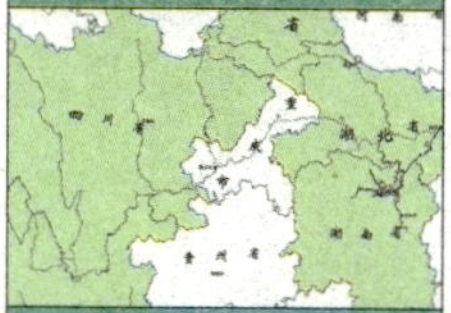

### 成熟周期

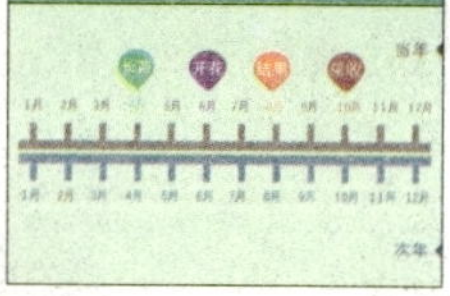

花

[ 性味 ] 味苦，性温，有毒。

[ 主治 ] 治寒湿痿痹，拘挛膝痛。

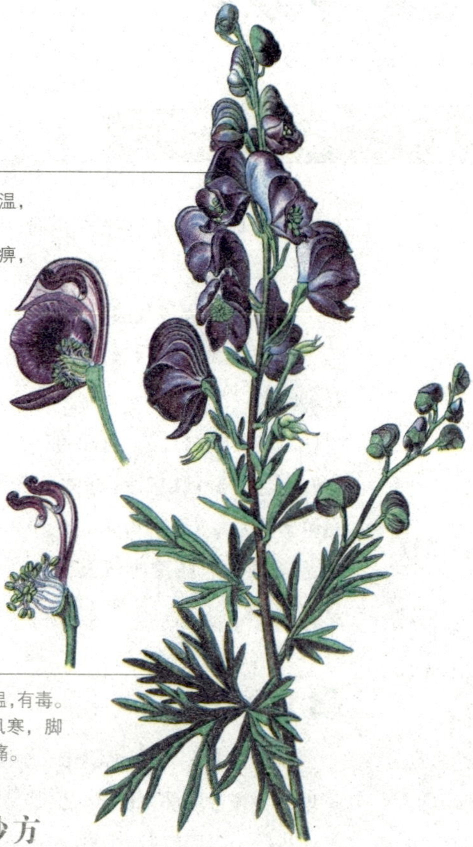

叶

[ 性味 ] 味苦，性温，有毒。

[ 主治 ] 治腰脊风寒，脚疼冷弱，心腹冷痛。

**成品选鉴**

白附片为纵切片，无外皮，黄白色，半透明。

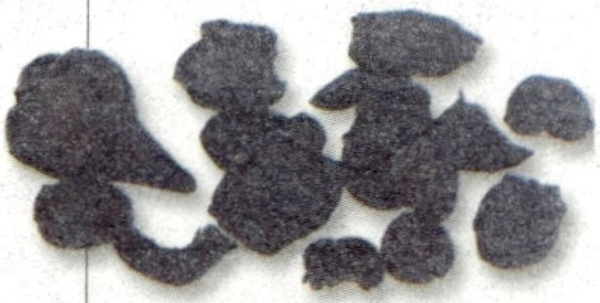

**主要药用部分**

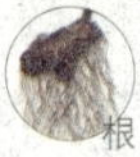


## 实用妙方

• **治呕逆翻胃：** 大附子一个，生姜一个（细锉）。煮研如面糊，米饮下。

• **治中风偏废：** 生附子一个（去皮脐），羌活、乌药各一两。上为粗末，每服四钱，生姜三片，水一盏，煎七分，去滓温服。

• **治头痛：** 附子（炮）、石膏（煅）等份。为末，入脑、麝少许，茶酒下半钱。

**中药趣味文化**

**附子的毒性**

《汉书·霍光转》载，宣帝时，大将军霍光把持朝政，霍光的夫人为让自己的小女儿成君做皇后，就处心积虑想找机会谋害当时的皇后许氏。宣帝即位第二年，许皇后怀孕，御医淳于衍被指派伺候皇后。霍夫人胁迫淳于衍借皇后分娩之时，投下毒药杀死皇后。淳于衍别无选择，将附子捣碎，掺在产后吃的一种丸药中，带进宫中，待许皇后分娩以后，让她服下。不久之后，许皇后觉得头痛难忍，很快昏迷死亡。

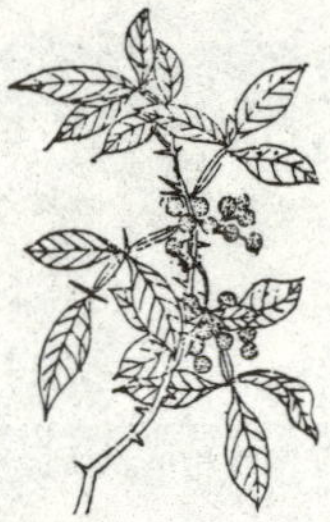

**【功效】**芳香健胃、温中散寒、除湿止痛、杀虫解毒、止痒解腥。

厨房里的芳香之宝

# 花椒

*Morus alba L*

果部·味果类　温里药

又名：大椒、秦椒，有浓郁的香气，炒菜时可用于去除肉类的腥气，是川菜最常用的调味品，有降低血压的作用。最早产于秦地，所以也叫秦椒。

## 【药用部分】

**椒红（椒的果壳）**

[性味] 味辛，性温，有毒。

徐之才说：恶栝蒌、防葵，畏雌黄。

[主治] 除风邪气，温中，去寒痹，坚齿发，明目。（出自《神农本草经》）

疗咽喉肿痛，吐逆疝瘕。散淤血，治产后腹痛。能发汗，利五脏。（出自《名医别录》）

治上气咳嗽，久风湿痹。（孟诜）

治恶风遍身，四肢麻痹，口齿浮肿摇动，闭经，产后恶血痢，慢性腹泻，疗腹中冷痛，生毛发，灭疤痕。（甄权）

能消肿除湿。（朱震亨）

破癥结，开胃，治天行时气温疾，产后宿血，治心腹气，壮阳，疗阴汗，暖腰膝，缩小便。（出自《日华诸家本草》）

散寒除湿，解郁结，消宿食，通三焦，温脾胃，补右肾命门，杀蛔虫，止泄泻。（李时珍）

灭瘢，下乳汁。（出自《食疗本草》）

温中去痹，除风邪气，治吐逆疝瘕，下肿湿气。疮毒腹痛，冷水下一握效，其能通三焦，引正气，下恶气。（出自《本经逢原》）

**花椒叶**

[性味] 味辛，性热，无毒。

[主治] 治寒积，霍乱转筋，脚气，漆疮，疥疮。

治奔豚、伏梁气及内外肾钓并霍乱转筋，和艾及葱研，以醋汤拌署并得。（出自《日华诸家本草》）

杀虫，洗脚气及漆疮。（李时珍）

敷寒湿脚肿，风弦烂眼。（出自《本草求原》）

**花椒根**

[性味] 味辛，性温，有小毒。

[主治] 肾与膀胱虚冷，血淋色淤者，煎汤细饮，色鲜者勿服。（李时珍）

杀虫。煎汤洗脚气及湿疮。（出自《本草从新》）

## 医家名论

李时珍说：秦椒也就是花椒。它最早出自秦地，现在各地都可种植，很容易繁衍。它的叶是对生的，尖而有刺。四月开小花，五月结子，生时为青色，熟后变成红色，比蜀椒大，但其子实中的子粒不如蜀椒的黑亮。范子计说，蜀椒产自成都，红色的好；秦椒出自陕西天水，粒小的好。

《唐本草》载：秦椒，树叶及子都似蜀椒，但味短实细。蓝田秦岭间大有。

**使用禁忌**

阴虚火旺者禁服，孕妇慎服。

## 形态特征

灌木或小乔木，高约3米～6米。茎略向上斜，嫩枝被短柔毛。叶互生，叶片卵形、椭圆形至广卵形，边缘钝锯齿状，齿间具腺点。伞房状圆锥花序，顶生或顶生于侧枝上，花单性，雌雄异株，花轴被短柔毛。果实红色至紫红色。种子黑色，有光泽。

叶
[ 性味 ] 味辛，性温，有毒。
[ 主治 ] 温中，去寒痹。

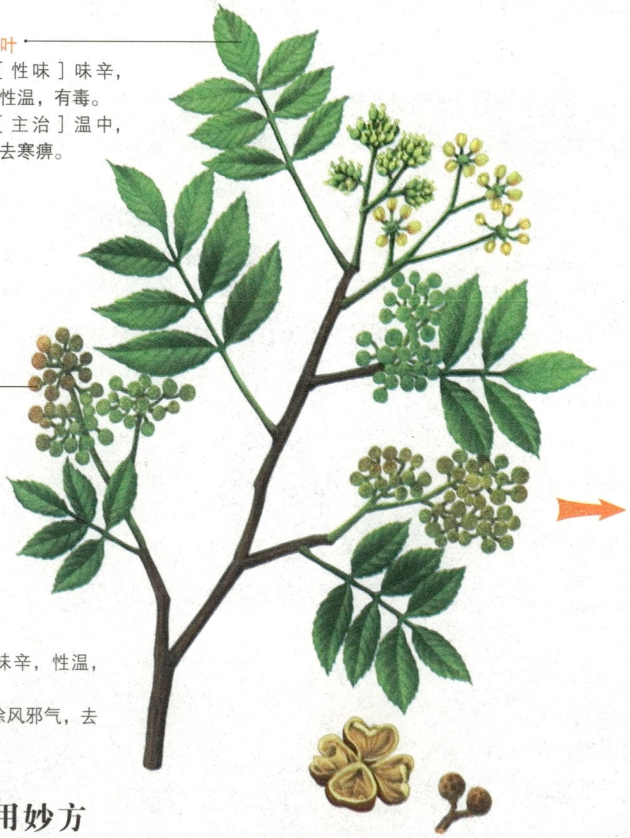

果
[ 性味 ] 味辛，性温，有毒。
[ 主治 ] 除风邪气，去寒痹。

产地分布

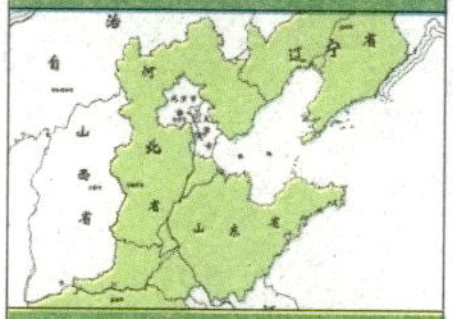

成熟周期

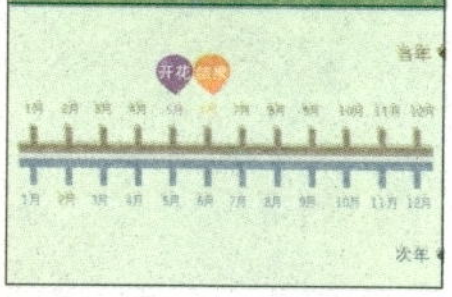

成品选鉴

外表面紫红色或棕红色，散有多数疣状突起的油点，内表面淡黄色。香气浓，味麻辣而持久。

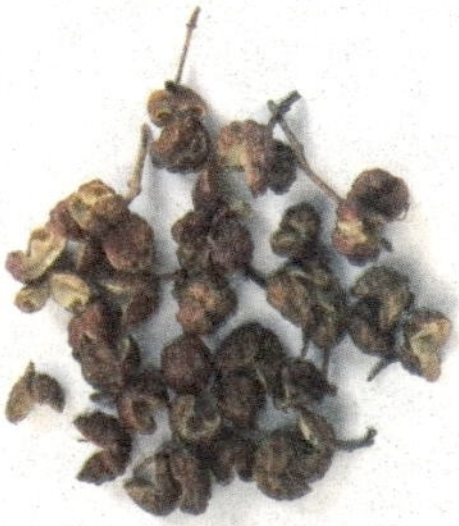

主要药用部分

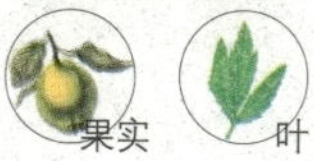


## 实用妙方

• **手足心肿**：椒、盐末等份，用醋调匀敷肿处。

• **牙齿风痛**：秦椒煎醋含漱。

• **久患口疮**：取秦椒去掉闭口的颗粒，水洗后面拌，煮为粥，空腹服，以饭压下。重者可多服几次，以愈为度。

• **元藏伤惫，耳聋目暗**：将蜀椒研末，取生地黄捣绞自然汁，铜器中煎至一升许，住火，候稀稠得所，即和椒末为丸，如梧桐子大，每日空心酒下三十丸。

### 中药趣味文化

**神农和花椒的故事**

有一年，神农到临江察访庶民生活，当地地方官将神农的午饭安排在一对年轻夫妻椒儿和花秀的家。神农生活朴素，提出要吃庶民的家常便饭，地方官很为难，但椒儿和花秀很有把握。吃饭时神农发现他们做的汤非常好喝，就问用了什么材料。夫妻俩说只用了萝卜、青菜和山上一种树结出的有香味的种子。神农尝了尝他们摘回来的种子，发现味道辛香，还能调理胃气，就各取夫妻俩名字的第一个字，称其为『花椒』。

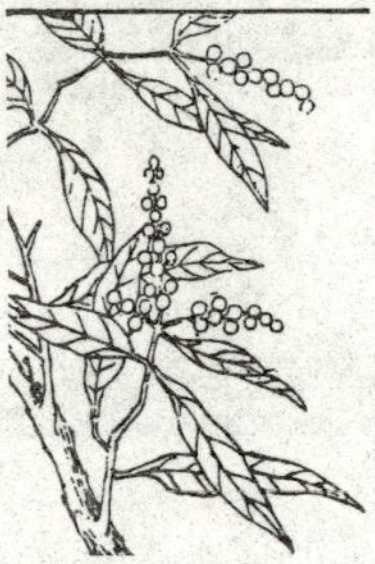

【功效】降逆止呕，助阳止泻。

## 温暖肝胃的驱寒药

# 吴茱萸

*Evodia ruticarpa*

果部·味果类　温里药

又名：吴萸、茶辣、漆辣子、优辣子、曲药子、气辣子。茱萸南北都有，入药以吴地产的为好，所以有吴之名。多生于温暖地带的山地，芳香浓郁，味辛辣。

## 【药用部分】

吴茱萸果实

［性味］味辛，性温，有小毒。

王好古说：味辛、苦，性热。性味俱厚，为阳中之阴。半浮半沉，入足太阴经血分，少阴、厥阴经气分。

孙思邈说：陈久的吴茱萸为好，闭口的有毒。多食伤神动火，令人咽喉不通。

徐之才说：与蓼实相使。恶丹参、消石、白垩，畏紫石英。

［主治］能温中下气，止痛，除湿血痹，逐风邪，开腠理，治咳逆寒热。（出自《神农本草经》）

利五脏，祛痰止咳，除冷气，治饮食不消，心腹诸冷绞痛，中恶心腹痛。（出自《名医别录》）

疗霍乱转筋、胃冷吐泻、腹痛、产后心痛。治全身疼痛麻木，腰脚软弱，能利大肠壅气，治痔疮，杀三虫。（甄权）

杀恶虫毒，治龋齿。（陈藏器）

下女产后余血，治肾气、脚气水肿，通关节，起阳健脾。（出自《日华诸家本草》）

主痢疾，止泻，厚肠胃。（孟诜）

治痞满塞胸，咽膈不通，润肝燥脾。（王好古）

能开郁化滞，治吞酸，厥阴痰涎头痛，阴毒腹痛，疝气血痢，喉舌口疮。（李时珍）

杀恶虫毒，牙齿虫蛀。（出自《本草拾遗》）

【发明】张元素说：吴茱萸的作用有三，能去胸中逆气满塞，止心腹感寒疼痛，消宿酒。与白豆蔻相使。李时珍说：茱萸辛热，能散能温；苦热，能燥能坚。所以它所治的病，都是取其能散寒温中，郁湿解郁的作用。

## 医家名论

《名医别录》载：吴茱萸生长于上谷和冤句一带。每年九月九日采摘，阴干，以存放时间久的为好。

李时珍说：茱萸的树枝柔软而粗，叶子长且有皱。它的果实长在树梢，累累成簇，果实中没有核，与花椒不同。有一种粒大，有一种粒小，以粒小的入药为好。《淮南万毕术》中说，井边适宜种植茱萸，叶子落入井中，人们饮用这种水不得瘟疫。在屋里挂上茱萸子，可以避邪气。

**使用禁忌**

呕吐吞酸属胃火、腹痛属血虚有火者不宜用。因暑邪入于肠胃而赤白下痢者不宜用。一切阴虚之证及有内热的人不宜使用。

## 形态特征

常绿灌木或小乔木，高3米～10米。树皮青灰褐色，有细小圆形的皮孔。叶对生，椭圆形至卵形，全缘或有不明显的钝锯齿，两面均被淡黄褐色长柔毛。圆锥花序，顶生，花瓣白色，长圆形。果实扁球形，紫红色，种子黑色，有光泽。

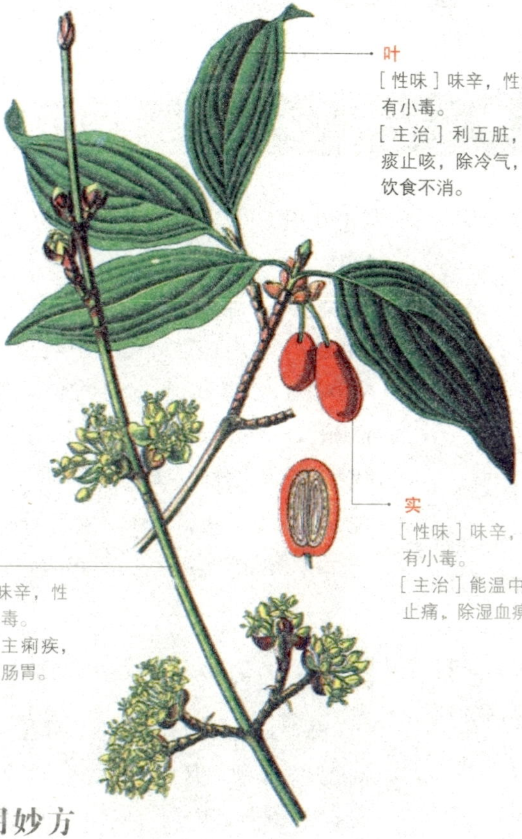

**叶**

［性味］味辛，性温，有小毒。

［主治］利五脏，祛痰止咳，除冷气，治饮食不消。

**实**

［性味］味辛，性温，有小毒。

［主治］能温中下气，止痛，除湿血痹。

**茎**

［性味］味辛，性温，有小毒。

［主治］主痢疾，止泻，厚肠胃。

产地分布

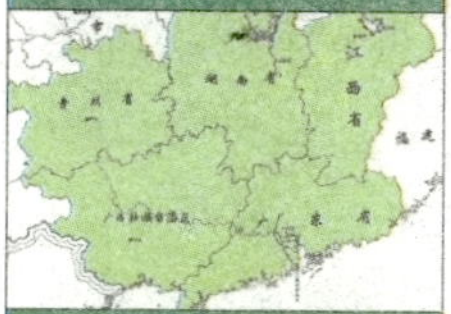

成熟周期

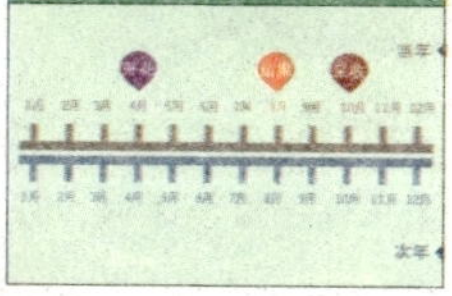

**成品选鉴**

略呈五角状扁球形，表面暗黄绿色至褐色，粗糙，内有5颗种子。质硬而脆，气芳香浓郁，味辛辣而苦。

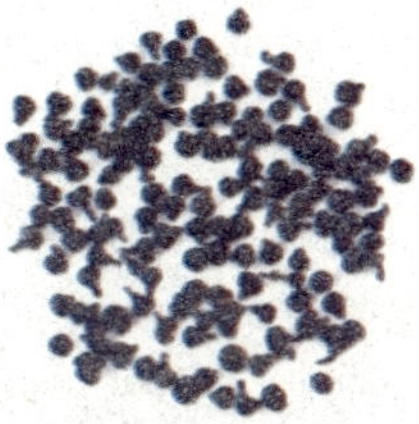

主要药用部分

果实

## 实用妙方

• **全身发痒**：用茱萸一升，酒五升，煮成一升半，温洗。

• **冬天受寒**：吴茱萸五钱煎汤服，取汗。

• **呕吐、头痛，用吴茱萸汤**：茱萸一升、枣二十枚、生姜一两、人参一两，加水五升，煎成三升，每服七合，一天三次。

### 中药趣味文化

**吴茱萸名字的由来**

据说，『吴茱萸』在春秋时本名『吴萸』，因产在吴国而得此名，是一味止痛良药。后来吴国衰落，楚国强大，吴国每年需向楚国进贡。一次吴国将它进献给楚王。楚王不解其意，很生气，觉得吴国不把自己放在眼里。御医朱大夫恳请楚王允许他用吴萸治疗楚王的腹痛。后来楚王的腹痛病果然好了。为表彰朱大夫的功劳，楚王下令把『吴萸』更名为『吴朱萸』。后来，为了标明这是一种草，改为『吴茱萸』。

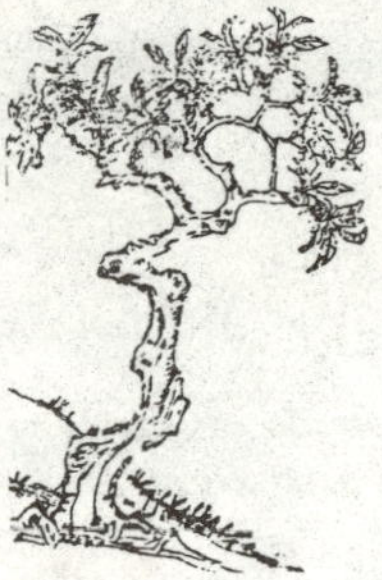

【功效】补火助阳，散寒止痛，温经通脉，引火归元。

## 香气浓郁的温里药

# 桂

*Cinnamomum cassia*

木部·香木类　　温里药

桂亦称牡桂。产于南方高山地区，四季常青。桂树一般自为林，不与其他杂树共同生长。中秋前后开花，花香气浓郁甜腻，可酿酒或制作成糕点。

## 【药用部分】

### 肉桂

[ 性味 ] 甘、辛，大热，有小毒。

[ 主治 ] 主上气咳逆，结气喉痹吐吸，利关节，补中益气。（出自《神农本草经》）

主心痛，胁风，胁痛，温筋，通脉，止烦、出汗。主温中，利肝肺气，心腹寒热、冷疾，霍乱转筋，头痛，腰痛，止唾，咳嗽，鼻齆；能堕胎，坚骨节，通血脉，理疏不足；宣导百药，无所畏。（出自《名医别录》）

治一切风气，补五劳七伤，通九窍，利关节，益精，明目，暖腰膝，破痃癖症瘕，消淤血，治风痹骨节挛缩，续筋骨，生肌肉。（出自《日华诸家本草》）

补命门不足，益火消阴。（王好古）

治寒痹，风喑，阴盛失血，泻痢，治阳虚失血，内托痈疽痘疮，能引血化汗化脓，解蛇蝮毒。（李时珍）

### 桂心

[ 性味 ] 苦、辛，无毒。

[ 主治 ] 治九种心痛，腹内冷气、痛不忍，咳逆结气壅痹，脚部痹，止下痢，除三虫，治鼻中息肉，破血，通利月闭，胞衣不下。治一切风气，补五劳七伤，通九窍，利关节，益精明目，暖腰膝，治风痹骨节挛缩，生肌肉，消淤血，破胸腹胀痛，杀草木毒。治咽喉肿痛，失音，阳虚失血。

### 牡桂

[ 性味 ] 辛，温，无毒。

[ 主治 ] 治上气咳逆结气，喉痹吐吸，利关节，补中益气，久服通神，轻身延年。可温筋通脉，止烦出汗。去冷风疼痛，去伤风头痛，开腠理，解表发汗，去皮肤风湿，利肺气。

### 叶

[ 主治 ] 捣碎浸水，洗发，去垢除风。

## 医家名论

李时珍说：桂有很多种。牡桂，叶长得像枇杷叶，坚硬，有毛和细锯齿，其花白色，其皮多脂；菌桂，叶子像柿叶，尖狭而光净，有三纵纹路而没有锯齿，其花有黄有白，其皮薄而卷曲。现在的商人所卖的都是以上两种。但皮卷的是菌桂，半卷的和不卷的是牡桂。

**使用禁忌**

饮食过量，轻者会口干、喉咙痛、精神不振、失眠等症状，还可能又发高血压、胃肠炎等疾病。夏季不宜多食，孕妇慎用。

## 形态特征

常绿乔木，高12米～17米。树皮灰褐色，芳香。叶互生，革质，长椭圆形至近披针形，无锯齿，有光泽。圆锥花序腋生或近顶生，花冠小，黄色或白色。浆果椭圆形或倒卵形，暗紫色。种子长卵形，紫色。

产地分布

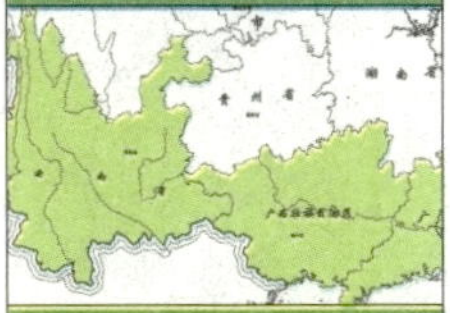

成熟周期

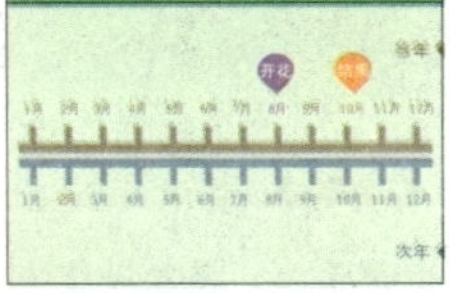

**桂心**
［性味］苦、辛，无毒。
［主治］治九种心痛，腹内冷气、痛不忍。

**叶**
［性味］苦、无毒。
［主治］捣碎浸水，洗发，去垢除风。

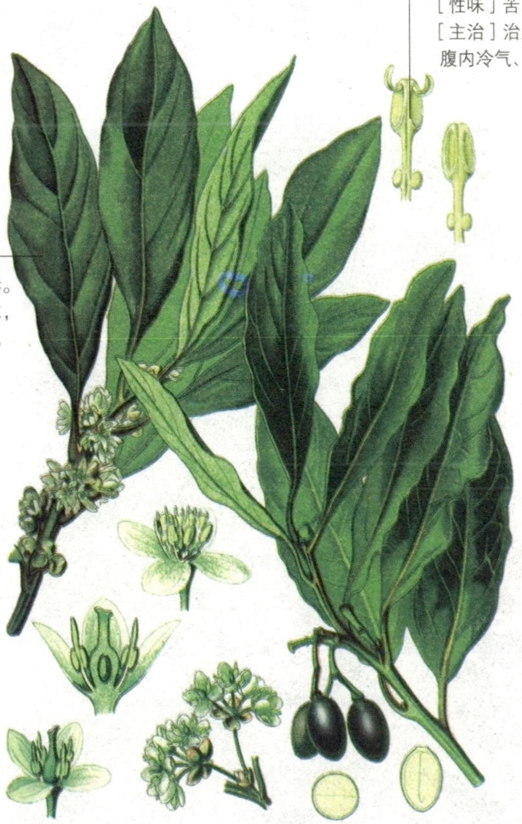

**成品选鉴**

外皮褐色或棕褐色，粗糙，或有灰棕色花斑，内表面灰棕色或棕色，断面浅棕色或棕色。质硬，香气弱，微有樟及气，味辛凉、微辣。

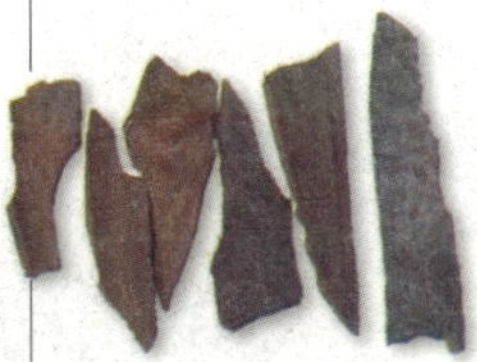

主要药用部分

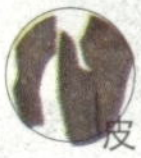
皮

## 实用妙方

- **产后心痛，恶血冲心，气闷欲绝：**桂心三两研末，狗胆汁做如芡子大小的丸子，每次用热酒服一丸。
- **心腹胀痛，气短欲绝：**桂二两，水一升二合，煮至八合，顿服。
- **喉痹不语，中风失音：**取桂放在舌下，咽汁。又方：桂末三钱，水二盏，煎成一盏，服用取汗。

### 中药趣味文化

**巧用肉桂治喉痛**

相传有一天，西施抚琴吟唱自编的《梧叶落》，忽然觉得咽喉疼痛，用了一些清热泻火的中药，却不见什么效果。一位名医来为她诊病，望闻问切一番后，又仔细问询了病情。见西施四肢不温，六脉沉细，小便清长，于是开了以下处方：肉桂一斤。西施命下人去药房照方抓药。药店老板对名医的方子很不以为然，直骂庸医害人。西施取一小块儿肉桂放在口里嚼，感觉香甜可口。嚼完半斤，症状全消，饮食也正常了。

# 温中散寒治呕逆

# 丁香

*Eugenia caryophyllata Thunb*

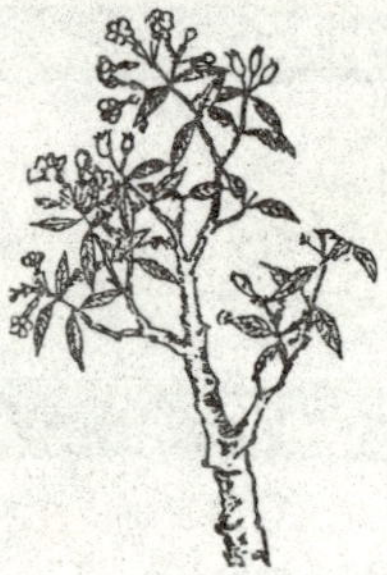

**【功效】**温中降逆，散寒止痛，温肾助阳。

木部·香木类　温里药

丁香亦称丁子香、鸡舌香。我国的广东、广西栽培较多，因花筒细长，形状如钉，且有浓郁香气，故名丁香。花朵以白色和紫色居多。

## 形态特征

常绿乔木，叶片长方卵形或长方倒卵形，花芳香，白色或淡紫色，短管伏，浆果红棕色，长方椭圆形，种子长方形。

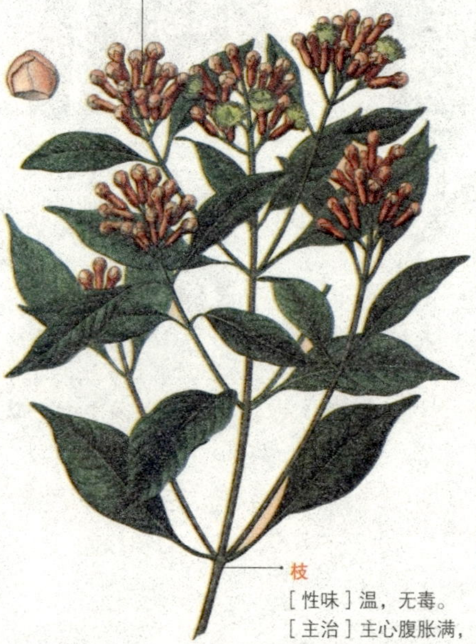


## 药用部分

**丁香花**

[性味]辛，温，无毒。

[主治]主温脾胃，止霍乱涌胀，风毒诸肿，齿疳溃疡。

治冷气腹痛。（甄权）

补肝、润命门，暖胃、祛中寒，泻肺、散风湿。（出自《医林纂要》）

**丁皮**

[主治]齿痛。心腹冷气诸病。方家用代丁香。

**丁香枝**

[主治]一切冷气，心腹胀满，恶心，泄泻虚滑，水谷不消。

**丁香根**

[性味]辛，热，有毒。

[主治]风热毒肿。不入心腹之用。

**成品选鉴**

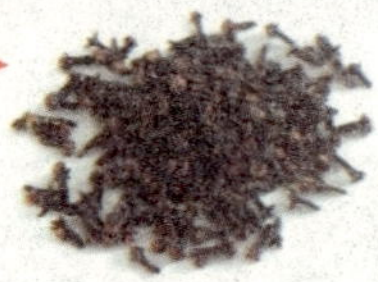

棒状，长1～2厘米。花冠圆球形，花瓣棕褐色至褐黄色，搓碎后可见黄色细粒状花粉。质坚实，富油性。气芳香浓烈，味辛辣、有麻舌感。

主要药用部分

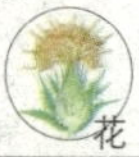


## 实用妙方

- **突然心痛：**丁香末酒服一钱。
- **干霍乱痛：**丁香十四枚，研末，开水一碗送服。不愈再服。
- **反胃，气噎不通：**丁香、木香各一两，每取四钱，水煎服。

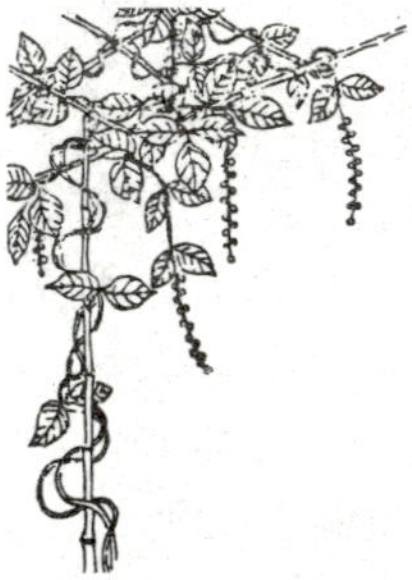

【功效】温中散气，下气止痛，止泻，开胃，解毒。

## 温中下气，善解食物毒

# 胡椒

*Piper nigrum L.*

果部·味果类　温里药

又名：昧履支。原产于西域，名字里有“胡”字，又因其辛辣似椒，所以得椒名。一般四月成熟，五月采收，在古代就是人们日常生活的必需品。

### 形态特征

攀援状藤本，叶片厚革质，阔卵形或卵状长圆形，花黄白色，果实初为青色，成熟后变成红色。

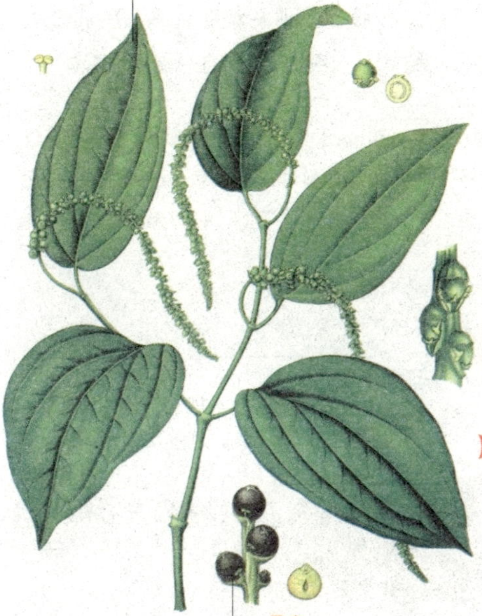
叶
[性味]味辛，性温，无毒。
[主治]祛胃寒吐水，大肠寒滑。
果实
[性味]味辛，性大温，无毒。
[主治]主下气温中祛痰，除脏腑中冷气。

### 药用部分

果实

[性味]味辛，性大温，无毒。

李时珍说：辛热纯阳，走气助火，昏目发疮。

[主治]主下气温中祛痰，除脏腑中冷气。（出自《新修本草》）

调五脏，壮肾气，治冷痢，杀一切鱼、肉、鳖、蕈毒。（出自《日华诸家本草》）

暖肠胃，除寒湿，治反胃虚胀，冷积阴毒，牙齿浮热疼痛。（李时珍）

【发明】李时珍说：胡椒大辛热，为纯阳之物，肠胃寒湿的人适宜吃。有热病的人吃了，动火伤气，深受其害。

成品选鉴

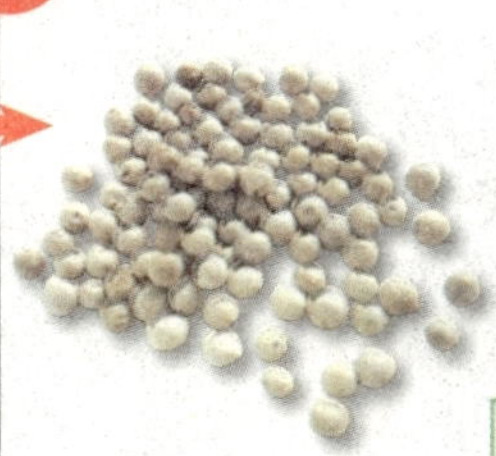

果实近圆球形，表面暗棕色或白色，有网状皱纹，内果皮淡黄色。气芳香，味辛辣。以粒大、饱满。色黑、皮皱、气味强烈者为佳。

主要药用部分

果实

### 实用妙方

• **心腹冷痛**：胡椒二十粒，淡酒送服。

• **伤寒咳逆，日夜不止**：胡椒三十粒打碎，麝香半钱，酒一盏，煎成半盏，热服。

• **砂石淋痛，用二拗散**：胡椒、朴硝等份，研为末。每次用开水服二钱，一天两次。

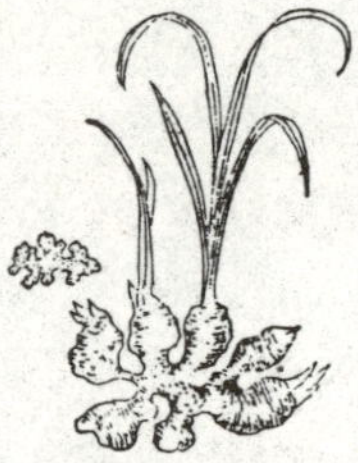

【功效】温中散寒，回阳通脉，温肺化饮。

## 回阳通脉不可少

# 干姜

*Zingiber officinale Rosc*

菜部·荤辛类 | 温里药

又名：白姜。李时珍说，干姜是用母姜制成的。江西、襄都有，以白净结实的为好，以前人称其为白姜，又名均姜。凡入药都宜炮用。

## 形态特征

叶线状披针形，穗状花序卵形至椭圆形，花冠黄绿色，唇瓣有淡紫色条纹及淡黄色斑点，雄蕊微紫色。

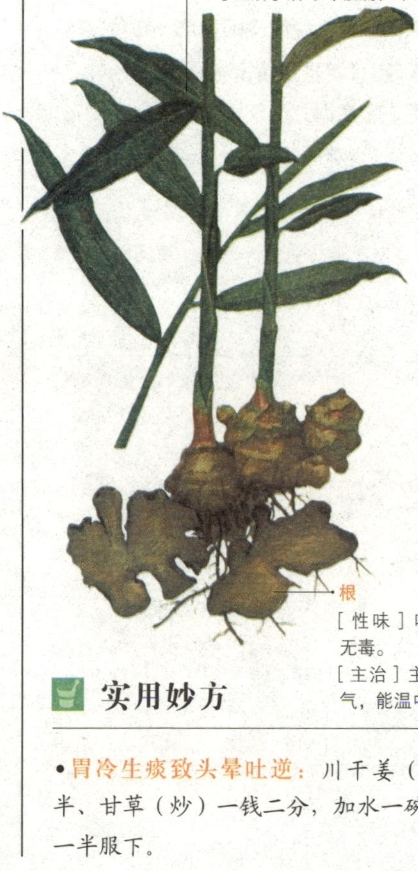


## 药用部分

根茎

[性味] 味辛，温，无毒。

[主治] 主胸满咳逆上气，能温中止血，出汗，逐风湿痹，止肠澼下痢。生的尤好。(出自《神农本草经》)

治寒冷腹痛，中恶霍乱胀满，风邪诸毒，皮肤间结气，止唾血。(出自《名医别录》)

【发明】李时珍说：干姜能引血药入血分，气药入气分，又能去恶养新，有阳生阴长之意，所以血虚的人可以用；而吐血、衄血、下血，有阴无阳的人，也宜使用。

成品选鉴

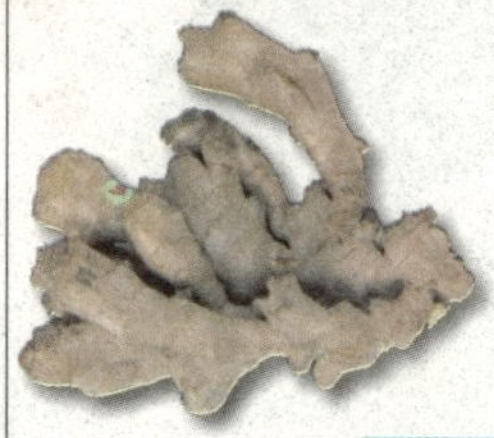

为不规则切片，具指状分枝。外皮灰黄色或浅黄棕色，粗糙，具纵皱纹及明显的环节，断面灰黄色或灰白色、纤维性。气香、特异，味辛辣。

主要药用部分

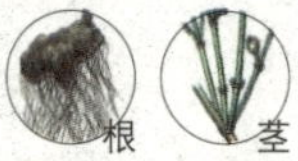


## 实用妙方

• 胃冷生痰致头晕吐逆：川干姜（炮）二钱半、甘草（炒）一钱二分，加水一碗半，煎成一半服下。

• 中寒水泻：炮干姜研为末，用粥送服二钱即愈。

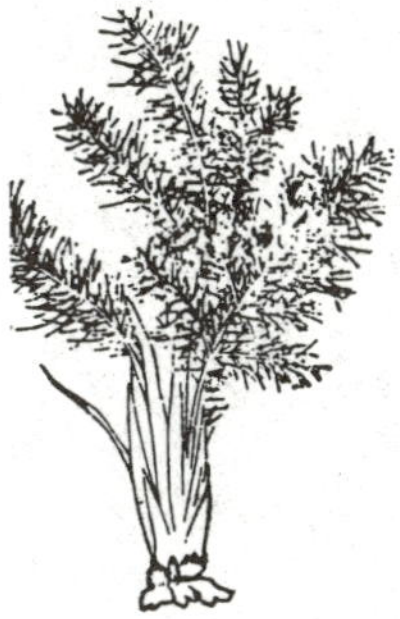

【功效】温阳散寒，理气止痛。

## 暖胃驱寒、理气止痛的香料

# 茴香

*Foeniculum vulgare*

菜部•荤辛类 | 温里药

茴香又名八角珠，是常用的一种调料，烧鱼炖肉或制作卤制食品时的必需品。因为它们能去除肉中的腥气臭气，使之重新添香，所以叫做“茴香”。

### 形态特征

有特殊香辛味，表面有白粉。茎肥叶细，夏季开黄色花，果椭圆形，黄绿色。

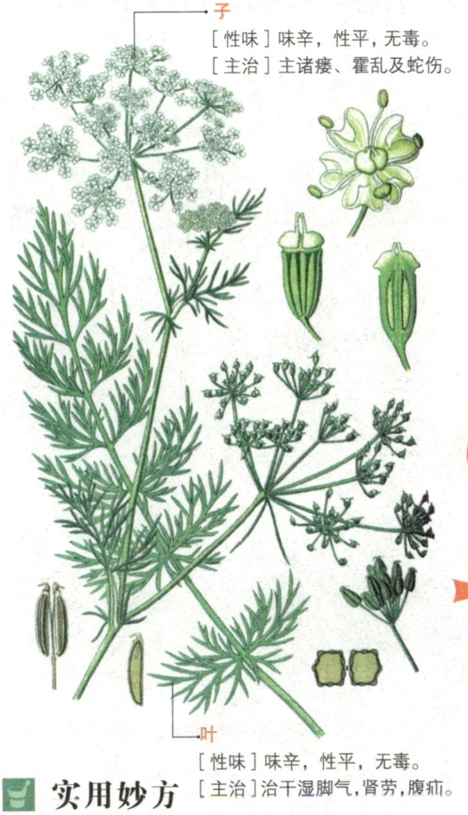


### 药用部分

**茴香子**

[ 性味 ] 味辛，性平，无毒。

[ 主治 ] 主诸瘘、霍乱及蛇伤。(出自《新修本草》)

除膀胱、胃部冷气，能调中，止痛，止呕吐。(马志)

治干湿脚气，肾劳，腹疝，阴疼。能开胃下气。(出自《日华诸家本草》)

补命门不足。(李杲)

【发明】李时珍说：小茴香性平，理气开胃，夏天驱蝇辟臭，食物中适宜使用。大茴香性热，多食伤目发疮，食料中不宜过多使用。

成品选鉴

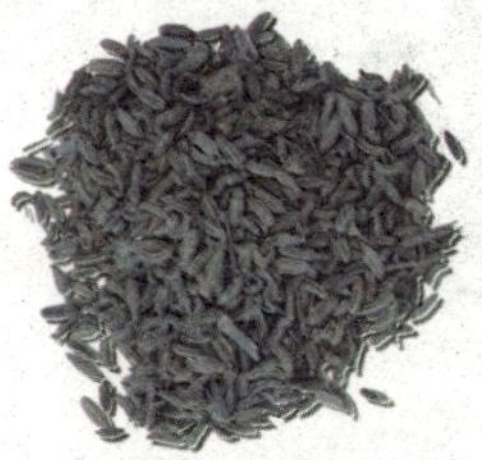

干燥果实呈长椭圆形，断面呈五边形。气芳香，味甘微辛。以颗粒均匀。饱满。黄绿色、香浓味甜者为佳。

主要药用部分

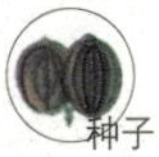


### 实用妙方

• 疝气：茴香炒过，分作二包，交替熨患处。

• 胁下刺痛：小茴香一两（炒），枳壳五钱（麸炒），同研末，每次用盐酒调服二钱。

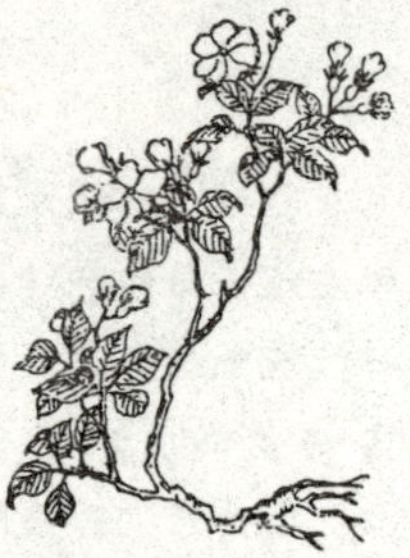

**【功效】**清热解表，理气和中，利湿，缓解精神紧张。

## 芳香解郁，缓解胸腹胀痛

# 茉莉

*Jasminum sambac (Linn.) Aiton*

草部·芳草类　　理气药

又名：柰花，原产于印度半岛，我国很早就有广泛地种植。茉莉的香气清新，沁人心脾，喜温暖湿润，不耐霜冻，在北方不易成活。

### 形态特征

高可达1米，叶对生，宽卵形或椭圆形，光亮。聚伞状花序，顶生或腋生，花冠白色，极芳香。

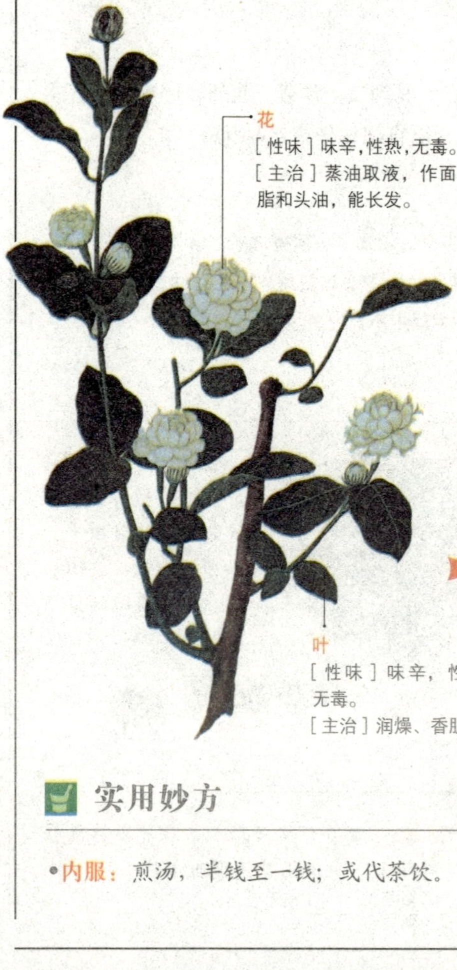


### 药用部分

**茉莉花**

**[性味]**味辛，性热，无毒。

**[主治]**蒸油取液，做面脂和头油，能长发、润燥、香肌，也可加入茶中饮用。（李时珍）

能清虚火，祛寒积，治疮毒，消疽瘤。（出自《本草再新》）

和中下气，辟秽浊。治下痢腹痛。（出自《随息居饮食谱》）

平肝解郁，理气止痛。（出自《饮片新参》）

用菜油浸泡，滴入耳内，治耳心痛。（出自《四川中药志》）

**成品选鉴**

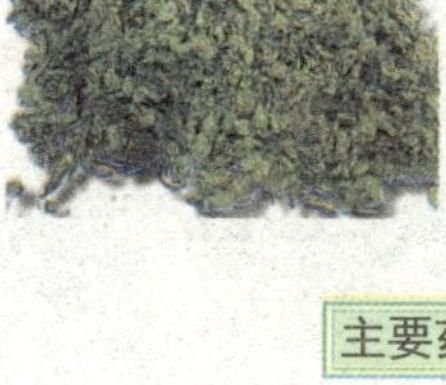

花多呈扁缩团状，花瓣展平后呈椭圆形，黄棕色至棕褐色，表面光滑无毛；质脆。气芳香，味涩。以朵大、色黄白、气香浓者为佳。

主要药用部分

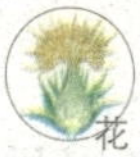


### 实用妙方

- **内服：**煎汤，半钱至一钱；或代茶饮。
- **外用：**适量，煎水洗目或菜油浸滴耳。

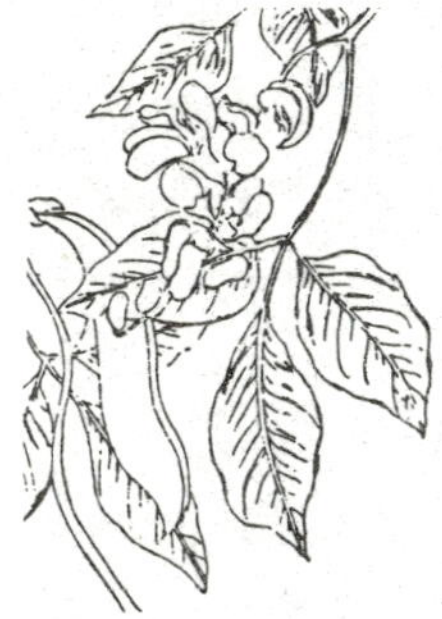

【功效】降气止呃，温肾助阳。

## 佳肴良药，益肾补元气

# 刀豆

*Canavalia gladiata*

谷部·菽豆类　　理气药

又名：挟剑豆。李时珍说，它是以豆荚的形状而命名的。《酉阳杂俎》中说：乐浪有挟剑豆，其豆荚横斜着生长，像人挟持着刀剑，就是此豆。

### 形态特征

叶阔卵形或卵状长椭圆形，总状花序腋生，花冠蝶形，淡红紫色，荚果带形而扁，略弯曲，边缘有隆脊。

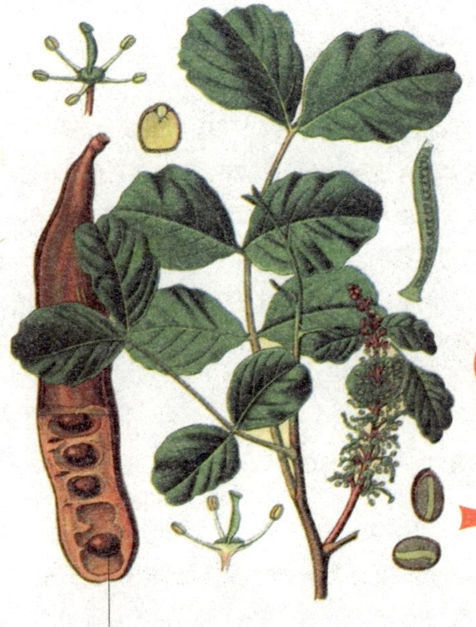


### 药用部分

刀豆实

[性味]味甘，性平，无毒。

[主治]温中下气，利肠胃，止呃逆，益肾补元气。(李时珍)

和胃，升清，降浊。(出自《新修本草》)

治胸中痞满及腹痛，疗肾气不归元及痢疾。(出自《四川中药志》)

健脾。(出自《滇南本草》)

补肾，散寒，下气，利肠胃，止呕吐。治肾气虚损，肠胃不和，呕逆，腹胀，吐泻。(出自《中药材手册》)

成品选鉴

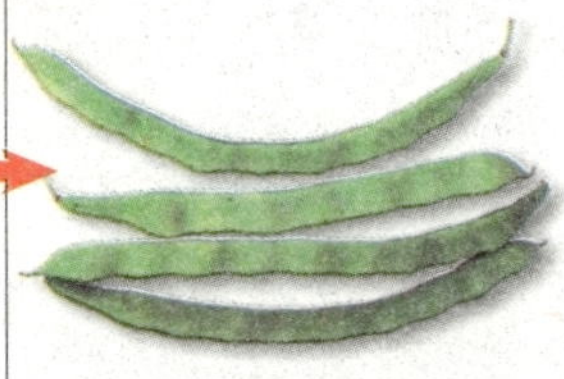

干燥种子呈扁卵形，表面淡红色，略有光泽，微皱缩不平。气微，味淡，嚼之具有豆腥味。以个大、饱满、色鲜艳、干燥者为佳。

主要药用部分

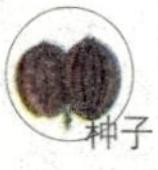


### 实用妙方

• **治气滞呃逆，膈闷不舒：** 刀豆取老而绽者，每服二三钱，开水下。

• **治肾虚腰痛：** 刀豆子二粒，包于猪腰子内，外裹叶，烧熟食。

• **治百日咳：** 刀豆子十粒（打碎），甘草一钱。加冰糖适量，水一杯半，煎至一杯，去渣，频服。

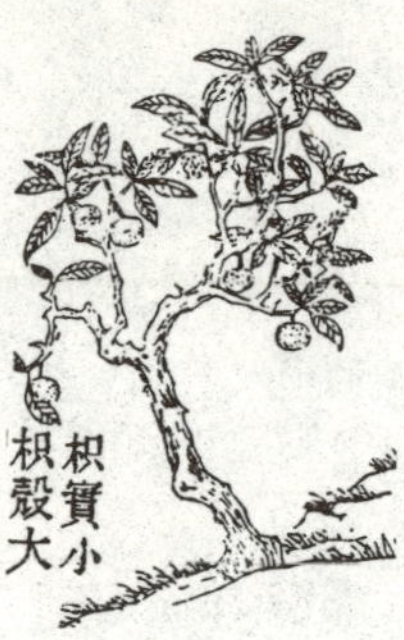


【功效】破气消积，化痰除痞。

## 消积破气，通利关节

# 枳

*Citrus aurantium L*

木部·灌木类 理气药

枳子名枳实、枳壳，两者皆可入药。“橘生淮北则为枳”，由此可见，枳一般分布在淮北，相对耐寒。它与橘是两种不同的植物，枳很像橘，但比橘要小一些。

## 【药用部分】

**枳实**

[性味]苦，寒，无毒。

张元素说：性寒味苦，气厚味薄，浮而升（微降），阴中之阳。

[主治]主大风在皮肤中，如麻豆苦痒，除寒热结，止痢，长肌肉，利五脏。（出自《神农本草经》）

除胸胁痰癖，逐停水，破结实，消胀满，心下急痞痛，逆气，胁风痛，安胃气，止溏泄，明目。（出自《名医别录》）

解伤寒结胸，入陷胸汤用；主上气喘咳。肾内伤冷，阴痿而有气，加而用之。（甄权）

祛胃中湿热。（出自《珍珠囊》）

主心痞，化心胸痰，消食，散败血，破积坚。（出自《主治秘诀》）

破气，化痰，消食宽肠，杀虫，败毒。（出自《本草再新》）

**枳壳**

[性味]苦、酸，微寒，无毒。

[主治]治遍身风疹，肌中如麻豆恶痒，主肠风痔疾，心腹结气，两胁胀虚，关膈拥塞。（甄权）

健脾开胃，调五脏，下气，止呕逆，消痰。治反胃，霍乱泻痢，消食，破癥结痃癖，五膈气，除风明目及肺气水肿，利大小肠，皮肤痒。痔肿可灸熨。（出自《日华诸家本草》）

主风痒麻痹，通利关节，劳气咳嗽，背膊闷倦，散留结、胸膈痰滞，逐水，消胀满、大肠风，安胃，止风痛。（出自《开宝本草》）

破气，泄肺中不利之气。（出自《珍珠囊》）

破心下坚痞，利胸中气，化痰，消食。（出自《主治秘诀》）

治里急后重。（李时珍）

【发明】李时珍说：枳实、枳壳，气味功用俱同，以前本没有分别，魏、晋以来，开始将它们分开使用。其功皆能利气，气下则痰喘止，气行则痞胀消，气通则痛刺止，气利则后重除，故以枳实利胸膈，枳壳利肠胃。或胎前气盛壅滞者宜用之，所谓八九月胎必用枳壳、苏梗以顺气，胎前无滞，则产后无虚也。若气禀弱者，即大非所宜矣。

## 医家名论

苏颂说：现在洛西、江湖州郡等地皆有，以商州的为最好。树木像橘但稍小，高五七尺。叶如橙、多刺。春天开白花，秋天长成果实，在九十月采摘的为枳壳。现在的人用汤泡去苦味后，蜜渍糖拌，当做果品。

**使用禁忌**

脾胃虚弱及孕妇慎服。小儿如服入大量果皮，可致中毒。

## 形态特征

小乔木，茎枝三棱形，光滑。叶退化成单叶状，互生，革质，叶片长椭圆形，全缘或有不明显的波状锯齿。总状花序，花瓣白色，长椭圆形。柑果圆形而稍扁，成熟时橙黄色，果皮粗糙。

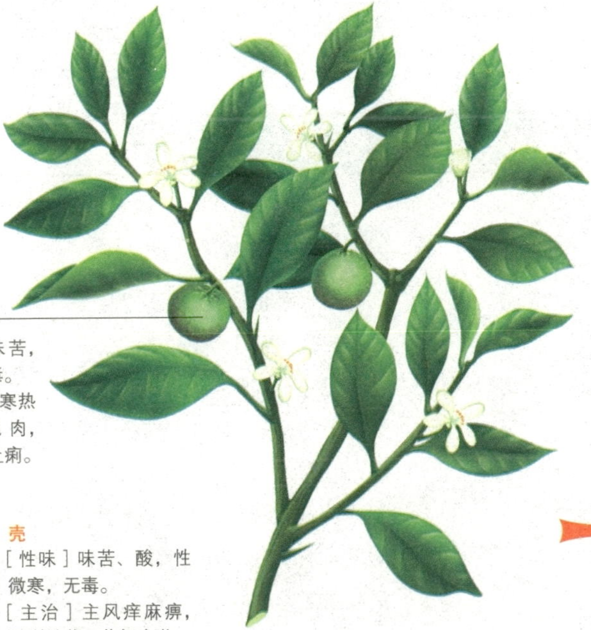
实
[ 性味 ] 味苦，性寒，无毒。
[ 主治 ] 除寒热结，长肌肉，利五脏，止痢。
壳
[ 性味 ] 味苦、酸，性微寒，无毒。
[ 主治 ] 主风痒麻痹，通利关节，劳气咳嗽。

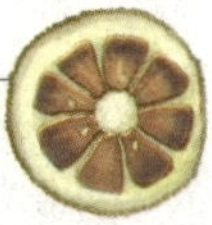

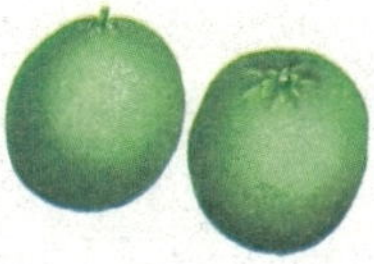

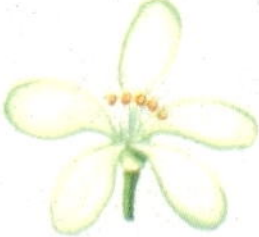

产地分布

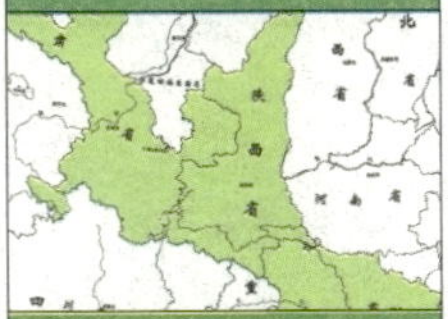

成熟周期

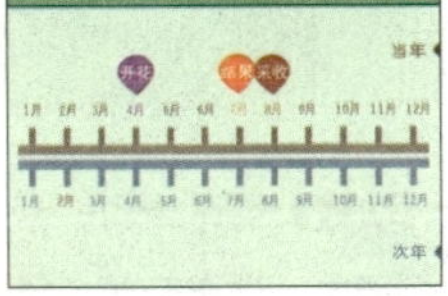

成品选鉴

该品呈半球形，外果皮暗棕绿色，具颗粒状突起和皱纹，切面中果皮略隆起，黄白色或黄褐色。质坚硬。气清香，味苦、微酸。

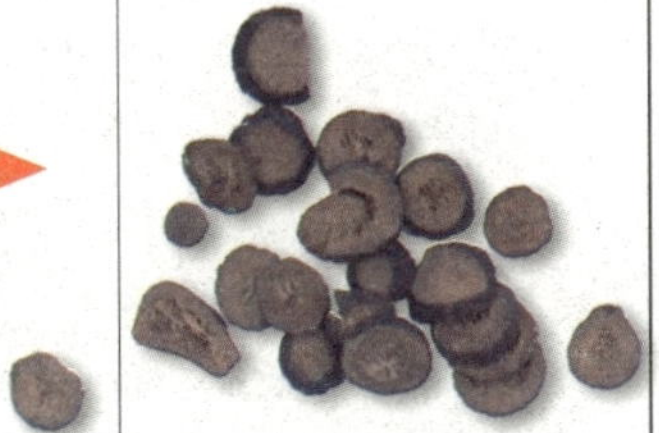

主要药用部分

果实

## 实用妙方

- **卒胸痹痛**：枳实捣末。汤服方寸匕，每日三次、夜一次。
- **产后腹痛**：枳实（麸炒）、芍药（酒炒）各二钱，水一盏煎服。亦可研末服。
- **奔豚气痛**：枳实炙后研末。饮下方寸匕，日三次、夜一次。

### 中药趣味文化

**橘子和枳实**

「橘化为枳」是一句古老的成语，见于《晏子春秋·内篇杂下》：「橘生淮南则为橘，生于淮北则为枳，叶徒相似，其实味不同，所以然者何，水土异也。」橘味甜美，枳味酸苦，由于水土的不同，淮南的橘种在淮北就会变成枳，比喻由于环境的影响，人的习性也会由好变坏。枳又名枸橘，俗称臭橘，果肉少而味酸。现代研究表明，橘和枳虽然都属于芸香科，但不同种，橘不会变成枳，古人观察不周，因而造成误会。

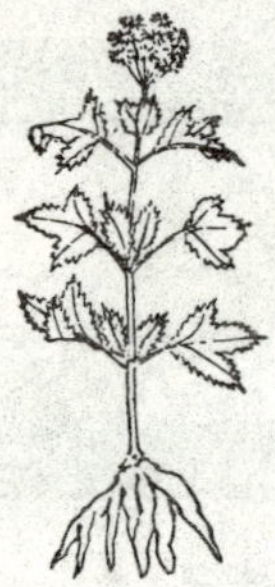

【功效】生津止渴，利水调气，滋润肌肤。

调节脏腑之间气的平衡

# 兰草

*Cymbidium ensifolium*

草部·芳草类　理气药

又名：香水兰、燕尾香、兰泽草、省头草、都梁香。因其叶像马兰，故名兰草；当地人用它煮水洗浴，以御风邪，又名香水兰；生长在湖泽河畔，故又称兰泽。

## 【药用部分】

### 兰草叶

[ 性味 ] 味辛，性平，无毒。

[ 主治 ] 能利水道，杀蛊毒，辟秽邪。(出自《神农本草经》)

可除胸中痰饮。(出自《名医别录》)

能生血，调气，养颜。(雷敩)

兰草气味清香，能生津止渴，滋润肌肤，治疗消渴、黄疸。(李杲)

煎水用来洗浴，可疗风病。(马志)

能消痈肿，调月经，水煎服可解吃牛、马肉中毒。(李时珍)

主恶气，其气芳香润泽，可做膏剂用来涂抹头发。(陈藏器)

【正误】李时珍说：寇、朱二人说的是现在的兰花，并不是古代的兰草。兰有好几种，兰草、泽兰生长在水边，山兰即生长在山中的兰草。兰花也生长在山中，但与兰草、泽兰、山兰有很大区别。生长在附近的兰花，叶像麦冬，在春天开花；生长在福建的兰花，叶像菅茅，在秋天开花。兰草与泽兰属同类。古时的香草，花叶都有香味且燥湿不变，所以可以佩戴。现在所说的兰蕙，只是花有香味而叶并没有气味，质弱易萎，不能采来佩戴。

## 医家名论

《名医别录》载：兰草生长在太吴池塘湖泊，四月、五月采挖。

马志说：此草的叶像马兰，故名兰草。它的叶上有分支，俗称燕尾香。当地人用它煮水沐浴，以御风邪，故又名香水兰。

陈藏器说：兰草生长在湖泽河畔，妇人用它调油来抹头，故称兰泽。盛弘《荆州记》上记载：都梁有山，山下有水清浅，水中生长着兰草，所以名都梁香。

李时珍说：兰草、泽兰为一类植物的两个品种。两者都生长在水边低湿处，二月老根发芽生苗成丛，紫茎素枝，赤节绿叶，叶子对节生，有细齿。但以茎圆节长，叶片光滑有分叉的是兰草；茎微方，节短而叶上有毛的是泽兰。它们鲜嫩时都可摘来佩戴，八九月后渐渐长老，高的有三四尺，开花成穗状，像鸡苏花，呈红白色，中间有细子。

**使用禁忌**

肺虚有热者，元气虚脱及阴虚内热，诸病有热，心痛属火者禁用。脏腑燥热，胃气虚弱者禁用。

## 形态特征

茎直立或微有倾斜，叶复生，小叶片呈长卵形，边缘有规则的锯齿，背面叶脉明显。头状花序顶生，花萼细长，绿色，花冠较小，红白色，中间有细子。

产地分布

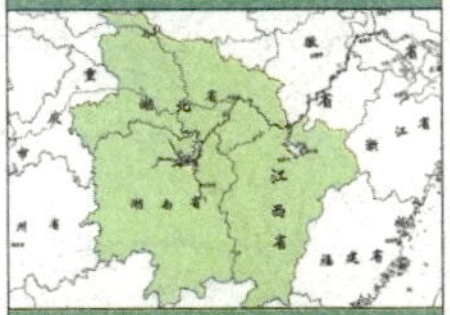

成熟周期

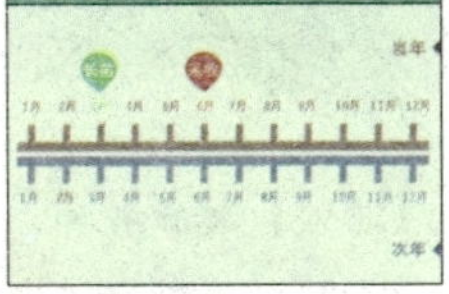

花
[ 性味 ] 味辛，性平，无毒。
[ 主治 ] 能生血，调气。

叶
[ 性味 ] 味辛，性平，无毒。
[ 主治 ] 能利水道，杀蛊毒，辟秽邪。

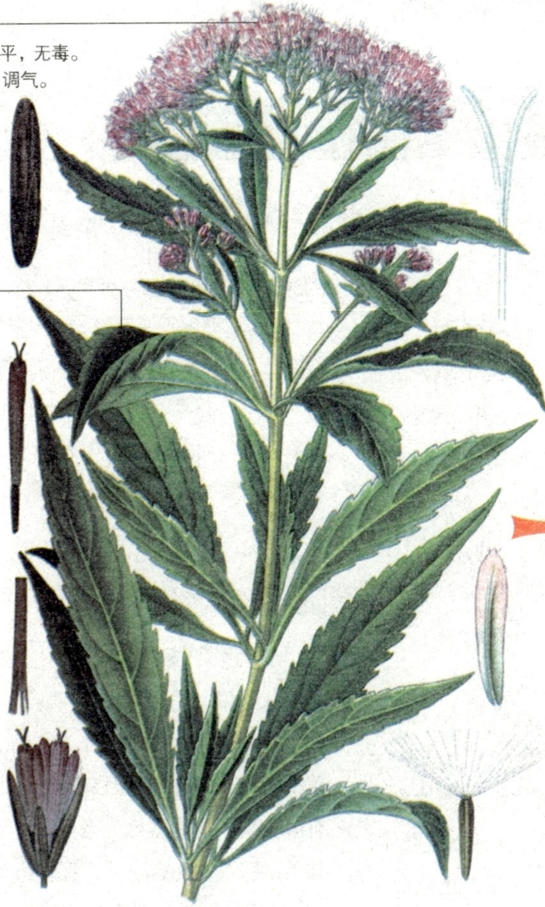

成品选鉴

表面黄棕色，质坚硬，断面稍平坦。气芳香浓烈而特异，味先甜后苦，稍刺舌。以条匀、质坚实、没性足、香气浓郁者为佳。

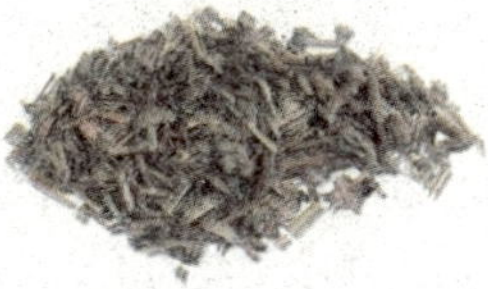

主要药用部分

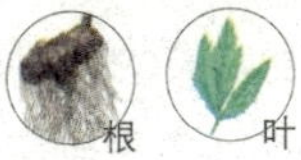


## 实用妙方

- **吃牛、马肉中毒：** 用兰草连根叶一起煎服，可解毒。

**中药趣味文化**

**兰草种植需注意**

兰草为草本石蒜科，喜阴，喜温润通风的生长环境。它与泽兰都是兰花的一种，但不是我们常见的兰花。兰草适宜的土壤是腐土，最好是山里的；浇水不能过勤，否则容易烂根，也不能太干燥。如果你在北方，空气干燥，需要一周浇两次水；如果你在江南，一周一次就可以了。兰花开花周期很长，香气淡雅而沁人心脾。如果想延长花期，可以在兰花结苞时往根部撒一些草木灰，花凋零后再在兰花花盆的边缘打一个鸡蛋。

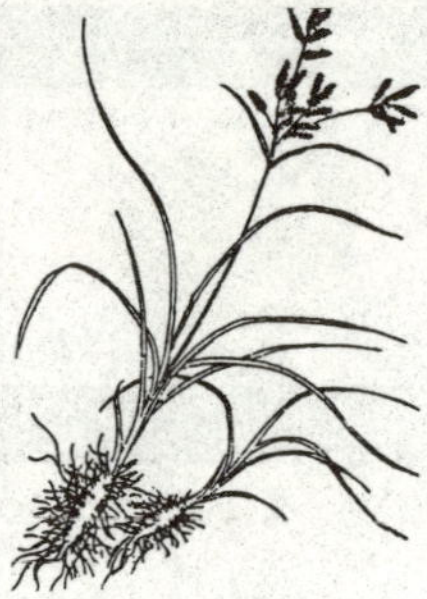

【功效】疏肝解郁，温经止痛，理气调中。

气病之总司，女科之主帅

# 莎草

*Cyperus rotundus L*

草部·芳草类　理气药

又名：雀头香、草附子、水香棱、水巴戟、水莎、侯莎、莎结，夫须、续根草、地毛。莎草可做斗笠和雨衣，因其为衣下垂穗，像孝子的蓑衣，也写成“蓑”。

## 【药用部分】

**莎草根（香附子）**

[修治] 李时珍说：采来后，连苗晒干，用火燎去苗及毛。使用的时候，用水洗干净，放在石上磨去皮，洗后晒干捣用。或生用，或炒用，或用酒、醋、盐水浸，根据具体情况。又有用稻草煮的，味不苦。

[性味] 味甘，性微寒，无毒。

李时珍说：味辛甘、微苦而性平，为足厥阴、手少阳经的主药。并兼行十二经，八脉气分，宜与醋、川芎、苍术同用。

[主治] 除胸中热，濡润肌肤，久服利人，益气，长须眉。（出自《名医别录》）

散时气寒疫，利三焦，解六郁，消饮食积聚，痰饮痞满，脚肿腹胀，脚气，止心腹、肢体、头目、齿耳各种痛症，疗痈疽疮疡，止吐血下血尿血，妇人崩漏带下，月经不调，胎前产后各种疾病。（李时珍）

**苗及花**

[主治] 治男子心肺中虚风及客热，膀胱间连胁下气机不畅，皮肤瘙痒瘾疹，饮食不多，日渐瘦损，常有忧愁、心悸、少气等症。用苗花二十多斤锉细，加水二石五斗，煮至一石五斗，倒入斛中熏洗浸浴，令全身出汗，其瘙痒即止。四季经常使用，可根治风疹。（出自《天宝单方图》）

煎饮能散气郁，利胸膈，降痰热。（李时珍）

【发明】李时珍说：香附性平，味多辛能散，微苦能降，微甘能和，是足厥阴肝经、手少阳三焦经气分主药，而兼通十二经气分。香附生用则上行胸膈，外达皮肤；熟用则下走肝肾，外彻腰脚；炒黑则止血；用盐水浸炒则入血分而润燥；用青盐炒则补肾气；用酒浸炒则通经络；用醋浸炒则消积聚；用姜汁炒则能化痰饮。

## 医家名论

《名医别录》载：莎草生长在田野里，二月、八月采。

寇宗奭说：香附子今人多用。它虽生于莎草根，但有的根上有而有的根上则没有。香附子有薄皱皮，为紫黑色，毛不多，刮去皮则色白。如果以莎草根为香附子，那就错了。

李时珍说：莎草的叶子光泽有剑脊棱，五六月中抽一茎，三棱中空，茎端再长出数片叶子。开青色的花，花成穗子上有细黑毛，大小像羊枣而两头尖。采来根上子燎去细毛晒干后，就是现在的常用药。

**使用禁忌**

凡月事先期者，血热也，法当凉血，禁用此药。独用、多用、久用，耗气损血。

## 形态特征

多年生草本，块茎呈纺锤形，紫褐色，有棕毛或黑褐色的毛状物。茎呈锐三棱形。叶窄线形，穗状花序，轮廓为陀螺形，青色，中间有细子，子上有细黑毛，大小像羊枣而两头尖。小坚果长圆状倒卵形。

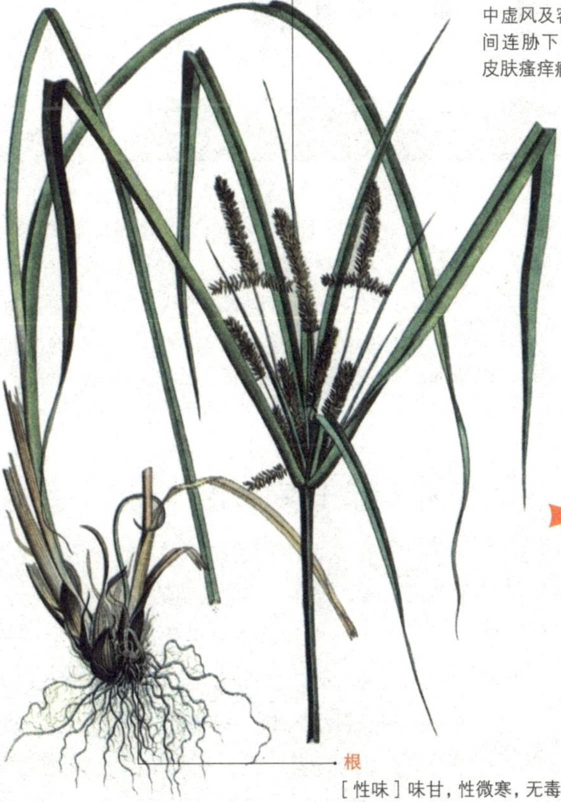

花

［主治］治男子心肺中虚风及客热，膀胱间连胁下气机不畅，皮肤瘙痒瘾疹。

根

［性味］味甘，性微寒，无毒。

［主治］除胸中热，濡润肌肤，益气，长须眉。

### 产地分布

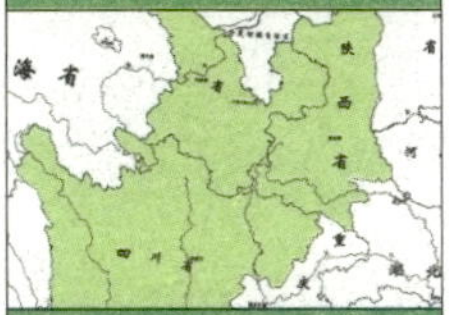

### 成熟周期

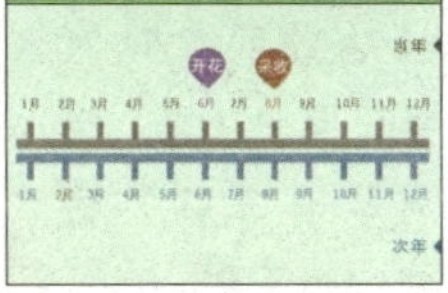


### 成品选鉴

表面棕褐色或黑褐色，质硬，经蒸煮者断面呈黄棕色，角质样；生晒者断面色白而显粉性，内皮层环纹明显，中柱色较深。气香，味微苦。

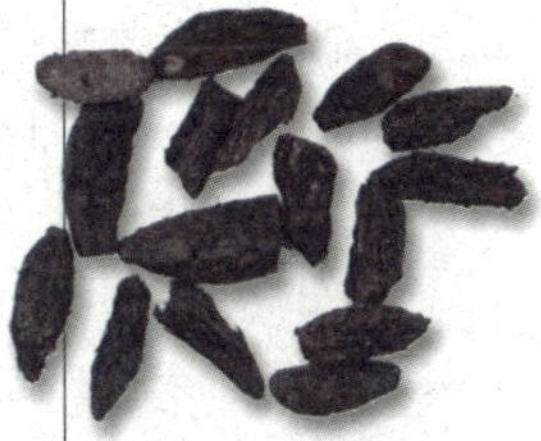

### 主要药用部分

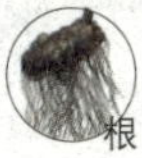

根

## 实用妙方

• **心腹刺痛，用小乌沉汤：**香附子擦去毛后焙二十两，乌药十两、炒甘草一两，同研末，每次用盐汤送服二钱。

• **心腹诸痛，用艾附丸，治疗心气痛、腹痛、小腹痛、血气痛等：**香附子二两、蕲艾叶半两，用醋汤同煮熟后去艾叶，将香附炒后研末，米醋调糊做成梧桐子大的丸子，每次用白开水送服五十丸。

### 中药趣味文化

**莎草的传说**

莎草的根叫做香附子，相传两晋时，有个美丽的妇人叫索索。一年，村里闹瘟疫，只有索索一家安然无恙，丈夫认为是索索身上的香气起了作用，让她给乡亲们治病，果真人们都好了。可丈夫听到了这样的谣言：『索索每到一家，就脱去衣服让人闻』。丈夫羞愧难当，毒死了索索。不几天，索索的坟上长出几缕小草，蜂围蝶绕。人们都说，索索死得冤屈。直到今天，尽管药名改叫香附子，可当地人仍叫它索索草。

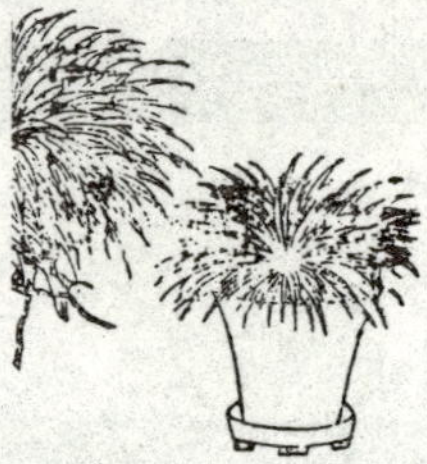

【功效】除风寒湿痹，咳逆上气，开心窍，补五脏，通九窍，明耳目。

## 补五脏，开九窍，醒神益脑

# 菖蒲

*Acorus tatarinowii Schott*

草部·水草类　　开窍药

又名：昌阳、尧韭、水剑草。李时珍说，因其是蒲类植物中生长昌盛的，所以叫菖蒲。《典术》上说，尧帝时，天降精于庭为韭，感百阴之气为菖蒲，所以叫尧韭。

## 【药用部分】

**菖蒲根**

[ **性味** ] 味辛，性温，无毒。

徐之才说：与秦皮、秦艽相使，恶地胆、麻黄。

[ **主治** ] 能除风寒湿痹，咳逆上气，开心窍，补五脏，通九窍，明耳目，出声音。主耳聋、痈疮，能温肠胃，治尿频。(出自《神农本草经》)

四肢湿痹不能屈伸，小儿温疟身热不退，可用菖蒲煎汤洗浴。(出自《名医别录》)

治耳鸣、头昏、泪下，杀诸虫，疗恶疮疥瘙。(甄权)

将菖蒲根做末炒，趁热外敷，能除风下气，疗男子肾病、女子血海冷败，治健忘，除烦闷，止心腹痛，霍乱转筋及耳痛。(出自《日华诸家本草》)

治痰蒙清窍引起的昏迷、癫痫，疗崩漏，安胎漏，散痈肿。捣汁服，能解巴豆、大戟毒。(李时珍)

治心积伏梁。(王好古)

治九种胃气，止疼痛。(出自《滇南本草》)

补肝益心，祛湿逐风，除痰消积，开胃宽中。疗噤口毒痢，风痹惊痫。(出自《本草备要》)

止鼻血，散牙痛。(出自《本草再新》)

**菖蒲叶**

[ **主治** ] 洗疥疮、大风疥。(李时珍)

【发明】李时珍说：开国之初，周颠仙见太高祖皇帝经常嚼食菖蒲喝水，便问其中的原因。高祖皇帝说：吃了不会有腹痛的毛病。这在高祖皇帝的御制碑中有记载。菖蒲性温味辛，入手少阴、足厥阴经。心气不足的人用它，是虚则补其母。

## 医家名论

《日华诸家本草》载：菖蒲以生长在石涧中，坚小，一寸九节的为好。

李时珍说：菖蒲有五种。生长在池泽中，蒲叶肥，根长二三尺的是泥菖蒲，也叫白菖；生长在溪涧中，蒲叶瘦，根长二三尺的是水菖蒲，也叫溪荪；生长在水石之间，叶有剑脊，瘦根密节，根长一尺多的是石菖蒲；人们用砂石栽种一年的，到春天剪洗，越剪越细，高四五寸，叶如韭，根如匙柄粗的，也是石菖蒲；经多次剪洗，根长二三分，叶长一寸多的，称为钱蒲。服食入药用的只有上面所说的两种石菖蒲，其余的都不可用。

**使用禁忌**

阴虚阳亢、烦躁汗多、咳嗽、吐血、精滑者慎服。心劳、神耗者禁用。

## 形态特征

多年生草本，根茎横卧，外皮黄褐色。叶剑状线形，长30厘米～50厘米，先端渐尖，暗绿色，有光泽。花茎高10厘米～30厘米，花淡黄绿色。浆果肉质，倒卵形，红色。

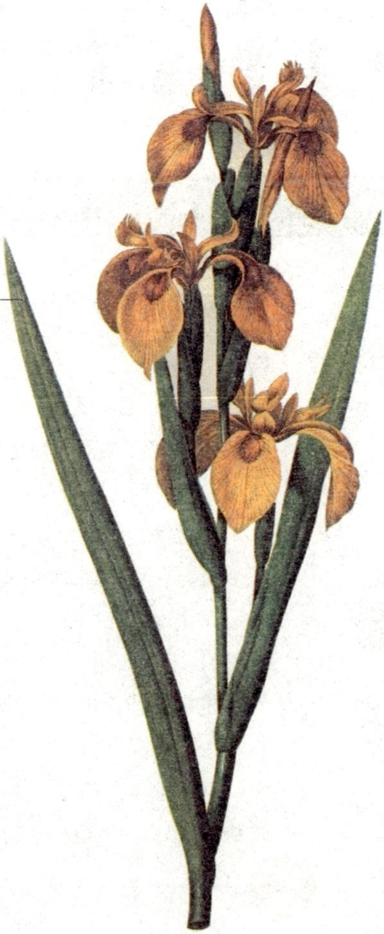

叶

［性味］味辛，性温，无毒。

［主治］洗疥疮、大风疥。

产地分布

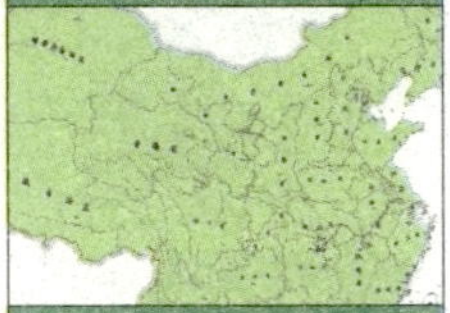

成熟周期

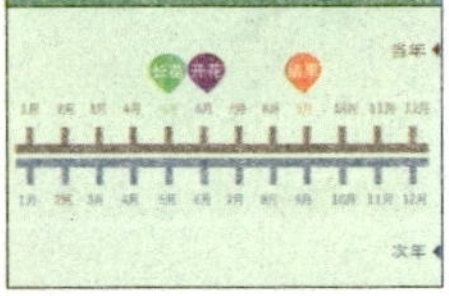


成品选鉴

表面类白色至棕红色，有细纵纹。质硬，折断面呈海绵样，类白色或淡棕色。气较浓烈而特异，味苦、辛。

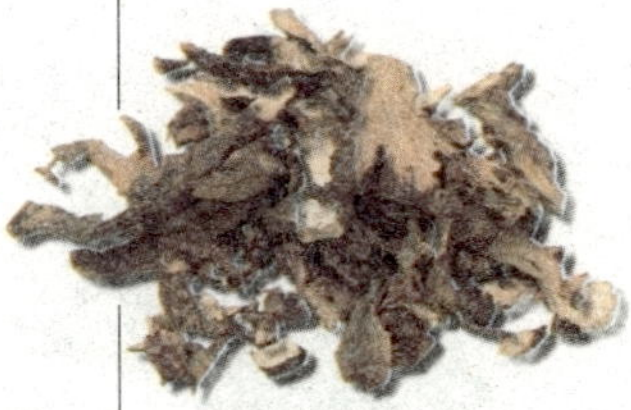

主要药用部分

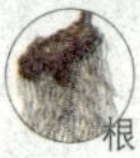

根

## 实用妙方

• **霍乱胀痛：** 生菖蒲锉四两，水和捣汁，分四次温服。

• **食积、气积、血积等引起的各种鼓胀：** 取石菖蒲八两，锉细，斑蝥四两，去翅足，同炒黄后，去掉斑蝥不用。将炒好的石菖蒲研为细末，加醋糊成梧桐子大的丸子，每次用温水送服三十至五十丸。也可以加入香附末两钱。

• **眼睑长挑针：** 用菖蒲根同盐一起，研末敷患处。

### 中药趣味文化

**我国的菖蒲文化**

菖蒲在我国传统文化中，是可以防疫驱邪的灵草。菖蒲『不假日色，不资寸土』『耐苦寒，安淡泊』，『生野外则生机盎然，富有而滋润；着厅堂则亭亭玉立，飘逸而俊秀。』江南人家每逢端午节时，悬菖蒲、艾叶于门、窗，饮菖蒲酒，以祛避邪疫；夏、秋之夜，燃菖蒲、艾叶，以驱蚊灭虫。这些习俗保持至今。古人夜读，常在油灯下放置一盆菖蒲，原因就是菖蒲具有吸附空气中微尘的功能，可免灯烟熏眼之苦。

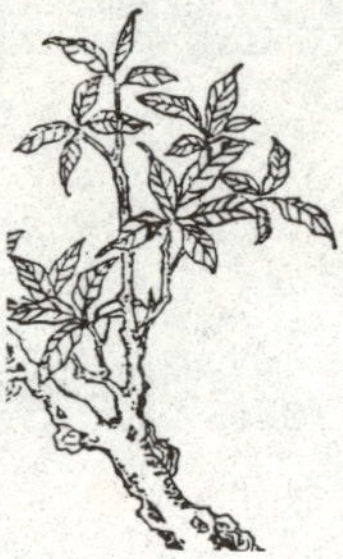

【功效】开窍醒神，辟秽止痛。

## 通窍醒脑，驱一切不正之气

# 苏合香

*Liquidambar orientalis Mill*

木部·香木类　　开窍药

苏合香又名帝膏，一种芳香的黏稠液体。李时珍说，因为此香出自苏合国，因此得名。苏合香产于印度、伊朗、土耳其等国，是苏合香树所分泌的树脂。

## 形态特征

苏合香树，乔木，叶片掌状5裂，花黄绿色，蒴果先端喙状，成熟时顶端开裂，种子狭长圆形，扁平。

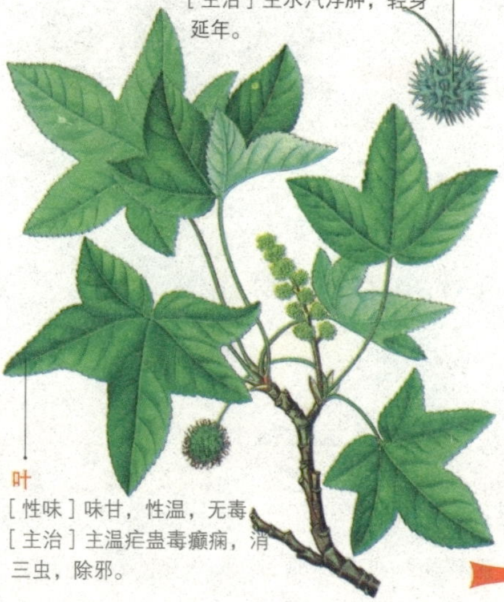


## 药用部分

**苏合香树脂**

[ 性味 ] 甘，温，无毒。

[ 主治 ] 辟恶，主温疟蛊毒癫痫，消三虫，除邪。久服，通神明，轻身延年。

主辟恶，温疟，痫痓。去浊，除邪，令人无梦魇。（出自《名医别录》）

杀虫毒。疗癫痫，止气逆疼痛。（出自《本草正》）

走窜，通窍开郁，辟一切不正之气。（出自《本草备要》）

利水消肿，治胀，疹痱，气积血症，调和脏腑。（出自《玉楸药解》）

**成品选鉴**

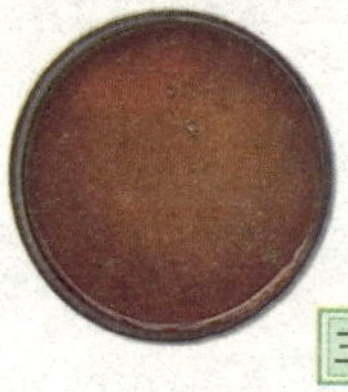

半流质的黏稠液体，棕黄色或暗棕色，半透明，不溶于水。有特异气芳香气，味淡，微辛。以质黏稠、含油足、半透明、气香浓者为佳。

主要药用部分

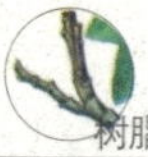


## 实用妙方

• **苏合香丸**（治结核，霍乱，鬼魅瘴疟，赤白暴痢，淤血月闭，痃癖疔肿，小儿惊痫客忤，大人中风，中气，心痛）：用苏合油一两，安息香末二两，以酒熬成膏，入苏合油内。白术、香附子、丁香、青木香、白檀香、沉香、麝香、荜茇、诃梨勒（煨、去核）、朱砂、乌犀牛角各二两，龙脑、熏陆香各一两，研末，以香膏加炼蜜和成剂，蜡纸包收。每服旋丸如梧桐子大，早取井华水，化服四丸。老人、小孩各一丸。

• **水汽浮肿**：苏合香、白粉、水银等份，捣匀，以蜜制成如小豆大的丸，每服二丸，白水送服。

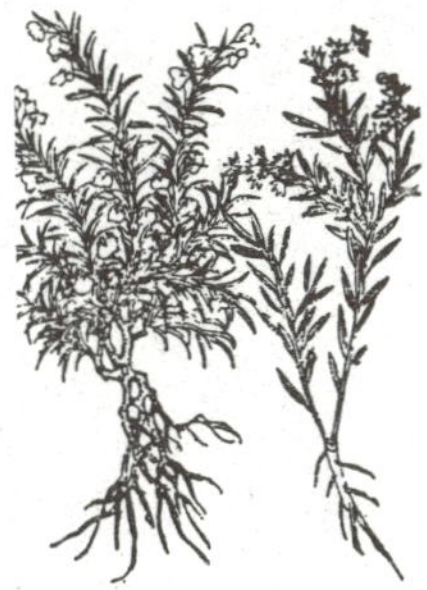

【功效】安神益智，祛痰，消肿。

### 赶走失眠健忘，还您清醒的头脑

# 远志

*Polygala tenuifolia Willd*

草部·山草类　　养心安神药

远志苗名小草、细草、棘菀、葽绕。李时珍说，服用此草能益智强志，所以叫远志。远志生长在山谷中，有大叶、小叶之分，一般四月采其根、叶晒干入药。

## 形态特征

茎细柱形，质坚硬，叶片线形，花小而稀疏，淡紫色，蒴果圆状倒心形，绿色，种子卵形，棕黑色。

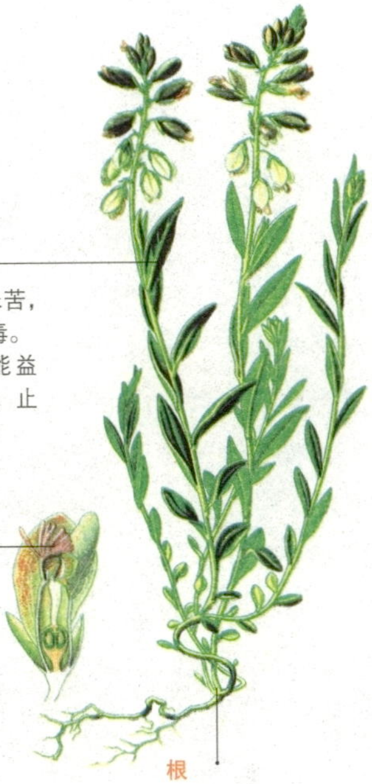


## 药用部分

**远志根**

[**性味**]味苦，性温，无毒。

[**主治**]主咳逆伤中，补虚，除邪气，利九窍，益智慧，聪耳明目，增强记忆力。久服可以轻身延年。(出自《神农本草经》)

治一切痈疽。(李时珍)

**远志叶**

[**主治**]能益精补阴气，止虚损梦泄。(出自《名医别录》)

【发明】李时珍说：远志入足少阴肾经，不是心经药。它的作用主要是安神定志益精，治健忘。

成品选鉴

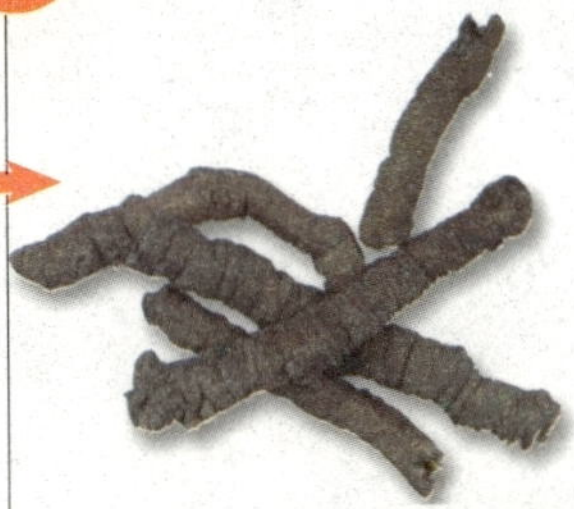

表面灰黄色至灰棕色，有皱纹及裂纹。质硬而脆，易折断，断面皮部棕黄色，木部黄白色。气微，味苦、微辛，嚼之有刺喉感。

主要药用部分

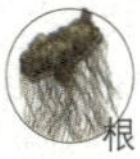

根

## 实用妙方

• **喉痹作痛：** 取远志肉研末，吹喉痛处，至涎出为止。

• **吹乳肿痛：** 远志焙干研细，用酒冲服二钱，药渣外敷患处。

• **各种痈疽，用远志酒治疗：** 取远志，不限量，入淘米水中浸洗后，捶去心，研为末。每次服三钱，用温酒一盏调匀，沉淀后饮上面清澈部分，药渣敷患处。

## 神经衰弱和失眠患者的必备佳品

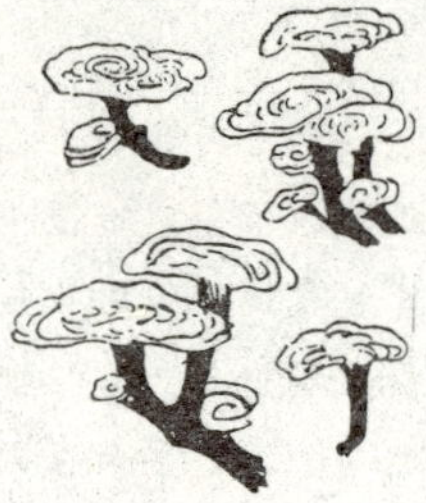

# 灵芝

*Ganoderma lucidum*

**【功效】**益气血，安心神，健脾胃。

菜部·芝栭类　　养心安神药

灵芝又名茵。李时珍说，芝本作之，篆文像草生长在地上的样子。后人借“之”字为语气词，所以加草头为“芝”以与“之”相区别。芝是菌类，可以食用。

### 【药用部分】

**青芝（一名龙芝）**

[性味] 味酸，性平，无毒。

[主治] 主明目，补肝气，安精魂。久服轻身不老。（出自《神农本草经》）

增强记忆。（出自《新修本草》）

**赤芝（一名丹芝）**

[性味] 味苦，性平，无毒。

[主治] 主胸中郁结，益心气，补中，长智慧，增记性。久食，令人轻身不老，延年成仙。（出自《神农本草经》）

**黄芝（一名金芝）**

[性味] 味甘，性平，无毒。

[主治] 主心腹五邪，益脾气，安神，使人忠信和乐。久食，令人轻身不老，延年成仙。（出自《神农本草经》）

**白芝（一名玉芝、素芝）**

[性味] 味辛，性平，无毒。

[主治] 治咳逆上气，益肺气，通利口鼻，使人意志坚强，长勇气，安魄。久食，令人轻身不老，延年成仙。（出自《神农本草经》）

**黑芝（一名玄芝）**

[性味] 味咸，性平，无毒。

[主治] 治尿闭，能利水道，益肾气，通九窍，使人耳聪目明。久食，令人轻身不老，延年成仙。（出自《神农本草经》）

**紫芝（一名木芝）**

[性味] 味甘，性温，无毒。

[主治] 主耳聋，利关节，保精神，益精气，坚筋骨，令人面色好。久食，使人轻身不老。（出自《神农本草经》）

疗虚劳，治痔。（李时珍）

### 医家名论

李时珍说：芝的种类很多，也有开花结实的。本草唯以六芝标明，但对其种属不能不知道。《神农本草经》载，吸收山川云雨、四时五行、阴阳昼夜精华而生长的五色神芝，是供圣王用的。《瑞应图》说，芝草常在六月生长，春青，夏紫，秋白，冬黑。葛洪《抱朴子》说，芝有石芝、木芝、肉芝、菌芝等，品种有数百种。李时珍常疑惑，芝乃是腐朽余气所生，就像人生瘤赘。而古今都认为芝是瑞草，又说吃了芝能成仙，实在是迂腐荒谬。

**使用禁忌**

实证慎服。恶恒山。畏扁青、茵陈蒿。一次不可服用过多。

## 形态特征

一年生，有柄，栓质。菌盖半圆形或肾形，盖表褐黄色或红褐色，盖边渐趋淡黄，有同心环纹，微皱或平滑，有亮漆状光泽，边缘微钝。菌肉乳白色，近管处淡褐色。菌口近圆形，初白色，后呈淡黄色或黄褐色。菌柄圆柱形，侧生或偏生。

产地分布

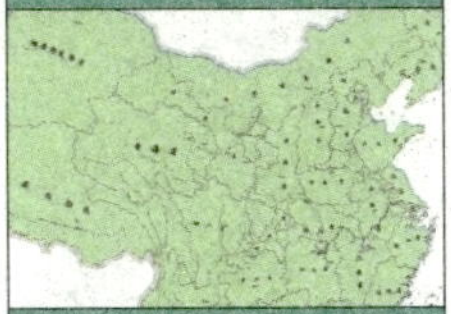

成熟周期

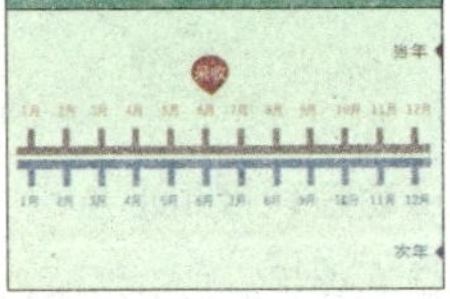

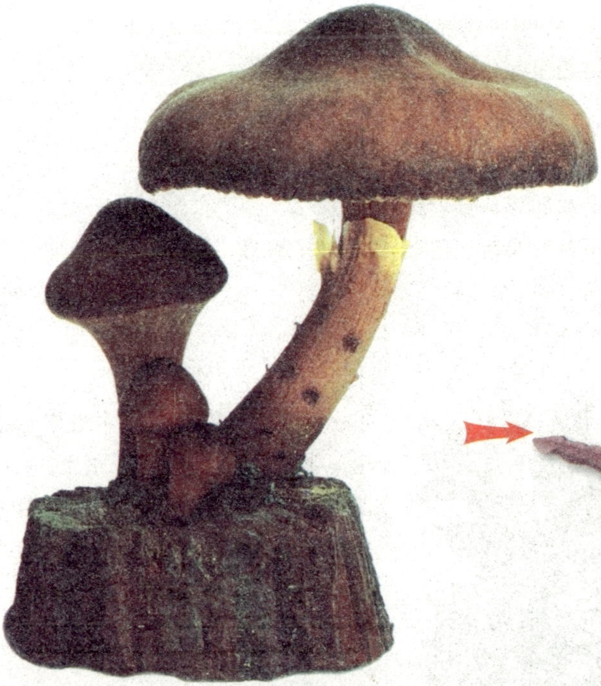

成品选鉴

外形呈伞状，皮壳坚硬，黄褐色至红褐色，有光泽，具环状棱纹和辐射状皱纹。边缘常稍内卷，菌肉白色至淡棕色。气微香，味苦涩。

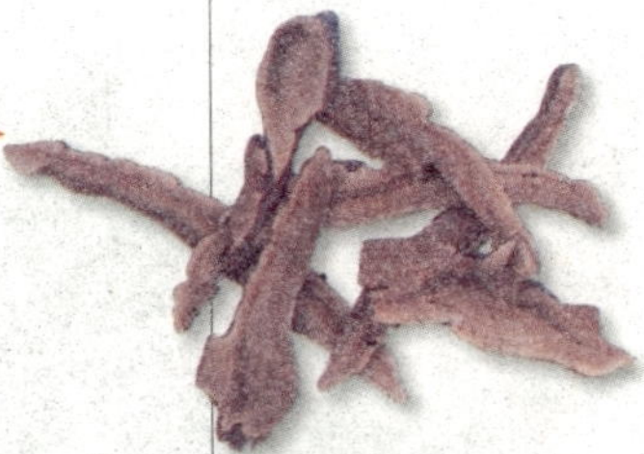

主要药用部分

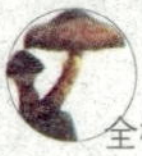

全株

## 实用妙方

• **治慢性支气管炎**：服用灵芝片，日3次，每次1片（含量相当于生药0.5克），或用灵芝酊（20%浓度），日3次，每次10毫升（每日量相当于生药6克），一般15～30天开始见效。

• **治支气管哮喘**：小儿患者每日肌肉注射1～2毫升（每毫升含0.5～1克生药），连续注射1个月左右。

### 中药趣味文化

**古人对灵芝的信奉**

灵芝历史悠久，自古以来就被认为是吉祥、富贵、美好、长寿的象征，有『仙草』『瑞草』之称。传说秦始皇为求长生不老，曾派徐福带领三千童男童女到蓬莱仙岛寻不死之药，要寻找的就是『灵芝仙草』。《白蛇传》中，白娘子为救夫君，历尽艰辛从仙山上盗来灵芝仙草，给许仙一吃便起死回生。传说中的长寿老翁彭祖，因常服武夷山的『灵芝仙草』，活到七百六十岁，依然不见衰老。由此可见古人对灵芝的信奉。

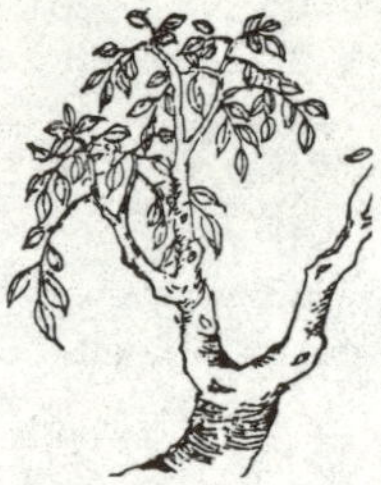

【功效】行气止痛，散寒调中。

行气止痛的佛家圣品

# 檀香

*Santalum album*

木部·香木类 理气药

檀香亦称旃檀、真檀。主产于印度、澳大利亚、印度尼西亚等地，我国的主要种植区在海南、广东、云南、台湾等地。檀香一向备受佛家的推崇，其香气能让人达到沉静的境界。

## 形态特征

常绿小乔木，叶片椭圆状卵形，聚伞式圆锥花序腋生或顶生，果成熟时深紫红色至紫黑色。

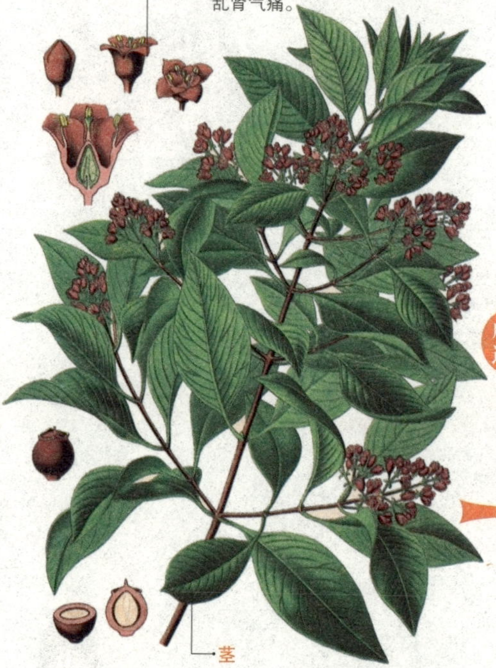
花
[性味]味辛，性温，无毒。
[主治]煎服，止心腹痛，霍乱肾气痛。
茎
[性味]味辛，性温，无毒。
[主治]主消风热肿毒。治中恶鬼气，杀虫。

## 药用部分

**紫檀**

[性味]味咸，性微寒，无毒。

[主治]可磨涂风毒。刮末敷金疮，能止血止痛。

**白檀**

[性味]味辛，性温，无毒。

[主治]主消风热肿毒。治中恶鬼气，杀虫。煎服，止心腹痛，霍乱肾气痛。磨水，可涂外肾及腰肾痛处。散冷气，引胃气上升，噎膈吐食。另外如面生黑子，可每夜用浆水洗拭至红，再磨汁涂，甚佳。

成品选鉴

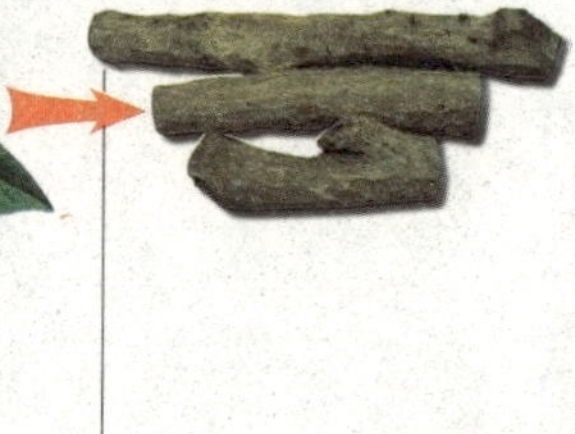

心材圆柱形，有的略弯曲，表面淡灰黄色，光滑细密，有时可见纵裂纹，有刀削痕。横切面棕色，显油迹；纵向劈开纹理顺直。质坚实，不易折断。气清香，味微苦。燃烧时香气浓烈。以体重质坚、显油迹、香气浓郁而持久、烧之气香者为佳。

主要药用部分

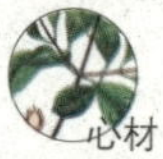
心材

## 实用妙方

- 胃脘寒痛，呕吐食少：研末，用干姜汤泡服。

妃子笑，疝气走

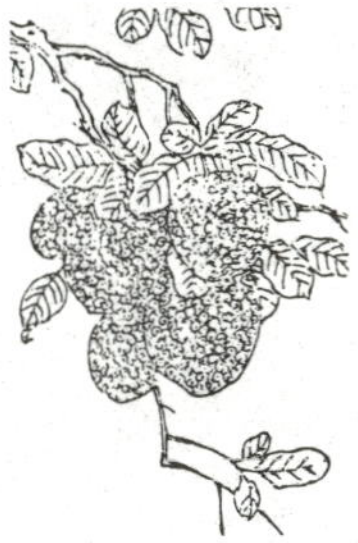

# 荔枝

*Litchi chinensis Sonn*

【功效】行气散结，散寒止痛。

果部 • 夷果类　　理气药

又名：离枝、丹荔。诗人白居易曾描述，此果若离开枝干，一日色变，二日香变，三日则味变，则离枝之名，也可能是这个意思。

## 形态特征

常绿乔木，羽状复叶互生，叶片披针形或卵状披针形，花雌雄同株，花5瓣，果卵圆形至近球形，成熟时通常暗红色至鲜红色。

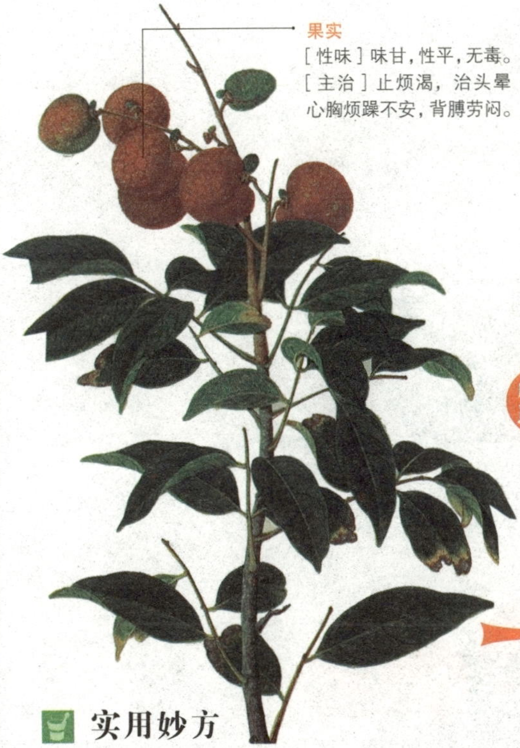


## 药用部分

**果实**

[性味] 味甘，性平，无毒。

[主治] 止烦渴，治头晕心胸烦躁不安，背膊劳闷。（李珣）

**荔枝核**

[性味] 味甘、涩，性温，无毒。

[主治] 心痛、小肠气痛，取荔枝核一枚煨存性，研为末，新酒调服。（寇宗奭）

治疝气痛、妇女血气刺痛。（李时珍）

**荔枝壳**

[主治] 小儿疮痘出不快，取荔枝壳煎汤服。泡水喝，可解吃荔枝过多的火热。（李时珍）

成品选鉴

种子长圆形或长卵形，稍扁，表面棕色至棕红色，稍具光泽，有不规则凹陷和细皱纹。质坚硬，剖开后种皮薄革质而脆。气微，味微甘、苦、涩。以粒大、饱满者为佳。

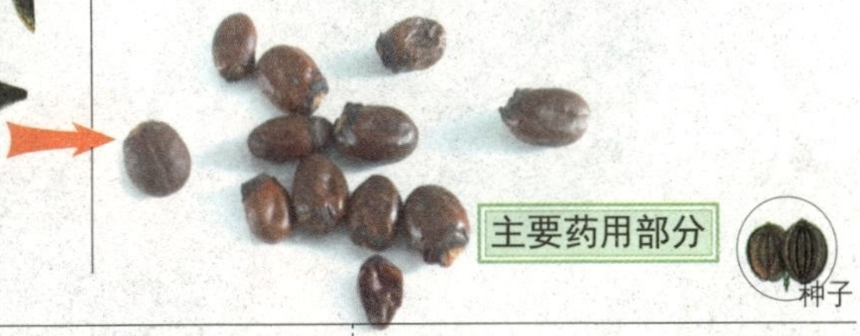


## 实用妙方

• **治心腹胃脘久痛，屡触屡发者**：荔枝核一钱，木香八分，研为末。每服一钱，清汤调服。

• **治心痛及小肠气**：荔枝核一枚。煅存性，酒调服。

• **治肾大如斗**：舶上茴香、青皮（全者）、荔枝核等份。锉散，炒，出火毒，研为末。酒下二钱，日三服。

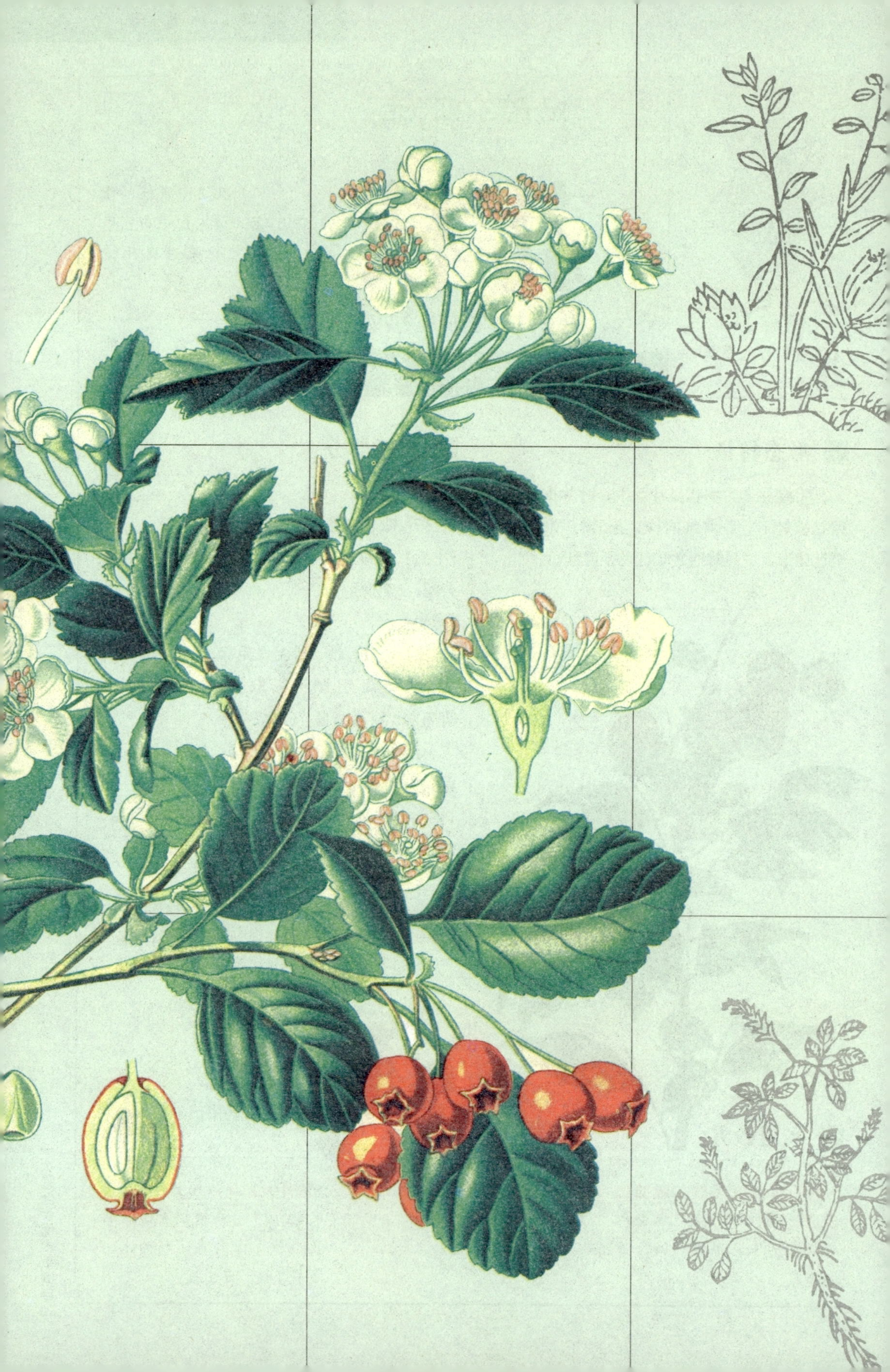

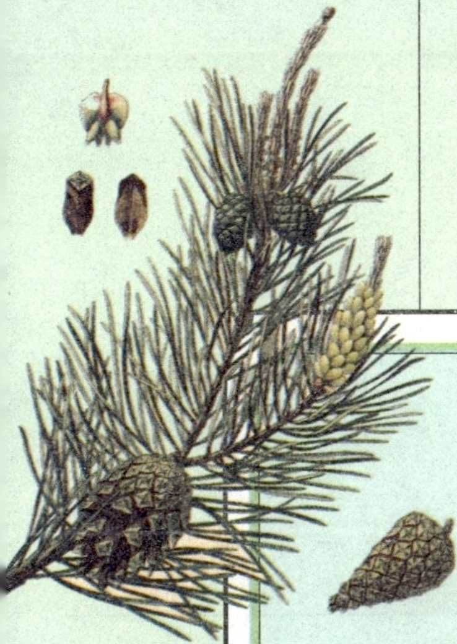

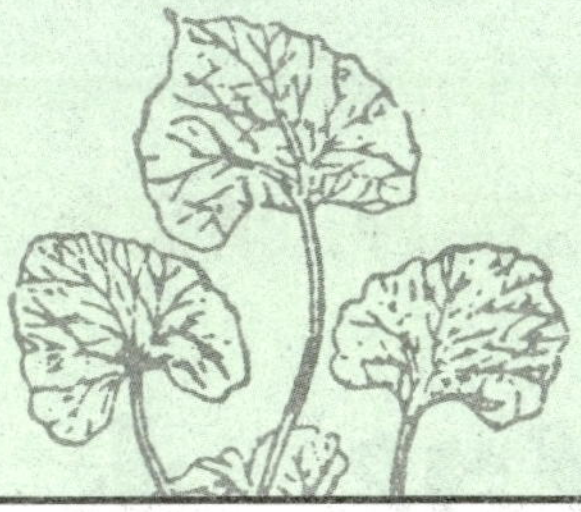

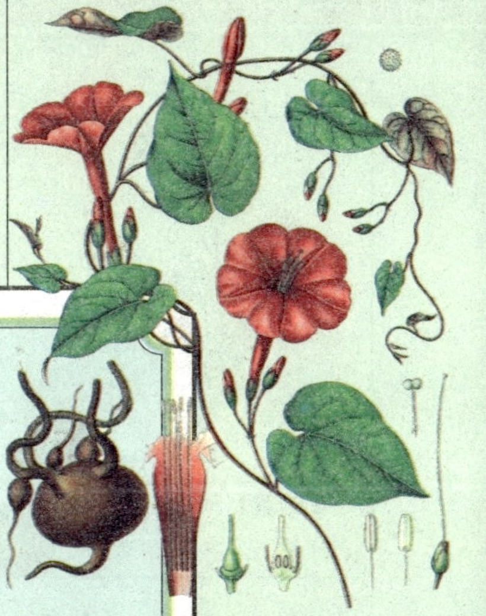

# 第六章
# 泻下消食篇

凡能攻积、逐水，引起腹泻，或润滑大肠、促进排便的药物，称为泻下药。主要适用于大便秘结、胃肠积滞、实热内结、水肿停饮等症。按作用强弱不同，一般可分攻下药、润下药和峻下逐水药三类。代表药物有大黄、松子、芫花、牵牛子、甘遂等。

消食药指以消化食积为主要作用，主治饮食积滞的药物，又称消导药或助消化药。主要适用于食积停滞所致的脘腹胀满、嗳气泛酸、恶心呕吐、不思饮食、脾胃虚弱、消化不良等症。如山楂等。

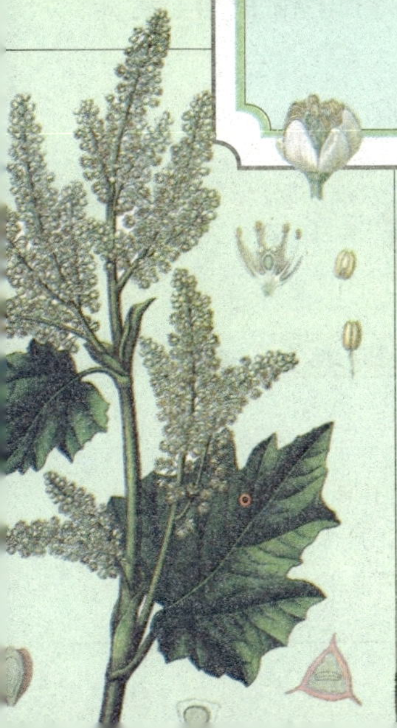

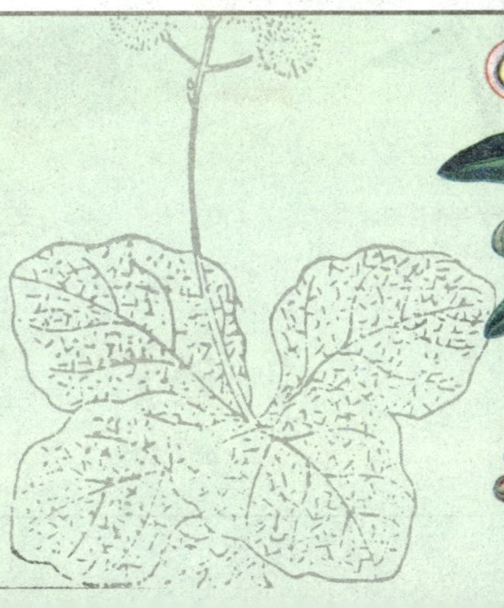

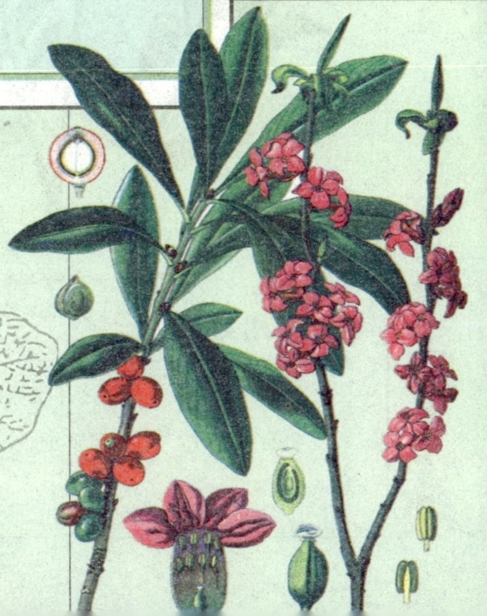

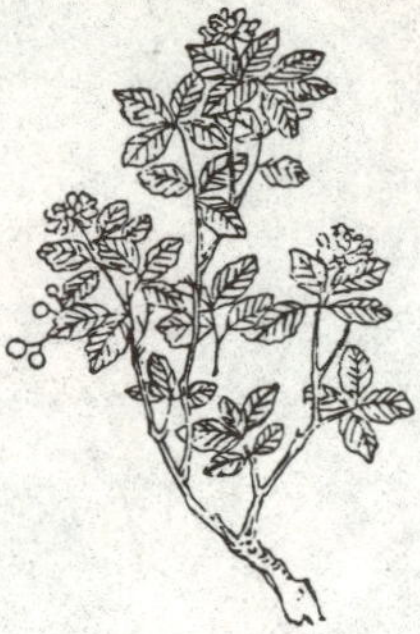

**【功效】**润肠缓下，利尿，治浮肿脚气。

## 消浮肿，清宿食

# 郁李

*Prunus humilis Bge*

木部·灌木类 | 泻下药

郁李也叫车下李、爵李、雀梅、常棣。生于高山川谷及丘陵上，山野到处都有，五六月采根。郁李子红熟可食，微涩，可蜜煎。

### 形态特征

叶卵形或宽卵形，边缘有锐重锯齿。花瓣粉白色，核果近球形，暗红色，光滑而有光泽。

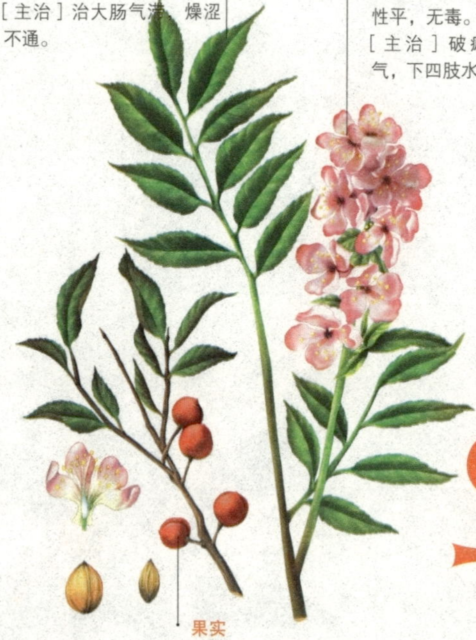

叶
[性味] 性平，无毒。
[主治] 治大肠气滞，燥涩不通。
花
[性味] 味酸，性平，无毒。
[主治] 破癖气，下四肢水。
果实
[性味] 味酸，性平，无毒。
[主治] 主大腹水肿，利小便水道。


### 药用部分

**郁李仁**

[性味] 味酸，性平，无毒。

张元素说：辛、苦，阴中之阳，乃脾经气分药。

[主治] 主大腹水肿，面目四肢浮肿，利小便水道。肠中结气，关格不通。通泄五脏膀胱急痛，宣腰胯冷脓，消宿食下气。破癖气，下四肢水。酒服四十九粒，可泻结气。破血润燥。专治大肠气滞，燥涩不通。

**郁李根**

[性味] 味酸，性凉，无毒。

[主治] 牙龈痛，龋齿。去白虫。治风虫牙痛，浓煎含漱。治小儿身热，作汤浴之。

【发明】李时珍说：郁李仁甘苦而润，性主降，能下气利水。

成品选鉴

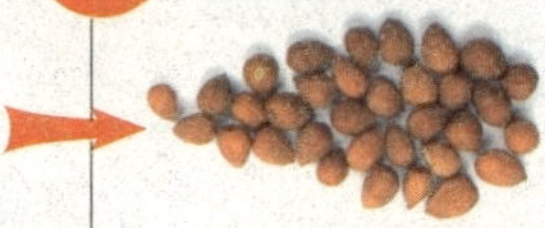

种子卵形或圆球形，种皮淡黄白色至浅棕色。先端尖，基部钝圆。气微，味微苦。

主要药用部分

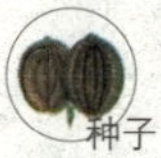

种子


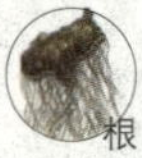

根


### 实用妙方

• **肿满气急，睡卧不得**：用郁李仁一合，捣末，和面做饼吃，吃下即可通便，气泄出后即愈。

• **心腹胀满，二便不通，气急喘息，脚气浮肿**：郁李仁十二分，捣烂，水磨取汁，薏苡三合，捣如粟大，一同煮粥吃。

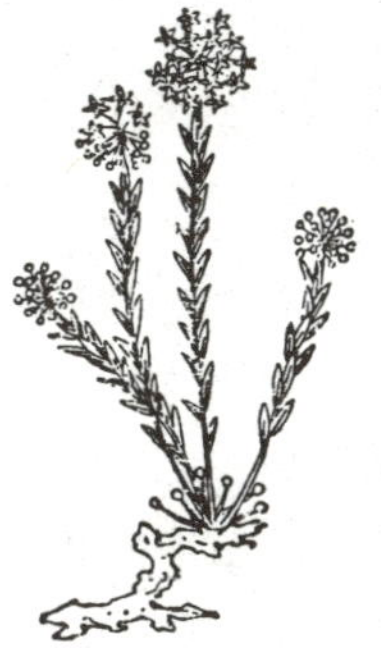

【功效】泻水逐饮，消肿散结。

## 性味苦寒的泄水圣药

# 甘遂

*Euphorbia kansui*

草部·毒草类 | 泻下药

甘遂又名甘藁、陵藁、陵泽、甘泽、重泽、苦泽、白泽、主田、鬼丑。甘遂苗像泽漆，根皮赤而肉白，以连珠实重的为好。

## 形态特征

全株含白色乳汁。茎常从基部分枝，下部带紫红色，上部淡绿色。

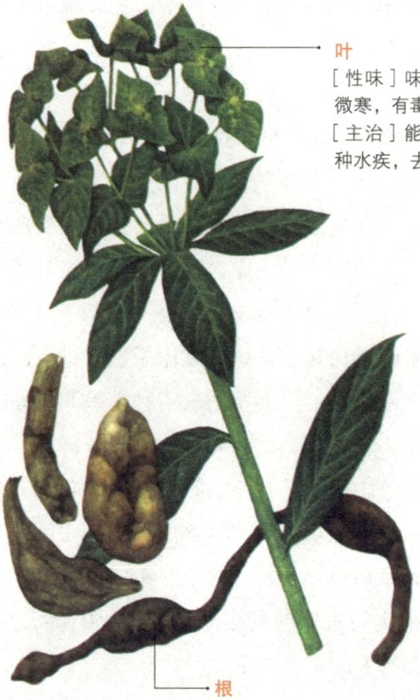


## 药用部分

**甘遂根**

**[修治]** 李时珍说：现在的人用面裹煨熟用，去其毒。

**[性味]** 味苦，性寒，有毒。

徐之才说：与瓜蒂相使，恶远志，反甘草。

**[主治]** 主大腹疝瘕，腹满，面目浮肿，留饮宿食，能破坚积聚，利水谷道。（出自《神农本草经》）

下五水，散膀胱留热，皮中痞，热气肿满。（出自《名医别录》）

泻肾经及隧道水湿，脚气，阴囊肿坠，痰迷癫痫，噎膈痞塞。（李时珍）

成品选鉴

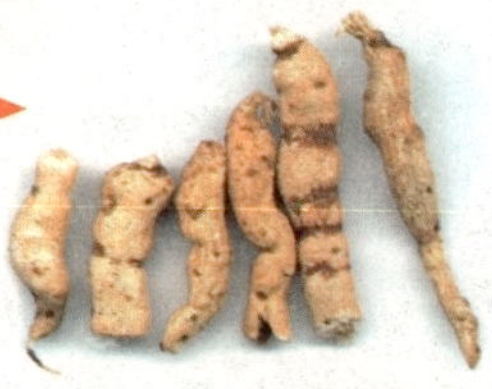

质脆，易折断，断面粉性，皮部类白色，木部淡黄色，有放射状纹理；以肥大、类白色、粉性足者为佳。

主要药用部分

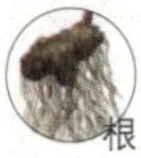


## 实用妙方

• **水肿腹满：** 甘遂（炒）二钱二分、牵牛一两半，同研末，水煎，时时含呷。

• **疝气偏肿：** 甘遂、茴香等份，同研末，每次用酒送服二钱。

• **水肿喘急，大小便不通，用十枣丸：** 甘遂、大戟、芫花等份，同研末，用枣肉和成梧桐子大的丸子。每天清晨用热汤送服四十丸，以利去黄水为度。

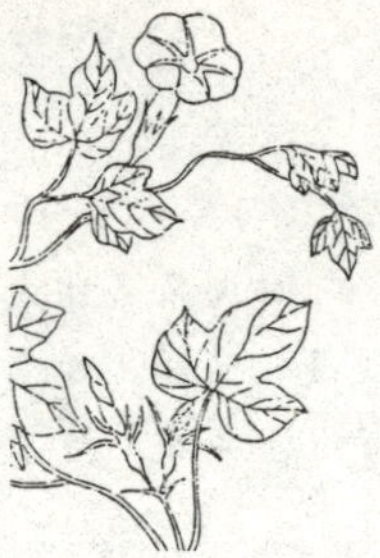

【功效】泻水通便，消痰涤饮，杀虫攻积。

## 泻下驱虫的胃肠“清洁工”

# 牵牛子

*Pharbitis nil Choisy*

草部·蔓草类　　峻下逐水药

牵牛花又名黑丑、草金铃、盆甑草、狗耳草。叶有三尖角。花不作瓣，像旋花但较大些。子有黑白两种，大如荞麦，有三棱。

### 药用部分

**牵牛子**

[性味] 味苦，性寒，有毒。

[主治] 逐痰消饮，通大肠气秘风秘，杀虫。（出自《本草纲目》）

主下气，疗脚满水肿，除风毒，利小便。（出自《名医别录》）

治腰痛，下寒性脓液，为泻蛊毒药，疗一切气壅滞。（出自《日华诸家本草》）

治痃癖气块，利大小便，除水气，虚肿。落胎。（甄权）

与山茱萸同服，去水病。（孟诜）

除气分湿热，三焦壅结。（李杲）

能祛痰消饮，通大肠气秘风秘，杀虫，达命门。（李时珍）

适用于急性关节炎。（出自《江苏植药志》）

泻下，利尿，杀虫。治便秘，消化不良，肾炎水肿，小儿咽喉炎。（出自《新疆中草药手册》）

【发明】李杲说：牵牛辛烈，能泻人元气，比诸辛药泻气尤甚。今重为备言之，若病湿胜，湿气不得施化，致大小便不通，则宜用之耳，湿去则气得周流，所谓五脏有邪，更相平也。

### 医家名论

苏颂说：牵牛到处都有生长。三月生苗，作藤蔓绕篱墙，高的有二三丈。它的叶为青色，有三尖角。七月开花，微红带碧色，像鼓子花但大些。八月结实，外有白皮色裹成球状，每球内有子四五枚，大如荞麦，有三棱。牵牛子有黑白两种，九月后采收。

李时珍说：牵牛有黑白两种，黑的到处都有，多为野生。其藤蔓有白毛，折断后有白汁流出。叶子有三尖，像枫叶。花不作瓣，像旋花但较大些。其果实有蒂包裹着，生时青色，枯老时则泛白色。其核与棠梂子核一样，只是颜色为深黑色。白的多是人工种植。其藤蔓微红无毛，有柔刺，掐断有浓汁。叶子圆形，有斜尖，像山药的茎叶。其花比黑牵牛花小，色浅碧带红色。其果实蒂长约一寸，生时青色，干枯时呈白色。其核为白色，稍粗。人们也采摘嫩果实用蜜糖煎制成果品食用，叫做天茄。那是因为它的蒂像茄子。

**使用禁忌**

孕妇及胃弱气虚者忌服。不胀满，不便秘者勿用。治痰壅气滞、咳逆喘满，则不可久服。不宜用本品攻泻消积，克伐胃气。

## 形态特征

全株密被白色长毛。叶互生，阔心形，全缘；叶柄与总花梗近等长。花序有花 1 ~ 3 朵；萼片 5 深裂，裂片卵状披针形，先端尾尖；花冠白色、蓝紫色或紫红色。

产地分布

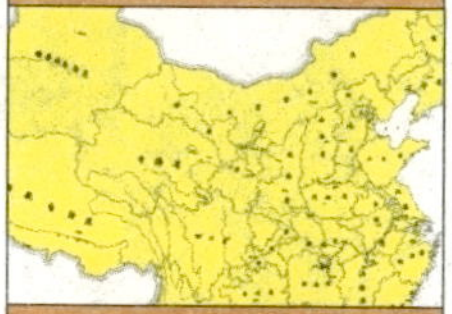

成熟周期

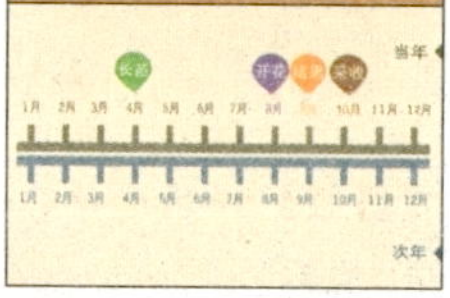

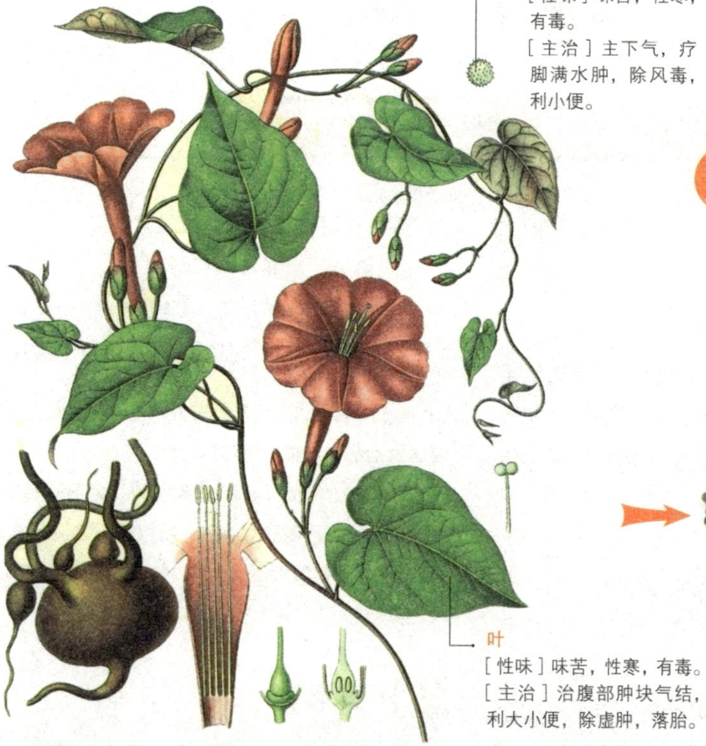


成品选鉴

种子似橘瓣状，略有 3 棱，表面灰黑色或淡黄白色。质坚硬，以颗粒饱满、无果皮等杂质者为佳。

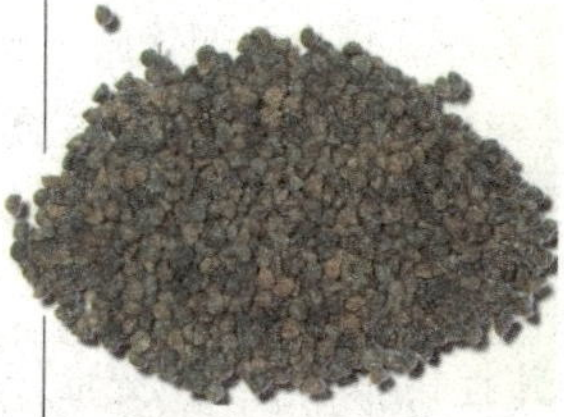

主要药用部分

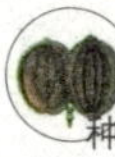
种子

## 实用妙方

• **水肿尿涩**：牵牛子研为末，每服一匙，以小便通利为度。

• **湿气中满，足胫微肿，小便不利，气急咳嗽**：黑牵牛子末一两，制厚朴半两，同研为末，每次用姜汤送服二钱。

• **风热赤眼**：白牵牛为末，以葱白汤煮，研绿豆大小的丸子，每次服五丸。

• **停饮肿满**：黑牵牛头末四两，茴香一两（炒），或加木香一两。上为细末，以生姜自然汁调一二钱，临卧服。

### 中药趣味文化

**牵牛子名字的由来**

从前，有个小伙子叫李虎，身体很结实，却得了臌胀病，多次诊治不见好转。他夫人请来一个老郎中，老郎中开了个药方：『用野喇叭花子煎汤服用。』他夫人照药方煎汤给李虎吃了几剂，果然见效。为感谢老郎中救命之恩，李虎牵了一头牛，要送给老郎中，并问老郎中给他吃的是什么药。当时这种野喇叭花还没名字。老郎中想：这种花子能治好不治之症，力能牵牛，今日病人又牵牛上门，不如就叫『牵牛子』吧！

## 延年益寿的"长寿果"

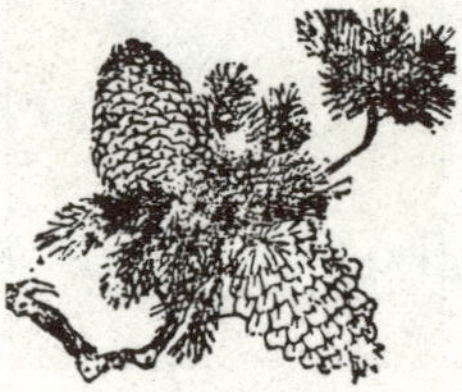

【功效】润肠通便，润肺止咳。

# 松子

*Pinus koraiensis Sieb*

木部·香木类　泻下药

松树属于乔木类，松柏为百木之长。松好比公，柏好比伯。因此松从公，柏从伯。松树坚固，常年不死。

### 药用部分

**松叶**

[性味] 味苦，性温，无毒。

[主治] 治风湿疮，生毛发，安五脏，不饥延年。切细，用水及面饮服，或者捣成粉制成丸服，可以断谷及治恶疾。炙治冻疮、风疮效果颇佳。去风痛脚痹，杀米虫。

**松花（松黄）**

[性味]味甘，性温，无毒。多吃会引发上焦热病。

[主治] 主润心肺，益气，除风止血，还可以酿酒。

**松脂（松香）**

[修治] 苏颂说：凡是取用松脂，须先经炼制。用大釜加水放入瓦器中，用白茅垫在瓦器底部，又在茅上加黄沙，厚一寸左右。然后把松脂散布于上，用桑树发火来烧，汤变少时频加热水。等到松脂全部进入釜中再取出来，然后投入冷水里，冷凝后又蒸热，如此两次。其白如玉，再拿来使用。

[性味] 味苦甘，性温；归肝、脾经。

[主治] 主痈疽恶疮，头疡白秃，疥瘙风气，安五脏，除热。（出自《神农本草经》）

**松子**

[性味] 味苦，性温。

[主治] 主骨节风、头眩，去死肌，使人白，能散水气，润五脏，充饥。（出自《开宝本草》）

逐风痹寒气，虚羸少气，补不足，润皮肤，肥五脏。（出自《名医别录》）

主诸风，温肠胃。（李珣）

润肺，治燥结咳嗽。（李时珍）

与柏子仁一样，能治体虚便秘。（寇宗奭）

【发明】朱震亨说：松花即松黄，拂取正蒲黄，酒服，能轻身治病，比皮、叶和脂都好。

苏颂说：花上黄粉，山里人及时拂取，做汤时放少许，效果很好。但不能长久存放，所以很少寄往远方。

李时珍说：现在的人用松黄、白砂糖和米粉做成糕饼，特别好吃。

### 医家名论

李时珍说：松树挺拔耸直多枝节，其皮粗厚有鳞形，其叶后凋。二三月抽蕤开花，长四五寸，采其花蕊叫做松黄。结的果实形状如猪心，叠成鳞砌，秋后种子长成时鳞裂开，而且叶子有二针、三针、五针的区别。三针的是栝子松，五针的是松子松。其种子如柏子，只有辽海和云南的种子大小如巴豆，可以吃，称作海松子。

**使用禁忌**

松子存放时间长会产生哈喇味，不宜食用，胆功能不良者也应慎食松子。此外，松子有润肠通便的作用，所以肠滑泄泻者应慎用。

## 形态特征

树皮多为鳞片状，线状披针形，叶缘具齿。花单性，雌雄同株，结球果，卵圆形或圆锥形，有木质的鳞片；球果成熟时种鳞张开，种子脱落。

产地分布

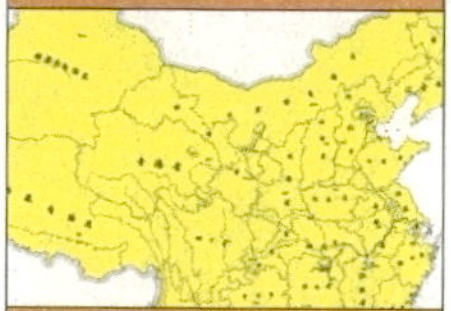

成熟周期

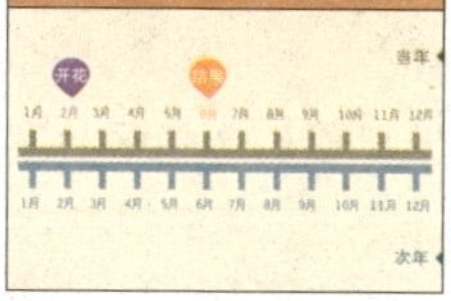


花
[ 性味 ] 味甘，性温，无毒。
[ 主治 ] 主润心肺，益气，除风止血。

子
[ 气味 ] 味苦、甘，性温，无毒。
[ 主治 ] 润肺，治燥结咳嗽。

叶
[ 性味 ] 味苦，性温，无毒。
[ 主治 ] 治风湿疮，生毛发，安五脏。

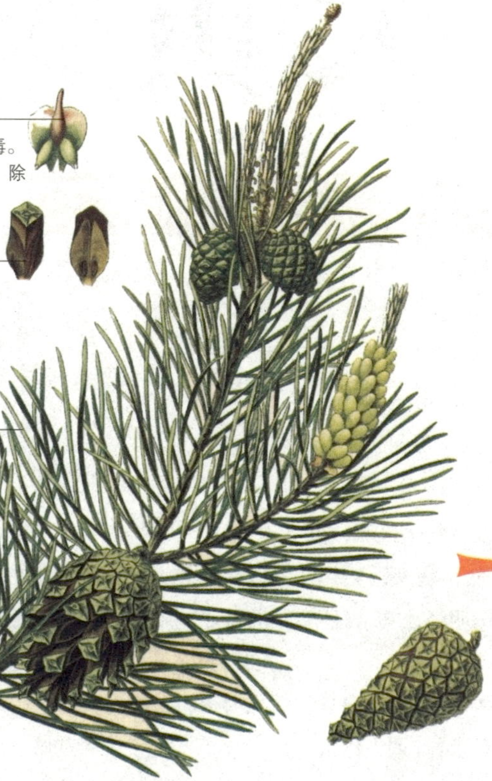

成品选鉴

松子颗粒仁丰满、大而均匀、色泽光亮、干燥者佳。闻起来无油脂腐败的异味，而有干果的香甜味。

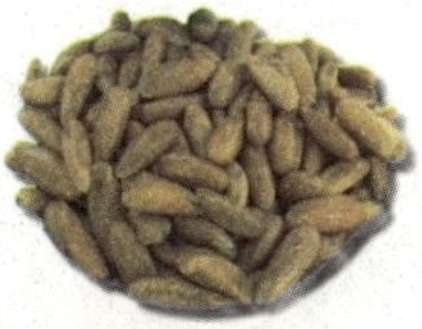

主要药用部分

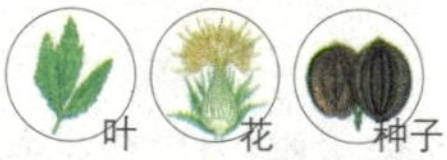


## 实用妙方

• **关节风痛**：用松叶捣汁一升，在酒中浸七日，每服一合。一天服三次。

• **中风口斜**：青松叶一斤，捣成汁，放酒中浸两宿，又在火旁温一宿，初服半升，渐加至一升，以头面出汗为度。

• **风牙肿痛**：松叶一把、盐一合、酒二升，共煎含漱。

• **风热牙痛**：油松节如枣大一块，切碎，加胡椒七颗，浸热酒中，乘热再加飞过的白矾少许，取以漱口。又方：松节二两，槐白皮、地骨皮各一两，煎汤漱口，热漱冷吐。

### 中药趣味文化

**松子的神奇功效**

《神仙传》中记载，有一个名叫赵瞿的人得了很重的癞病，家里人害怕感染，就把他送到深山老林之中。有一天，赵瞿忽遇三位鹤发童颜的老者，送给他一些松子仁和柏子仁，并对他说：『此物不但能治你的病，而且还可以使你长生不老，服至1年，病当痊愈，愈则去根。』赵瞿谨遵老者的嘱咐，不到1年，病果然痊愈，而且自觉身体强健，便回家了。又继续服用两年，面颜转少，行走如飞。传说此人活了三百多岁。

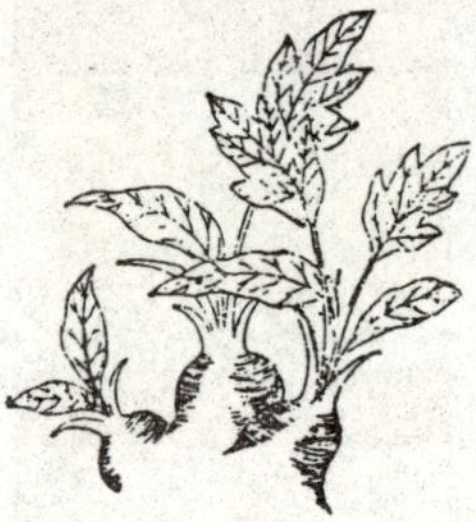

【功效】攻积滞，清湿热，泻火，凉血，祛淤，解毒。

## 峻猛"将军"，泻下有奇功

# 大黄

*Rheum palmatum L*

草部·毒草类　泻下药

又名：黄良、将军、火参、肤如。大黄，是因其颜色而得名。大黄能推陈致新，就像平定祸乱致太平，所以得将军之名。

## 药用部分

### 大黄根

[修治] 陈藏器说：大黄有蒸的、生的、熟的，不能一概用之。

[性味] 味苦，性寒，无毒。

张元素说：大黄味苦性寒，气味俱厚，沉而降，属阴。用之须酒浸煨熟，是寒因热用。大黄酒浸入太阳经，酒洗入阳明经，其余经不用酒。

[主治] 能下淤血，除寒热，破肿块，去留饮宿食，荡涤畅胃，排出肠道积滞，通利水谷，调中化食，安和五脏。（出自《神农本草经》）

可平胃下气，除痰实，肠间积热，心腹胀满，女子寒血闭胀，小腹痛，各种陈久淤血凝结。（出自《名医别录》）

通女子月经，利水肿，利大小肠，贴热肿毒，小儿寒热时疾，烦热蚀脓。（甄权）

宣通一切气，调血脉，利关节，泄壅滞水气，温瘴热疟。（出自《日华诸家本草》）

泻各种实热不通，除下焦湿热，消宿食，泻心下痞满。（张元素）

主下痢赤白，里急腹痛，小便淋沥，实热燥结，潮热谵语，黄疸，各种火疮。（李时珍）

【发明】李时珍说：大黄是足太阴、手足阳明、手中厥阴五经血分之药。凡病在五经血分者，适宜使用。如果病在气分而用大黄，是诛伐无过。泻心汤治疗心气不足、吐血、衄血，是真心之气不足，而手厥阴心包络、足厥阴肝、足太阴脾、足阳明胃之邪火有余。虽然说是泻心，实际是泻四经血中的伏火。

## 医家名论

吴普说：大黄生长在蜀郡北部或陇西。二月叶子卷曲生长，黄赤色，叶片四四相当，茎高三尺多。它三月开黄色花，五月结实黑色，八月采根。根有黄汁，切片阴干。

苏恭说：大黄的叶、子、茎都像羊蹄，但茎高达六七尺而且脆，味酸，叶粗长而厚。根细的像宿羊蹄，大的有碗大，长二尺。其性湿润而易蛀坏，烘干就好。

陈藏器说：用的时候应当区分，如果取深沉、能攻病的，可用蜀中像牛舌片紧硬的；如果取泻泄迅速、除积滞祛热的，当用河西所产有锦纹的大黄。

**使用禁忌**

凡表证未罢，血虚气弱，脾胃虚寒，无实热、积滞、淤结者均应慎服。哺乳妇女服用后，可能引起婴儿腹泻。妇女产前、产后及月经期间也必须慎用。

## 形态特征

高 1.5 米左右。茎直立，疏被短柔毛密。根生叶有长柄，叶片圆形至卵圆形，掌状浅裂，先端锐尖。圆锥花序，花小成簇，淡绿色或黄白色。瘦果三角形，有翅，顶端下凹，呈红色。花果期 6 ~ 7 月。

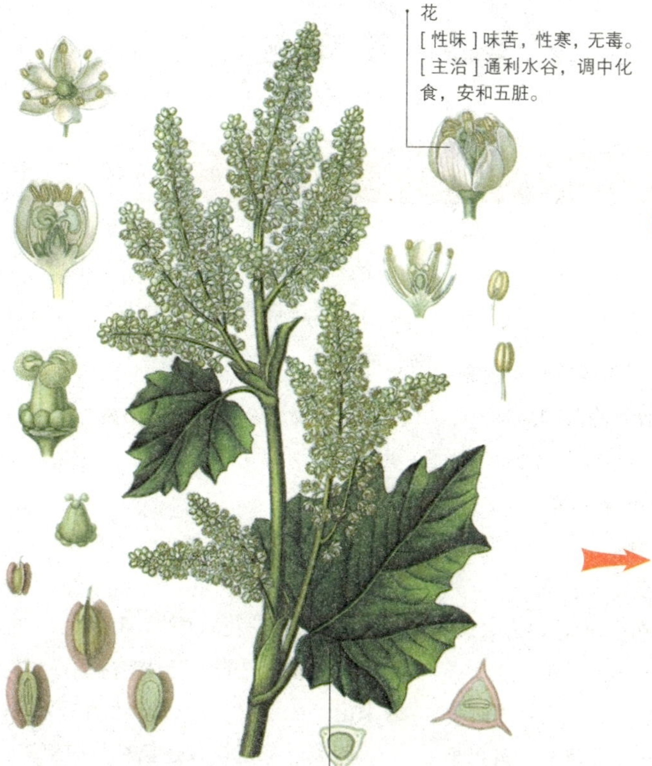
花
[ 性味 ] 味苦，性寒，无毒。
[ 主治 ] 通利水谷，调中化食，安和五脏。
叶
[ 性味 ] 味酸，性寒，无毒。
[ 主治 ] 能下淤血，除寒热，破肿块。

产地分布

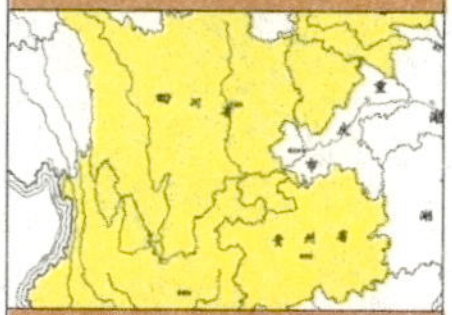

成熟周期

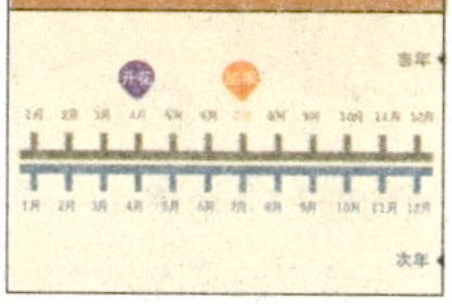

成品选鉴

外皮者表面黄棕色，质坚实，有的中心稍松软，断面淡红棕色或黄棕色，显颗粒性。气清香，味苦而微涩，嚼之黏牙，有砂粒感。

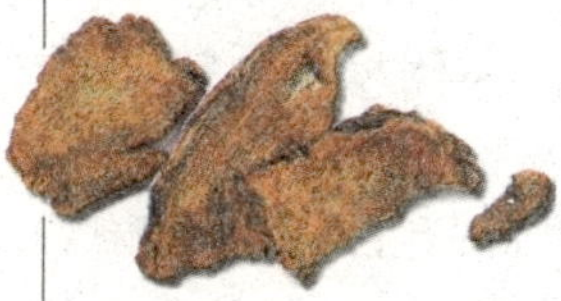

主要药用部分

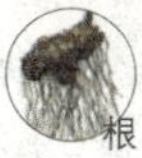
根

## 实用妙方

• **热痢，里急后重**：大黄一两，用酒浸泡半日，取出煎服。

• **产后血块**：大黄末一两，头醋半升，熬膏做成梧桐子大的丸子，每服五丸，温醋化下。

• **湿热眩晕**：取酒炒大黄研末，用清茶送服二钱。

• **汤火伤灼**：大黄生研，调蜜涂搽，不仅止痛，还能灭瘢。

### 中药趣味文化

**大黄与黄根**

从前有个郎中，承袭祖业擅长采挖黄连、黄耆、黄精、黄芩、黄根这五种药材为人治病，被誉为『五黄先生』。一次一位孕妇因泻肚子来求医。他一时疏忽，把治泻的黄连错写成了泻火通便的黄根，结果孕妇服后大泻不止，差点没命，胎儿也死了。这事被告到县衙，县老爷念郎中一向名声极好，只责罚他赔孕妇家一些银两。但让他给黄根改个名字，以免日后混淆再惹麻烦。郎中便把黄根改叫『大黄』，以便区别。

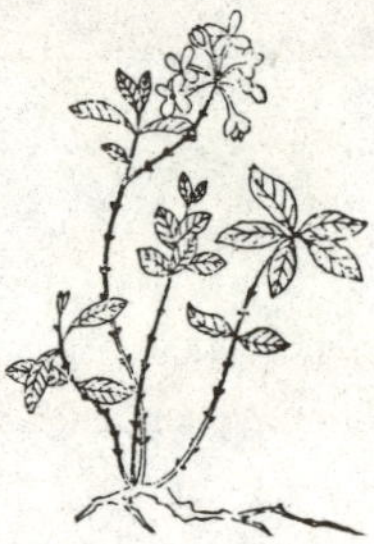

【功效】泻水逐饮，祛痰止咳，杀虫疗疮。

## 既能泻水，又可行气

# 芫花

*Daphne genkwa Sieb*

草部·毒草类 泻下药

芫花又名杜芫、赤芫、去水、毒鱼、头痛花。根名黄大戟、蜀桑。称去水，是说它的功用；毒鱼，是说它的药性；大戟，言其形似。

## 药用部分

### 花

[修治] 陶弘景说：用的时候在微熬，不可近眼。

李时珍说：芫花以留数年陈久的为好。用的时候以好醋煮沸十数次，去醋，以水浸一夜，晒干用，则毒灭。或用醋炒，较前者为次。

[性味] 味辛，性温，有小毒。

徐之才说：与决明相使。反甘草。

[主治] 咳逆上气，喉鸣喘，咽肿短气，蛊毒鬼疟，疝瘕痈肿。杀虫鱼。(出自《神农本草经》)

消胸中痰水，喜唾，水肿，五水在五脏皮肤及腰痛，下寒毒肉毒。根：疗疥疮。可用来毒鱼。(出自《名医别录》)

治心腹胀满，去水气寒痰，涕唾如胶，通利血脉，治恶疮风痹湿，一切毒风，四肢挛急，不能行步。(甄权)

去水气，利五脏寒痰，能泻水肿胀满。(出自《药性论》)

疗咳嗽瘴疟。(出自《日华诸家本草》)

治水饮痰澼，胁下痛。(李时珍)

消痰饮水肿，治咳逆咽肿，疝瘕痈毒。(出自《本经逢原》)

煎汁渍丝线，系痔易落，并能系瘤。(出自《本草原始》)

### 芫花根

[性味] 味辛、苦，性温。

[主治] 疗疥疮。(出自《名医别录》)

治风湿筋骨痛，跌打损伤。(出自《分类草药性》)

【发明】李时珍说：杨士瀛《直指方》上说，破癖须用芫花，行水后便养胃。

## 医家名论

吴普说：芫花二月生，叶青色，加厚则黑。花有紫、赤、白的。三月实落尽，才生叶。三月采花，五月采叶，八月、九月有采根，阴干。

苏颂说：芫花各处都有。宿根旧枝茎紫，长一二尺。根入土深三五寸，为白色，像榆根。春天生苗叶，小而尖，像杨柳枝叶。二月开紫花，很像紫荆而作穗，又像藤花而细。

**使用禁忌**

体质虚弱、津液亏损、孕妇，以及心脏病、溃疡病、消化道出血患者禁用。反甘草。用量宜轻，逐渐增加，病去即止，不可久服。

## 形态特征

落叶灌木，茎多分枝，幼枝有淡黄色绢状柔毛，老枝褐色或带紫红色，无毛或有疏柔毛。叶对生，长椭圆形或椭圆形，背面有长绢状柔毛；花紫色或粉红色，簇生于叶腋。

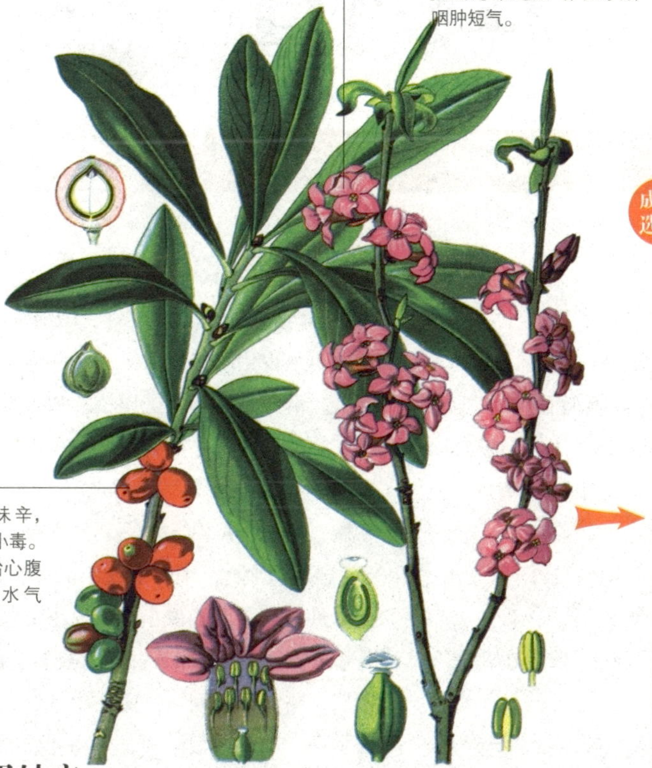
花
[性味]味辛，性温，有小毒。
[主治]咳逆上气，喉鸣喘，咽肿短气。
子
[性味]味辛，性温，有小毒。
[主治]治心腹胀满，去水气寒痰。

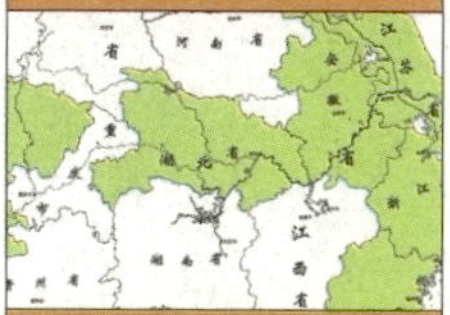
产地分布

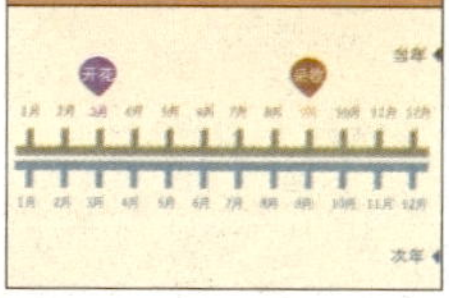


成品选鉴

单朵呈棒槌状，多弯曲，花被筒表面淡紫色，密被短柔毛，先端有裂口，裂片淡紫色或黄棕色。质软。气微，味甘、微辛。

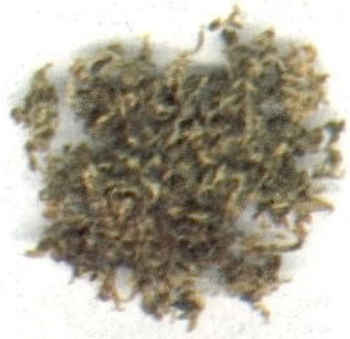

主要药用部分

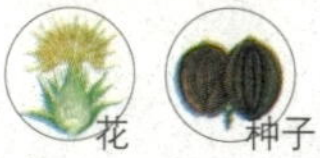
花
种子

## 实用妙方

• **咳嗽有痰**：芫花（炒）一两，加水一升，煮沸四次，去渣，再加入白糖半斤。每服约一个枣子大的分量。忌食酸咸物。

• **牙痛难忍**：用芫花末擦牙令热，痛定后，以温水漱口。

• **白秃头疮**：芫花末，猪脂和涂之。

• **干呕胁痛，用十枣汤**：芫花（熬过）、甘遂、大戟等份，研为末。以大枣十枚、水一升半，煮成八合后，去渣纳药。体壮者服一钱，弱者服半钱，清晨服下，能下泻则病除，否则次晨再服药。

### 中药趣味文化

**酷似丁香的『头痛花』**

芫花在《山海经》中就有记载，『首山其草多芫，是也。』芫花呈紫色或粉红色，生于山坡路边或疏林中，形态和丁香很相似，并且也在春季里开放，香气浓烈，所以常常被误认作丁香。芫花是中国植物图谱数据库收录的有毒植物，它全株有毒，花蕾和根的毒性最大，含刺激皮肤的油状物，中毒后会引起腹痛和水泻。入药的芫花可泻下逐水，解毒杀虫。芫花的香气过于浓重，闻久了会头疼，所以有别称『头痛花』。

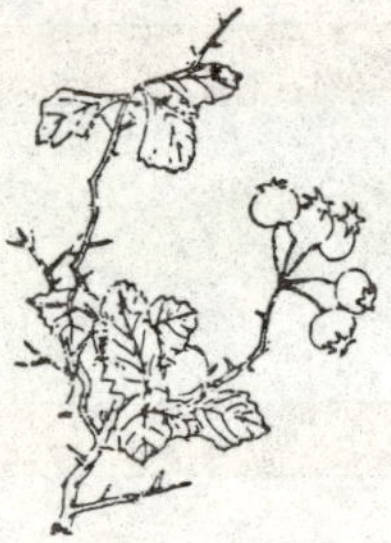

【功效】化滞消积、开胃消食、活血散淤、化痰行气。

健胃消食的灵丹妙药

# 山楂

*Crataegus pinnatifida*

果部·山果类　　消食药

山楂又名赤爪子、鼠楂、猴楂、茅楂、杭子（音求）、羊梂、棠梂子、山里果。入药归脾、胃、肝经，有消食化积、活血散淤的功效。

## 药用部分

### 果实

[ 性味 ] 味酸，性冷，无毒。

李时珍说：味酸、甘，性微温。生吃使人烦躁易饥，损齿。有龋齿的人尤其不宜吃。

[ 主治 ]煮汁服，止水痢。洗头浴身，治疮痒。（出自《新修本草》）

煮汁洗漆疮，多愈。（陶弘景）

治腰痛有效。（苏颂）

能消食积，补脾，治小肠疝气，发小儿疮疹。（吴瑞）

健胃，行结气。煎水加砂糖服，治妇人产后儿枕痛，恶露不尽。（朱震亨）

化饮食，消肉积，治痰饮痞满吞酸，滞血痛胀。（李时珍）

化血块气块，活血。（宁源）

### 山楂叶

[ 性味 ] 味酸，性平。

[ 主治 ] 茎叶煮汁，洗漆疮。（出自《肘后方》）

### 山楂核

[ 性味 ] 味苦，性平。

[ 主治 ] 吞之化食磨积，治㿗疝。（李时珍）

治疝，催生。（出自《本草从新》）

【发明】朱震亨说：山楂能消化饮食。如果胃中没有食积，脾虚不能运化，没有食欲者，多吃山楂，反而会克伐脾胃生发之气。

## 医家名论

李时珍说：赤爪、棠梂、山楂是一种植物。古方中很少用山楂，所以《新修本草》虽载有赤爪，后人不知那就是山楂。从朱丹溪开始著山楂的功效后，才成为重要的药物。山楂有两种，都生长在山中。一种小的，人们叫它棠杭子、茅楂、猴楂，可以入药用。树高数尺，叶有五尖，桠间有刺。三月开五瓣小白花。果实有红、黄两种颜色，大的像小林檎，小的如指头，九月才成熟，小孩采来卖。闽人将熟山楂去掉皮、核后，与糖、蜜同捣，做成山楂糕。它的核像牵牛子，黑色，很坚硬。另一种大的，山里人称作羊杭子。树高丈余，花叶都与小的相同，但果实稍大而颜色为黄绿色，皮涩肉虚，这与小的不同。初时味特别酸涩，经霜后才可以吃。它们两者的功效应该是相同的，但采药的不收这种。

**使用禁忌**

生食多，令人嘈烦易饥，损齿，齿龋人尤不宜。脾胃虚，兼有积滞者，当与补药同施，亦不宜过用。多食耗气，损齿，易饥，空腹及羸弱人或虚病后忌之。

## 形态特征

落叶灌木。枝密生，有细刺，幼枝有柔毛。叶倒卵形，先端常3裂，基部狭楔形下延至柄，边缘有尖锐重锯齿。伞房花序，总花梗和花梗均有柔毛，花白色。梨果球形或梨形，红色或黄色，宿萼较大，反折。

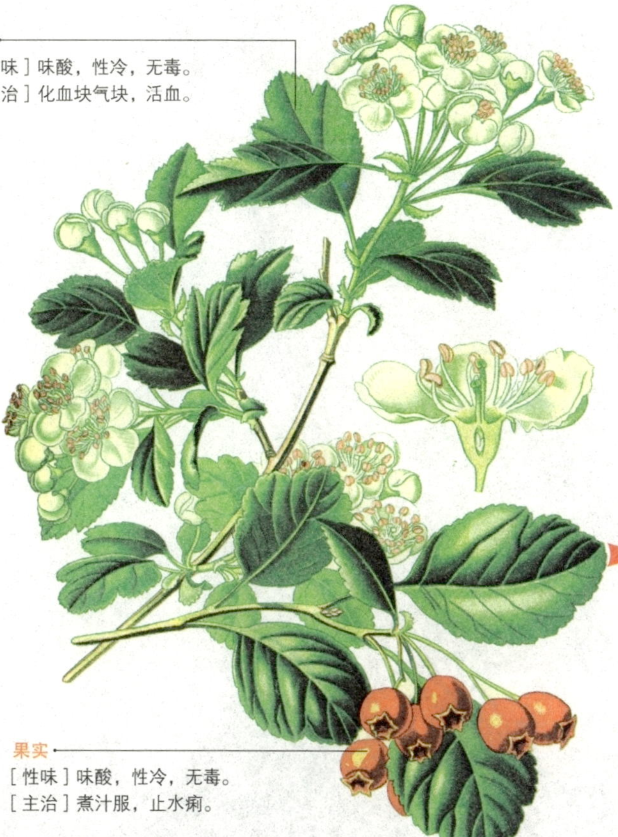

叶
［性味］味酸，性冷，无毒。
［主治］化血块气块，活血。
果实
［性味］味酸，性冷，无毒。
［主治］煮汁服，止水痢。


**产地分布**

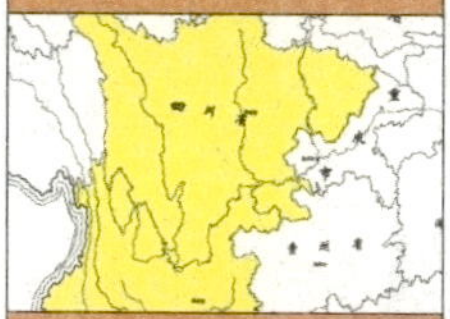

**成熟周期**

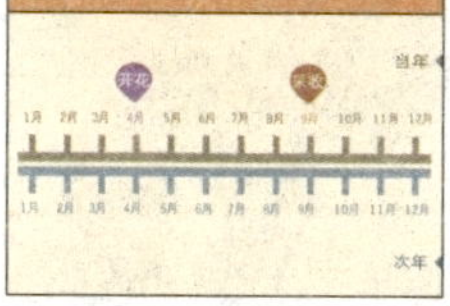

**成品选鉴**

本品为圆形片，皱缩不平。外皮红色，具皱纹，有灰白色小斑点。果肉深黄色至浅棕色。气微清香，味酸、微甜。

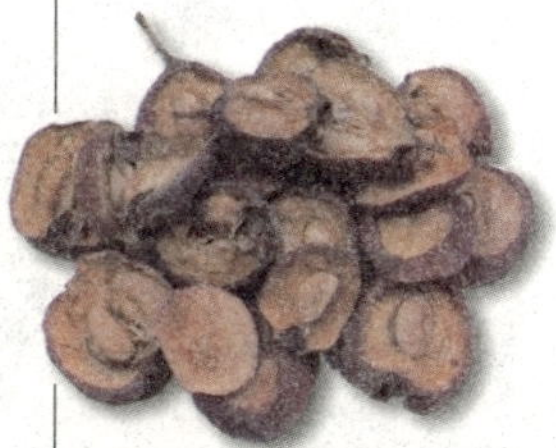

**主要药用部分**

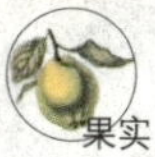
果实

## 实用妙方

• **偏坠疝气**：山楂肉、茴香（炒）各一两，同研末，调糊做成梧桐子大的丸子，每次空腹服一百丸，白开水送下。

• **肠风下血**：干山楂研为末，用艾汤调下。

• **高血脂症**：山楂一钱，杭菊一钱，决明子一钱，稍煎后代茶饮。

### 中药趣味文化

**山楂与糖葫芦**

南宋绍熙年间，宋光宗最宠爱的黄贵妃生了怪病，面黄肌瘦，不思饮食。御医用了许多贵重药品，都不见什么效果。皇帝见爱妃日见憔悴，也整日愁眉不展。最后无奈只好张榜求医。一位江湖郎中揭榜进宫，为黄贵妃诊脉后说：『只要用冰糖与红果（即山楂）煎熬，每顿饭前吃五至十枚，不出半月病准见好。』按照这个方法，贵妃的病果然在半个月内痊愈了。后来，这种做法流传到民间渐渐演变成了冰糖葫芦。

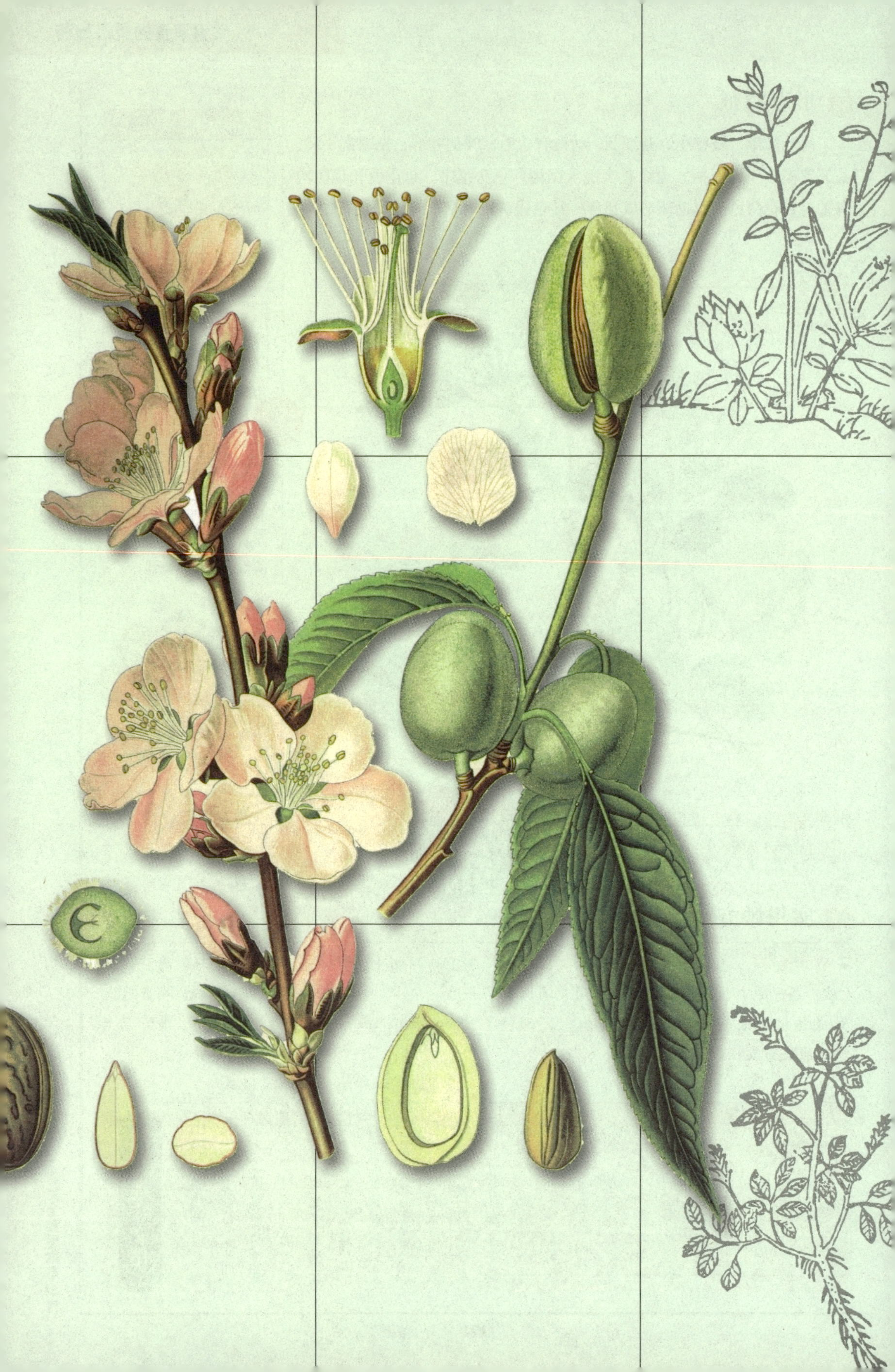

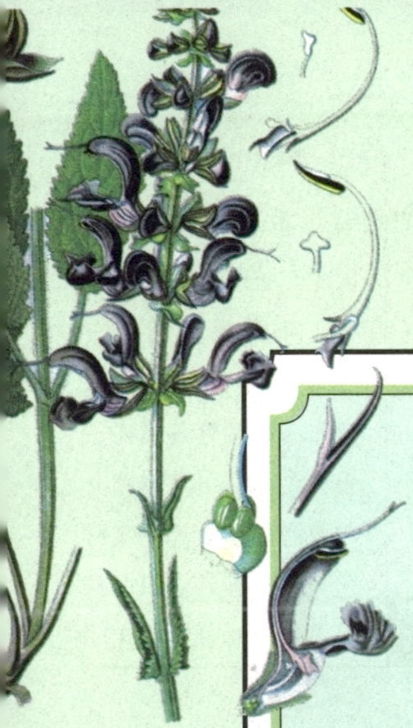
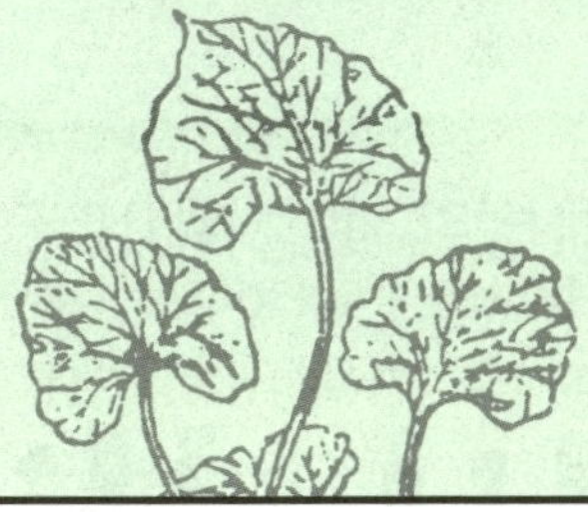
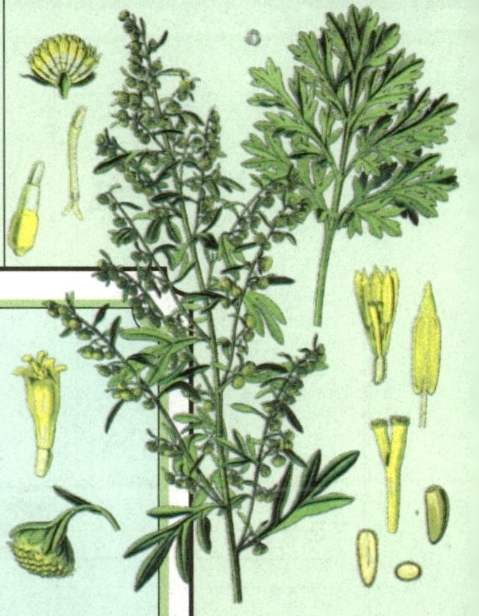

# 第七章
# 止血活血篇

凡能制止体内外出血，治疗各种出血病症的药物，称为止血药。根据药性和功效的不同，分为凉血止血药，如大蓟小蓟、地榆、槐花；化淤止血药，如香蒲；收敛止血药，如藕节；温经止血药，如艾叶。

活血药指以通利血脉、促进血行、消散淤血为主要作用的一类中药，适用于一切淤血阻滞之证。依据作用强弱不同，分为活血止痛药，如川芎、姜黄、延胡索；活血调经药，如丹参、红花、益母草、王不留行；活血疗伤药，如骨碎补；破血消癥药，如穿山甲等。

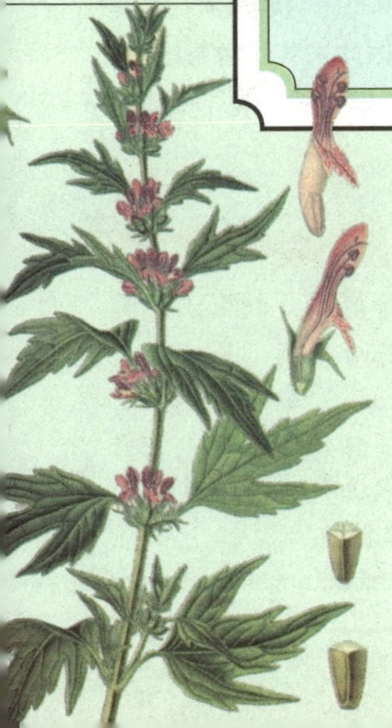
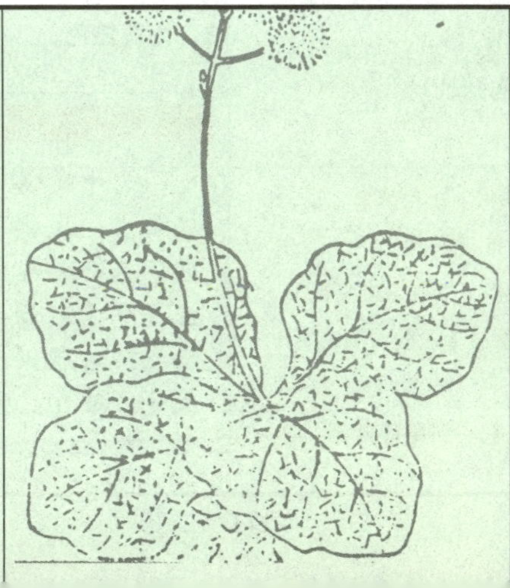
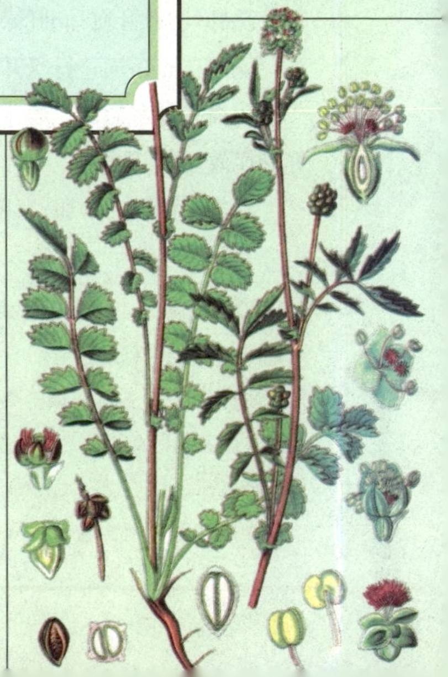

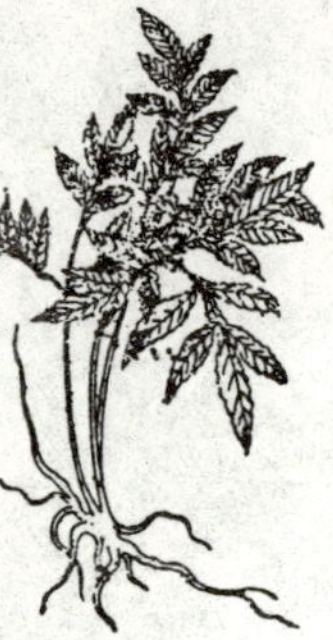

【功效】活血行气，祛风止痛。

血虚头痛必用川芎

# 川芎

*Ligusticum Chuanxiong Hort*

草部·芳草类　活血止痛药

川芎又名胡䓖、香果、山鞠穷。有人说人头顶的穹窿最高，如天之象。川芎以产自胡戎的品质最优，又称胡䓖。后世的人因其状如雀脑，叫它雀脑芎。

## 药用部分

**川芎根、茎**

[**性味**] 味辛，性温，无毒。

徐之才说：与白芷相使，畏黄连，伏雌黄。配细辛用，可止痛疗金疮。配牡蛎用，治头风吐逆。

[**主治**] 治中风头痛，寒痹筋挛拘挛，刀箭伤，妇人经闭不孕。(出自《神农本草经》)

治腰腿软弱，半身不遂，胞衣不下。(甄权)

治一切风证、气分病、劳损及血分病。补五劳，壮筋骨，调血脉，破癥结宿血，养新血，止吐血、鼻出血、尿血，治脑痈发背，瘰疬瘿赘，痔瘘疮疥，能长肉排脓，消淤血。(出自《日华诸家本草》)

疏肝气，补肝血，润肝燥，补风虚。(王好古)

燥湿，止泻痢，行气开郁。(李时珍)

用蜂蜜拌和做丸，晚上服，治疗风痰有很好的疗效。(苏颂)

治齿根出血，含服。(陶弘景)

【发明】张元素说：川芎上行头目，下行血海，所以清神及四物汤中都有用它。它能散肝经之风，治少阳厥阴经头痛，是血虚头痛的圣药。川芎的功用有四，一是少阳经引经药；二治各经头痛；三助清阳之气；四祛湿气在头。

李时珍说：芎䓖为血中气药。如果肝苦急，辛味药可补，所以血虚者适宜使用。因辛能散气，所以气郁结者也适宜。

## 医家名论

李时珍说：蜀地气候温和，人工多栽培芎䓖，深秋时节茎叶也不枯萎。清明后，上年的根长出新苗，将枝分出后横埋入土，则节节生根。八月的时候根下开始结川芎，便可挖取蒸后晒干备用。《救荒本草》上说：芎䓖叶像芹菜叶但略微细窄些，有丫杈；也像白芷叶，叶细；又像胡荽叶而微壮；还有一种像蛇床叶但比它粗些。芎䓖的嫩叶可以食用。

苏颂说：关陕、川蜀、江东山中多有生长，而以川蜀生长的最好。芎䓖四五月生叶，像水芹、胡荽、蛇床子，成丛生长而茎细。它的叶非常香，江东、蜀人因此采其叶当茶泡水喝。芎䓖七八月开碎白花，像蛇床子花；根瘦而坚硬，为黄黑色。

**使用禁忌**

气升痰喘不宜用，火剧中满，脾虚食少，火郁头痛皆禁用。凡病人上盛下虚，虚火炎上，呕吐咳嗽，自汗、盗汗咽干口燥，发热作渴烦躁，法并忌之。久服则走散真气。恶黄芪、山茱萸、狼毒，反藜芦。

## 形态特征

多年生草本。全株有浓烈香气。根茎呈不规则的结节状拳形团块，下端有多数须根。茎直立，圆柱形，中空，表面有纵直沟纹根茎匍匐，下部木质化。单叶对生，具短柄。

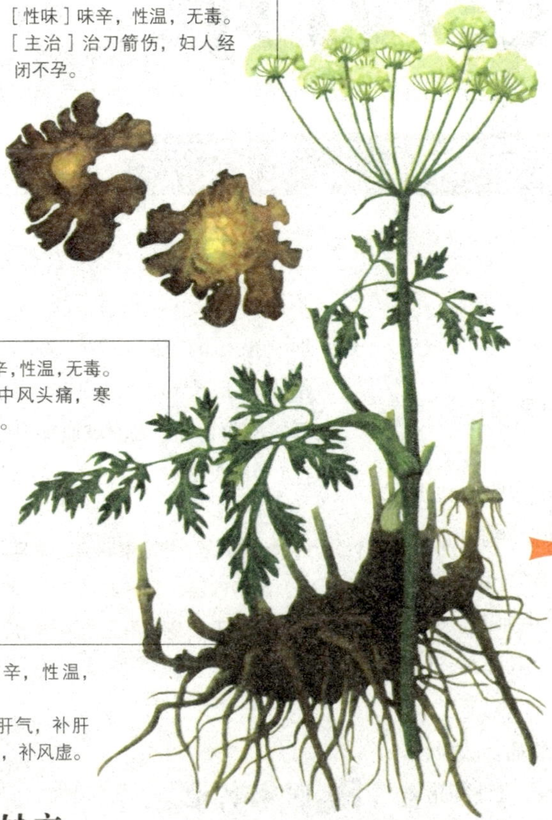

花
[性味] 味辛，性温，无毒。
[主治] 治刀箭伤，妇人经闭不孕。

叶
[性味] 味辛，性温，无毒。
[主治] 治中风头痛，寒痹筋挛拘挛。

根
[性味] 味辛，性温，无毒。
[主治] 疏肝气，补肝血，润肝燥，补风虚。

### 产地分布

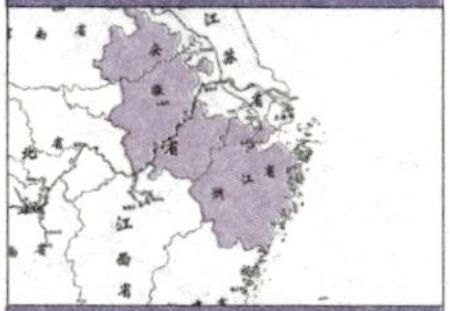

### 成熟周期

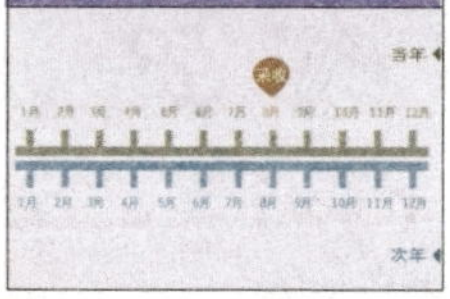

### 成品选鉴

表面黄褐色至黄棕色，粗糙皱缩，质坚实，不易折断，断面黄白色或灰黄，具波状环纹形成层，全体散有黄棕色油点。香气浓郁而特殊。

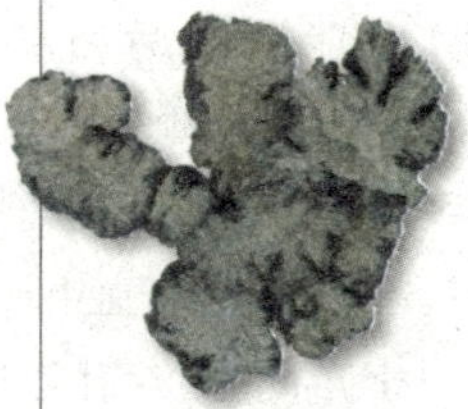

### 主要药用部分

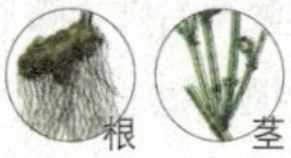


## 实用妙方

- **气虚头痛：** 取川芎研末，每取二钱，用腊茶调服，效果明显。
- **风热头痛：** 取川芎一钱，茶叶二钱，水一盅，煎至五分，饭前热服。
- **偏头痛：** 将京芎锉细，泡酒，每天饮用。
- **心痛：** 大川芎一个，研为末，用烧酒送服。
- **牙痛：** 大川芎一个，焙后加入细辛，共研为末，擦牙。
- **诸疮肿痛：** 将抚芎煅后研末，加入适量轻粉，用麻油调涂患处。

### 中药趣味文化

**良药降苍穹**

唐朝初年，药王孙思邈云游到四川采药。一天，师徒二人见林中一只白鹤，突然头颈低垂，双脚颤抖，不断地哀鸣，这只雌鹤患了急病。然而没过几天，白鹤就渐渐好起来了，很快就恢复了健康。药王发现它在空中一边飞，一边吃一种开小白花的植物。药王发现这种植物有活血通经、祛风止痛的作用，便用它去为病人对症治病。药王因此吟诗一首：『青城天下幽，川西第一洞。仙鹤过往处，良药降苍穹。』川芎由此而得名。

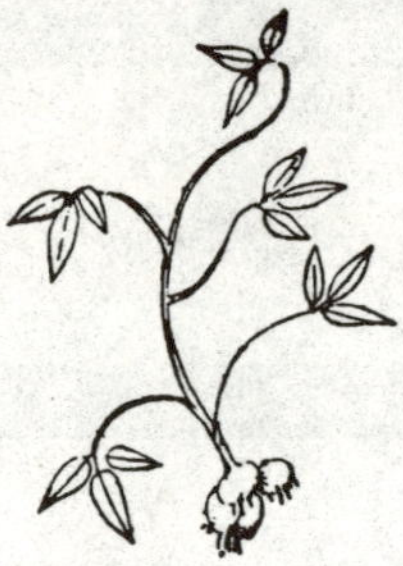

【功效】活血，利气，止痛。

## 活血行气第一品药

# 延胡索

*Corydalis yanhusuo*

草部·山草类　活血止痛药

延胡索又名玄胡索、元胡索、元胡。此草名玄胡索时，因避宋真宗名讳，故改玄为延。夏季开花，有镇痛、镇静、催眠作用。一般生长在山林地下，以根入药。

## 药用部分

### 延胡索根

[ 性味 ] 味辛，性温，无毒。

王好古说：味苦、辛，性温，纯阳，浮，入手、足太阴经。

[ 主治 ] 能破血，疗妇人月经不调，腹中结块，崩漏，产后各种血病，血运，暴血冲上，因损下血。将其煮酒或用酒磨服。（出自《开宝本草》）

延胡索，能行血中气滞，气中血滞，故专治一身上下诸痛，用之中的，妙不可言。（出自《本草纲目》）

能除风治气，暖腰膝，止暴腰痛，破癥瘕，治跌打损伤淤血，能落胎。（出自《日华诸家本草》）

凡用之行血，酒制则行；用之上血，醋制则止；用之破血，非生用不可；用之调血，非炒用不神。随病制宜，应用无穷者也。（出自《本草汇言》）

主肾气，破产后恶露及儿枕，与三棱、鳖甲、大黄为散，能散气，通经络。蛀蚛成末者，使之惟良，偏生产后病也。（出自《海药本草》）

治心气小腹痛，有神。（王好古）

散气，治肾气，通经络。（李珣）

能活血利气，止痛，通小便。（李时珍）

治脾胃气结滞不散，主虚劳冷泻，心腹痛，下气消食。（出自《医学启源》）

治心痛欲死。（出自《雷公炮炙论》）

不论是血是气，积而不散者，服此力能通达。理一身上下诸痛。（出自《本草求真》）

治内外上下气血不宣之病，通滞散结，主一切肝胃胸腹诸痛，盖攻破通导中之冲和品也。（出自《本草正义》）

【发明】李时珍说：玄胡索味苦、微辛，性温，入手足太阴、厥阴四经，能行血中气滞、气中血滞，所以专治一身上下诸痛，用之恰当特别有效，是活血行气第一品药。

## 医家名论

陈藏器说：延胡索生长在奚地，从安东道运来，根像半夏，色黄。

李时珍说：奚也就是东北夷地。现在二茅山西上龙洞有栽种。每年寒露后栽种，立春后生苗，叶如竹叶样，三月长三寸高，根丛生像芋卵，立夏后挖取。

**使用禁忌**

妊娠期间不能服用延胡索。经事先期及一切血热为病，禁用。产后血虚或经血枯少不利，气虚作痛者，也不宜使用。

## 形态特征

块茎扁球形，上部略凹陷，下部生须根，有时纵裂成数瓣，断面深黄色。茎直立或倾斜。叶宽三角形，花冠淡紫红色，蒴果条形，数粒，细小，扁长圆形，黑色，有光泽，表面密布小凹点。

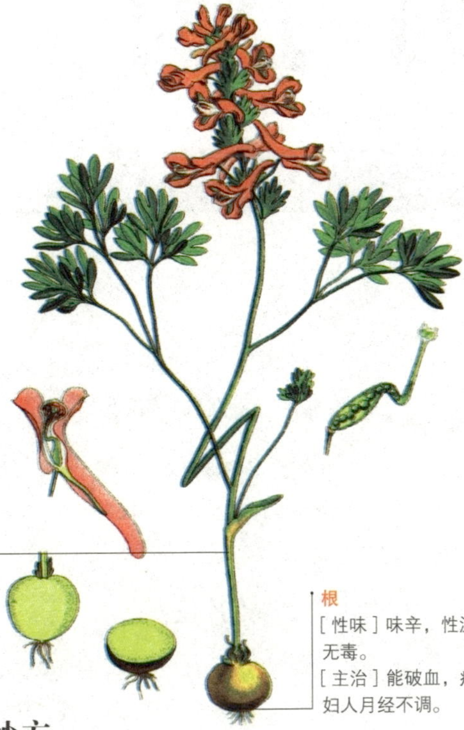

茎

［性味］味辛，性温，无毒。

［主治］能治腹中结块，崩漏。

根

［性味］味辛，性温，无毒。

［主治］能破血，疗妇人月经不调。

产地分布

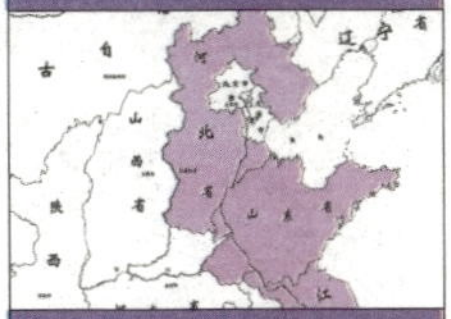

成熟周期

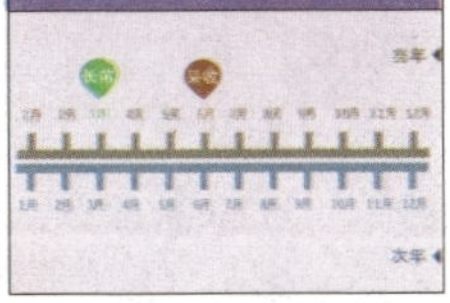

成品选鉴

表面黄色或褐黄色，质坚硬而脆，断面黄色，角质，有蜡样光泽。无臭，味苦。以个大、饱满、质坚、色黄、内色黄亮者为佳。

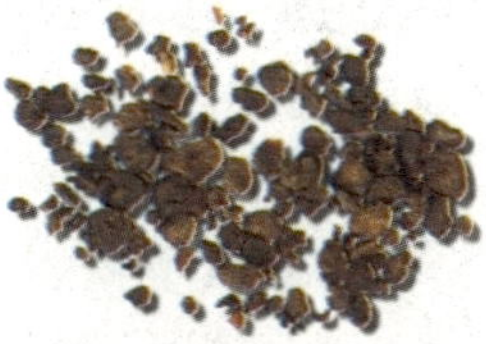

主要药用部分

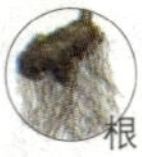

根

## 实用妙方

• **老少咳嗽**：玄胡索一两，枯矾二钱半，共研为末。每次取二钱，用软糖一块和药含咽。

• **产后诸病**：凡产后血污不净，腹满，及产后血晕，心头硬，或寒热不禁，或心闷，手足烦热等病，都可将玄胡索炒后研末，每次用酒送服一钱，很有效。

• **尿血**：玄胡索一两，朴消七钱半，研末，每次服四钱，用水煎服。

• **妇女气血淤滞的腹中刺痛、月经不调**：玄胡索去皮醋炒，当归酒浸炒各一两，橘红二两，共研为末，酒煮米糊和药做成丸子，如梧桐子大，每次空腹用艾醋汤送服一百丸。

### 中药趣味文化

延胡索的故事

相传，唐末年间，有一天，一位行医的老人上山采药时，不慎失足跌落到山下，昏迷不醒。他鼻青脸肿，身上也摔伤了，处处淤青。当老人醒过来后，感到浑身疼痛，动弹不得。于是，他让后辈们挖出他身边的野草球茎，带回家直接生吃或者煎水服。过了几天，老人就能行走自如了。儿孙们见此药的功效如此神速，便问老人叫什么药。老人说叫延胡索。从此，延胡索就被用来救治病人了，并逐渐传至其他地方。

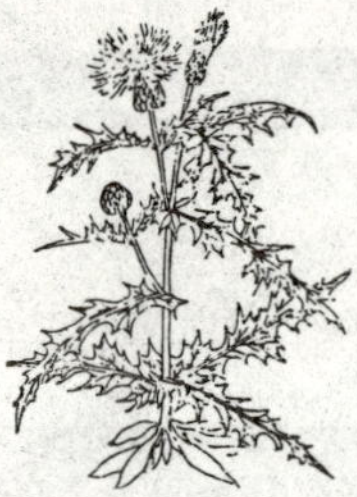

【功效】养精保血，治女子赤白带下，安胎，止吐血鼻出血，令人肥健。

皆是凉性能止血

# 大蓟 小蓟

*Cirsium japonicum*

草部·隰草类　凉血止血药

又名虎蓟（大蓟）、猫蓟（小蓟）、马蓟、刺蓟、山牛蒡、鸡项草、千针草、野红花。大蓟是虎蓟，小蓟是猫蓟。它们的叶都多刺，很相似。

## 药用部分

### 大蓟根

[性味]味甘，性温，无毒。

[主治]治女子赤白带下，安胎，止吐血，鼻出血，令人肥健。（出自《名医别录》）

捣根绞汁服半升，治崩中下血，即刻见效。（甄权）

消淤血，生新血，止吐血、鼻血。治小儿尿血，妇人红崩下血，生补诸经之血，消疮毒，散瘰疬结核，疮痈久不收口者，生肌排脓。（出自《滇南本草》）

治金疮。（出自《玉楸药解》）

坚肾水，去血热，泄逆气。治肠风，肠痈。（出自《医林纂要》）

### 叶

[主治]治肠痈，腹脏淤血，将其生研，用酒随意送服。治恶疮疥癣，则同盐研敷。（出自《日华诸家本草》）

### 小蓟根、苗

[性味]味甘，性温，无毒。

[主治]养精保血。（出自《名医别录》）

破旧血，止新出血，治突然下血、血痢、金疮出血呕血等，都绞取汁温服。煎后和糖，可促进金疮愈合，用来治蜘蛛蛇蝎毒，服用也佳。（陈藏器）

治热毒风以及胸膈烦闷，能开胃下食，退热，补虚损。苗生研后服汁，去烦热。（出自《日华诸家本草》）

作菜食用，能除风热。夏天热烦不止，捣汁服半升，立愈。（孟诜）

【发明】《日华诸家本草》载：小蓟力微，只能退热，不像大蓟一样能健养下气。

## 医家名论

苏恭说：大、小蓟的叶虽然相似，但功效有差别。大蓟生长在山谷，它的根可治疗痈肿；小蓟生于平泽，不能消肿。大、小蓟都能破血。

苏颂说：小蓟到处都有，俗名青刺蓟。二月生苗，长到二三寸时，连根一起可做菜食用，味好。四月长至一尺多高，多刺，花从蓟中心长出来，如红蓝花但为青紫色。北方人叫它千针草。

寇宗奭说：大、小蓟都相似，花如发髻。但大蓟高三四尺，叶皱；小蓟高一尺多，叶不皱，以此来区别它们。做菜食用，虽有尖毛，但对人体无害。

**使用禁忌**

脾胃虚寒而无淤滞者忌服。不宜用于胃弱泄泻及血虚极、脾胃弱不思饮食等症。气虚体质的人应慎用。

## 形态特征

茎直立，叶椭圆形或椭圆状披针形，先端钝或圆形，通常无叶柄，上部茎叶渐小，叶缘有细密的针刺或刺齿。头状花序单生于茎端，花冠紫红色。瘦果椭圆形或长卵形，略扁平。

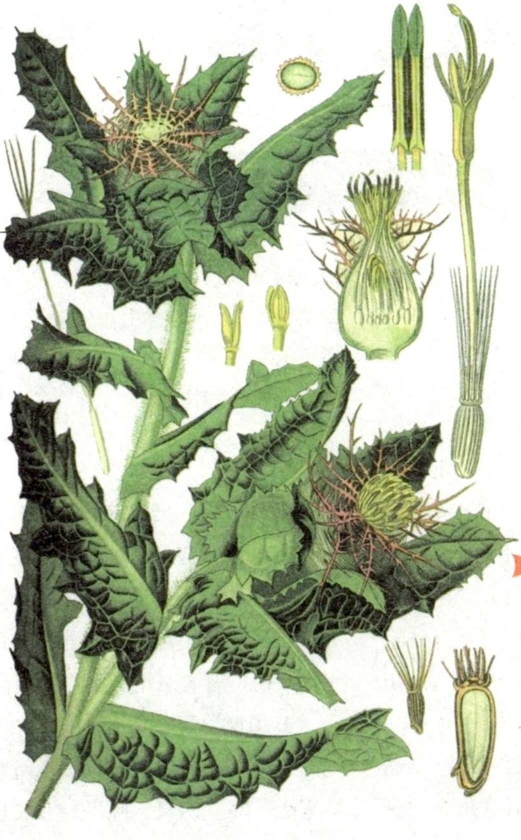
叶
[ 性味 ] 味甘，性温，无毒。
[ 主治 ] 止吐血鼻出血，令人肥健。

产地分布

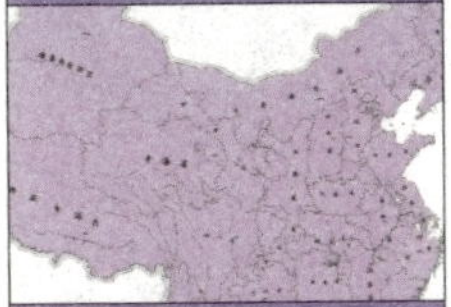

成熟周期

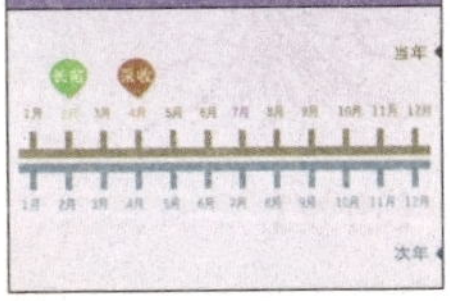


成品选鉴

褐棕色或绿褐色，质略硬而脆。断面灰白色，髓部疏松或中空。叶皱缩，多破碎，绿褐色，气微味淡。

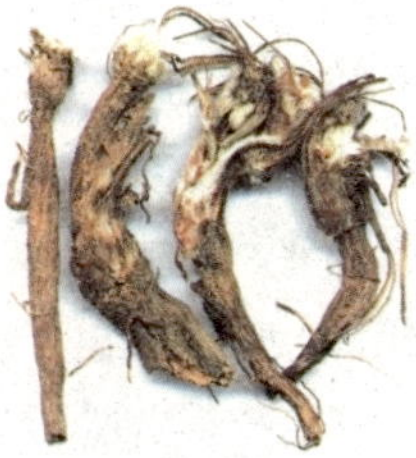

主要药用部分

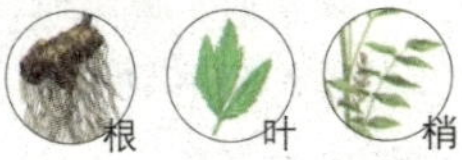
根
叶
梢

## 实用妙方

- **突然便鲜血**：小蓟叶捣汁，温服一升。
- **小产流血过多**：小蓟根叶、益母草各五两，加水三大碗，煎煮成一盏，分两次服，一日服完。
- **刀伤出血不止**：将小蓟苗捣烂外敷伤处。
- **小便热淋**：蓟根捣汁服。
- **妇人阴痒**：用小蓟煮汤，每天外洗三次。

### 中药趣味文化

**救过庞统的『功臣』**

大蓟是一种特别常见的草药，在路边、田野、山边都能看到它的身影。它还救过三国时期大将庞统的命呢。庞统在一次战斗中受伤，当时他身中数箭，血流如注，因伤势严重而跌落马下。恰好他身边有个懂医药的士兵，赶忙从道旁扯来一种茎秆笔直的草药，揉搓后按在他的伤口上，很快就把血止住了，庞统因此才保住了性命。这种有着神奇的止血功效的草药就是大蓟。

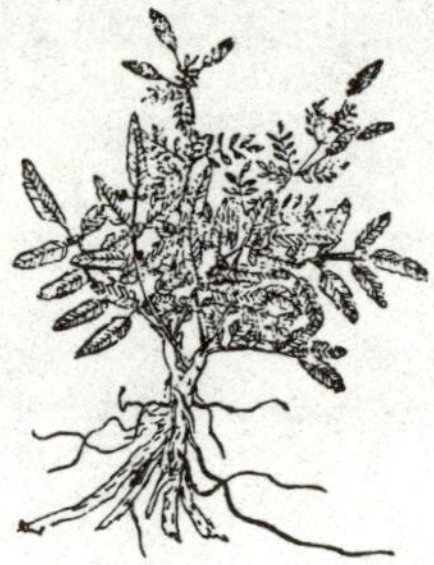

【功效】凉血止血，清热解毒。

清火明目的凉血药

# 地榆

*Sanguisorba officinalis L.*

草部·山草类 | 凉血止血药

地榆又名玉豉、酸赭。其叶像榆但要长些，初生时铺在地上，所以叫地榆。地榆的花和子是紫黑色的，像豉，所以又叫玉豉。

## 药用部分

**地榆根**

［性味］味苦，性微寒，无毒。

徐之才说：恶麦门冬，伏丹砂、雄黄、硫黄。

［主治］主产后腹部隐痛，带下崩漏，能止痛止汗，除恶肉，疗刀箭伤。（出自《神农本草经》）

止脓血，治诸瘘恶疮热疮，补绝伤，疗产后内塞，可制成膏药治疗刀箭创伤。能解酒，除渴，明目。（出自《名医别录》）

治冷热痢疾、疳积，有很好的效果。（出自《开宝本草》）

止吐血、鼻出血、便血、月经不止、崩漏及胎前产后各种血症，并治水泻。（出自《日华诸家本草》）

治胆气不足。（李杲）

地榆汁酿的酒，可治风痹，且能补脑。将地榆捣汁外涂，用于虎、犬、蛇虫咬伤。（李时珍）

止血痢蚀脓。（甄权）

主带下十二病。（出自《唐本草》）

治酒寒，面寒疼，肚腹疼。（出自《滇南本草》）

清火明目。治带浊痔漏，产后阴气散失。亦敛盗汗，疗热痞。（《本草正》）

解诸热毒痈。（出自《药品化义》）

调敷汤火伤，疳疮溃烂。（出自《药物图考》）

【发明】李时珍说：地榆除下焦血热，治大、小便出血。如果用来止血，取上半截切片炒用。它的末梢能行血，不可不知。杨士瀛曾说："治疗各种疮，疼痛的加用地榆，伴瘙痒的加黄芩。"

## 医家名论

李时珍说：据《外丹方言》说，地榆也称酸赭，因它味酸，色如赭。现在蕲州当地人把地榆叫做酸赭，又讹传赭为枣，则地榆、酸赭为一种药物，主治功用也相同，所以将《名医别录》中"有名未用"类的酸赭合并。

苏颂说：现在各处的平原川泽都有地榆。它的老根在三月里长苗，初生时铺在地面，独茎直上，高三四尺，叶子对分长出，像榆叶但窄而细长，呈锯齿状，青色。七月开花像椹子，为紫黑色。它的根外黑里红，像柳根。

陶弘景说：可用来酿酒。山里人在没有茶叶时，采它的叶泡水喝，也很好。叶还能炸着吃。把它的根烧成灰，能够烂石，故煮石方里古人经常使用它。

**使用禁忌**

虚寒泄痢及热痢初起都不宜使用。胎产虚寒泄泻，血崩脾虚泄泻者禁用。痈疮久病无火，并阳衰血症者禁用。性能伤胃，误服过多会导致食欲不振、胃纳不佳。恶麦门冬。

## 形态特征

根粗壮，多呈纺锤形，茎直立，有棱；叶子对分长出，卵圆形，呈锯齿状，青色。花像椹子，为紫黑色。根外黑里红，像柳根。穗状花序椭圆形，果实包藏在宿存萼筒内，外面有斗棱。

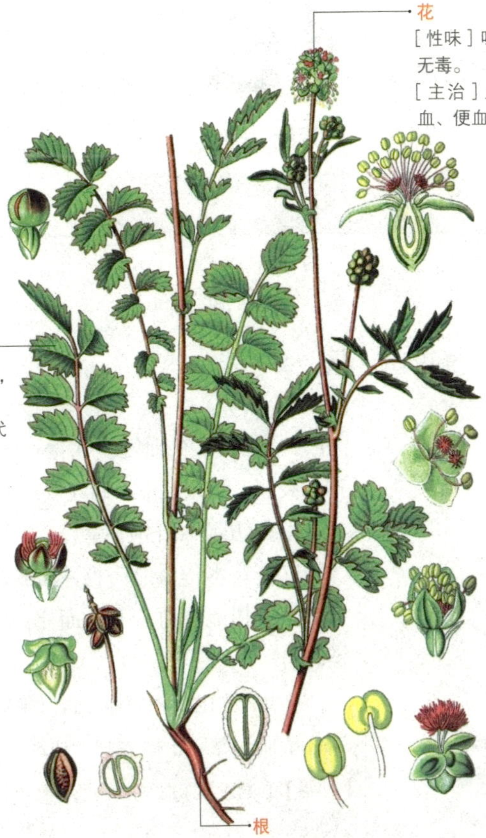

花

［性味］味苦，性微寒，无毒。

［主治］止吐血、鼻出血、便血、月经不止。

叶

［性味］味苦，性微寒，无毒。

［主治］作饮代茶，甚解热。

根

［性味］味苦，性微寒，无毒。

［主治］主产后腹部隐痛，除恶肉，疗刀箭伤。

产地分布

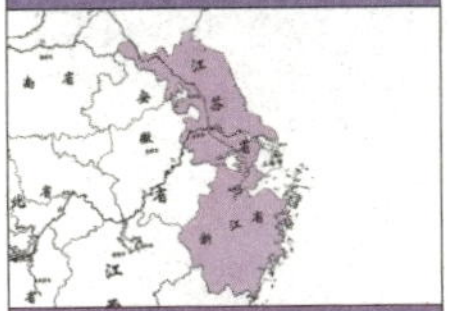

成熟周期

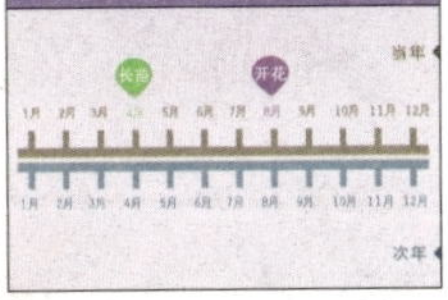

成品选鉴

表面棕褐色，具明显纵皱。质坚，稍脆，横断面形成层环明显，皮部淡黄色，木部棕黄色或带粉红色，呈显著放射状排列。气微，味微苦涩。

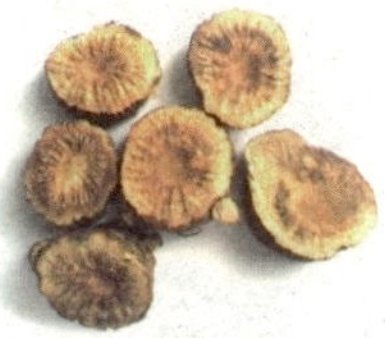

主要药用部分

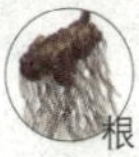

根

## 实用妙方

• **吐血及妇人赤白漏下，人极黄瘦**：地榆三两，米醋一升，煎沸几次后去渣，饭前温服一合。

• **小儿湿疮**：用地榆煎成浓汁，每天外洗两次。

• **赤白下痢**：地榆一斤，水三升，煮取一升半，去渣后熬成膏，每次空腹服三合，一日两次。

• **久病肠风下血，痛痒不止**：地榆五钱，苍术一两，水二盅，煎取一盅，空腹服，一日一次。

### 中药趣味文化

**诗仙李白与地榆**

唐代大诗人李白喜欢喝酒，尤其喜欢五加皮和地榆做的药酒。传说他用刺五加、地榆各一斤，用袋盛装，放入好酒中。把坛子封上口，放在大锅里，用文武火来煮。之后，把药渣捞出来，晒干研碎，做成药丸，早晚各服用一次，服用时用煮药材的酒送下。据说这个药酒的方子能添精补髓、健脑增智之益，李白就是靠它写出了流传千古的诗歌文章。

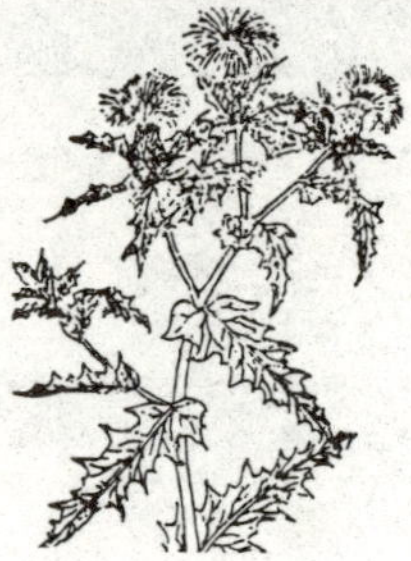

【功效】活血通经，祛淤止痛。

## 活血美容的中药名花

# 红花

*Carthamus tinctorius*

草部·隰草类 活血调经药

红花又名红蓝花、黄蓝。初生的嫩叶、苗都可以食用。它的叶像小蓟叶，在五月开花，像大蓟花，为红色。

### 形态特征

花下结球猬，多刺，花开在球上。球中结实，为白色像小豆大的颗粒。

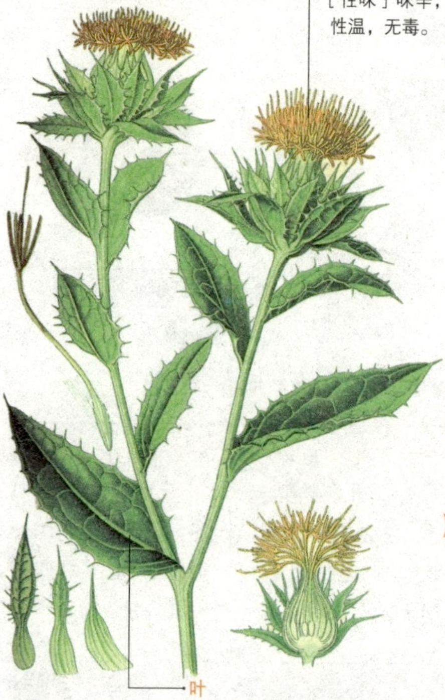


### 药用部分

**花**

[性味]味辛，性温，无毒。

[主治]治产后失血过多饮食不进，腹内恶血不尽绞痛，胎死腹中，用红蓝花和酒煮服。也治蛊毒。(出自《开宝本草》)

红蓝花本行血之药也，血晕解、留滞行，即止，过用能使血行不止而毙。(出自《本草经疏》)

多用破积血，少用养血。(朱震亨)

活血润燥，止痛散肿，通经。(李时珍)

【发明】李时珍说：血生于心包，藏于肝，属于冲任。红花汁与之同类，所以能行男子血脉，通女子经水。多用则行血，少用则养血。

成品选鉴

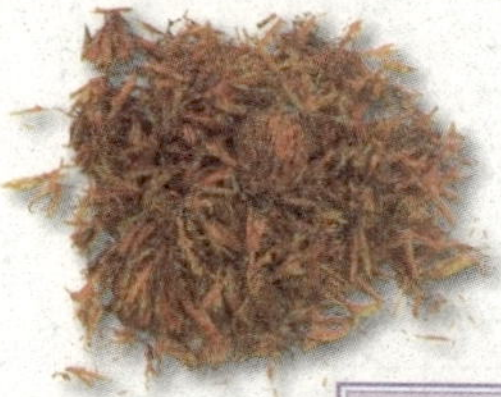

筒状花缩弯曲，成团或散在，质柔软。气微香，味微苦。以花冠长、色红、鲜艳、质柔软无枝刺者为佳。

主要药用部分

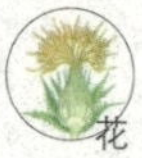


### 实用妙方

- 风疾兼腹内血气痛：红花一大两，分作四份。取一份，加酒一升，煎取一盅半，一次服下。如不止，再服。
- 一切肿疾：红花熟捣取汁服。
- 喉痹壅塞不通：将红花捣烂，取汁一小升服下，以病愈为度。如在冬天没有新鲜的花，可用干花浸湿绞汁煎服。

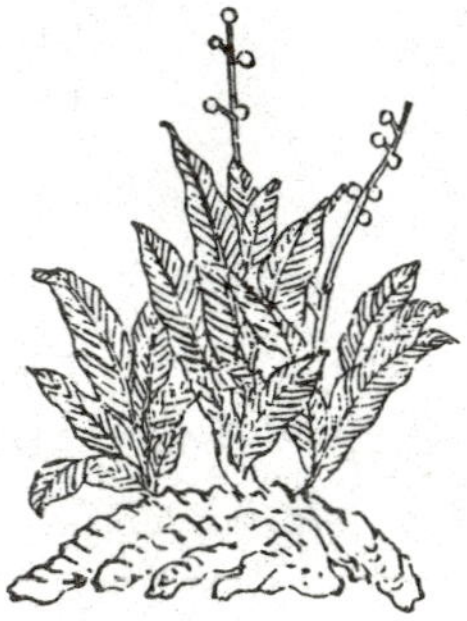

【功效】破血行气，通经止痛。

## 活血效果好，行气更有效

# 姜黄

*Curcuma longa L*

草部 • 芳草类　活血止痛药

姜黄又名蒁（音述）、宝鼎香。现在以扁如干姜的，为片子姜黄；圆如蝉腹的，为蝉肚郁金，两者都可浸水染色。蒁的外形虽然像郁金，但色不黄。

## 形态特征

根茎发达，分枝呈椭圆形或圆柱状，橙黄色，极香；根粗壮，末端膨大成块根。

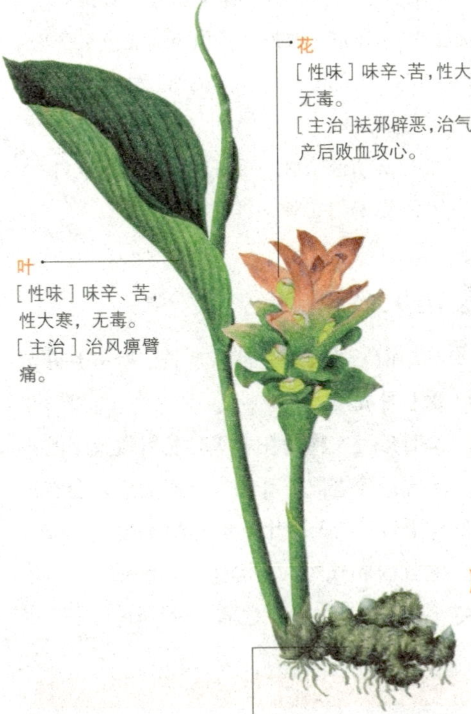
花
[ 性味 ] 味辛、苦，性大寒，无毒。
[ 主治 ]祛邪辟恶，治气胀，产后败血攻心。
叶
[ 性味 ] 味辛、苦，性大寒，无毒。
[ 主治 ] 治风痹臂痛。
根
[ 性味 ] 味辛、苦，性大寒，无毒。
[ 主治 ] 主心腹结积，能下气破血，消痈肿。

## 药用部分

**姜黄根**

[ 性味 ] 味辛、苦，性大寒，无毒。

[ 主治 ] 主心腹结积，能下气破血，除风热，消痈肿，药效强于郁金。（出自《新修本草》）

治癥瘕血块，通月经，治跌打损伤淤血，止暴风痛冷气，下食。（出自《日华诸家本草》）

祛邪辟恶，治气胀，产后败血攻心。（苏颂）

治风痹臂痛。（李时珍）

【发明】李时珍说：姜黄、郁金、蒁药三物，外形功用都相近。但郁金入心治血；姜黄入脾，兼治气；蒁药则入肝，兼治气中之血，这是它们的区别。古方五痹汤用片子姜黄，治风寒湿气手臂痛。

成品选鉴

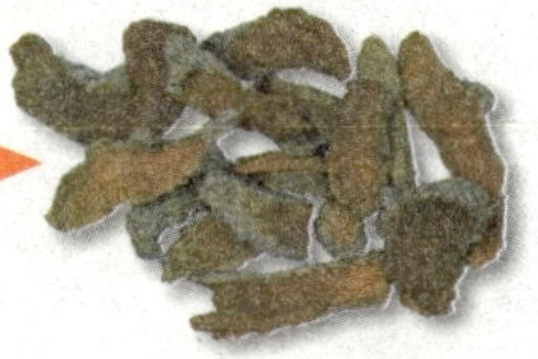

表面深黄色，粗糙。质坚实，不易折断，断面棕黄色至金黄色，角质样，有蜡样光泽。气香特异，味苦、辛。

主要药用部分

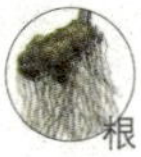
根

## 实用妙方

• **心痛难忍：** 姜黄一两、桂三两，共研末，每次用醋汤送服一钱。

• **疮癣初生：** 用姜黄研末外擦。

• **产后血痛，腹内有血块：** 姜黄、桂心等份，研为末，用酒调服方寸匕。血下尽后即愈。

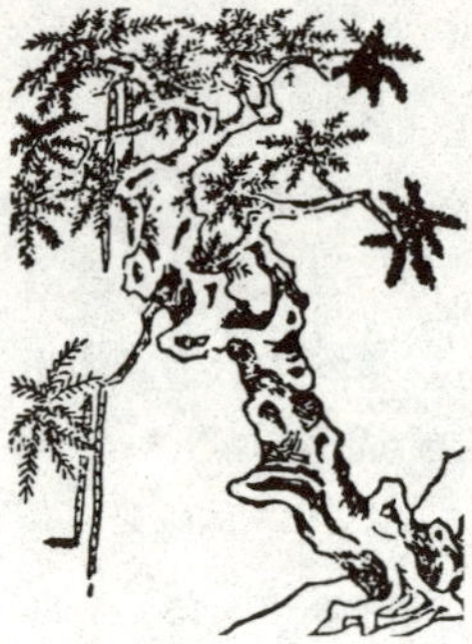

【功效】清肝泻火，凉血止血。

芳香清甜的止血药

# 槐花

*Sophora japonica*

木部·灌木类　凉血止血药

槐者，同怀，指怀念来人之意。一般将槐树的花称为“槐花”，也称“槐蕊”，花蕾叫做“槐米”。具有清热解毒、凉血润肺、降血压的功效。

## 药用部分

**槐花**

[性味]味苦，性平。

[主治]凉血止血，清肝泻火。用于吐血、便血、痔疮出血、尿血崩漏、高血压病。外用适量。止血多炒炭用；祛痰止咳多生用。

炒香频嚼，治失音及喉痹。又疗吐血，衄，崩中漏下。(李时珍)

治五痔，心痛，眼赤，杀腹藏虫及热，治皮肤风，并肠风泻血，赤白痢。(出自《日华诸家本草》)

凉大肠热。(出自《医学启源》)

治大、小便血，舌衄。(出自《本草求真》)

为凉血要药。治胃脘卒痛，杀蛔虫。(出自《本草求原》)

凉大肠，杀疳虫。治痈疽疮毒，阴疮湿痒，痔漏，解杨梅恶疮，下疳伏毒。(出自《本草正》)

**槐叶**

[性味]味苦，性平。

《得配本草》：“入足厥阴、阳明经。”

[主治]清肝泻火，凉血解毒，燥湿杀虫。治惊痫，壮热，肠风，溲血，痔疮，疥癣，湿疹，疔肿。

主邪气，产难，绝伤。又主瘾疹，牙齿诸风疼。(出自《食疗本草》)

煎汤，治小儿惊痫壮热，疥癣及疔肿。(出自《日华诸家本草》)

**槐白皮**

[性味]味苦，性平。

[主治]风邪外中；身体强直；肌肤不仁；热病口疮；牙疳；喉痹；肠风下血；疽；痔疮；痈疽疮疡；阴部湿疮；水火烫伤。主烂疮。(出自《名医别录》)

煮汁淋阴囊坠肿、气痛。以煎浆水煮含之。又煎淋浴男子阴疝肿。(甄权)

## 医家名论

苏颂说：槐树到处都有生长，四五月开黄花，六七月成熟。

李时珍说：槐树在春季时长得像兔子的眼睛，十天后像老鼠的耳朵，十五天后才会有槐树的样子，三十天后叶子才长成。槐实，味苦，寒。主五内邪气热，止涎唾；补绝伤；五痔；火疮；妇人乳瘕，子脏急痛。生平泽。

**使用禁忌**

槐花虽然美味，但在食用时也有一些禁忌。由于槐花比较甜，糖尿病人最好不要多吃。粉蒸槐花不易消化，消化系统不好的人，尤其是中老年人不宜过量食用。同时，过敏性体质的人也应谨慎食用槐花。

## 形态特征

枝叶密生。羽状复叶，花蝶形，夏季开黄白色花，略具芳香。荚果肉质，念珠状不开裂，黄绿色，常悬垂树梢，内含种子 1 ~ 6 粒。种子肾形，棕黑色。

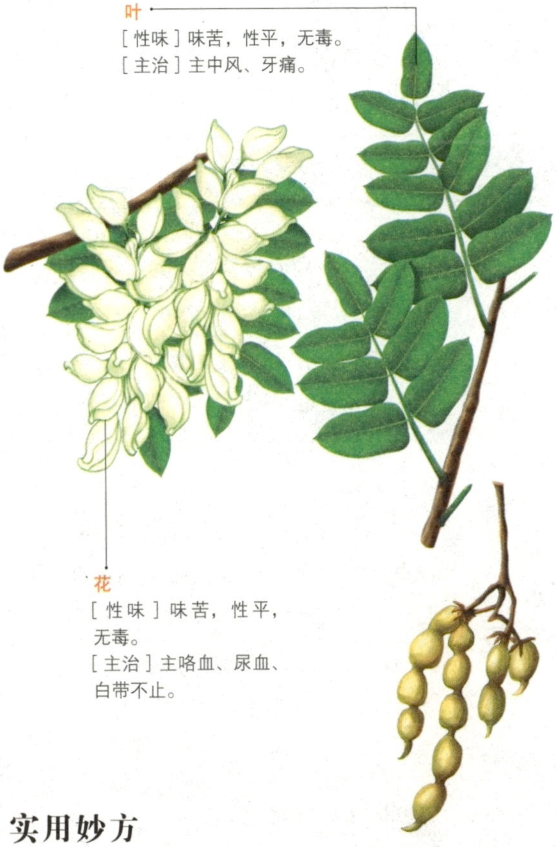
叶
[ 性味 ] 味苦，性平，无毒。
[ 主治 ] 主中风、牙痛。
花
[ 性味 ] 味苦，性平，无毒。
[ 主治 ] 主咯血、尿血、白带不止。

产地分布

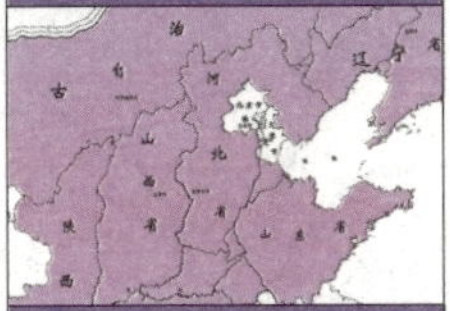

成熟周期

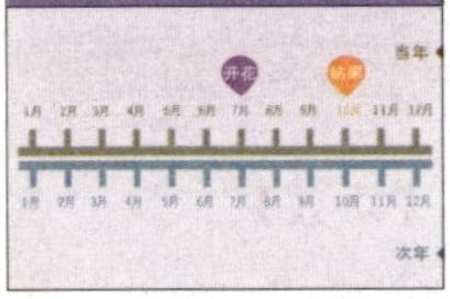

成品选鉴

本品皱缩而卷曲，花瓣多散落；花萼钟状，黄绿色；花瓣黄色或黄白色。无臭，味微苦。以个大、紧缩，色黄绿，无梗叶者为佳，

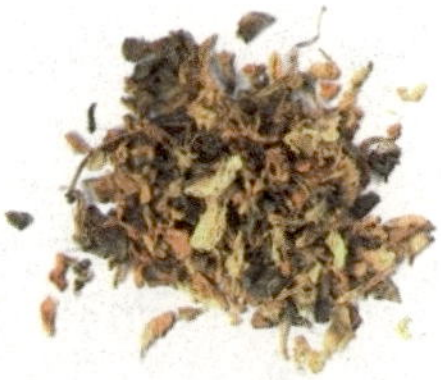

主要药用部分

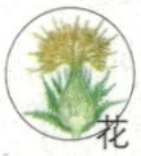
花

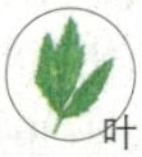
叶

## 实用妙方

• **痈疽发背**（凡中热毒，眼花头晕，口干舌甘，心惊背热，四肢麻木）：用槐花一堆，炒成褐色，泡好酒一碗中，乘热饮酒，汗出即愈。

• **疔疮肿毒**：用槐花微炒，核桃仁二两，放入酒一碗中煎开多次，热服。疮未成者二三服，疮已成者一二服，即可见效。

• **肠风泻血**：用槐角一两，地榆、当归（酒焙）、防风、黄芩、枳壳（麸炒）各半两，共研为末，加酒、糊做成丸子，如梧桐子大。每服五十丸，米汤送下。此方名“槐角丸”。

### 中药趣味文化

**诗歌中的槐花**

在中国诗歌中提及槐花的诗句很多，多用以表达一种悲凉和愁思，唐代罗邺曾有一首诗名为《槐花》，全文为『行宫门外陌铜驼，两畔分栽此最多。欲到清秋近时节，争开金蕊向关河。层楼寄恨飘珠箔，骏马怜香撼玉珂。愁杀江湖随计者，年年为尔剩奔波』。其他例如白居易的《秋日》中『袅袅秋风多，槐花半成实』及《秋凉闲卧》中『薄暮宅门前，槐花深一寸』，都寄托了秋日悲凉肃杀之感。

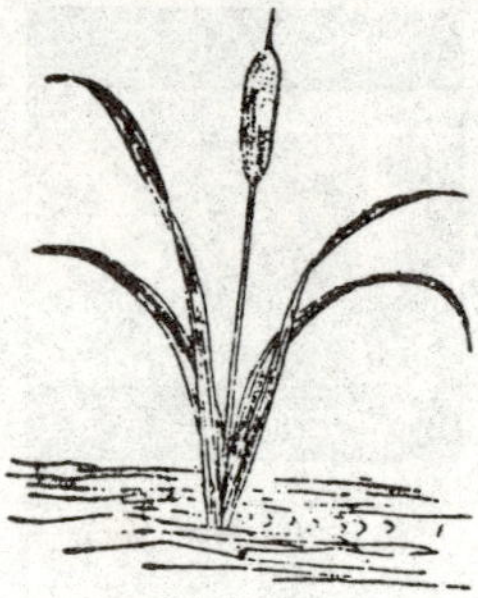

【功效】止血、祛淤、利尿。

药用兼食用的水边仙草

# 香蒲

*Typha angustifolia*

草部·水草类　化淤止血药

香蒲又名甘蒲、醮石。生于浅水、河流两岸、池沼等地水边，以及沙漠地区浅水滩中。春天生苗，取白色鲜嫩的制成腌菜，也可以蒸来食用。蒲黄即香蒲的花粉。

## 药用部分

### 蒲蒻（又名蒲笋、蒲儿根）

[ 性味 ] 味甘，性平，无毒。

李时珍说 ：性寒。

[ 主治 ] 除五脏心下邪气，口中烂臭。能固齿，明目聪耳。《神农本草经》能祛热燥，利小便。(宁源)

生吃，可止消渴。(汪颖)

能补中益气，和血脉。(出自《饮膳正要》)

捣成汁服，治孕妇劳热烦躁，胎动下血。(李时珍)

### 蒲黄

[ 修治 ] 使用的时候，不要用松黄和黄蒿。这两种和蒲黄非常相似，只是味不正会使人呕吐。真蒲黄须隔三层纸焙干至黄色，蒸半日，冷却后再焙干备用。

《日华诸家本草》载 ：破血消肿者，生用 ；补血止血者，炒用。

[ 性味 ] 味甘，性平，无毒。

[ 主治 ] 主心腹膀胱寒热，能利小便，止血，消淤血。(出自《神农本草经》)

治痢血、鼻血、吐血、尿血等血证。能利水道，通经脉，止女子崩漏。(甄权)

治妇人带下，月经不调，血气心腹痛，孕妇流血或流产。能排脓，治疮疖游风肿毒，下乳汁，止泄精。(出自《日华诸家本草》)

能凉血活血，止心腹诸痛。(李时珍)

治癌结，五劳七伤，停积淤血，胸前痛即发吐颐。(出自《本草经疏》)

生用则性凉，行血而兼消 ；炒用则味涩，调血而且止也。(出自《本草汇言》)

上治吐血咯血，下治肠红崩漏。生用亦能凉血消肿。(出自《药品化义》)

能导淤结而治气血凝滞之病。若舌疮口疮，皮肤湿痒诸病，敷以生蒲黄细粉可愈。　(出自《本草正义》)

【发明】李时珍说 ：蒲黄是手足厥阴血分主药，所以能治血治痛。蒲黄生用则行血，熟用则能止血。它与五灵脂同用，能治一切心腹诸痛。

## 医家名论

苏颂说 ：春初生嫩叶，没出水面时为红白色。取其中心白色根茎，大如匕柄的生吃，甜脆。又可醋浸，像吃笋那样，味美。花在茎的顶端，像棒杵，蒲黄也就是花中蕊屑，细如金粉。在花欲开时采集。

李时珍说 ：蒲丛生于水边，似莞但狭小，有脊而柔软，二三月生苗。采其嫩根，煮后腌制，过一夜可食。也可以炸食、蒸食及晒干磨粉做成饼吃。

**使用禁忌**

孕妇慎服。不可多食，一切劳伤发热，阴虚内热，无淤血者禁用。

## 形态特征

多年生水生或沼生草本。根状茎乳白色，地上茎粗壮，叶片条形，光滑。花序轴呈棒状，具白色弯曲柔毛，干燥后絮状，有丰富的划分。小坚果椭圆形至长椭圆形，褐色，微弯。

产地分布

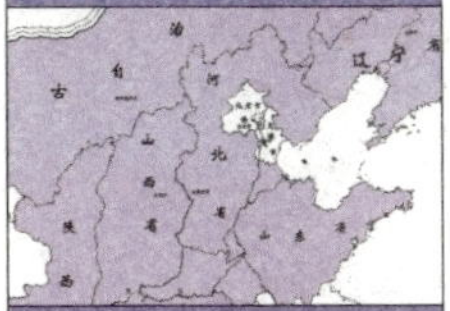

成熟周期

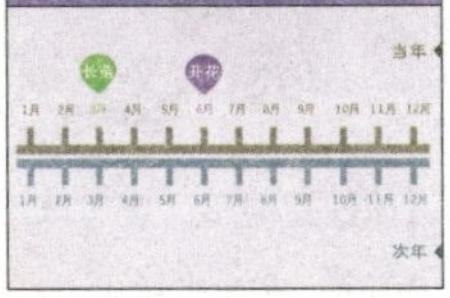

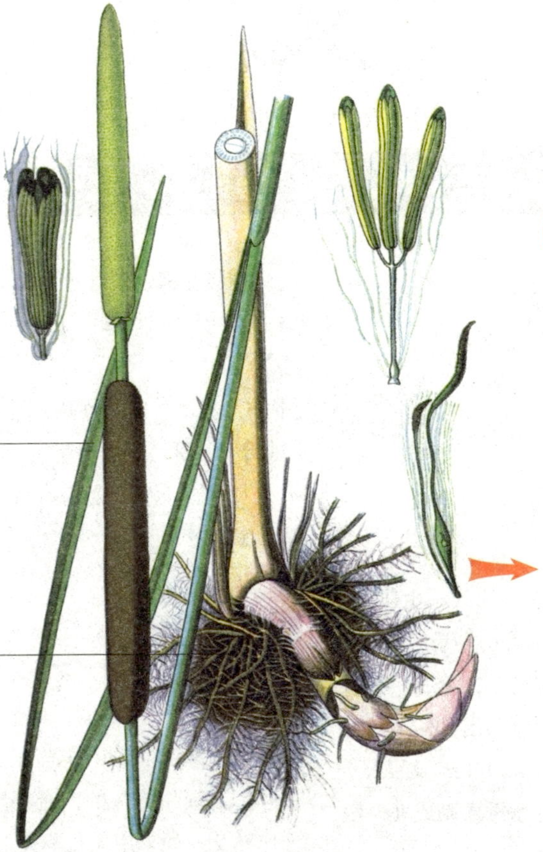

叶
[ 性味 ]味甘，性平，无毒。
[ 主治 ] 能固齿，明目聪耳。

根
[ 性味 ]味甘，性平，无毒。
[ 主治 ] 除五脏心下邪气，口中烂臭。

成品选鉴

蒲黄为黄色细粉，质轻松，易飞扬，手捻之有润滑感，入水不沉。无臭，味淡。以色鲜黄，润滑感强，纯净者为佳。

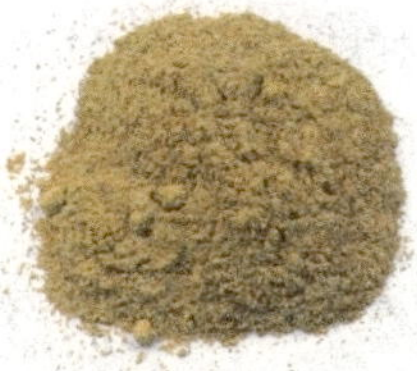

主要药用部分

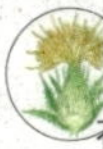
花

## 实用妙方

• **肺热鼻出血**：蒲黄、青黛各一钱，用新汲水调服。

• **肠痔出血**：蒲黄末方寸匕，水服，一日三次。

• **产后血淤**：蒲黄三两，加水三升，煎取一升，一次服下。

• **关节疼痛**：蒲黄八两，熟附子一两，同研为末，每次用凉水送服一钱，一日一次。

• **乳汁不通及乳痈**：将蒲黄草根捣料外敷患处，同时煎汁服汤吃渣。

### 中药趣味文化

**织女和『仙草』香蒲**

很久以前，人间的水边是只长些芦苇不长香蒲的。蒲草是一种能治病的仙草，长在天河岸边，王母娘娘派天兵天将守护。一天，织女散步来到天河边，看到天河中长满了挺拔的香蒲，就随手拔下一株，一个人坐在天河边，用香蒲的叶子编织起花环来。这时织女的几个姐姐也来到了天河边，看到织女，就怂恿她一起去人间沐浴。织女走得匆忙，无意间把一株香蒲带到了人间，从此香蒲就留在了人间，随风而飘，见水生根。

## 艾灸回阳理气治百病

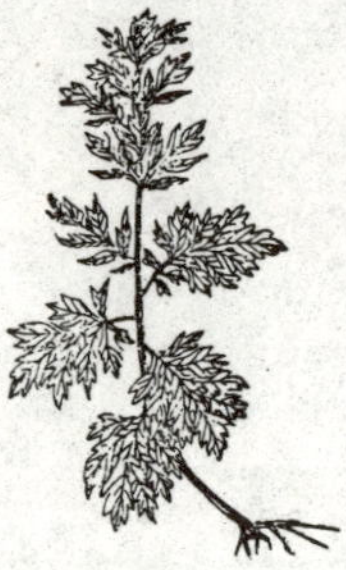

【功效】回阳，理气血，逐湿寒，止血安胎。

# 艾

*Artemisia argyi Levl*

草部·隰草类　温经止血药

又名：冰台、医草、黄草、艾蒿。初春生苗，茎像蒿，叶的背面为白色，以苗短的为好。以蕲州所产的艾最好，称为蕲艾。

### 药用部分

**艾叶**

[ **修治** ] 艾叶不好着力，如果加入白茯苓三五片同碾，马上可碾成细末，这也是一种不同的修治方法。

[ **性味** ] 味苦，性微温，无毒。

[ **主治** ] 灸百病。也可煎服，止吐血下痢，阴部生疮，妇女阴道出血。能利阴气，生肌肉，辟风寒，使人有子。（出自《名医别录》）

安胎止腹痛。止赤白痢及五藏痔泻血。长服止冷痢。又心腹恶气，取叶捣汁饮。（出自《药性论》）

捣汁服，止损伤出血，杀蛔虫。（陶弘景）

主鼻血下血，脓血痢，水煮或制成丸、散都可以。（苏恭）

止崩血、肠痔血，搨金疮，止腹痛，安胎。用苦酒作煎剂，治癣极有效。捣汁饮，治心腹一切冷气。（甄权）

治带下，止霍乱转筋，痢后寒热。（出自《日华诸家本草》）

治带脉病，腹胀腰疼。（王好古）

温中逐冷除湿。（李时珍）

主下血，衄血，脓血痢，水煮及丸散任用。（出自《唐本草》）

金疮，崩中，霍乱，止胎漏。（出自《食疗本草》）

温胃。（出自《珍珠囊》）

调经开郁，理气行血。治产后惊风，小儿脐疮。（出自《本草再新》）

**艾实**

[ **性味** ] 味苦、辛，性暖，无毒。

[ **主治** ] 明目，疗一切鬼气。（甄权）

壮阳，助肾强腰膝，暖子宫。（出自《日华诸家本草》）

### 医家名论

《名医别录》载：艾叶，生田野。三月采，暴干作煎，勿令见风。

李时珍说：艾叶与苦酒、香附相使。凡用艾叶，必须用陈久的，通过修治使它变细软，称作熟艾。如果用生艾灸火，则容易伤人的肌脉。拣取干净的艾叶，放入石臼内用木杵捣熟，筛去渣滓，取白的再捣，捣至柔烂如绵为度。用的时候焙干，这样灸火才得力。入妇人丸散中使用，必须用熟艾，用醋煮干，捣成饼子，烘干再捣成细末用。

**使用禁忌**

阴虚火旺，血燥生热，及宿有失血病者禁用。如果不慎口服会导致中毒，危及生命，需要立即催吐洗胃急救。

## 形态特征

多年生草本，地下根茎分枝多。外被灰白色软毛，叶片卵状椭圆形，羽状深裂，基部裂片常成假托叶，裂片椭圆形至披针形，边缘具粗锯齿，正面深绿色，稀疏白色软毛，背面灰绿色，有灰色绒毛。

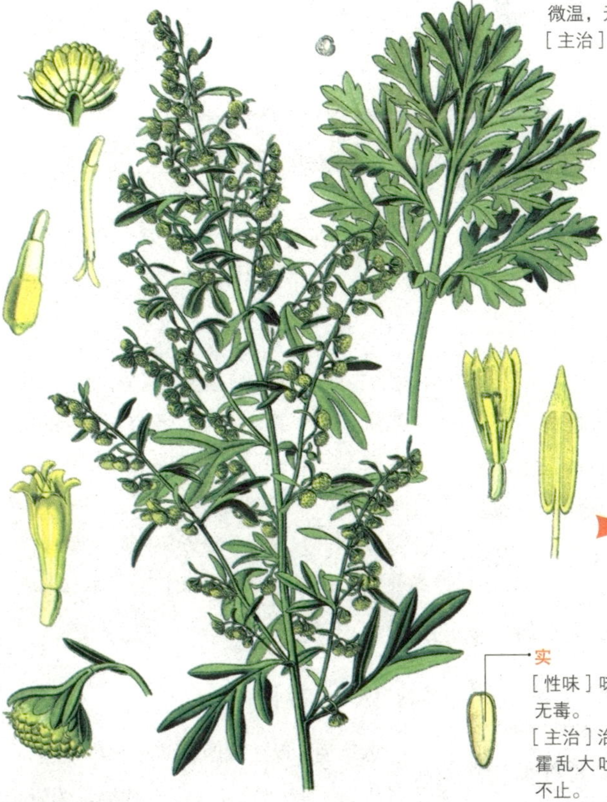

叶

［性味］味苦，性微温，无毒。

［主治］灸百病。

实

［性味］味酸，性温，无毒。

［主治］治湿痹邪气，霍乱大吐下，转筋不止。

产地分布

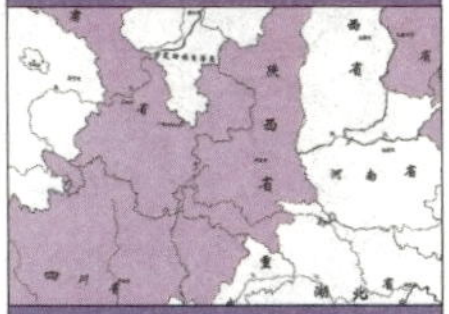

成熟周期

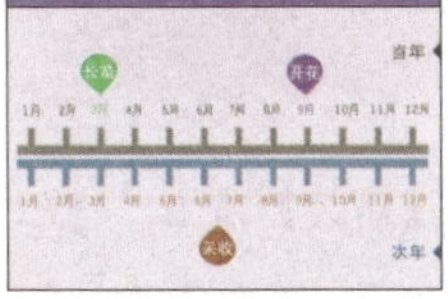

成品选鉴

干燥的叶片，多皱缩破碎，上面灰绿色，下面密生灰白色绒毛。质柔软。气清香，味微苦辛。以下面灰白色、绒毛多、香气浓郁者为佳。

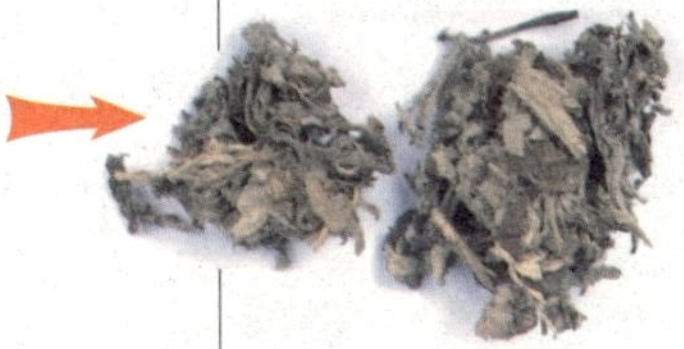

主要药用部分

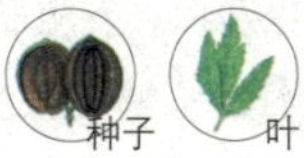

种子　叶

## 实用妙方

- **流行伤寒，温病头痛，壮热脉盛**：用干艾叶三升，加水一斗，煮取一升，一次服完取汗。
- **中风口噤**：用熟艾灸承浆穴与两侧颊车穴，各五壮。
- **脾胃冷痛**：用开水冲服白艾末两钱。
- **久痢**：艾叶、陈皮等份，水煎服。
- **盗汗不止**：熟艾二钱、白茯神三钱、乌梅三个，加水一盅，煎至八分，临睡前温服。

### 中药趣味文化

**艾叶救大象**

古时有个人叫莫徭，芦苇丛旁遇到一头老象，卧在地上痛苦地呻吟。老象一见莫徭，便举起前脚，莫徭看到它脚上扎进了一个竹钉。莫徭用力将竹钉拔出，鲜血随即涌出。旁边的小象拔起一把艾叶，交到莫徭手中。莫徭把艾叶敷在老象的伤口上，血便立刻止住了，老象竟能站起来走动了。后来老象经常和小象一起为莫徭耕田犁地，人们也因此而知道了这普普通通的艾叶是一种止血的良药。

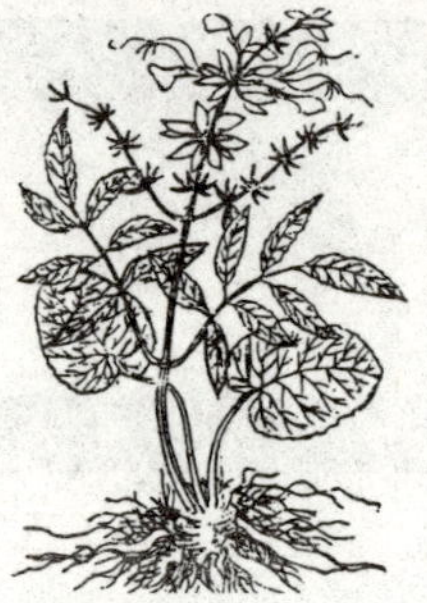

【功效】活血，通心包络，治疝气痛。

轻松赶走痛经的烦恼

# 丹参

*Salvia miltiorrhiza*

草部·山草类　活血调经药

丹参又名赤参、山参、木羊乳、逐马、奔马草。中医有理论说，五参五色配五脏，而丹参入心，故又名赤参，可治风湿脚软。

## 药用部分

### 丹参根

[性味]味苦，性微寒，无毒。

徐之才说：畏咸水，反藜芦。

[主治]治心腹疼痛，肠鸣，寒热积聚，能破癥除瘕，止烦满，益气。(出自《神农本草经》)

养血，除心腹痼疾结气，能强腰脊治脚痹，除风邪留热。久服对人体有益。(出自《名医别录》)

养神定志，通利关节血脉，治冷热劳，骨节疼痛，四肢不遂，头痛赤眼，热病烦闷，破瘀血，生新血，安生胎，堕死胎，止血崩带下。治妇人月经不调，血邪心烦，疗恶疮疥癣，瘿瘤肿毒丹毒，排脓止痛，生肌长肉。(出自《日华诸家本草》)

泡酒饮用，疗风痹脚软。(陶弘景)

主治各种邪气所致的脘腹胀痛、腹中雷鸣，能定精。(甄权)

活血，通心包络，治疝气痛。(李时珍)

治心腹邪气，肠鸣幽幽如走水等疾，止烦满益气者，淤积去而烦满愈。(出自《本经逢原》)

补心定志，安神宁心。治健忘怔忡，惊悸不寐。(出自《滇南本草》)

活血散淤，镇静止痛。治月经不调，痛经，风湿痹痛，子宫出血，吐血，乳腺炎，痈肿。(出自《云南中草药选》)

可生新安胎，调经除烦，养神定志，及一切风痹、崩带、症瘕、目赤、疝痛、疮疥肿痛等症，养神定志。(出自《本草求真》)

【发明】李时珍说：丹参色赤味苦，性平而降，属阴中阳品，入手少阴、厥阴经，是心与心包络的血分药。按《妇人明理论》所说，四物汤治妇科疾病，不问胎前产后，月经多少，都可通用。只有一味丹参散，主治与它相同，是因丹参能破宿血，补新血，安生胎，堕死胎，止崩中带下，调经的作用大致与当归、地黄、川芎、芍药相似的缘故。

## 医家名论

苏颂说：现在陕西、河东州郡及随州都有，二月生苗，高一尺多。茎方有棱，为青色。它的叶不对生，如薄荷而有毛，三至九月开花成穗，花为紫红色，像苏花。根红色，如手指般大，长一尺多，一苗多根。

李时珍说：丹参各处山中都有。一枝上长五叶，叶如野苏而尖，青色有皱毛。小花成穗像蛾形，中间有细子，根皮红而肉色紫。

**使用禁忌**

不宜与藜芦同用。服用抗凝结药物的心脏病人，如同时服用丹参，可能引起严重出血。丹参可引起过敏反应，使用时需注意。

## 形态特征

叶如野苏而尖，青色有皱毛。茎有长柔毛，小叶椭圆卵形，组成顶生或腋生假总状花序，小花成穗像蛾形，中间有细子，根皮红而肉色紫。小坚果黑色，椭圆形。

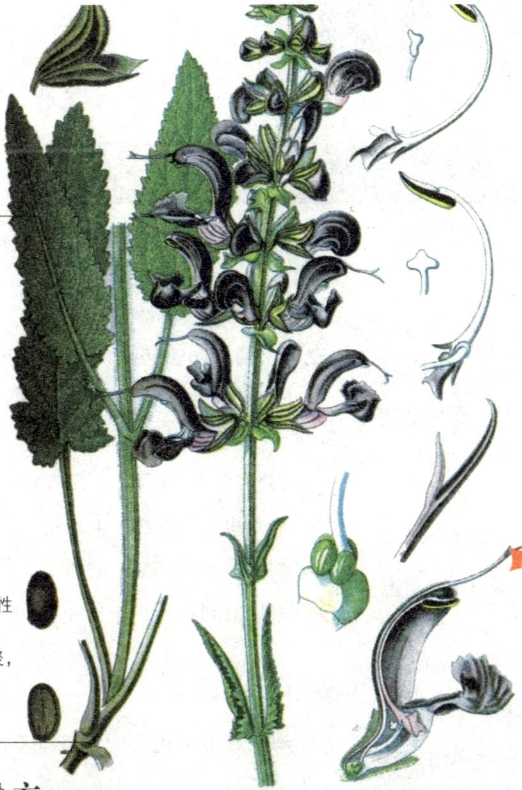

叶

[ 性味 ] 性微寒，无毒。

[ 主治 ] 治心腹疼痛，肠鸣。

根

[ 性味 ] 味苦，性微寒，无毒。

[ 主治 ] 寒热积聚，止烦满，益气。

产地分布

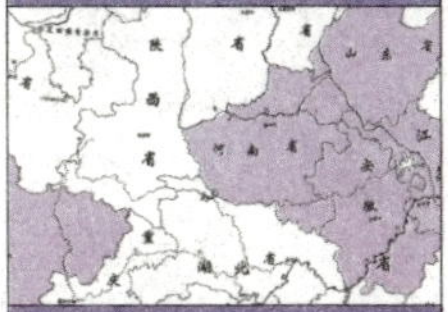

成熟周期

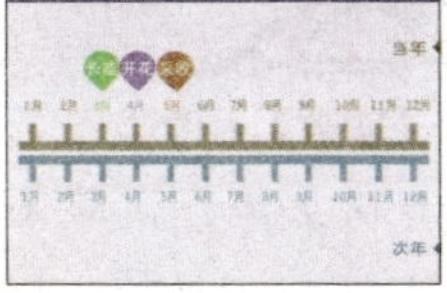

成品选鉴

表面棕褐色，具纵皱纹及须根痕；质坚硬，易折断，断面纤维性。木部黄白色，导管放射状排列。气微香，味淡，微苦涩。

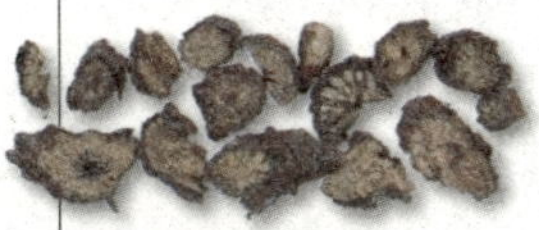

主要药用部分

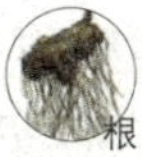
根

## 实用妙方

• **丹参散，治月经不调，胎动不安，产后恶露不净，兼治冷热劳，腰脊痛，骨节烦疼等：** 取丹参洗净切片，晒干研细。每次用温酒送服二钱。

• **治烫伤，能除痛生肌：** 丹参八两锉细，加水稍稍调拌，取羊油二斤，同煎沸，外涂伤处。

• **小儿惊痫发热，用丹参摩膏：** 丹参、雷丸各半两，猪油二两，同煎沸，滤去渣，取汁收存。用时，抹于小儿身体表面，每日三次。

• **治乳痈：** 丹参、白芷、芍药各二两，捣碎，用醋浸一夜，加猪油半斤，用小火熬成膏，去渣取浓汁外敷。

### 中药趣味文化

**丹参的故事**

很久以前，一个小伙子的母亲患了妇科病，经常崩漏下血，怎么也治不好。听人说东海中的海岛上生长着一种花呈紫蓝色、根呈红色的药草能治愈其母亲的病。青年冒着生命危险出海到了海岛上，找到了这种草药，挖出它的根带回来，煎汤给母亲喝，果然见效。村里人都说这种药草凝结了小伙子的一片孝心，又因为这种植物的根是红色的，便给它取名『丹心』。后来渐渐传成『丹参』了。

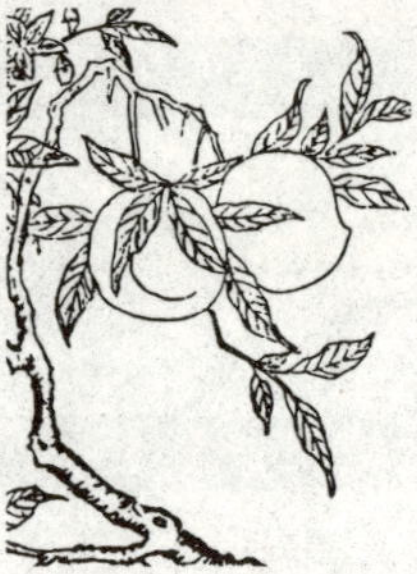

【功效】补中益气，养阴生津，润肠通便。

## 补中益气，活血化淤的鲜果

# 桃

*Prunus persica*

果部·五果类　活血调经药

桃树开花早，易种植且子多，故字从木、兆。十亿称兆，是多的意思。属于蔷薇科、桃属植物，果实香甜多汁，种子可药用。

## 药用部分

### 桃仁

[ 修治 ] 李时珍说：桃仁行血，宜连皮、尖生用。润燥活血，宜汤浸去皮、尖炒黄用。或与麦麸同炒，或烧存性，各随方选择。双仁的有毒，不能食用。

[ 性味 ] 味苦、甘，性平，无毒。

[ 主治 ] 主淤血血闭，腹内积块，杀小虫。（出自《神农本草经》）

止咳逆上气，消心下坚硬，疗突然出血，通月经，止心腹痛。（出自《名医别录》）

桃仁行血，宜连皮尖生用；润燥活血，宜汤浸去皮尖炒黄用，或麦麸同炒，或烧存性，各随本方。（出自《本草纲目》）

治血结、血秘、血燥，通润大便，破淤血。（张元素）

杀三虫。每晚嚼一枚和蜜，用来涂手和脸，效果好。（孟诜）

主血滞，风痹，骨蒸，肝疟寒热，产后血病。（李时珍）

能泻血热，滋肠燥。若连皮研碎多用，主破蓄血，逐月水，及遍身疼痛，四肢木痹，左半身不遂，左足痛甚者，以其舒经活血行血，有祛淤生新之功；若去皮捣烂少用，入大肠，治血枯便闭，血燥便难。（出自《药品化义》）

### 桃花

[ 性味 ] 味苦，性平，无毒。

[ 主治 ] 使人面色润泽。（出自《神农本草经》）

除水气，破石淋，利大小便，下三虫。（出自《名医别录》）

消肿胀，下恶气。（苏恭）

治心腹痛及秃疮。（孟诜）

利宿水痰饮积滞，治风狂。将桃花研为末，可敷治头上的肥疮，手脚疮。（李时珍）

## 医家名论

陶弘景说：桃树现在到处都有。用桃核仁入药，应当取自然裂开的种核最好，山桃仁不能用。

李时珍说：桃的品种很多，易于栽种，而且结实也早。山中毛桃，即《尔雅》中所说的榹桃，小而多毛，核黏味差。但它的仁饱满多脂，可入药用，这大概是外不足而内有余吧。

孟诜说：能发丹石毒，生的尤为损人。

**使用禁忌**

血燥虚者慎之。凡血枯而经闭不通，血虚而产后腹痛，津液不足而大便不通者，禁用。生桃吃多了，会令人膨胀，生痈疖，有损无益。桃与鳖同食，患心痛。服术的人忌食。

## 形态特征

叶卵状披针形或圆状披针形，边缘具细密锯齿，两边无毛或下面脉腋间有鬓毛；花单生，先叶开放，近无柄；萼筒钟，有短绒毛，裂叶卵形；花瓣粉红色，倒卵形或矩圆状卵形；果球形或卵形，径 5 公分～7 公分，表面被短毛，白绿色。

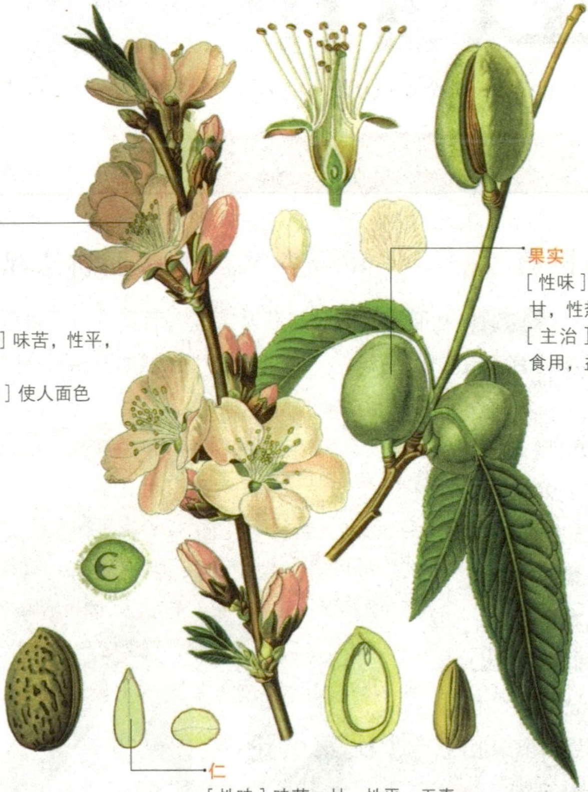
花
[ 性味 ] 味苦，性平，无毒。
[ 主治 ] 使人面色润泽。
果实
[ 性味 ] 味辛、酸、甘，性热，微毒。
[ 主治 ] 制成果脯食用，益于养颜。
仁
[ 性味 ] 味苦、甘，性平，无毒。
[ 主治 ] 主淤血血闭，腹内积块，杀小虫。

产地分布

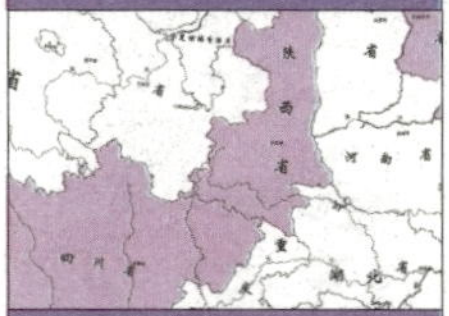

成熟周期

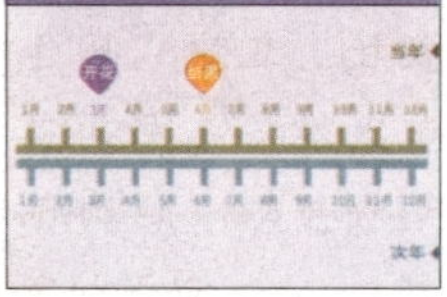

成品选鉴

黄色或黄棕色，侧面观贝壳形，壁一边略厚，层纹细密；表面观类圆形、圆多角形或类方形，底部壁上纹孔大而较密。

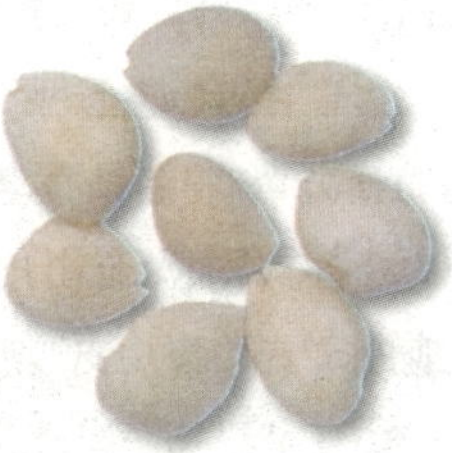

主要药用部分

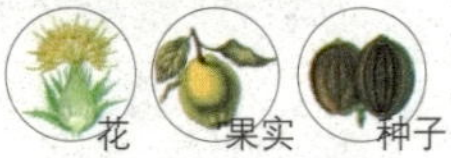
花
果实
种子

## 实用妙方

• **上气咳嗽，胸满气喘**：桃仁三两，去皮尖，加水一升研汁，与粳米二合煮粥食用。

• **崩中漏下**：桃核烧存性，研为末，用酒送服一匙，一天三次。

• **风虫牙痛**：针刺桃仁，灯上烧烟出，吹灭，安痛齿上咬之。

• **治半身不遂**：桃仁若干，去皮去尖，黄酒中浸七日，晒干研为末，以蜜调和成梧桐子大的丸。每日 2 次，每次 15 丸，开水送服。

### 中药趣味文化

**孙膑和『寿桃』的故事**

相传孙膑年轻时离家拜鬼谷子为师学习兵法。十几年后才第一次回家看望母亲，临行时鬼谷子送了一个仙桃给孙膑，说：『你在外学艺未能报养育之恩，你带这个仙桃回去给令堂贺寿吧。』孙膑在母亲过寿那天才赶到，从怀里捧出师父送的仙桃给母亲。老母亲吃了他带回来的桃子，一下子就变得年轻了。人们听说之后纷纷效仿，都在父母生日的时候送鲜桃祝寿，借此祝福父母健康长寿。

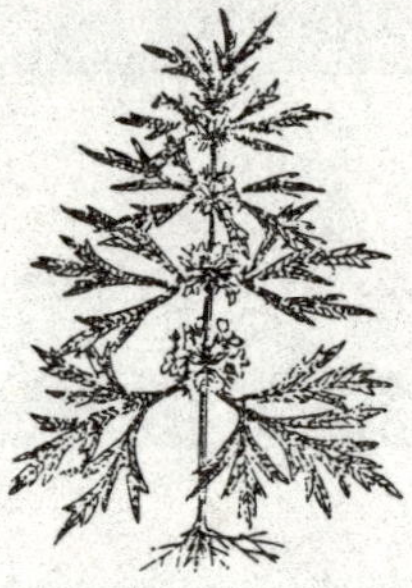

【功效】利水消肿，清热解毒。

活血祛淤的妇科第一药

# 益母草

*Leonurus japonicas Houtt*

草部·隰草类　活血调经药

此草及子都充盛密蔚，故名茺蔚。它的功用对妇人有益，还能明目益精，所以有益母、益明的名称。其茎像方麻，所以又叫它野天麻。

## 药用部分

**茎、苗、叶、根**

［性味］茎、叶：味辛、微苦。花：味微苦、甘。根：味甘。均无毒。

［主治］治荨麻疹，可做汤洗浴。（出自《神农本草经》）

捣汁服用，治浮肿，能利水。消恶毒疔肿、乳痈丹游等毒，都可用益母草茎叶外敷。另外，服汁可下死胎，疗产后血胀闷。将汁滴入耳内，治聤耳。捣碎外敷可治蛇虫毒。（苏恭）

用来做驻颜的药，可令人容颜光泽，除粉刺。（陈藏器）

活血破血，调经解毒。治流产及难产，胎盘不下，产后大出血、血分湿热、血痛，非经期大出血或出血不断，尿血、泄血，疳痢痔疾，跌打后内伤淤血，大小便不通。（李时珍）

**子**

［修治］李时珍说：凡用，微炒香，也可以蒸熟，放烈日下晒干，舂簸去壳，取仁使用。

［性味］味辛、甘，性微温，无毒。

［主治］主明目益精，除水气，久服轻身。（出自《神农本草经》）

疗血逆高烧、头痛心烦。（出自《名医别录》）

治产后血胀。（出自《日华诸家本草》

春取仁生食，能补中益气，通血脉，增精髓，止渴润肺。（吴瑞）

治风解热，顺气活血，养肝益心，安魂定魄，调妇女经脉，治非经期大出血或出血不断、产后胎前各种病。长期服用令妇女有孕。（李时珍）

【发明】李时珍说：茺蔚子味甘微辛，性温，属阴中之阳，是手、足厥阴经的主药。茺蔚开白花的入气分，开紫花的入血分。治疗妇女经脉不调及胎产一切血气诸病。李时珍说：益母草的根、茎、花、叶、实，都可以入药，可同用。如治手、足厥阴血分风热，明目益精，调女人经脉，则单用茺蔚子为好。如果治肿毒疮疡，消水行血，妇人胎产诸病，则适宜一同使用。因其根茎花叶专于行，而子则行中有补的作用。

## 医家名论

李时珍说：茺蔚在近水湿处生长繁茂。初春生苗，像嫩蒿，到夏天长至三四尺高，茎是方的，像麻黄茎。它的叶子像艾叶，但叶背为青色，一梗有三叶，叶子有尖尖的分叉。此草一寸左右长一节，节节生穗，丛簇抱茎。四五月间，穗内开小花，花为红紫色，也有淡白色的。每个花萼内有细子四粒，大小像茼蒿子，有三棱，为褐色。其草生长期间有臭气，夏至后即枯萎，根为白色。

**使用禁忌**

阴虚血少者忌服。血热、血滞及胎产艰涩者宜之；若血气素虚兼寒，及滑陷不固者，皆非所宜。

## 形态特征

茎上部多分枝，表面青绿色，断面中部有髓。叶交互对生，有柄；叶片青绿色，质鲜嫩，揉之有汁；下部茎生叶掌状 3 裂，上部叶羽状裂成 3 片，少数有锯齿。气微，味微苦。

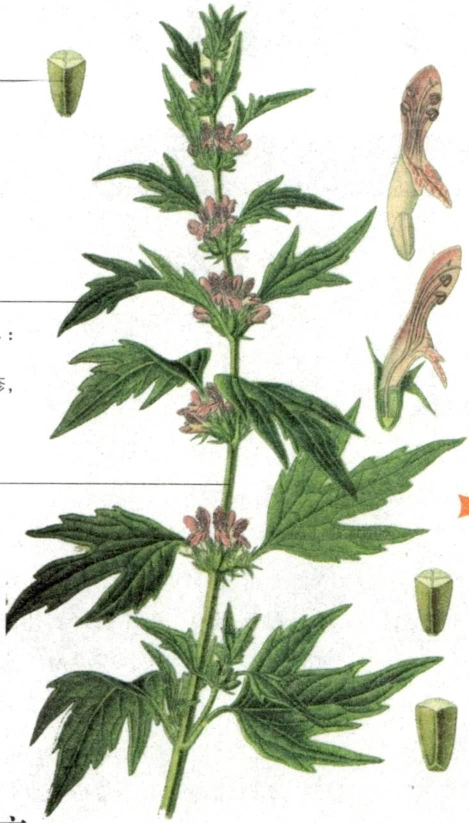

子

［性味］味辛、甘，性微温，无毒。

［主治］主明目益精，除水气，久服轻身。

叶

［性味］陈藏器说：性寒。

［主治］治荨麻疹，可做汤洗浴。

茎

［性味］陈藏器说：性寒。

［主治］治荨麻疹，可做汤洗浴。

产地分布

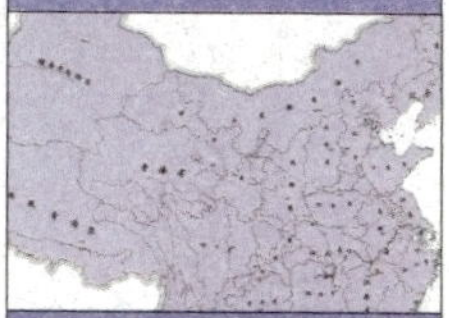

成熟周期

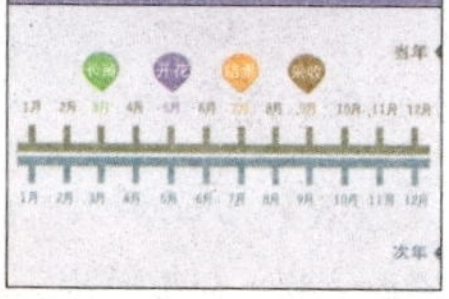

成品选鉴

茎表面灰绿色或黄绿色；体轻，质韧，断面中部有髓。叶片灰绿色，多皱缩、破碎，易脱落。小花淡紫色。

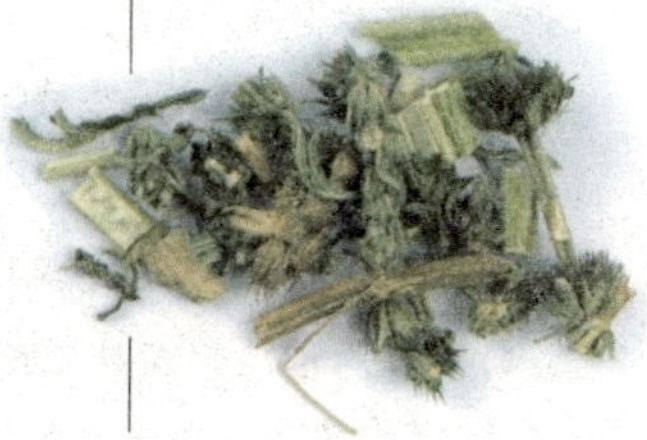

主要药用部分

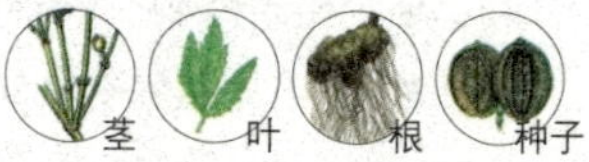


## 实用妙方

• **带下赤白**：益母草开花时采，将其捣为末，每次服二钱，饮前用温汤送下。

• **做洗浴汤**：新生小儿，取益母草五两煎水洗浴，可预防生疮、疥。

• **赤白杂痢，用二灵散**：益母草（晒干）、陈盐梅（烧存性）等份，研为末，每次服三钱，白痢用干姜汤送服，赤痢用甘草汤送服。

• **痔疮便血**：取益母草叶捣汁服。

### 中药趣味文化

**益母草的来历**

从前有一个叫茺蔚的人，他的母亲在生他的时候落下了『月子病』。茺蔚长大了就开始为母亲问病求药。一位老僧被他的孝心感动，送了他四句诗：『草茎方方似黄麻，花生节间节生花，三棱黑子叶似艾，能医母疾效可夸。』茺蔚跋山涉水，终于在河岸边找到了这种开满紫红色小花的植物，带回家中给母亲煎汤服用。母亲的病很快就好了。于是人们就把这种草药取名益母草，它的种子就叫做茺蔚子了。

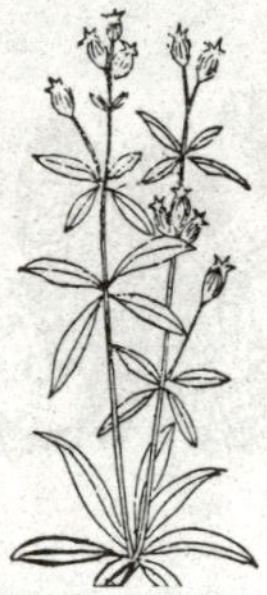

**【功效】** 活血调经，下乳消痈，利尿通淋。

## 活血通经，下乳消肿

# 王不留行

*Vaccaria segetalis*

草部·隰草类 活血调经药

王不留行又名禁宫花、剪金花、金盏银台。此药性走而不止，即使有王命也不能留其行，所以叫王不留行。

## 药用部分

**苗、子**

**[性味]** 味苦，性平，无毒。

**[主治]** 主金疮止血，逐痛出刺，除风痹内寒。久服轻身耐老增寿。(出自《神农本草经》)

止心烦鼻衄，痈疽恶疮瘘乳，妇人难产。(出自《名医别录》)

治风毒，通血脉。(甄权)

疗游风风疹，妇人月经先后不定期，颈背部长疮。(出自《日华诸家本草》)

下乳汁。(张元素)

利小便，出竹木刺。(李时珍)

治疔疮。(出自《本草从新》)

入肝，固血脏，更司小水，故治淋不可少。(出自《本草述》)

凡病逆而上冲者用之可降，故可恃之以作臣使之用也。(出自《本草新编》)

除风痹者，风热壅于经络也。(出自《本草正义》)

**【发明】** 张元素说：王不留行，用来催乳引导，取其利血脉的作用。

李时珍说：王不留行能走血分，是阳明冲任的药物。民间有“穿山甲、王不留，妇人服了乳长流”的说法，可见其性行而不住。

## 医家名论

陶弘景：王不留行，今处处有。人言是蓼子，亦不尔。叶似酸浆，子似菘子，而多入痈瘘方用之。

《日华子本草》载：王不留行，根、苗、花、子并通用。

《本草图经》载：王不留行，生太行山谷：今江、浙及并河近处皆有之。苗茎俱青。

韩保昇说：王不留行到处都有。它的叶像菘蓝，花为红白色，子壳像酸浆，子壳中的果实圆黑像菘子，大如黍粟。三月收苗，五月收子，根、苗、花、子都通用。

李时珍说：王不留行多生长在麦地中。苗高的有一二尺。三四月开小花，像铎铃（形如古代乐器的钟），红白色。结实像灯笼草子，壳有五棱，壳内包一实，大小如豆。实内有细子，像菘子，生白熟黑，正圆如细珠可爱。

**使用禁忌**

王不留行无明显的不良作用，但孕妇、月经过多者、小便带血而无滞涩疼痛者，均应忌用本药。此外，由于动物实验发现王不留行有抗早孕作用，因此准备怀孕的女性忌用。

## 形态特征

茎直立，上部叉状分枝，节稍膨大。叶对生，粉绿色，卵状披针形或卵状椭圆形，基部稍连合而抱茎。聚伞花序顶生，花梗细长 ；蒴果卵形，包于宿萼内。种子球形，黑色。

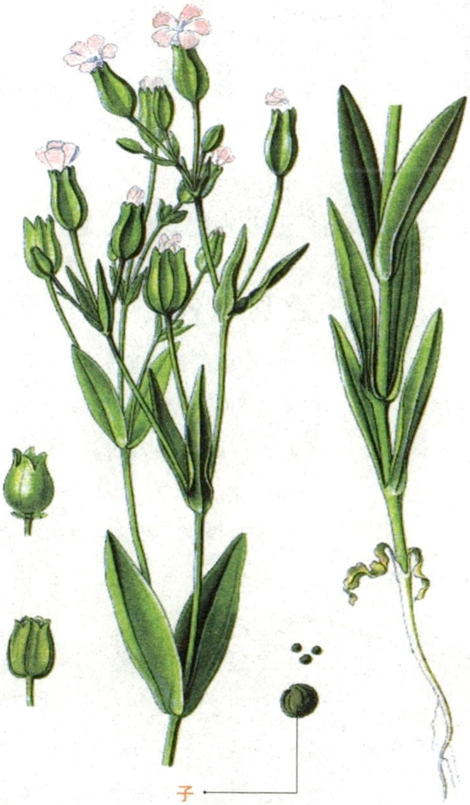
子
［性味］味苦，性平，无毒。
［主治］主逐痛出刺，除风痹内寒。

### 产地分布

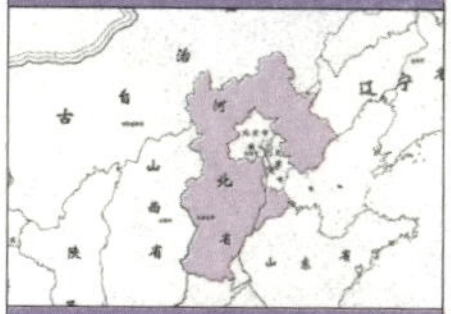

### 成熟周期

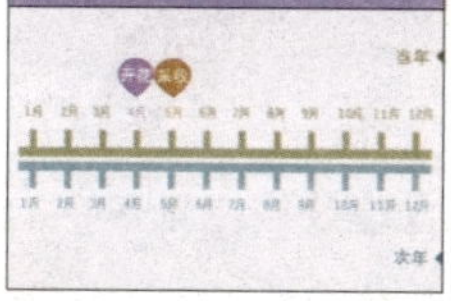

### 成品选鉴

种子圆球形或近球形，表面黑色，少数红棕色，略有光泽，密布细小颗粒状突起。质硬，难破碎。以粒饱满、色黑者为佳。

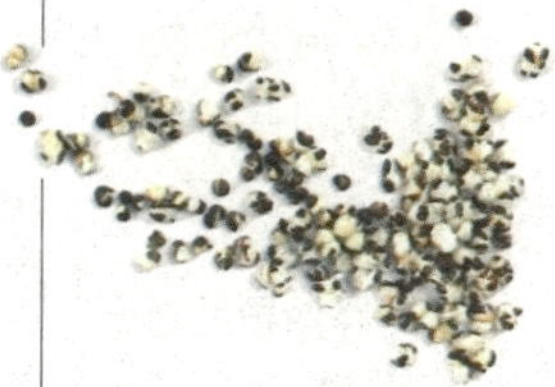

### 主要药用部分

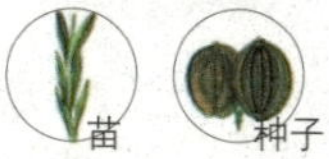
苗
种子

## 实用妙方

• **鼻血不止**：剪金花连茎叶阴干，煎成浓汁温服，很快见效。

• **头风白屑**：王不留行、香白芷等份，研为末干撒头皮上，第二天清晨梳去。

• **痈疽诸疮，用王不留行汤**：王不留行、桃枝、茱萸根皮各五两，蛇床子、牡荆子、苦竹叶、蒺藜子各三升，大麻子一升，加水二斗半，煮取一斗，频洗患处。

### 中药趣味文化

**『王命而不能留其行』**

邳彤是刘秀手下的一员猛将，是云台二十八将之一。就是邳彤发现的王不留行这味药。一次，王朗追杀刘秀到了一个小村庄，他命令村民做饭菜给军队吃，腾出房子给军队住宿，但村民拒不从命。直到天黑，王朗也不见村民来送吃喝，进村一看，家家户户都关门闭户。王朗只好无奈地离开了。邳彤因这次『王命而不能留其行』的事，而给这味通乳的中药起名为『王不留行』。

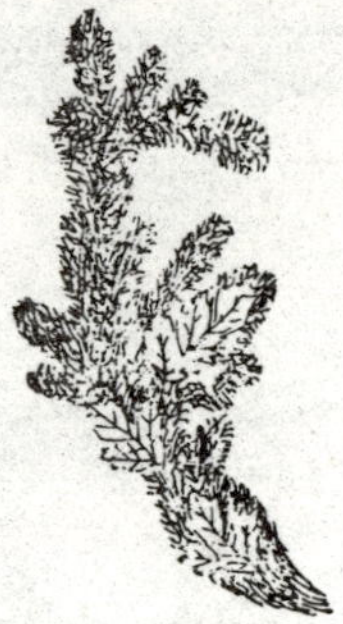

## 长在石头上的跌打损伤药

# 骨碎补

*Drynaria fortunei*

【功效】补肾强骨，续伤活血。

草部·石草类　活血疗伤药

骨碎补又名猴姜、猢狲姜、石毛姜、石庵䕡。开元皇帝以其主伤折，补骨碎，所以命名骨碎补。江西人叫它胡孙姜，是因为它的外形。

### 药用部分

**骨碎补根**

[修治] 采来骨碎补，用铜刀刮去黄赤毛，细切，用蜜拌润，入甑中蒸一日，晒干用。如急用只焙干，不蒸也可以。

[性味] 味苦，性温，无毒。

[主治] 破血止血，补伤折。（出自《开宝本草》）

主骨中毒气，风血疼痛，补五劳六极，疗足手不收，上热下冷。（甄权）

治恶疮，蚀烂肉，杀虫。（出自《日华诸家本草》）

能不使淤结者留滞，不使流动者妄行，而补苴伤折，如未尝伤折也。（出自《本经续疏》）

疗骨中邪毒，风热疼痛，或外感风湿，以致两足痿弱疼痛。（出自《本草正》）

虽与补骨脂相似，然总不如补骨脂性专固肾通心，而无逐淤破血之治也。（出自《本草求真》）

研末，夹猪肾中煨，空腹食，治耳鸣，及肾虚久泄，牙疼。（李时珍）

治腰痛行痹，中风鹤膝风挛气证，泄泻，淋，遗精，脱肛。（出自《本草述》）

【发明】李时珍说：骨碎补是足少阴药，所以能入骨，治牙痛及久泄痢。因肾主二便，久泄必肾虚，不能单从脾胃来治疗。

### 医家名论

《本草纲目拾遗》载：骨碎补，本名猴姜，以其主伤折、补骨碎，故命此名。或作骨碎布，讹矣。江西人呼为胡姜，象形也。岭南虔、吉州亦有之。叶似石韦，而一根，余叶生于木。

李时珍说：骨碎补的根扁长，略像姜。它的叶有桠缺，很像贯众叶。说它像石韦叶，是不对的。

苏颂说：现在淮、浙、陕西、夔珞州郡都有骨碎补。它生长在木或石上，多在背阴处，引根成条，上有黄赤毛及短叶附着。又抽大叶成枝。叶面是青绿色，有青黄点；叶背面是青白色，有赤紫点。骨碎补春天生叶，到冬天则干黄。它没有花实，采根入药。

《日华子本草》载：猴姜，是树上寄生草，苗似姜，细长。

《开宝本草》载：骨碎补，生江南。根着树石上，有毛，叶如庵闾。

**使用禁忌**

如血虚风燥，血虚有火，血虚挛痹者，俱禁用之。无淤血者慎用。牙痛属实火者忌用。不宜与风燥药同用。忌羊肉、羊血、芸薹菜。

## 形态特征

为龙骨科植物槲蕨。根状茎肉质粗壮，长而横走，密被棕黄色、线状凿形鳞片。叶红棕色或灰褐色，卵形，边缘羽状浅裂，两面均无毛，叶脉显著。孢子囊群圆形，黄褐色。

叶
[性味] 味苦，性温，无毒。
[主治] 主骨中毒气，风血疼痛。

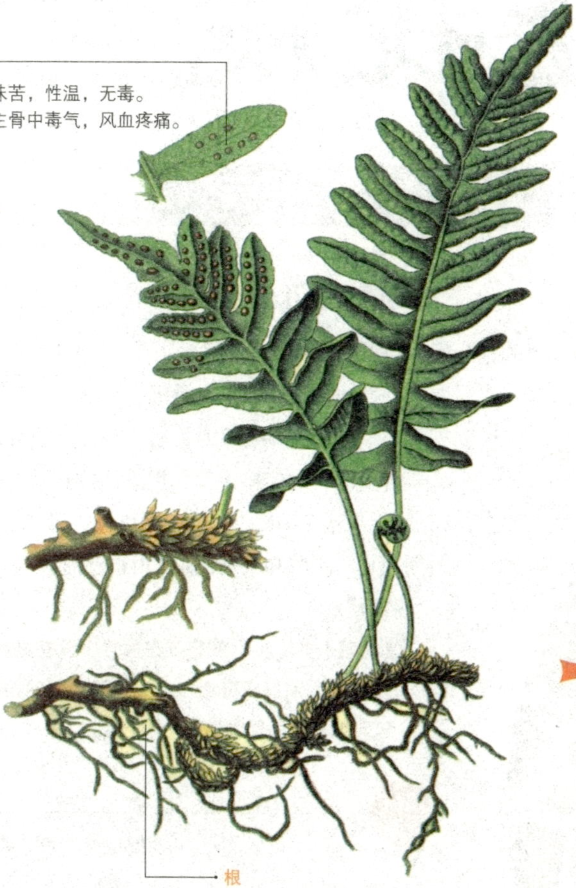

根
[性味] 味苦，性温，无毒。
[主治] 破血止血，补伤折。

产地分布

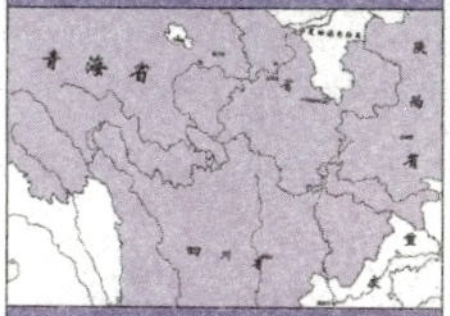

成熟周期

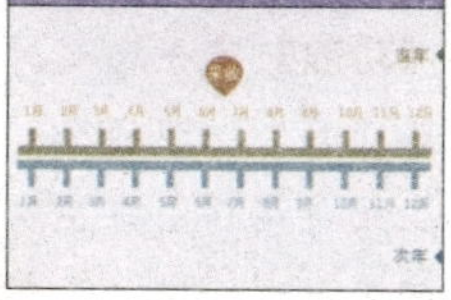

成品选鉴

呈扁平长条状，多弯曲，有分枝。表面密被深棕色至暗棕色的小鳞片，柔软如毛，经火燎者呈棕褐色，两侧及上表面均具凸起或凹下的圆形叶痕。

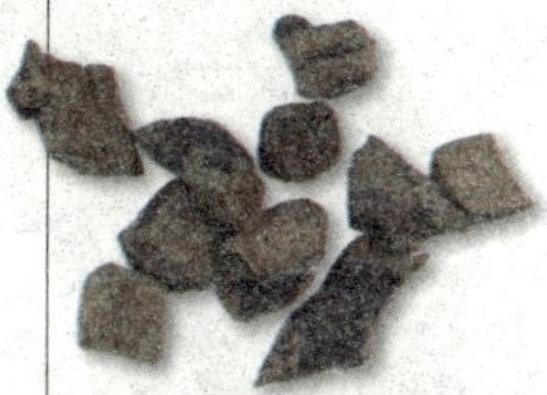

主要药用部分

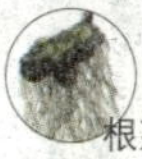

根茎

## 实用妙方

• **虚气攻牙，齿痛出血：** 骨碎补二两，用铜刀锉细，入瓦锅中慢火炒黑，研为末，常用来擦齿，吐出或咽下均可。

• **肠风失血：** 骨碎补烧存性五钱，用酒或米汤送服。

### 中药趣味文化

**神农氏与『猴姜』**

一天，神农氏在悬崖上采药，不慎从崖上摔下来，摔成了骨折。尽管神农氏会采药治病，但此时却是『医家难医己』。凄凉之际，一群猴子来到神农氏身边，面带怜悯，每只猴子都拿着一块药根，药根上长着金黄色的绒毛。猴子将药根送给神农氏，他接过一尝，吞咽了一些药汁，又将嚼烂的药渣敷在伤口处。顿时，伤腿疼止肿消，骨骼恢复了原形，便将其命名为『骨碎补』。又因是猴子献的灵药，别名『猴姜』。

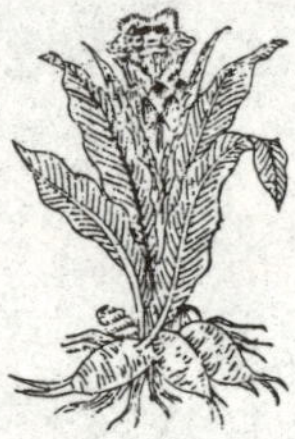

【功效】治一切气，能通月经，消淤血，止跌打损伤出血及内损恶血。

止跌打损伤出血的良药

# 蓬莪茂

*Curcuma phaeocaulis*

草部·芳草类　活血疗伤药

又名：蒁药。主产于浙江、四川、广西，浙江产的称为温莪术，广西产的称为桂莪术。三月生苗，五月开花，花成穗状，黄色，根如生姜。九月采其根，削去粗皮，蒸熟晒干后入药。

## 形态特征

开花成穗，呈黄色，头微紫。它的根如生姜，而茂在根下，像鸭蛋，大小不等。

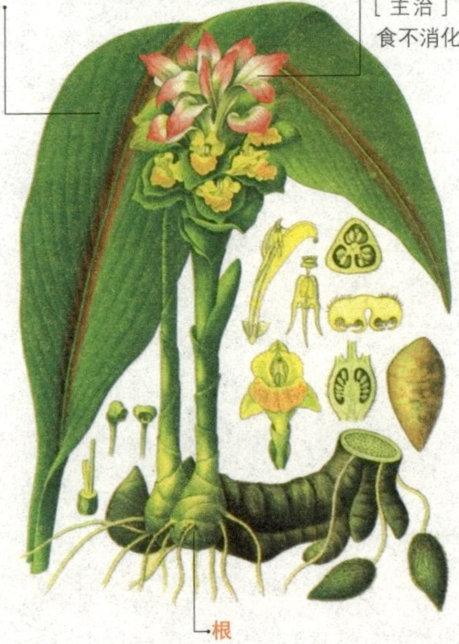


## 药用部分

蓬莪茂根

［性味］味苦、辛，性温，无毒。

《日华诸家本草》载：得酒、醋良。

［主治］破痃癖冷气，用酒、醋磨服。（甄权）

治一切气，能开胃消分，通月经，消淤血，止跌打损伤出血及内损恶血。《日华诸家本草》

【发明】苏颂说：蓬莪茂在古方中没有见到使用的。现在医生治疗积聚诸气，它是最重要的药物。蓬莪茂与荆三棱同用效果好，在治疗妇人药中也多用。

成品选鉴

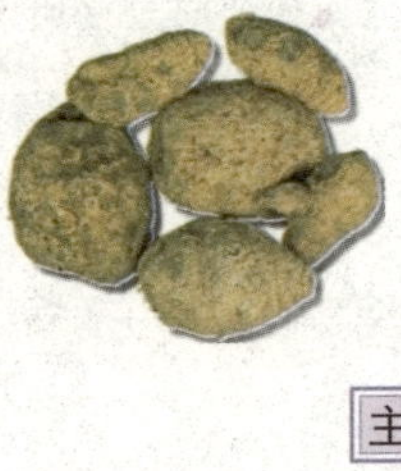

为类圆形或椭圆形薄片，表面黄绿色或棕褐色，有黄白色的内皮层环纹及淡黄棕色的点状维管束。周边灰黄色或棕黄色。气微香，味微苦而辛。贮干燥容器内，置通风干燥处，防蛀。

主要药用部分

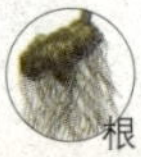


## 实用妙方

- 一切冷气，心腹痛：蓬莪茂二两（醋煮）、木香一两（煨），共研为末，每次用淡醋汤送服半钱。
- 妇人血气游走作痛及腰痛：蓬莪茂、干漆各二两，研为末，每次用酒送服二钱。腰痛则用核桃酒送服。
- 气短不接，用正元散，兼治滑泄及小便数：蓬莪茂一两、金铃子（去核）一两，共研为末，加入蓬砂一钱，炼过研细。每次空腹用温酒或盐汤送服二钱。

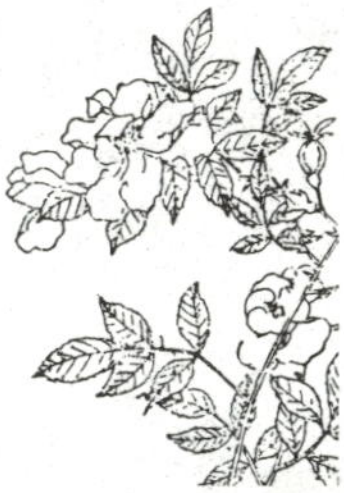

【功效】活血调经、疏肝解郁、消肿解毒。

调经止痛，女人经期必备

# 月季花

*Rosa chinesis Jacq*

草部·蔓草类　活血调经药

又名：月月红、胜春、瘦客、斗雪红。我国各地均有分布。花期较长，一般能从4月开到10月，是很受欢迎的观赏花卉。品种繁多，还有一种变色月季，花色可随开放时间变化。

## 形态特征

羽状复叶，椭圆或卵圆形，叶缘有锯齿。花生于枝顶，常簇生，花色甚多。

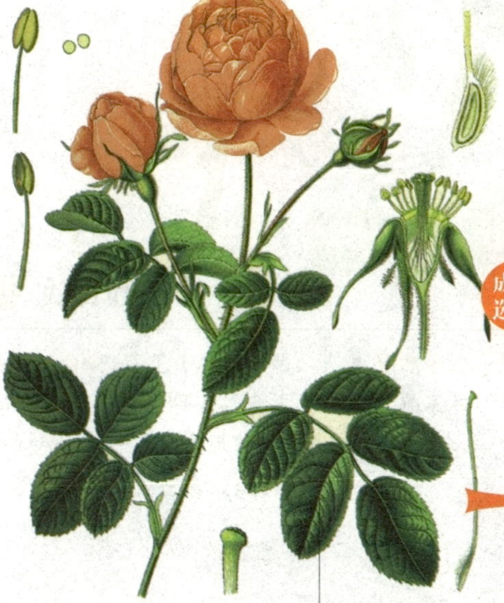


## 药用部分

**花**

[性味] 味甘，性温，无毒。

[主治] 活血，消肿，敷毒。（李时珍）

活血调经。治月经困难，月经期拘挛性腹痛。外用捣敷肿毒，能消肿止痛。（出自《现代实用中药》）

通经活血化淤，清肠胃湿热，泻肺火，止咳，止血止痛，消痈毒。治肺虚咳嗽咯血，痢疾，瘰疬溃烂，痈疽肿毒，妇女月经不调。（出自《泉州本草》）

成品选鉴

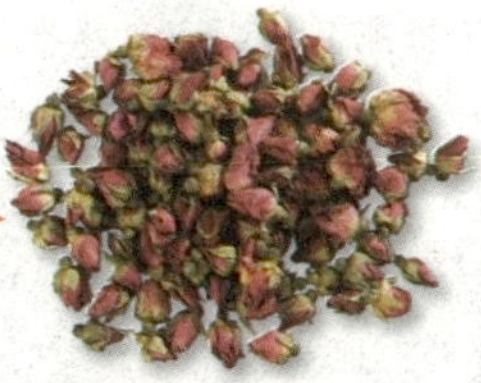

花朵多呈圆形或类球形，花瓣5片或重瓣，覆瓦状排列，紫色或淡红色，脉纹明显。体轻，质脆，易碎。气清香，味微苦、涩。以完整、色紫红、半开放、气清香者为佳。

主要药用部分

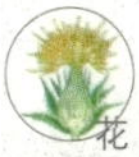


## 实用妙方

• **心痛难忍；月经不调、痛经、闭经及胸胁胀痛：** 单用开水泡服，也可与玫瑰花、当归、香附同用。

• **跌打损伤、淤肿疼痛：** 捣碎外敷或研末冲服。

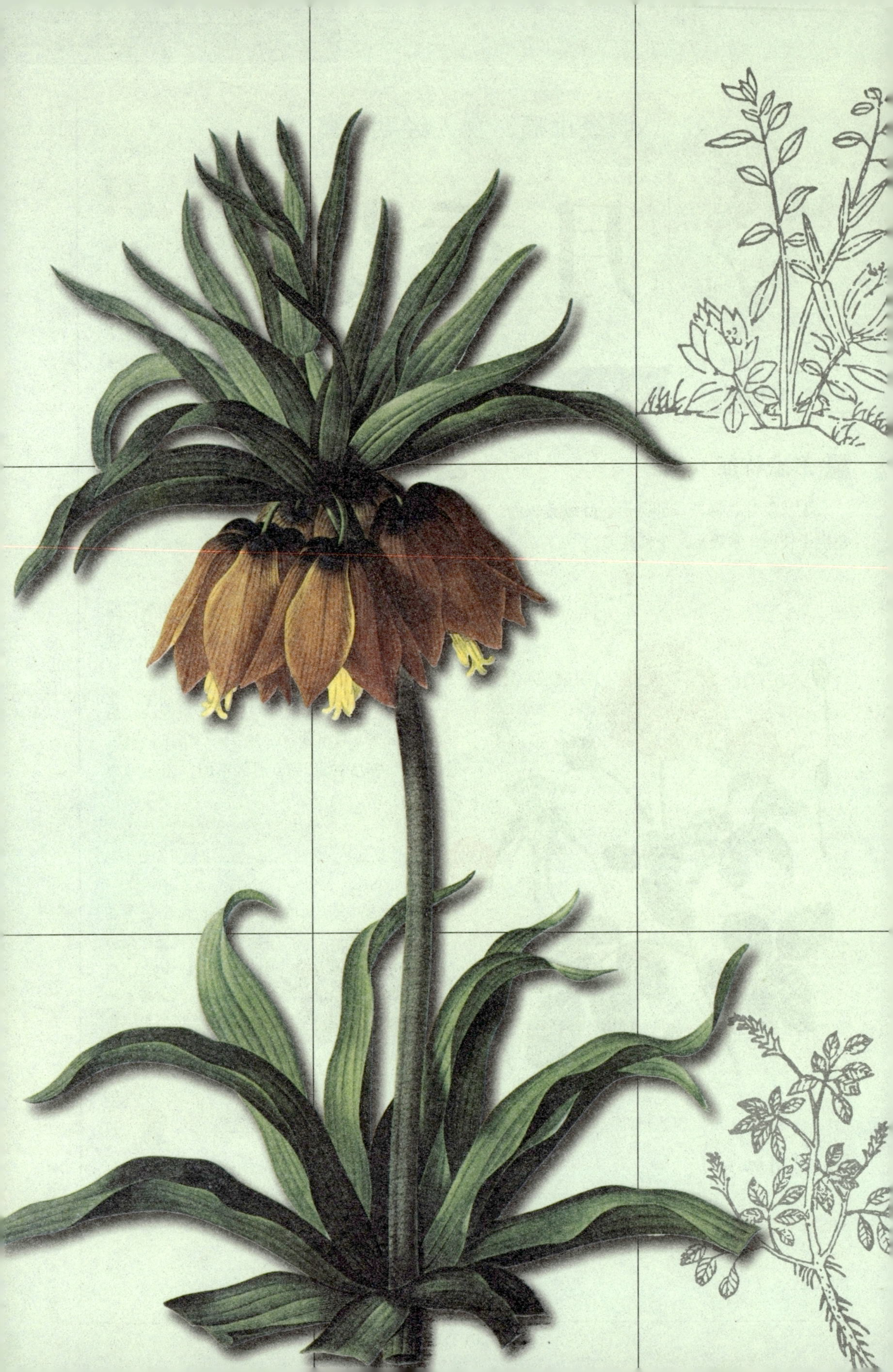

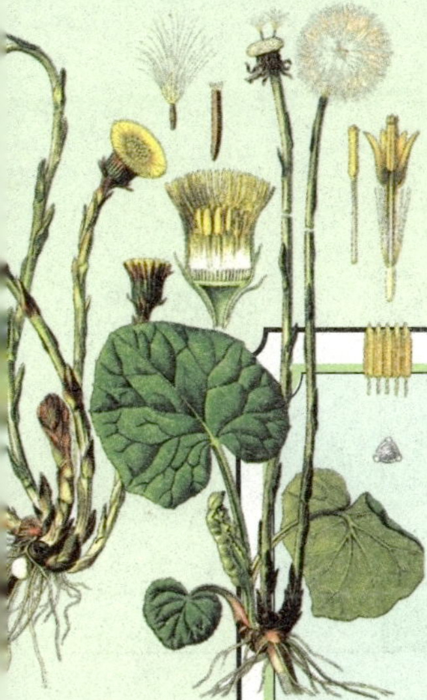

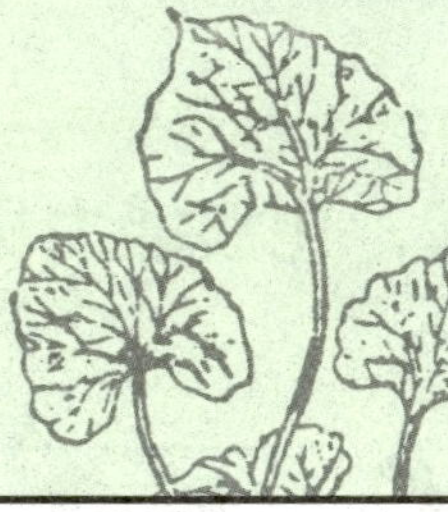

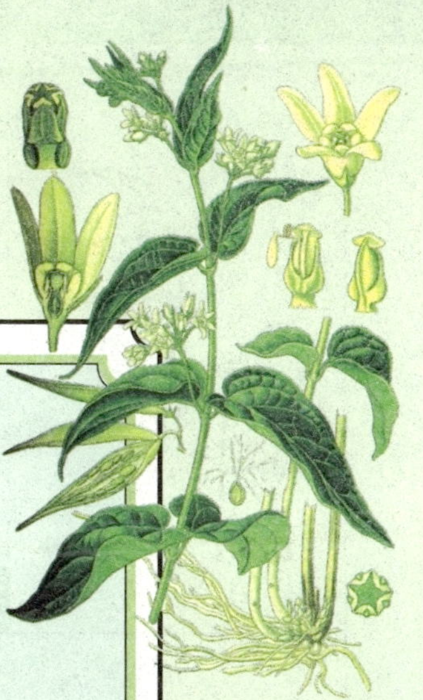

# 第八章
# 止咳化痰篇

止咳化痰平喘药是以祛痰、消痰、制止和减轻咳嗽气喘为主要作用的一类中药。可分为温化寒痰药、清化热痰药和止咳平喘药三类。其中温化寒痰药主要用于寒痰湿痰犯肺所致的喘咳痰多，常用药有半夏、天南星、白前、桔梗、旋覆花等；清化热痰药主要用于热痰壅肺所致的痰多咳喘，常用药有前胡、贝母、冬瓜子等；止咳平喘药主要用于各种原因引起的咳喘症。常用的药物有杏仁、马兜铃、款冬花等。

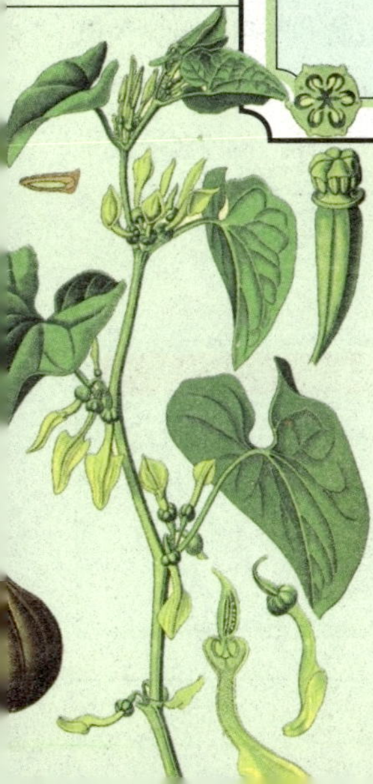

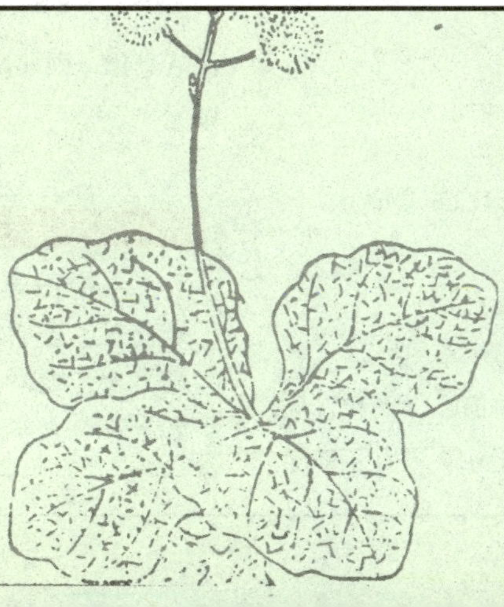

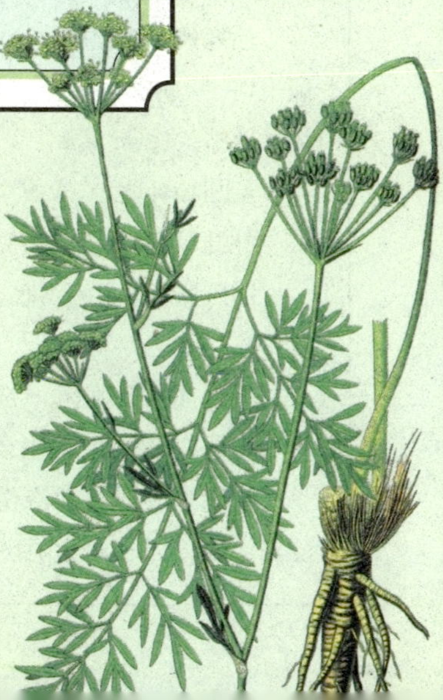

养胃健脾，化痰能力极佳

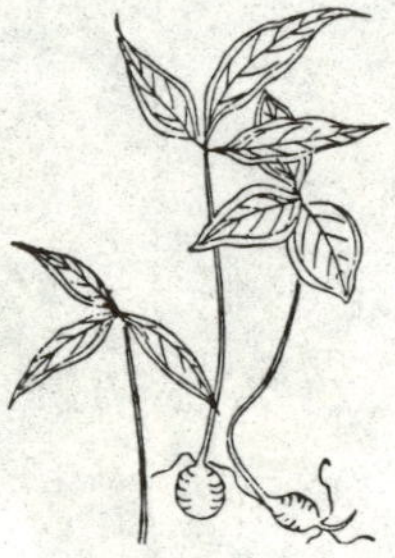

【功效】燥湿化痰，降逆止呕，消痞散结。

# 半夏

*Pinellia ternata(Thunb.)Breit*

草部·毒草类　温化寒痰药

半夏又名守田、水玉、地文、和姑。《礼记·月令》中说，五月半夏生。正值夏天过半，故名。守田是会意，水玉是因外形而得名。

## 【药用部分】

**半夏根**

[ 性味 ] 味辛，性平，有毒。

王好古说：半夏辛厚苦轻，为阳中之阴。入足阳明、太阴、少阳三经。

[ 主治 ] 主伤寒寒热，心下坚，胸胀咳逆，头眩，咽喉肿痛，肠鸣，能下气止汗。（出自《神农本草经》）

消心腹胸膈痰热满结，咳嗽上气，心下急痛坚痞，时气呕逆，消痈肿，疗痿黄，悦泽面目，堕胎。（出自《名医别录》）

消痰，下肺气，开胃健脾，止呕吐，去胸中痰满。生半夏：摩痈肿，除瘤瘿气。（甄权）

治吐食反胃，霍乱转筋，肠腹冷，痰疟。（出自《日华诸家本草》）

治寒痰，及形寒饮冷伤肺而咳，消胸中痞，膈上痰，除胸寒，和胃气，燥脾湿，治痰厥头痛，消肿散结。（张元素）

治眉棱骨痛。（朱震亨）

补肝风虚。（王好古）

除腹胀，疗目不得瞑，白浊梦遗带下。（李时珍）

散逆气，除烦呕。（成无己）

主胃冷，呕哕。（出自《本草图经》）

治寒痰及形寒饮冷伤肺而咳，大和胃气，除胃寒，进饮食。治太阴痰厥头痛，非此不能除。（出自《医学启源》）

燥胃湿，化痰，益脾胃气，消肿散结，除胸中痰涎。（出自《主治秘要》）

【发明】李时珍说：脾无留湿不生痰，故脾为生痰之源，肺为贮痰之器。半夏能主痰饮及腹胀，是因为其体滑而味辛性温。涎滑能润，辛温能散亦能润，所以行湿而通大便，利窍而泄小便。

## 医家名论

李时珍说：将半夏洗去皮垢，用汤泡浸七日，每天换汤，晾干切片，用姜汁拌焙入药。或研为末，以姜汁入汤浸澄三日，沥去涎水，晒干用，称半夏粉。或研末以姜汁和成饼，晒干用，叫做半夏饼。

张元素说：热痰佐以黄芩同用；风痰佐以南星同用；寒痰佐以干姜同用；痰痞佐以陈皮、白术同用。半夏多用则泻脾胃。各种血证及口渴者禁用，因其燥津液。孕妇不能用，用生姜则无害。

**使用禁忌**

一切血症及阴虚燥咳，伤津口渴者忌服。孕妇禁用。半夏与射干相使。恶皂荚。畏雄黄、生姜、干姜、秦皮、龟甲。反乌头。

## 形态特征

地下块茎球形，叶基生，叶片掌状三出，在叶柄或小叶分枝处着生珠芽，可作繁殖材料，由块茎生出的植株可抽出花茎，肉穗花序，外具有佛焰苞，浆果，嫩时绿色，熟时红色。

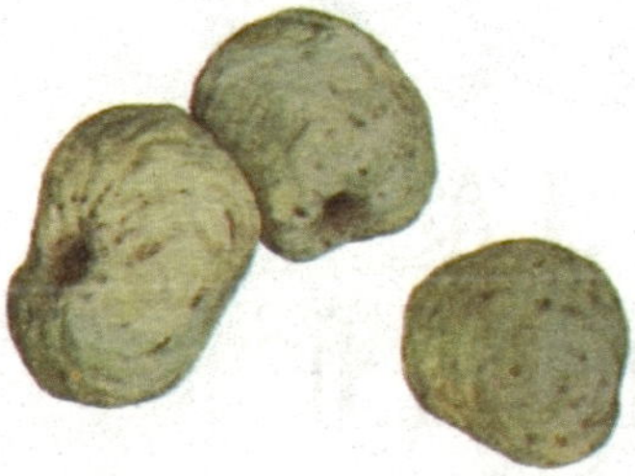

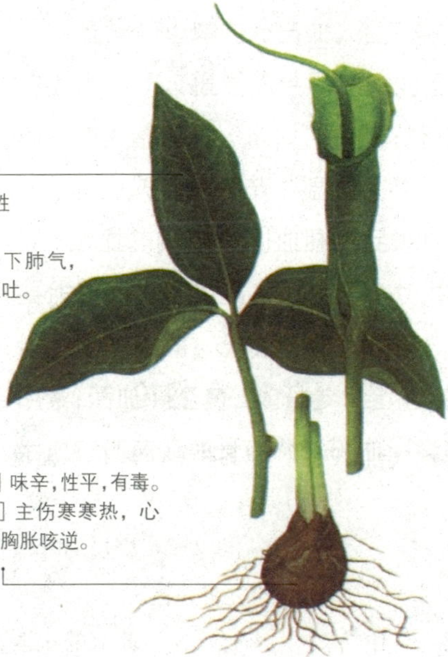

叶
[ 性味 ] 味辛，性平，有毒。
[ 主治 ] 消痰，下肺气，开胃健脾，止呕吐。
根
[ 性味 ] 味辛，性平，有毒。
[ 主治 ] 主伤寒寒热，心下坚，胸胀咳逆。


产地分布

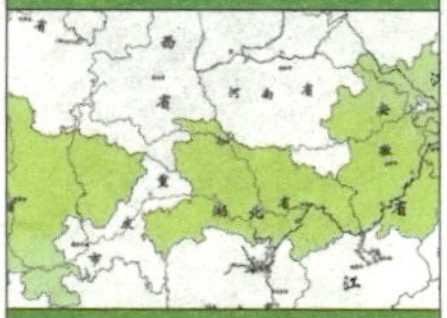

成熟周期

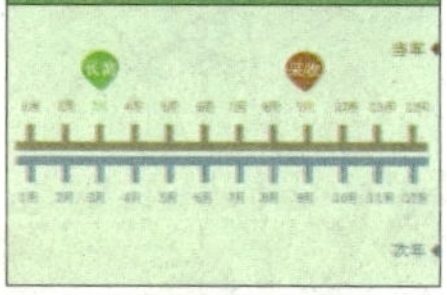

成品选鉴

略呈五角状扁球形，表面暗黄绿色至褐色，粗糙，内有5颗种子。质硬而脆，气芳香浓郁，味辛辣而苦。

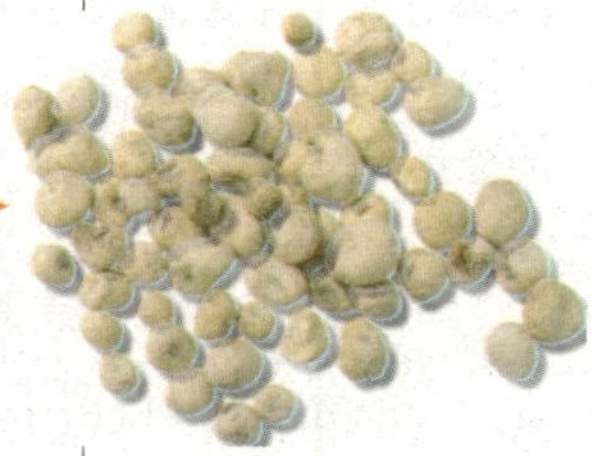

主要药用部分

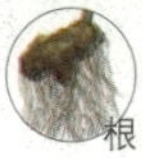
根

## 实用妙方

• 风痰湿痰，用青壶丸：半夏一斤，天南星半两，分别泡汤，晒干研为末，用溼汁和成饼，焙干，再加入神曲半两，白术末四两，枳实末二两，用姜汁、面调末糊成梧桐子大的丸子。每服五十丸，姜汤下。

### 中药趣味文化

**酷似小蒜的半夏**

很久以前，有个姓胡的樵夫，一日砍柴回家吃晚饭，谁知一碗饭尚未下肚，突然口吐白沫，倒地而亡。知县认为是其妻胡氏下的毒，把她投进了大牢。王知府觉得疑点很多，决定重审此案。由于胡樵夫家里很穷，那天吃的是小女儿挖来的『野小蒜』。于是，王知府要小女孩再挖来一篮，却发现是比野小蒜叶子稍宽，根茎略大的野草。一个犯了死罪的囚犯吃下后当场丧命。王知府根据这种野草的生长季节，将它取名为『半夏』。

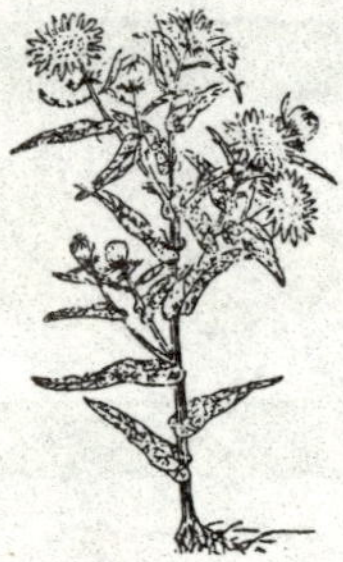

【功效】补中下气，通利血脉，祛风除痰，治疗水肿。

清除寒痰止呕逆

# 旋覆花

*Inula japonica Thunb.*

草部·隰草类　温化寒痰药

旋覆花又名金沸草、金钱花、滴滴金、盗庚、夏菊、戴椹。它的花缘繁茂，圆而覆下，所以叫旋覆。其各种名称都是以花的形状而命名。《尔雅》上说，庚为金，旋覆花在夏天开黄花，盗窃金气，所以叫盗庚。

## 【药用部分】

### 花

[修治] 雷敩说：采得花，去蕊并壳皮及蒂子，蒸后晒干用。

[性味] 味咸，性温，有小毒。

[主治] 主结气胁下满，惊悸，除水，祛五脏间寒热，补中下气。（出自《神农本草经》）

消胸上痰结，唾如胶漆，心胁痰水；膀胱留饮，风气湿痹，皮间死肉，利大肠，通血脉，益色泽。（出自《名医别录》）

主水肿，逐大腹，开胃，止呕逆不下食。（甄权）

行痰水，去头目风。（寇宗奭）

消坚软痞，治噫气。（王好古）

行痰水，去头目风，亦走散之药也。（出自《本草衍义》）

消痰导饮、散结利气。除惊悸，去心下水饮。治目中翳头风。（出自《本草发明》）

消痰逐水，利气下行之药也。主心肺结气，胁下虚满，胸中结痰，痞坚噫气，或心脾伏饮，膀胱留饮，宿水等症。（出自《本草汇言》）

开结气，降痰涎，通水道，消肿满，凡气奎湿热者宜之。（出自《本草正》）

明目，治头风，通血脉。（出自《日华子本草》）

### 叶

[主治] 傅金疮，止血。（出自《日华诸家本草》）

治疗疮肿毒。（李时珍）

### 根

[主治] 风湿。（出自《名医别录》）

【发明】李时珍说：旋覆是手太阴肺、手阳明大肠经之药。它所治的各种病，功用不外乎行水下气，通血脉。李卫公说闻其花能损目。

## 医家名论

《名医别录》载：旋覆生长在平泽川谷。五月采花，晒干，二十天成。

韩保昇说：旋覆的叶像水苏，花黄如菊，六月至九月采花。

李时珍说：此草的花像金钱菊。生长在水泽边的，花小瓣单；人们栽种的，花大蕊簇，这大概是土壤的贫瘠与肥沃造成的。它的根细白。

**使用禁忌**

阴虚劳嗽，津伤燥咳者忌用；又因该品有绒毛，易刺激咽喉作痒而致呛咳呕吐，故须布包入煎。

## 形态特征

多年生草本，高30厘米～80厘米。根状茎短，茎单生或簇生，绿色或紫色。基部叶花期枯萎，中部叶长圆形或长圆状披针形，全缘或有疏齿。头状花序，舌状花黄色。瘦果圆柱形，被疏短毛。

花

［性味］味咸，性温，有小毒。

［主治］主结气胁下满，惊悸，除水。

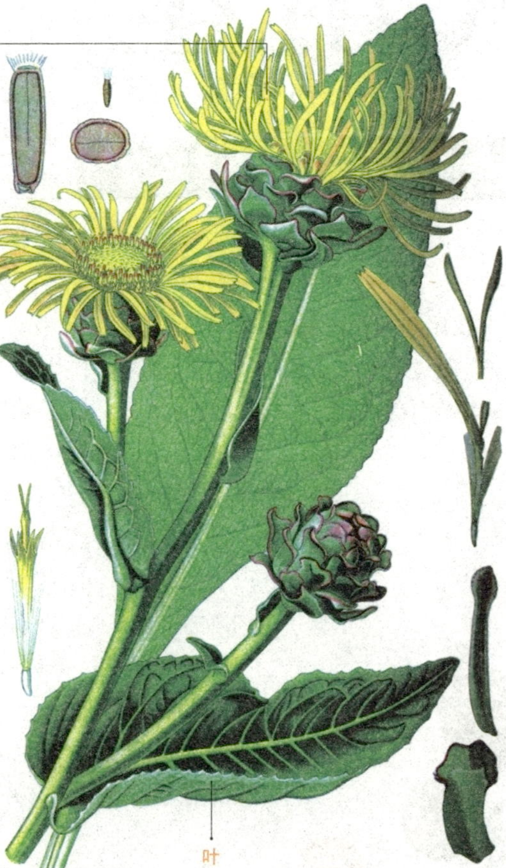

叶

［主治］傅金疮，止血。

产地分布

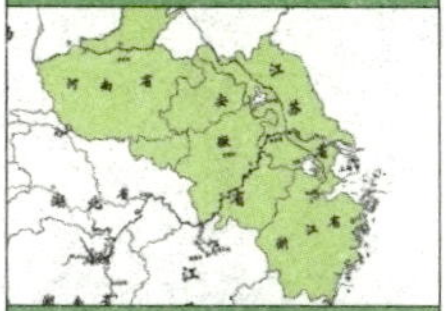

成熟周期

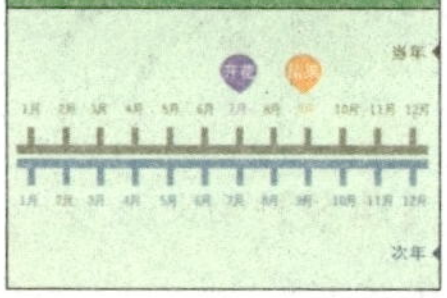

成品选鉴

呈扁球形，底部有4层（线叶旋复花3层）浅灰绿色、膜质的总苞片，外缘1层舌状花，黄色，质柔软，手捻易散，气微弱，味微苦咸。以朵大、金黄色、有白绒毛、无枝梗者为佳。

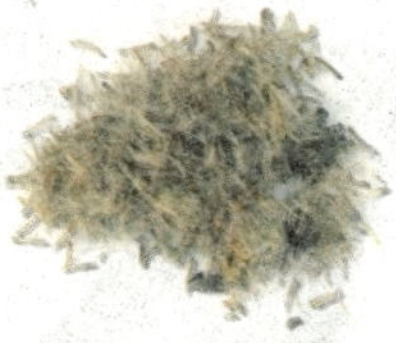

主要药用部分

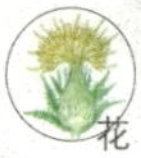

花

## 实用妙方

• 中风壅滞：旋覆花洗净，焙过，研细，加炼蜜和成梧桐子大的丸子，睡前用茶汤送下五至十九。

• 小儿眉癣，小儿眉毛眼睫，因生癣后不复生：旋覆花、天麻苗、防风等份，同研末，洗净患处，用油调涂。

### 中药趣味文化

**诸花皆升，旋覆花独降**

牡丹之雍容，莲之清雅，百花皆有妖娆之姿，清香之味，因此备受人们的喜爱，地位趋升，而旋覆花孤标傲世，不愿随众意，不愿看着人们的脸色行事，地位日降。后来，百花封神之时，花王因欣赏旋覆花的品格，成全了它的意志，诸花皆升，而独独让它显示出降的效能。旋覆花行水、下气、降逆止呕的效用与其他花类具有的轻扬、发散、清热之效是明显不同的。

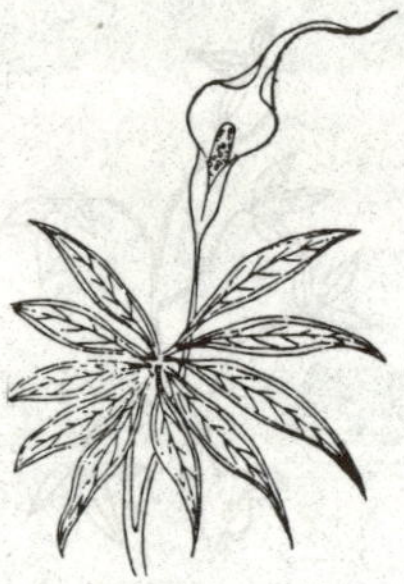

【功效】祛风止痉，化痰散结。

## 半身不遂患者的救星

# 天南星

*Arisaema erbescens*

草部·毒草类 | 温化寒痰药

天南星又名虎膏、鬼蒟蒻。古方多用虎掌，没有说到天南星。南星之名出自唐人治中风痰毒的方中，后人遂采用此名。称虎掌，是因叶的形状像虎掌。称南星，因根圆白，形如老人星。

### 形态特征

根如豆大，一茎作穗，直上如鼠尾，中间生一叶如匙，裹茎作房，旁开一口，中有花，微青褐色，结实如麻子大，熟后即变为白色。

叶

［性味］味苦，性温，有大毒。

［主治］主中风麻痹，能除痰下气。

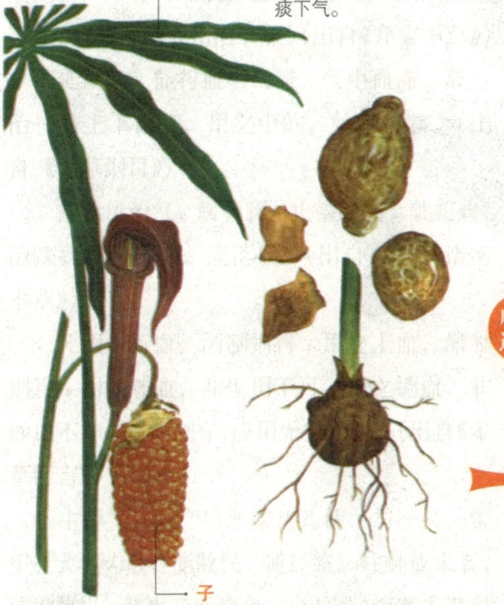

子

［性味］味苦，性温，有大毒。

［主治］治心痛，寒热结气。

### 药用部分

**块茎**

**［性味］**味苦，性温，有大毒。

《日华诸家本草》载：畏附子、干姜、生姜。

李时珍说：虎掌得防风则不麻，得牛胆则不燥，得火炮则不毒。生能伏雄黄、丹砂、焰消。

**［主治］**治心痛，寒热结气，积聚伏梁，伤筋痿拘缓，能利水道。（出自《神农本草经》）

除阴部湿，止风眩。（出自《名医别录》）

主疝气肿块、肠痛，伤寒时疾，能强阴。（甄权）

主中风麻痹，能除痰下气，利胸膈，攻坚积，消痈肿，散血堕胎。（出自《开宝本草》）

成品选鉴

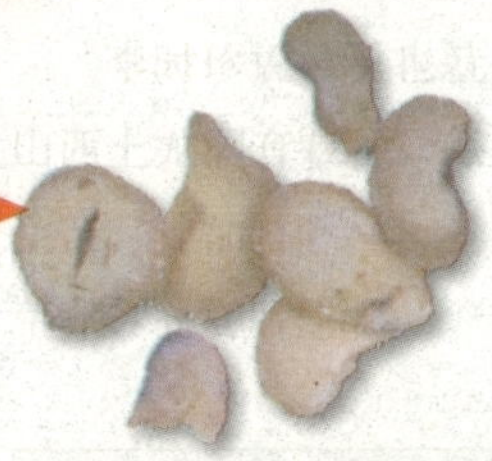

呈扁平而不规则的类圆形，表面淡黄色或淡棕色，每一块茎中心都有一茎痕，周围有点状须根痕。质坚实而重，断面不平坦，色白，粉性。气微，味辣，有麻舌感。

主要药用部分

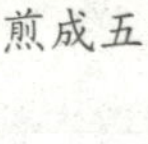

块茎

### 实用妙方

- **口眼歪斜：**天南星（生）研为末，用自然姜汁调匀。病在左侧，敷右侧；病在右侧，敷左侧。
- **风痰咳嗽：**大天南星一枚，炮裂研成末。每取一钱，加水一盏，姜三片，煎成五分，温服，早、中、晚各一次。

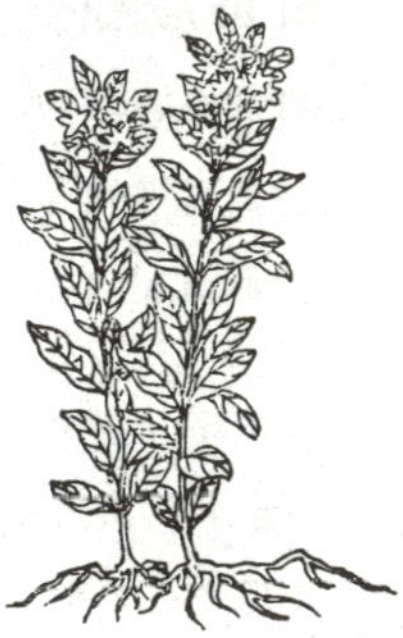

【功效】泻肺降气，下痰止嗽。

## 止咳平喘，寒证热证都适用

# 白前

*Cynanchi Stauntonii*

草部·山草类 温化寒痰药

白前又名石蓝、嗽药。主产于浙江、安徽。一般八月挖其根阴干入药。它与白薇很像，但白薇柔软能弯曲，白前则坚硬且直，容易折断，可以用这个区别来判断二者。

## 形态特征

多年生草本。根茎匍匐。茎直立，下部木质化。单叶对生，具短柄。

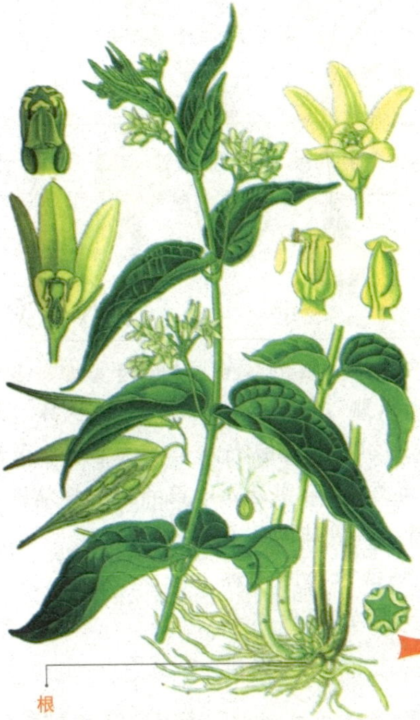

根

［性味］味甘，性微温，无毒。

［主治］治胸胁满闷、咳嗽上气，呼吸欲绝。

## 药用部分

**白前根**

**［性味］**味甘，性微温，无毒。

**［主治］**治胸胁满闷、咳嗽上气，呼吸欲绝。（出自《名医别录》）

治一切气分疾病，肺气烦闷，贲豚肾气。（出自《日华诸家本草》）

能降气祛痰。（李时珍）

主上气冲喉中，呼吸欲绝。（出自《唐本草》）

泻肺。（出自《本草备要》）

【发明】寇宗奭说：白前能降肺气，治咳嗽多用，以温性药相佐同用效果更好。

李时珍说：白前色白而味微辛甘，为手太阴经之药。它长于降气，肺气壅塞有痰的人适宜使用。如果是肺虚而长叹气者，不可用。

成品选鉴

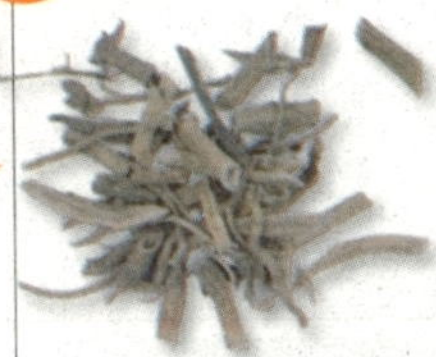

圆柱形，有分枝，表面黄白色至黄棕色，具细纵皱纹，节明显，顶端有数个残茎，质脆易断，断面中空或有膜质髓，质脆，断面白色。气微味苦。

主要药用部分

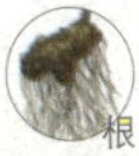

根

## 实用妙方

• 久嗽咳血：用白前、桔梗、桑白皮各三两（炒过），炙甘草一两，加水六升，煮成一升，分三次服。忌食猪肉、白菜。

• 久咳喉中有声，不能安睡：取白前焙干捣为末，每次用温酒送服二钱。

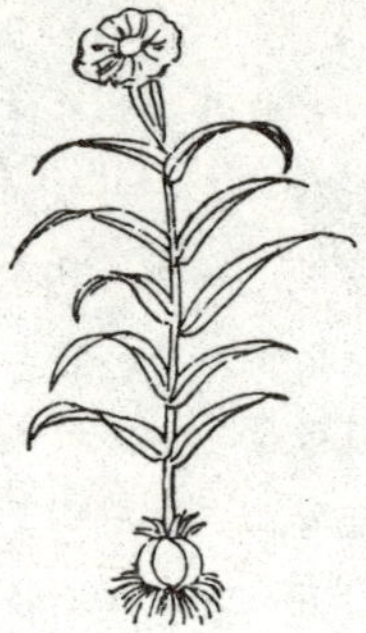

【功效】清热润肺，化痰止咳。

止咳消痰的药中之宝

# 贝母

*Fritillaria cirrhosa*

草部·山草类　清化热痰药

贝母又名勤母、苦菜、苦花、空草、药实。此草外形像聚贝子，所以名贝母。苦菜、药实与野苦荬、黄药子同名。

## 【药用部分】

**贝母根**

[性味]味辛，性平，无毒。

徐之才说：屯厚朴、白微相使，恶桃花，畏秦艽、莽草，反乌头。

[主治]主伤寒烦热，小便淋沥，邪气疝瘕，喉痹乳难，破伤风。(出自《神农本草经》)

疗腹中结实，心下满，洗邪恶风寒，目眩项直，咳嗽，能止烦热渴，发汗，安五脏，利骨髓。(出自《名医别录》)

能消痰，润心肺。将其研末与砂糖做成丸，含服，能止咳。烧灰用油调敷，疗人畜恶疮，有敛疮口的作用。(出自《日华诸家本草》)

主胸胁逆气，时疾黄疸。研成末用来点眼，可去翳障。用七枚贝母研末用酒送服，治难产及胞衣不出。与连翘同服，主项下瘤瘿。(甄权)

能散心胸郁结之气。(出自《本草别说》)

治虚劳咳嗽，吐血咯血，肺痿肺痈，妇人乳痈、痈疽及诸郁之证。(出自《本草会编》)

降胸中因热结脚及乳痈流痰结核。(出自《本草正》)

疗肿瘤疡，可以托里护心，收敛解毒。(出自《本草述》)

桔梗、贝母之苦辛，用以下气。(成无己)

主治郁痰、虚痰、热痰及痰中带血，虚劳咳嗽，胸膈逆气，烦渴热甚。用疗肺痿、肺痈、瘿瘤痰核、痈疽疮毒。善调脾气，治胃火上炎，冲逼肺金，致痰嗽不止。(出自《药品化义》)

开郁、下气、化痰之药也。润肺消痰，止咳定喘。(出自《本草汇言》)

【发明】陈承说：贝母能散心胸郁结之气。王好古说：贝母是肺经气分之药。张仲景治疗寒实结胸，外无热症的患者，用三物小陷胸汤，也可以用泻白散，因其方中有贝母。成无己说过，辛味散而苦味泄，桔梗、贝母都有苦辛之味，用来下气。

## 医家名论

《名医别录》载：贝母生于晋地，十月采根晒干。

苏颂说：现在河中、江陵府、郢、寿、随、郑、蔡、润、滁州都有贝母。它二月长苗，茎细，色青。叶青像荞麦叶，随苗长出。七月开碧绿色花，形如鼓子花。八月采根，根有瓣子，为黄白色，像聚贝子。

**使用禁忌**

寒湿痰及食积痰火作嗽，湿痰在胃恶心欲吐，痰饮作寒热，脾胃湿痰作眩晕及痰厥头痛，中恶呕吐，胃寒作泄并禁用。恶桃花。畏秦艽、矾石、莽草。反乌头。

## 形态特征

多年生草本，鳞茎球形或圆锥形，茎直立，单一，无毛。叶条形或条状披针形，先端急尖，不卷曲。花单生于茎顶，深黄色，有黄褐色小方格。蒴果长圆形，具6棱，棱上的翅很窄。

产地分布

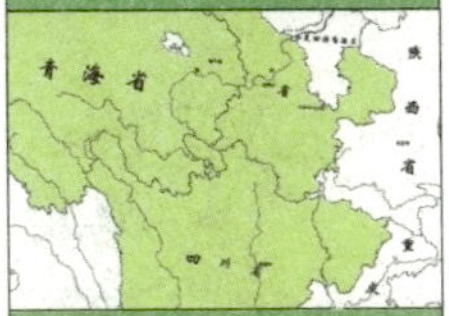

成熟周期

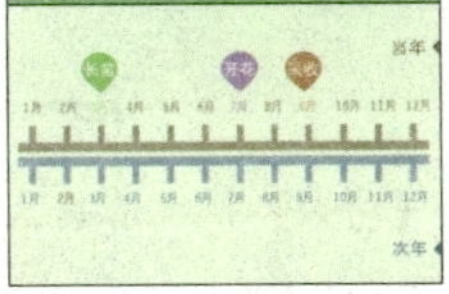

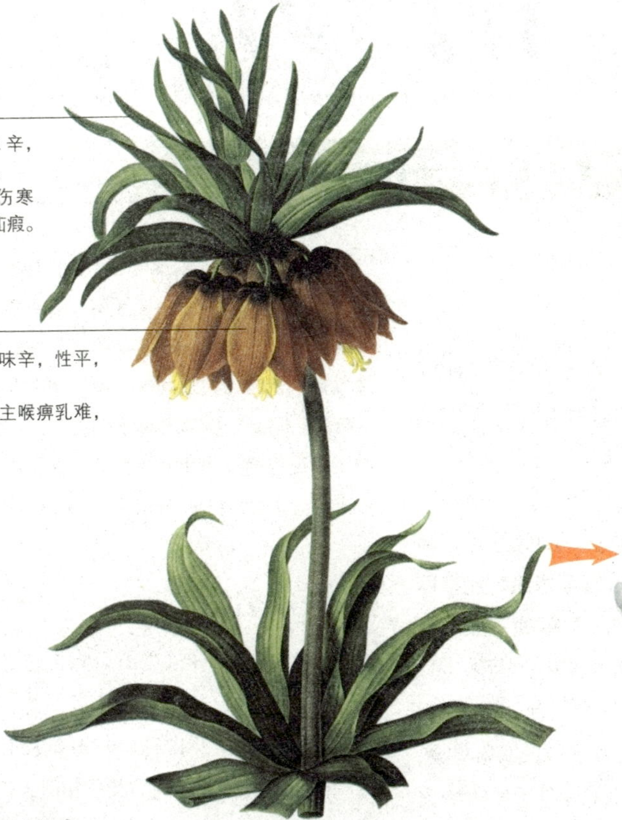

叶
［性味］味辛，性平，无毒。
［主治］主伤寒烦热，邪气疝瘕。

花
［性味］味辛，性平，无毒。
［主治］主喉痹乳难，破伤风。

成品选鉴

类圆锥形或心脏形，表面类白色。顶端较尖，中间微凹入，光滑。质硬而脆，断面白色，粉性。气微，味微苦。

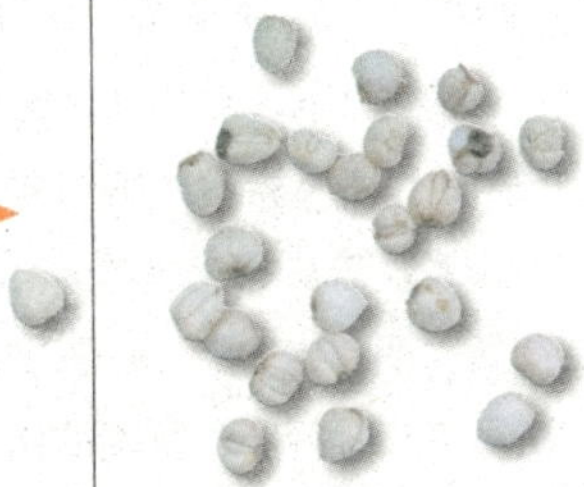

主要药用部分

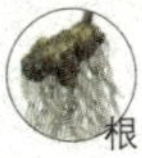

根

## 实用妙方

• **化痰止咳，消食除胀：** 贝母去心一两，姜制厚朴半两，蜜调做成如梧桐子大的丸子，每次用白开水送服五十丸。

• **小儿百日咳：** 贝母五钱、甘草（半生半炙）二钱，研为末，加砂糖做成芡子大的丸子，每次用米汤化服一丸。

• **孕妇咳嗽：** 贝母去心，用麸炒黄研成末，加砂糖搅拌做成芡子大的药丸，每次含咽一丸。

• **小儿鹅口疮：** 贝母去心研成细末，每取半钱，加水五分、蜜少许，煎三沸，用药汁涂抹患处。

### 中药趣味文化

**贝母的由来**

从前有个身体虚弱的妇人，孩子刚生下来时她就晕了过去。孩子生下来不久就夭折了，连生两胎，都是这样。一直都没有大夫能治好她的病。后来有个大夫给开了一味药，让妇人每天煎汤喝。喝了三个月，妇人再次怀孕生下一个健康的婴儿。这次孩子没有死，产妇也很安全，家人把这个孩子当宝贝一样，而且生产后母子平安，所以人们据此就把这味药叫做『贝母』了。

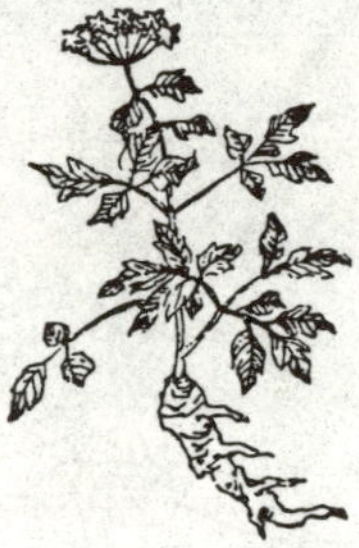

【功效】散风清热，降气化痰。

## 降气散风邪，化痰通五脏

# 前胡

*Peucedanum praeruptorum*

草部·山草类　清化热痰药

前胡苗高二尺，色似斜蒿，叶如野菊而细瘦，嫩时可食，秋月开黪白花，其根皮黑肉白，有香气。二月、八月采根晒干。

### 【药用部分】

**前胡根**

[**修治**]先用刀刮去表面苍黑的皮和髭土，细锉，用甜竹沥浸泡，使其润，然后放太阳下晒干用。

[**性味**]味苦，性微寒，无毒。

徐之才说：与半夏相使，恶皂荚，畏藜芦。

[**主治**]主痰满，疗胸胁痞塞，心腹气滞，风邪头痛，去痰实，下气，治伤寒寒热，能推陈致新，明目益精。《名医别录》单独煮服，能祛热实及时行邪气所致的内外俱热。（甄权）

治一切气，破癥结，开胃下食，通五脏，主霍乱转筋，骨节烦闷，反胃呕逆，气喘咳嗽，能安胎，疗小儿一切疳气。（出自《日华诸家本草》）

能清肺热，化痰热，散风邪。（李时珍）

散风寒、净表邪、温肺气、消痰嗽。（出自《本草汇言》）

散风驱热，消痰下气，开胃化食，止呕定喘，除嗽安胎，止小儿夜啼。（出自《本草通玄》）

主疗痰满胸胁中痞，心腹结气，风头痛，祛痰实，下气。治伤寒寒热，推陈致新，明目益精。（出自《名医别录》）

解散伤风伤寒，发汗要药，止咳嗽，升降肝气，明目退翳，出内外之痰。（出自《滇南本草》）

【**发明**】李时珍说：前胡味甘、辛，性微平，为阳中之阴药，主降。它是手足太阴、阳阴经主药，与柴胡纯阳上升入少阳、厥阴经不同。前胡的作用长于降气，所以能治痰热喘咳、痞满呕逆等证。气降则火降，痰亦降，故有推陈致新的作用，为治痰气要药。陶弘景说前胡与柴胡功效相同，这是不对的。它们治疗的病症虽然相同，但归经、主治则不同。

### 医家名论

苏颂说：它春天生苗，青白色像斜蒿。初生时有白茅，长三四寸，味道很香美，又像芸蒿。前胡七月里开白花，与葱花相似；八月结实；根为青紫色。前胡与柴胡相似，但柴胡赤色而脆，前胡黄而柔软，这是两者不同的地方。

李时珍说：前胡有好几种，但只以苗高一二尺，色似斜蒿，叶如野菊而细瘦，嫩时可食，秋季开黪白色花，像蛇床子花，其根皮黑，肉白，有香气的为真品。一般以北方所产的为好，故方书中称北前胡。

**使用禁忌**

气虚血少之病不可用。凡阴虚火炽，煎熬真阴，凝结为痰而发咳喘；真气虚而气不归元，以致胸胁逆满；因于阴血虚而头痛；内热心烦，外现寒热等症状都禁用。

## 形态特征

主根棕褐色，有浓郁的香气；茎圆柱状，具纵条纹，下部紫色，光滑，上部被毛。叶片厚纸质，卵圆形，边缘有规则的锯齿，叶脉明显。花秋季开放，深紫色，细小，复伞形花序。

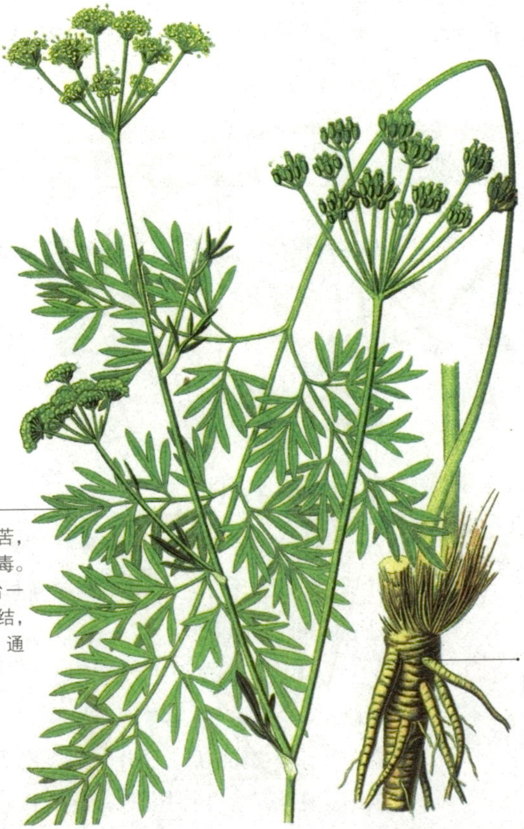


产地分布

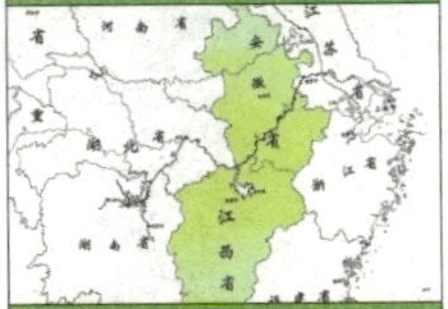

成熟周期

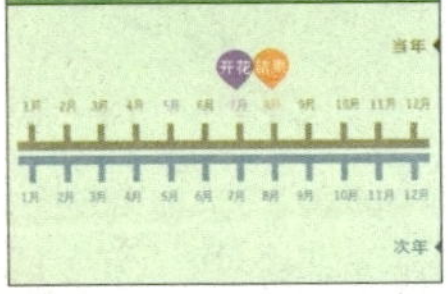

成品选鉴

表面黑褐色或灰黄色，质较柔软，干者质硬，断面不整齐，淡黄白色，皮部散有多数棕黄色油点。气芳香，味微苦、辛。

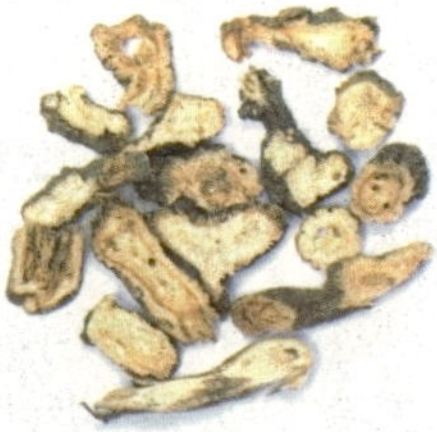

主要药用部分

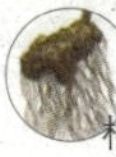


## 实用妙方

• **小儿夜啼**：取前胡捣碎过筛，用蜜调做成如小豆大的药丸，每天用温水送服一丸，服至五六丸，以病愈为止。

• **治肺热咳嗽，气喘不安**：前胡一两半，贝母、白前各一两，麦门冬一两半，枳壳一两，芍药、麻黄各一两半，大黄一两。细切，如麻豆。每服三钱，以水一盏，煎取七分，去滓，食后温服，每日两次。

### 中药趣味文化

**前胡的品类考证**

柴胡赤色而脆，前胡黄而柔软不同尔。一说今诸方所用前胡皆不同京师北地者，色黄白枯脆，绝无气味。江东乃有三、四种，一种类当归，皮斑黑，肌黄而脂润，气味浓烈；一种色理黄白似人参而细短，香味都微；又有如草乌头，肤黑而坚，有两三歧为一本者，食之亦戟人咽喉，中破以姜汁渍捣服之，甚下膈解痰实，然皆非真前胡也。今最上者出吴中。又寿春生者皆类柴胡而大，气芳烈，味亦浓苦，疗痰下气最要，都胜诸道者。

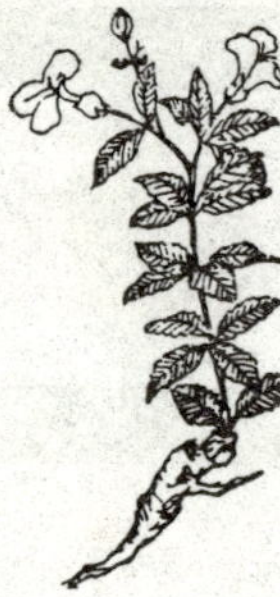

【功效】宣肺利咽，祛痰排脓。

餐桌上的宣肺祛痰药

# 桔梗

*Platycodon grandiflorum*

草部·山草类　清化热痰药

桔梗又名白药、梗草。此草之根结实而梗直，所以叫桔梗。开暗蓝色或蓝白色花的草本植物，根可入药，有止咳祛痰、排脓等作用。

## 【药用部分】

**桔梗根**

[修治] 李时珍说：现在只刮去桔梗根表面的浮皮，用米泔水浸一夜，切片微炒后入药用。

[性味] 味辛，性微温，有小毒。

李时珍说：应当是味苦、辛，性平为妥。

徐之才说：桔梗节皮相使，畏白及、龙眼、龙胆草，忌猪肉。与牡蛎、远志同用，治疗恚怒。与消石、石膏同用，治伤寒。

[主治] 主治胸胁疼痛如刀刺，腹满肠鸣，惊恐悸气。（出自《神农本草经》）

利五脏肠胃，补血气，除寒热风痹，温中消谷，疗咽喉痛，除蛊毒。（出自《名医别录》）

治下痢，破血行气，消积聚、痰涎，去肺热气促嗽逆，除腹中冷痛，主中恶以及小儿惊痫。（甄权）

下一切气，止霍乱抽筋，心腹胀痛。补五劳，养气，能除邪气，辟瘟，破癥瘕、肺痈，养血排脓，补内漏，治喉痹。（出自《日华诸家本草》）

利窍，除肺部风热，清利头目，利咽喉。治疗胸膈滞气及疼痛。除鼻塞。（张元素）

治口舌生疮、目赤肿痛。（李时珍）

治肺痈。（出自《本草衍义》）

疗咽喉痛，利肺气，治鼻塞。（出自《珍珠囊》）

利胸膈，治咽喉气壅及痛，破滞气及积块，除肺部风热，清利头目，利窍。（李杲）

【发明】朱震亨说：干咳为痰火之邪郁在肺中，宜用苦桔梗开郁。痢疾腹痛为肺气郁在大肠，也宜先用苦桔梗开郁，后用治痢药。因桔梗能升提气血，所以治气分药中适宜使用。

## 医家名论

陶弘景说：荠苨叶和桔梗叶很像，但荠苨叶下光滑润泽无毛，且不像人参叶那样对生。这是它们相区别的地方。

苏颂说：现在到处都有桔梗。它的根像小指般大小，黄白色，春季长苗，茎高一尺多，叶像杏叶，呈长椭圆形，四叶对生，嫩时也可煮来食用。夏天开紫碧色小花，很像牵牛花，秋后结子。八月采根，根为实心。如果无心的是荠苨。关中产的桔梗，根是黄皮，像蜀葵根；茎细，色青；叶小，青色，像菊叶。

《唐本草》载：人参苗似五加阔短，茎圆，有三、四桠，桠头有五叶。陶引荠苨乱人参，谬矣。且荠苨、桔梗，又有叶差互者，亦有叶三、四对者，皆一茎直上，叶既相乱，惟以根有心无心为别尔。

**使用禁忌**

阴虚久嗽不宜用，以其通阳泄气也。气逆及咳血者忌服。下虚及怒气上升者不宜。

## 形态特征

多年生草本，全株光滑无毛。茎直立，折断有汁液；叶片长卵形；根粗大肉质，圆锥形或有分叉，外皮黄褐色。开蓝紫色或蓝白色花。蒴果卵形，熟时顶端开裂。

花

[性味] 味辛，性微温，有小毒。

[主治] 治口舌生疮、目赤肿痛。

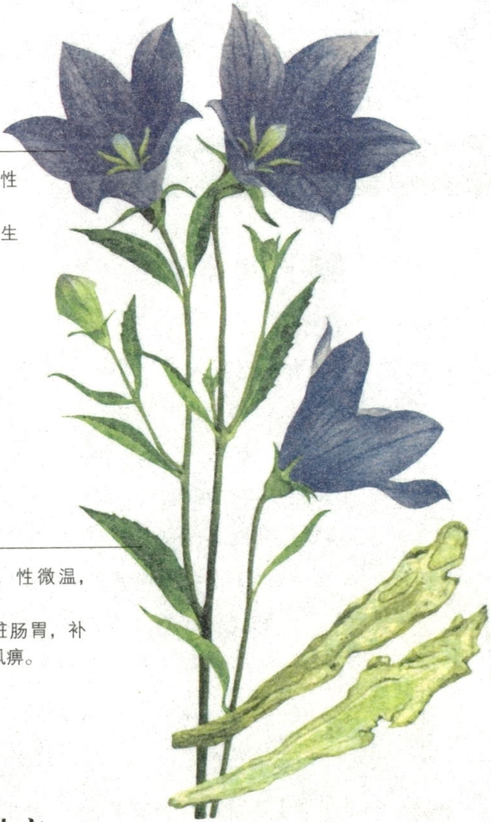

叶

[性味] 味辛，性微温，有小毒。

[主治] 利五脏肠胃，补血气，除寒热风痹。

产地分布

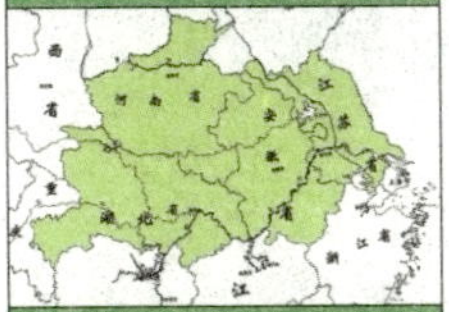

成熟周期

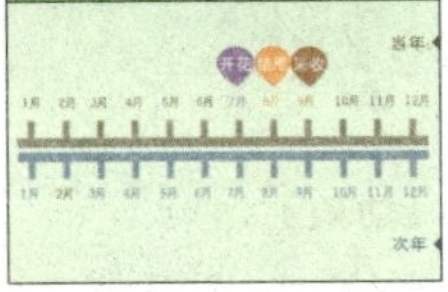

成品选鉴

外皮表面黄棕色，具纵扭皱沟。质脆，断面不平坦，木部淡黄白色。无臭，味微甜后苦。

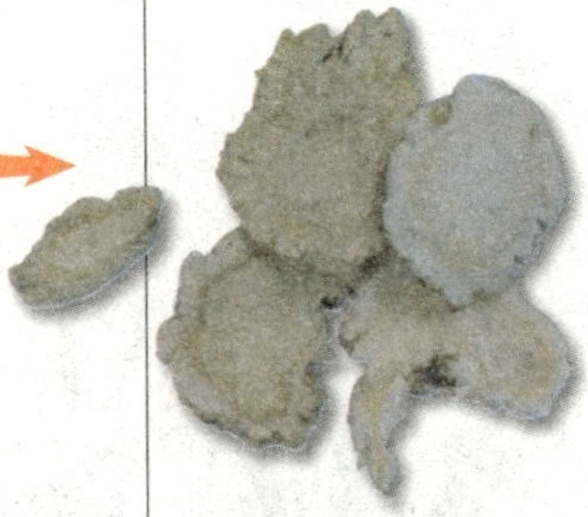

主要药用部分

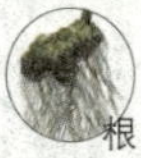

根

## 实用妙方

- 胸满不痛：桔梗、枳壳等份，加水二盅，煎取一盅，温服。
- 伤寒腹胀，为阴阳不和所致，用桔梗半夏汤：用桔梗、半夏、陈皮各三钱，生姜五片，加水二盅，煎取一盅服用。
- 虫牙肿痛：用桔梗、薏苡等份，研为末，内服。
- 牙疳臭烂：用桔梗、茴香等份，烧后研细敷患处。

### 中药趣味文化

**桔梗与爱情的传说**

在朝鲜，相传有一位漂亮的姑娘名字叫桔梗，她和恋人青梅竹马，两情相悦。然而地主来抢桔梗抵债，她的恋人失手把地主杀了，被关入监牢。桔梗姑娘十分悲伤，茶饭不思，很快就病倒了。她临死之前要求家人把她葬在青年砍柴必经的山路上。第二年春天，在她的坟上开出一种紫色的小花，它的根吃起来甜甜的，就像桔梗姑娘曾经甜蜜的爱情。人们叫它『桔梗花』，并编成歌谣传唱，赞美美好的爱情。

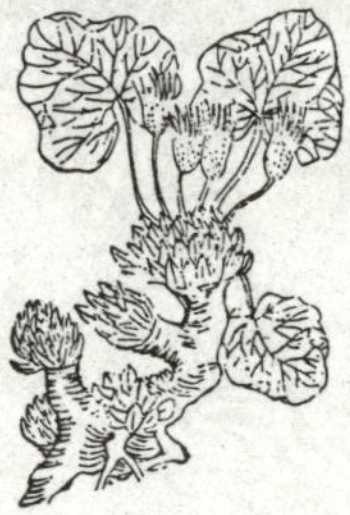

**【功效】** 润肺下气，止咳化痰。

久咳不愈用款冬

# 款冬花

*Tussilago farlara*

草部·隰草类 止咳平喘药

款冬花又名款冻、颗冻、氐冬、钻冻、菟奚、橐吾、虎须。百草中只有它不畏冰雪，最先发芽，春天人们采来代替蔬菜。

## 形态特征

根是紫色，叶像萆薢，丛生；花出根下，十二月开黄花，则长出来时像菊花萼，离地一二寸，通直而肥实无子。

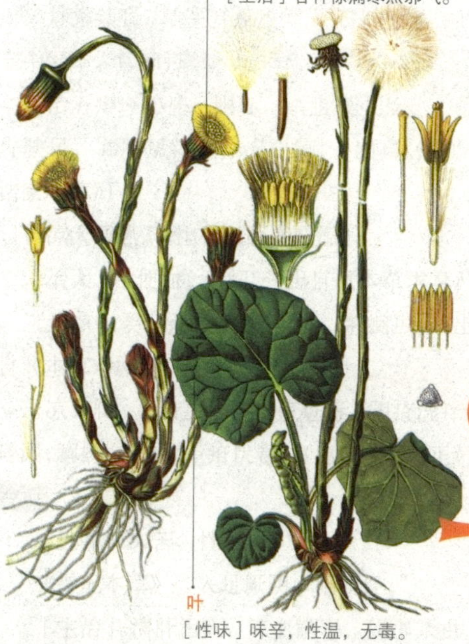


## 药用部分

**花蕾**

**[修治]** 寇宗奭说：如果入药用，须用微见花的为好。如果已经开花芬芳，则无药力。

**[性味]** 味辛，性温，无毒。

**[主治]** 主咳嗽上气、哮喘，喉痹，及各种惊痫寒热邪气。（出自《神农本草经》）

治消渴，喘息呼吸。（出自《名医别录》）

疗肺气心促急，热劳咳、咳声不断、涕唾稠黏，肺痿肺痈，吐脓血。（甄权）

润心肺，益五脏，除烦消痰，清肝明目，治中风等疾病。（出自《日华诸家本草》）

**【发明】** 苏颂说：《神农本草经》载主治咳逆，古今方中多用来温肺治嗽。

成品选鉴

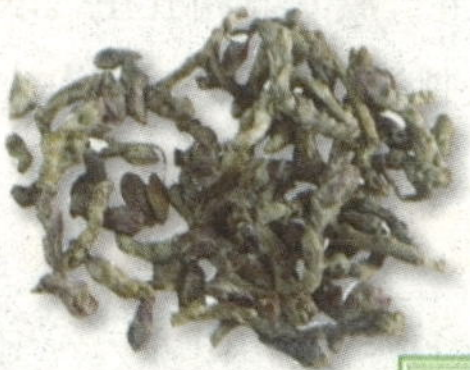

本品呈长圆棒状。外被紫红色或淡红色鱼鳞状苞片，内为白色絮状茸毛。体轻，气香，味微苦而辛。

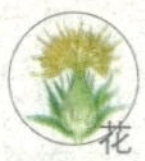


## 实用妙方

- **咳嗽痰中带血：** 款冬花、百合，蒸后焙，等份为末，加蜜做成龙眼大的丸子，每天临睡时嚼服一丸，姜汤送下。
- **治久嗽不止：** 紫菀三两，款冬花三两。上药粗捣罗为散，每服三钱，以水一中盏，人生姜半分，煎至六分，去滓温服，每日服用三四次。

清肺止咳的藤上果

# 马兜铃

*Aristolochia contorta*

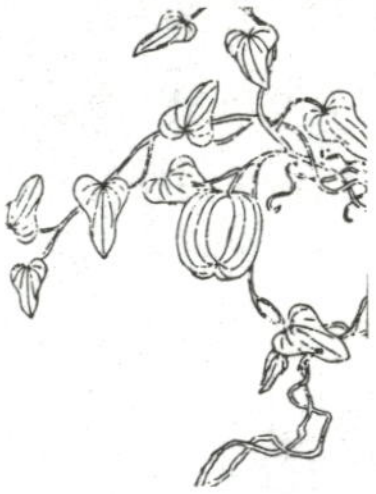

【功效】清肺降气，止咳平喘，清肠消痔。

草部·蔓草类　　止咳平喘药

又名都淋藤、独行根、去南根，其根称土青木香，藤称天仙藤。此草蔓生附木生长，果实像马项上的铃铛，故名马兜铃。

## 形态特征

全株无毛。茎有棱，缠绕成团。叶片三角状心形，种子多数，扁平三角形，周围有宽翅。

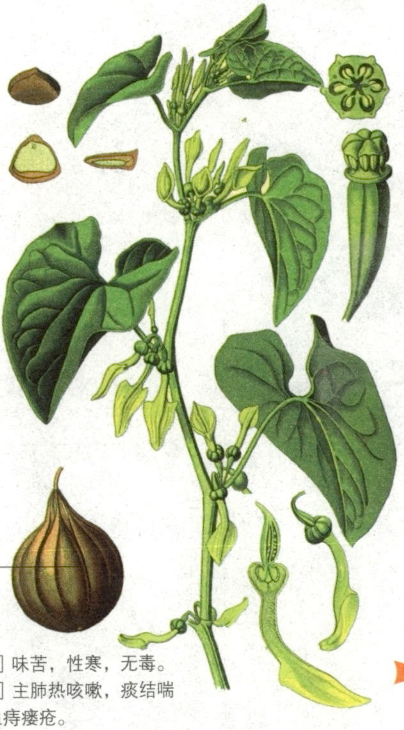

果实
[ 性味 ] 味苦，性寒，无毒。
[ 主治 ] 主肺热咳嗽，痰结喘促，血痔瘘疮。

## 药用部分

**果实**

[ **性味** ] 味苦，性寒，无毒。

[ **主治** ] 主肺热咳嗽，痰结喘促，血痔瘘疮。（出自《开宝本草》）

治肺气上急，坐息不得，咳嗽连连不止。（甄权）

清肺气，补肺，去肺中湿热。（张元素）

**独行根（青木香）**

[ **性味** ] 味辛、苦，性冷，有毒。

马志说：有毒，不能多服，会使人呕吐、腹泻不止。

[ **主治** ] 治诸毒热肿，蛇毒，用水磨独行根成泥封患处，一天三四次。加水煮一二两，取汁服，吐蛊毒。将其捣为末，水调后用来涂疔肿，效果好。（出自《新修本草》）

利大肠，治头风、瘙痒、秃疮。（李时珍）

成品选鉴

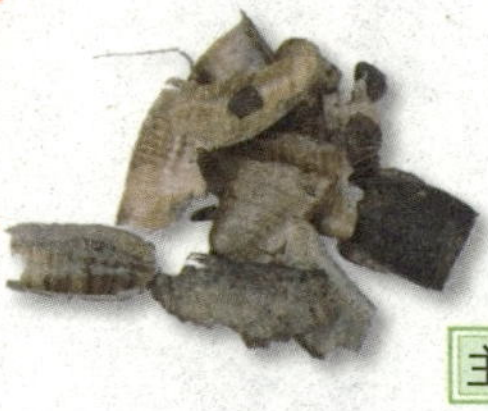

卵圆状倒卵形，表面黄绿色、灰绿色或棕褐色，轻而脆，内表面平滑而带光泽，有密的横向脉纹，气特殊，味微苦。

主要药用部分

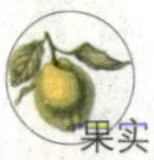

果实

## 实用妙方

• **水肿腹大喘急**：用马兜铃煎汤，每于服。

• **治心痛**：大马兜铃一个，灯上烧存性，研为末，温酒送服。

• **肺气喘急**：马兜铃二两，去壳及膜，加酥油半两，拌匀后用慢火炒干，再加炙甘草一两，同研成末。每次取一钱，加水一盏，煎至六成，温服，或噙口中咽服。

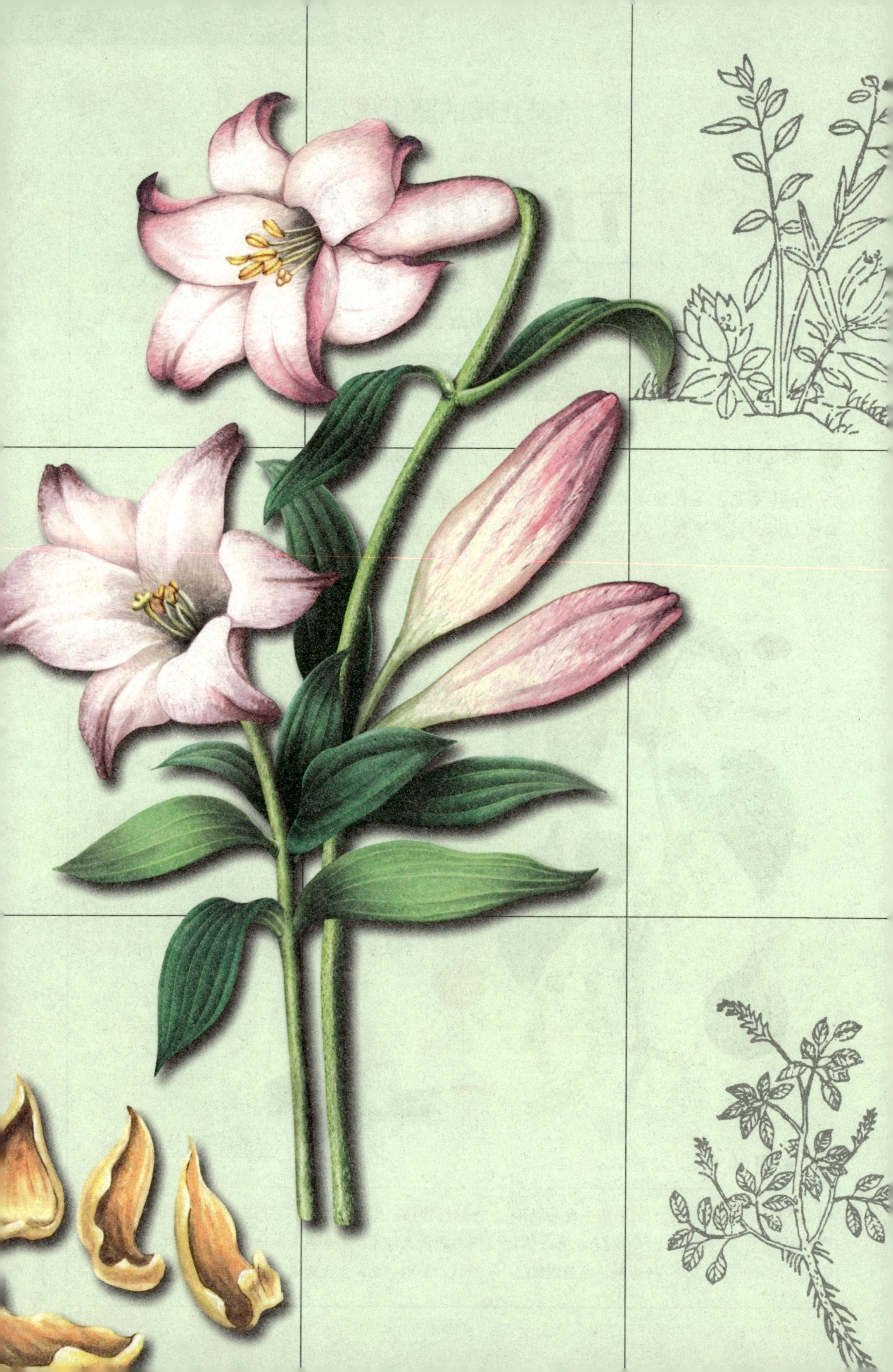

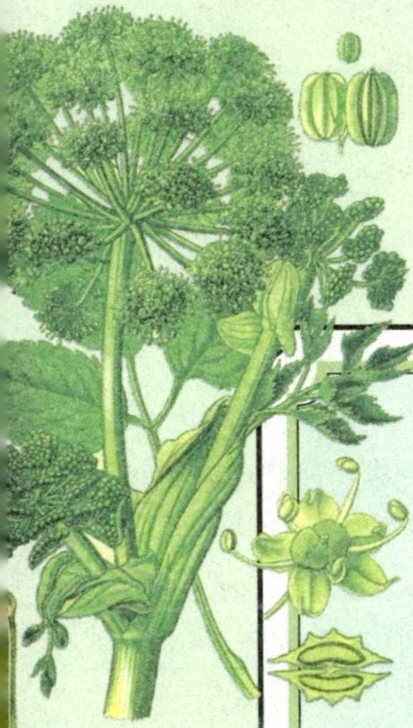
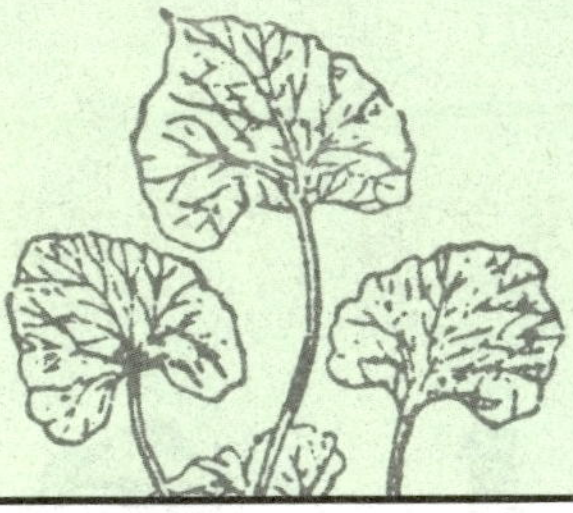
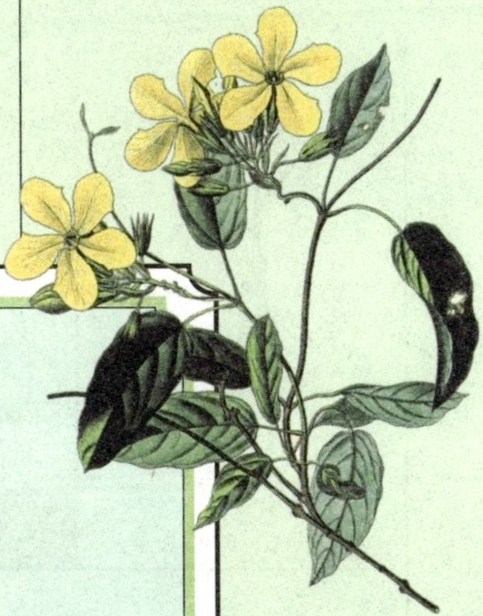

# 第九章
# 补虚健体篇

凡能补益正气，增强体质，提高抗病能力，纠正人体气血阴阳虚衰的病理倾向，治疗虚证的药物，称为补虚药，也叫补养药或补益药。根据性能、功效及适应证的不同，分为补气药，如人参、黄芪、甘草；补阳药，如淫羊藿、肉苁蓉、菟丝子，海马；补血药，如当归、阿胶、龙眼;补阴药，如沙参、百合、麦门冬、石斛等。补虚药为虚证而设，身体健康，并无虚弱表现者，不宜滥用，以免导致阴阳平衡失调。

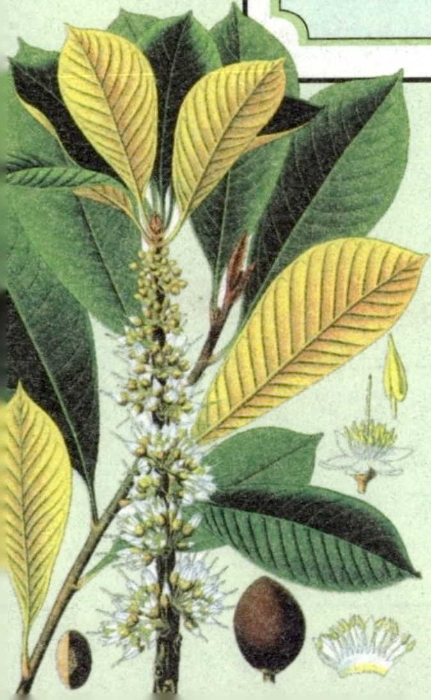
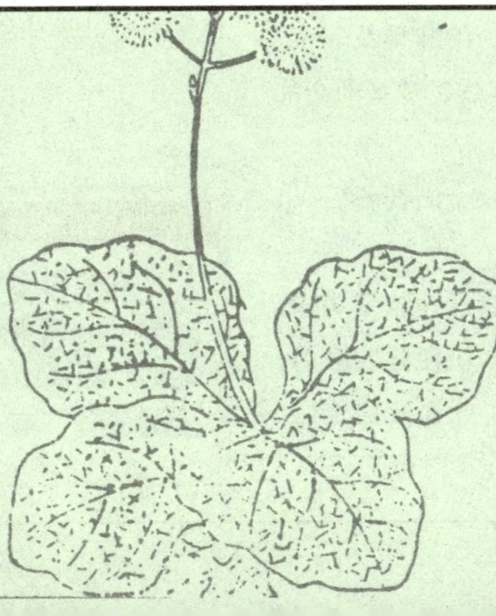
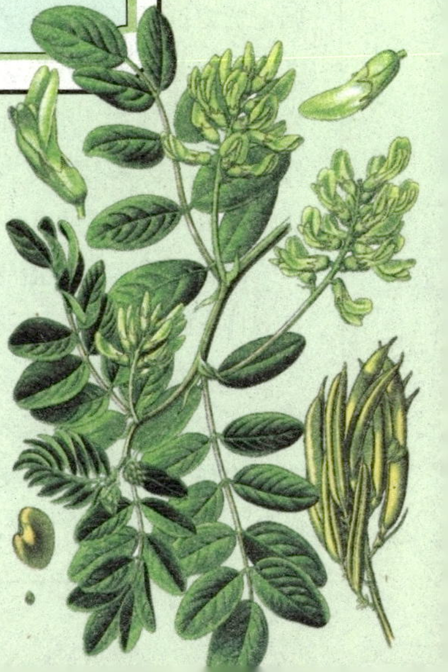

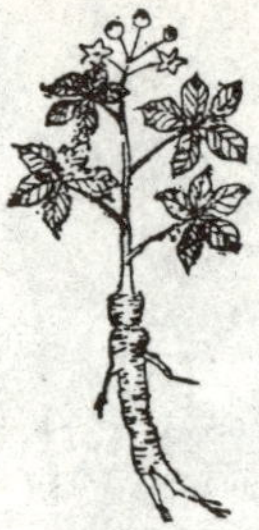

【功效】大补元气，宁神益智，益气生津，补虚扶正，延年益寿。

大补元气的“百草之王”

# 人参

*Panax ginseng*

草部·山草类　　补气药

人参又名黄参、血参、土精、地精。李时珍说，人参为五参之一，色黄属土而补脾胃，生阴血，故有黄参、血参的叫法。它吸收了土地的精华，所以又叫地精、土精。

## 药用部分

**人参根**

[性味] 味甘，性微寒，无毒。

张元素说：人参得升麻引用，补上焦之元气，泻肺中之火；得茯苓引用，补下焦之元气，泻肾中之火。得麦门冬则生脉，得干姜则补气。

李杲说：人参得黄芪、甘草，乃甘温除大热，泻阴火，补元气，又为疮家圣药。

朱震亨说：人参入手太阴经。与藜芦相反，服人参一两，入藜芦一钱，则人参功效尽废。

[主治] 补五脏，安精神，定魂魄，止惊悸，除邪气，明目益智。久服可轻身延年。（出自《神农本草经》）

治胃肠虚冷，心腹胀痛，胸胁逆满，霍乱吐逆。能调中，止消渴，通血脉，破坚积，增强记忆力。（出自《名医别录》）

主五劳七伤，虚损痰弱，止呕哕，补五脏六腑，保中守神。消胸中痰，治肺痿及痫疾，冷气逆上，伤寒不下食，凡体虚、梦多而杂乱者宜加用人参。（甄权）

消食开胃，调中治气，杀金石药毒。（出自《日华诸家本草》）

治男女一切虚症，发热自汗，眩晕头痛，反胃吐食，痎疟，滑泻久痢，小便频数淋沥，劳倦内伤，中风中暑，痿痹，吐血咳血下血，血淋、血崩，胎前产后诸病。（李时珍）

【发明】李杲说：人参性味甘温，能补肺中元气，肺气旺则四脏之气皆旺，精自生而形体自盛。张仲景说，病人汗后身热、亡血、脉沉迟，或下痢身凉，脉微血虚，都加用人参。古人治疗血脱用益气的方法，这是因为血不能自主，须得到生阳气的药乃生，阳生则阴长，血才旺。

陶弘景说：人参为药中要品，与甘草同功。

## 医家名论

《名医别录》载：人参生长在上党山谷及辽东等地。在二、四、八月上旬采根，用竹刀刮去泥土，然后晒干，不能风吹。

李时珍说：现在用的，都是辽参。秋冬季采挖的人参坚实，春夏季采挖的虚软。辽参连皮的色黄润如防风，去皮的坚实色白如粉。假人参都是用沙参、桔梗的根来伪造的。沙参体虚无心而味淡，桔梗体实有心而味苦。人参则体实有心，味甘、微带苦味，余味无穷。

**使用禁忌**

不宜与藜芦、五灵脂同用。阴虚火嗽吐血者慎用。若脾胃热实，肺受火邪，喘嗽痰盛，失血初起，胸膈痛闷，噎膈便秘，有虫有积，皆不可用。

## 形态特征

多年生宿根草本，高 30 厘米 ~ 60 厘米。主根肥厚，肉质，黄白色，圆柱形或纺锤形。茎直立，圆柱形。复叶掌状，叶片椭圆形或微呈倒卵形，边缘有细锯齿。夏季开花，伞形花序，花瓣卵形，淡黄绿色。浆果扁圆形，成熟时鲜红色。

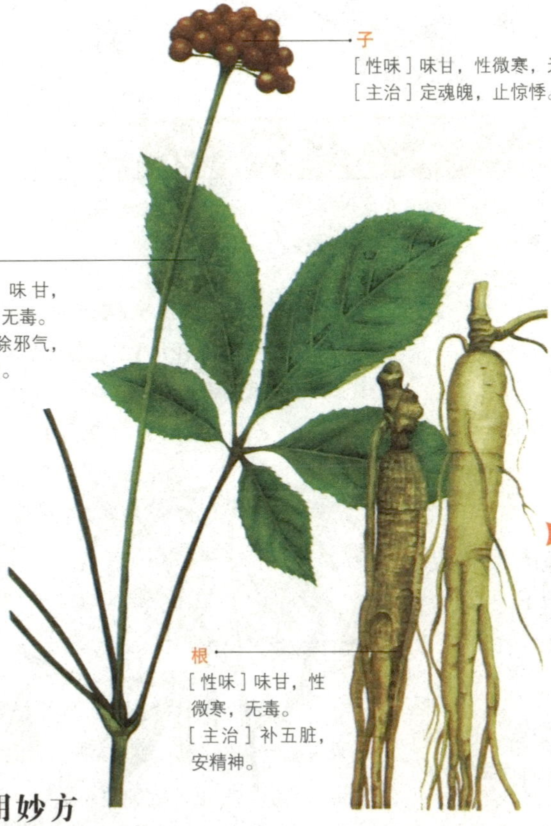


产地分布

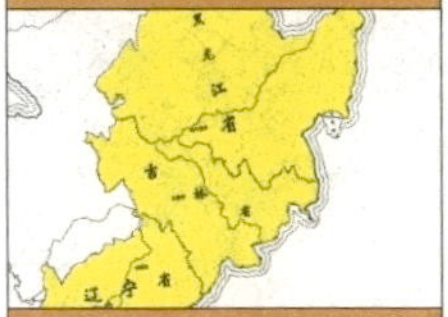

成熟周期

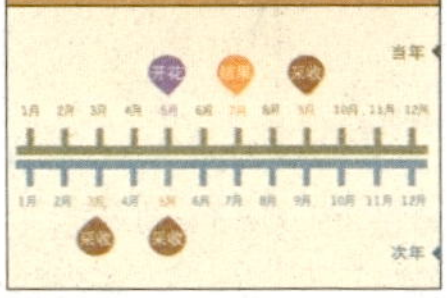

成品选鉴

主根呈纺锤形或圆柱形，表面灰黄色，有疏浅断续的粗横纹及明显的纵皱，下部有支根 2 ~ 3 条，并有多数细长的须根，质较硬，香气特异，味微苦、甘。

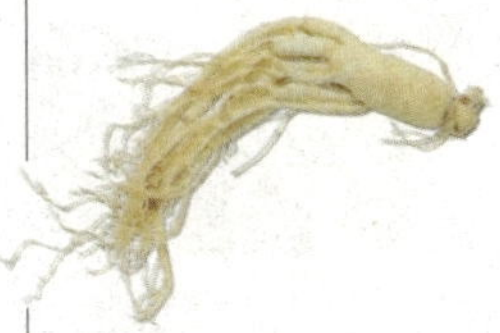

主要药用部分

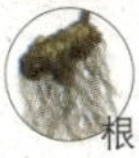
根

## 实用妙方

• **治中汤，即理中汤，用来治疗胸痹，心中痞坚，结胸，胁下逆气抢心：**取人参、白术、干姜、甘草各三两，加水八升，煮取三升，每次服一升，每日三次，可随症加减。

• **四君子汤，用来治脾胃气虚，不思饮食，诸病气虚者：**人参一钱，白术二钱，白茯苓一钱，炙甘草五分，生姜三片，大枣一枚，加水二杯，煎取一杯，饭前温服，随症加减。

• **开胃化痰：**人参二两（焙），半夏五钱（姜汁浸焙），共研为末，面粉调糊做丸如绿豆大，每次姜汤送服三十至五十丸。饭后服，每日三次。老少均宜。

### 中药趣味文化

**人参的故事**

从前，有两兄弟进山打猎，没想到遇到了大雪封山。他们没办法，也没有吃的，就只好躲在山洞里。兄弟俩发现洞口长着一种植物，叶子不多，但它的根口感却很好，吃了不仅不饿了，还会觉得浑身很暖和，有力气，但是多吃会流鼻血。于是兄弟俩靠这种草根活了下来。兄弟俩见草根呈人形，又有活命之功，就给这种草取名为『人生』，后世的人们渐渐传成了『人参』。

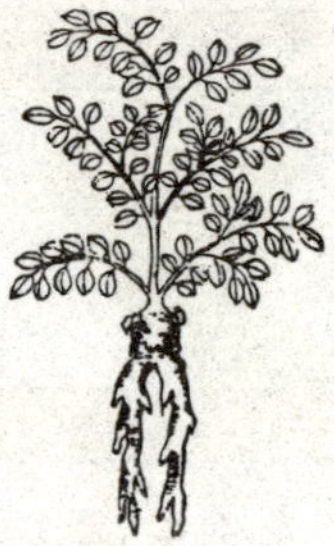

【功效】补气升阳，益卫固表，利水消肿，托疮生肌。

五脏皆补的补气圣药

# 黄芪

*Astragalus memeranaceus*

草部·山草类　补气药

黄芪又名戴糁、戴椹、独椹、芰草、蜀脂、百本、王孙。芪，也作耆。李时珍说，耆，长的意思。黄耆色黄，为补药之长，故名。今通称为黄芪。

## 药用部分

### 黄芪根

[性味] 味甘，性微温，无毒。

《名医别录》载：白水耆性寒主补。

张元素说：黄芪味甘，性温或平。气薄味厚，可升可降，属阴中阳药，入手足太阴经气分，又入手少阳、足少阴命门。

徐之才说：与茯苓相使，恶龟甲、白鲜皮。

[主治] 主痈疽、烂疮日久，能排脓止痛。疗麻风病，痔疮、瘰疬，补虚，治小儿百病。(出自《神农本草经》)

治妇人子宫邪气，逐五脏间恶血，补男子虚损，五劳消瘦，止渴，腹痛泄痢。可益气，利阴气。(出自《名医别录》)

治虚喘，肾虚耳聋，疗寒热，治痈疽发背，内补托毒。(甄权)

益气壮筋骨，生肌补血，破癥瘕。治瘰疬瘿瘤，肠风血崩，带下，赤白下痢，产前后一切病，月经不调，痰咳，头痛，热毒赤目。(出自《日华诸家本草》)

治虚劳自汗，补肺气，泻肺火心火，固卫表，养胃气，去肌热及诸经疼痛。(张元素)

主治太阴疟疾，阳维的寒热病，督脉的气逆里急。(王好古)

### 黄芪茎叶

[主治] 疗渴以及筋挛，痈肿疽疮。(出自《名医别录》)

【发明】陶弘景说：黄芪产于陇西的温补，产于白水的冷补。又有红色的用作膏药，消痈肿。

张元素说：黄芪甘温纯阳，功用有五：一补各种虚损；二益元气；三健脾胃；四祛肌热；五排脓止痛，活血生血，内托阴疽，为疮家圣药。又说：黄芪补五脏虚损，治脉弦自汗，泻阴火，祛虚热，无汗用之发汗，有汗用之则止汗。

## 医家名论

李时珍说：黄芪叶似槐叶但稍微要尖小些，又似蒺藜叶但略微宽大些，青白色。开黄紫色的花，大小如槐花。结尖角样果实，长约一寸。根长二三尺，以紧实如箭杆的为好。嫩苗可食用。收取它的果实，在十月下种，就像种菜一样。

苏颂说：今河东、陕西州郡多有生长。八月中旬采挖它的根，其皮柔韧折之如绵，叫做绵黄芪。黄芪有白水芪、赤水芪、木芪几种，功用都差不多，但以白水芪力强。木芪短且纹理横生。

**使用禁忌**

肾病属阴虚，湿热、热毒炽盛者用黄芪一般会出现毒副作用，应禁用。

## 形态特征

多年生草本。茎直立，上部有分枝。奇数羽状复叶互生，小叶片广椭圆形或椭圆形，下面被柔毛。总状花序腋生，花萼钟状，密被短柔毛，花冠黄色。荚果膜质，半卵圆形，无毛。

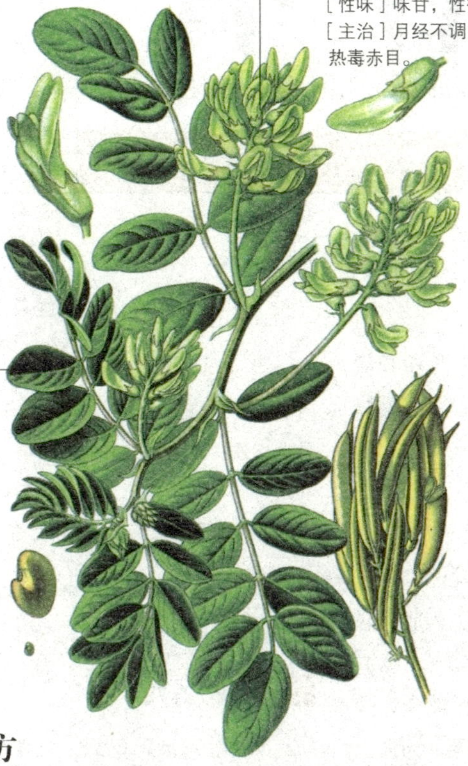

花
[性味] 味甘，性微温，无毒。
[主治] 月经不调，痰咳，头痛，热毒赤目。

叶
[性味] 味甘，性微温，无毒。
[主治] 疗渴以及筋挛，痈肿疽疮。

**产地分布**

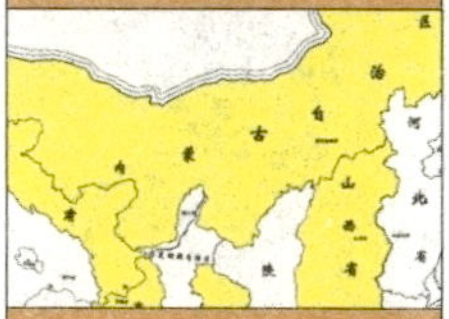

**成熟周期**

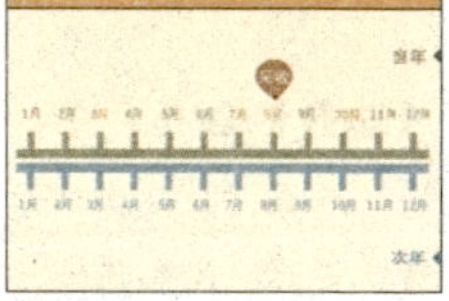

**成品选鉴**

根圆柱形，有的有分枝，上端较粗，略扭曲，长30厘米～90厘米，直径0.7厘米～3.5厘米。表面淡棕黄色至淡棕褐色，有不规则纵皱纹及横长皮孔，栓皮易剥落而露出黄白色皮部，有的可见网状纤维束。质坚韧，断面强纤维性。气微，味微甜，有豆腥味。

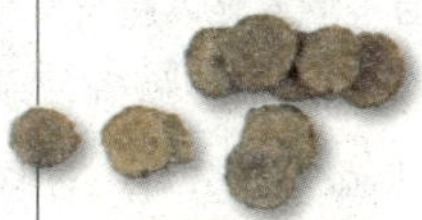

**主要药用部分**

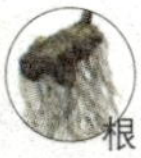

根

## 实用妙方

- **小便不通**：绵黄芪二钱，水二盏，煎成一盏，温服，小儿减半。
- **酒后黄疸**（心痛，足胫肿胀，小便黄，身上发赤、黑、黄斑，这是由大醉受风、入水所致）：取黄芪二两，木兰一两，共研为末，用温酒送服一方寸匕，每日三次。
- **气虚所致小便混浊**：盐炒黄芪半两，茯苓一两，共研为细末，每服一钱，白开水送服。
- **肠风泻血**：黄芪、黄连等份研为细末，用面调糊做成丸，如绿豆大，每服三十丸，米汤送下。

### 中药趣味文化

**黄芪的由来**

黄芪又叫做戴糁。这是因为相传古时有一位行医的老人，就叫戴糁，善针灸术，为人厚道，一生乐于救助他人。后来他恰好遇到一个坠崖的儿童，为了救他而献身了。老人身体很瘦，面色淡黄，人们为尊敬他而称他为『黄耆』。老人去世后，他的墓旁生长出一种有甜味，具有补中益气、止汗、利水消肿、除毒生肌作用的草药。人们为纪念他，便将这种草药称为『黄芪』，并用它救治了很多病人。

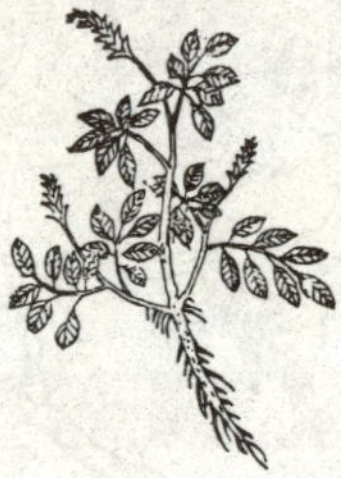

【功效】益气补中，清热解毒，祛痰止咳，缓急止痛，调和药性。

## 解百毒、调众药的“药中之王”

# 甘草

*Glycyrrhiza uralensis Fisch*

草部·山草类　补气药

甘草又名蜜甘、蜜草、美草、草、灵通、国老。国老即黄帝老师的称呼，甘草可治七十二种矿石毒，解一千二百种草木毒，调和众药有功，所以有国老的称呼。

## 药用部分

### 甘草根

［修治］李时珍说：方书中炙甘草都是用长流水沾湿后炙，炙熟后刮去红皮，或用浆水炙熟，没有用油酥炙、酒蒸的。一般补中宜炙用，泻火宜生用。

［性味］味甘，性平，无毒。

［主治］治五脏六腑寒热邪气，强筋骨，长肌肉，倍气力。生肌，解毒，疗金疮痛肿。久服可轻身延年益寿。（出自《神农本草经》）

温中下气，用于烦满短气、伤脏咳嗽，并能止渴，通经脉，调气血，解百药毒，为九土之精，可调和七十二种矿石药及一千二百种草药。（出自《名医别录》）

除腹中胀满、冷痛，能补益五脏，治疗惊痫，肾气不足的阳痿，妇人血淋腰痛。凡体虚有热者宜加用本品。（甄权）

安魂定魄，能补各种劳伤、虚损，治疗惊悸、烦闷、健忘等证，通九窍，利血脉，益精养气，壮筋骨。（出自《日华诸家本草》）

解小儿胎毒，治惊痫，降火止痛。（李时珍）

### 甘草梢

［主治］生用治胸中积热、祛阴茎中痛，加酒煮玄胡索、苦楝子效果更好。（张元素）

### 甘草头

［主治］生用能行足厥阴、阳明二经的淤滞，消肿解毒。（朱震亨）

主痈肿，适宜与吐药配合使用。（李时珍）

【发明】李时珍说：甘草外红中黄，色兼坤离；味厚气薄，滋补脾土，调和众药，有元老的功德；能治各种病邪，有帮助天帝的力量而无人知晓，敛神仙的功力而不归于自己，可说是药中良相。但是，腹满呕吐及嗜酒者患病，不能用甘草；并与甘遂、大戟、芫花、海藻相反。

## 医家名论

《名医别录》记载：甘草生长在河西川谷积沙山及上郡。二月、八月的黄道吉日采根，曝晒，十日成。

李时珍说：甘草的枝叶像槐，高五六尺，但叶端微尖而粗涩，好似有白毛，结的果实与相思角相像，成熟时果实自然裂开，子像小扁豆，非常坚硬。现在的人只以粗大、结紧、断纹的为好，称为粉草。质轻、空虚、细小的，其功用都不如粉草。

**使用禁忌**

实证中满腹胀忌服。恶远志。反大戟、芫花、甘遂、海藻四物。痢疾初作，不可用。

## 形态特征

多年生草本，高约 30 厘米～ 70 厘米。主根长且粗大，外皮红褐色至暗褐色。茎直立，被白色短毛。叶片卵圆形、卵状椭圆形或偶近于圆形。花冠淡紫堇色。荚果线状长圆形，镰刀状或弯曲呈环状。种子扁圆形或肾形，黑色光滑。

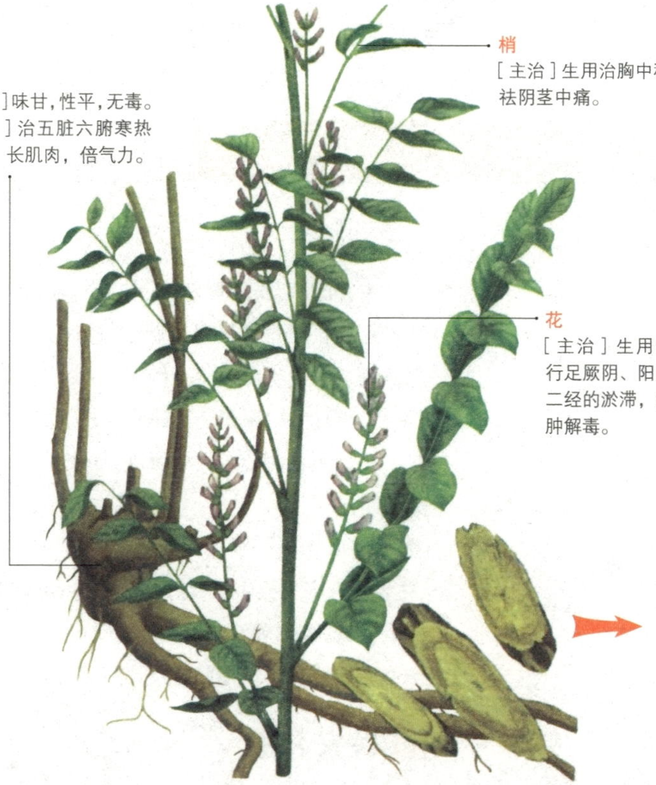

根
[ 性味 ] 味甘，性平，无毒。
[ 主治 ] 治五脏六腑寒热邪气，长肌肉，倍气力。
梢
[ 主治 ] 生用治胸中积热、祛阴茎中痛。
花
[ 主治 ] 生用能行足厥阴、阳明二经的淤滞，消肿解毒。


产地分布

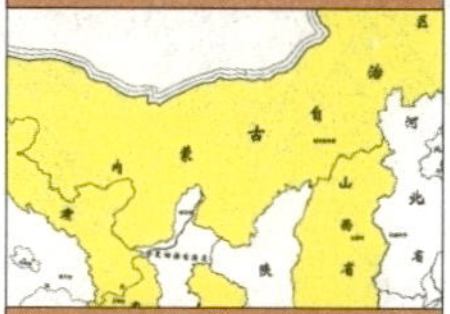

成熟周期

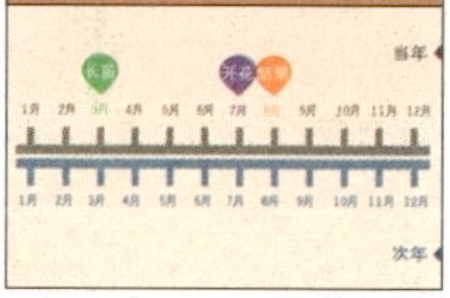


### 成品选鉴

干燥根呈长圆柱形，不分枝，外皮显红棕色、棕色或灰棕色，具显著的皱纹、沟纹及稀疏的细根痕，质坚实而重。以外皮细紧、有皱沟、红棕色、质坚实、粉性足、断面黄白色者为佳；外皮粗糙，灰棕色、质松、粉性小、断面深黄色者为次；外皮棕黑色、质坚硬、断面棕黄色、味苦者不可入药。

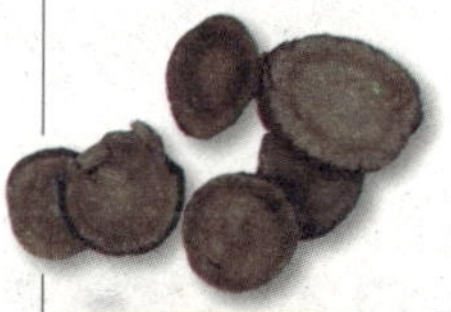

主要药用部分

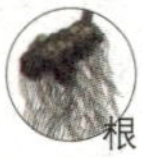
根

## 实用妙方

• 伤寒心悸脉结代：用甘草二两，水三升，煮至一升半，服七合，每日一次。

• 伤寒咽痛（少阴症）：用甘草汤，取甘草二两，蜜水炙过，加水二升，煮成一升半，每服五合，每日两次。

• 肺热喉痛（有痰热者）：用炒甘草二两，桔梗一两（淘米水浸一夜），加阿胶半斤，水一盅半，煎服，每服五钱。

• 肺痿吐涎沫（头昏眩，小便频数，但不咳嗽）：用甘草干姜汤，取炙甘草四两，炮姜二两，水三升，煮至一升半，分几次服。

### 中药趣味文化

**『甘草』原从『干草』来**

西汉时期，在一个山村里有位草药郎中，一天，郎中外出给乡民治病未归，家里来了很多求医的人。郎中妻子暗自琢磨，丈夫替人看病，不就是那些草药嘛，她想起灶前有一大堆草棍子，就把这些小棍子切成小片，发给那些来看病的人，每人拿药致谢而去。过了几天，好几个人拎了礼物来答谢草药郎中，说吃了他留下的药，病就好了。从那时起，郎中就把『干草』当作中药使用，又让它调和百药，每帖药都加一两钱，从此，甘草一直沿用下来。

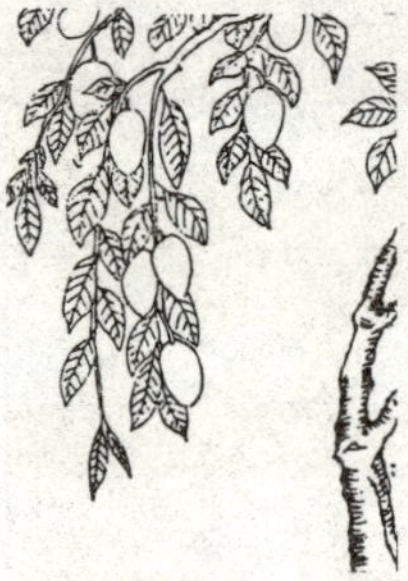

【功效】润心肺，补五脏，补中益气，养血安神。

养脾气，平胃气的天然维生素丸

# 枣

*Ziziphus jujuba*

果部·五果类　补气药

陆佃《埤雅》中说，大的为枣，小的为棘。棘也就是酸枣。枣原产于我国，分布于南北各地，耐寒、耐旱、对土壤要求不高，品种繁多，营养丰富。

## 药用部分

**生枣**

[**性味**] 味甘、辛，性热，无毒。多食令人寒热。凡体虚瘦弱的人不能吃。

孙思邈说：多食令人热渴膨胀，动脏腑，损脾元，助湿热。

**大枣**

[释名] 又名：干枣、美枣、良枣。

吴瑞说：此即晒干的大枣。味最良美，故宜入药。

[**性味**] 味甘，性平，无毒。

《日华诸家本草》载：有齿病、疳病、蛔虫的人不宜吃，小儿尤其不宜吃。枣忌与葱同食，否则令人五脏不和。枣与鱼同食，令人腰腹痛。

李时珍说：现在的人蒸枣大多用糖、蜜拌过，这样长期吃最损脾，助湿热。另外，枣吃多了，令人齿黄生虫。

[**主治**] 主心腹邪气，安中，养脾气，平胃气，通九窍，助十二经，补少气、少津液、身体虚弱，疗大惊，四肢重，能调和百药。（出自《神农本草经》）

能补中益气，坚志强力，除烦闷，疗心下悬，除肠癖。（出自《名医别录》）

润心肺，止咳，补五脏，治虚损，除肠胃癖气。和光粉烧，治疳痢。（出自《日华诸家本草》）

主补津液，洗心腹邪气，和百药毒，通九窍，补不足气，煮食补肠胃，肥中益气第一，小儿患秋痢，与虫枣食，良。（孟诜）

可杀乌头、附子、天雄毒。（徐之才）

和阴阳，调荣卫，生津液。（李杲）

**枣核**

[**性味**] 味苦，性平，无毒。

[**主治**] 三岁陈核中仁，燔之，味苦，主腹痛邪气。（出自《名医别录》）

核，烧、研，掺胫疮良。（李时珍）

## 医家名论

苏颂说：华北地区都产枣，唯以青州出产的特佳。晋州、绛州的枣虽大，但不及青州的肉厚，江南的枣坚燥少脂。枣的种类也有很多。

李时珍说：枣树的木心是红色的，枝上有刺。枣树四月生小叶，尖亮光泽，五月开小花，色白微青。枣树各处都有栽种，只有青、晋所产的枣肥大甘美，入药为好。

**使用禁忌**

凡有湿痰、积滞、齿病、虫病者，均不相宜。心下痞，中满呕吐者忌之。多食动风，脾反受病。小儿疳病不宜食，患痰热者不宜食。胃痛气闭者，蛔结腹痛及一切诸虫为病者，咸忌之。

## 形态特征

小枝成之字形弯曲。有长枝（枣头）和短枝（枣股），长枝“之”字形曲折。叶长椭圆形状卵形，先端微尖或钝，基部歪斜。花小，黄绿色，8～9朵簇生于脱落性枝（枣吊）的叶腋，成聚伞花序。核果长椭圆形，暗红色。

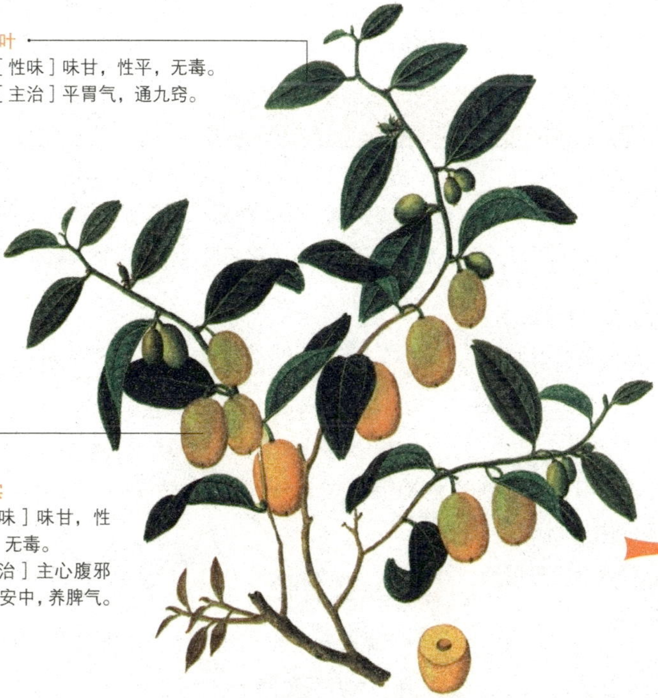
叶
［性味］味甘，性平，无毒。
［主治］平胃气，通九窍。
果实
［性味］味甘，性平，无毒。
［主治］主心腹邪气，安中，养脾气。

产地分布

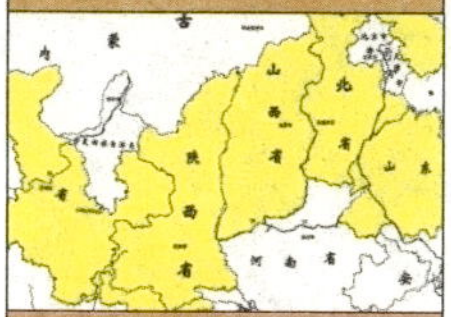

成熟周期

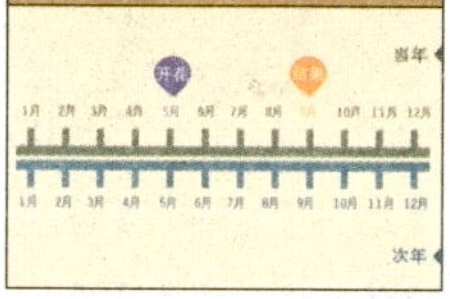


成品选鉴

椭圆形或球形，表面暗红色，略带光泽，有不规则皱纹，外果皮薄，中果皮棕黄色或淡褐色，肉质，柔软，富糖性而油润。果核纺锤形，两端锐尖，质坚硬。气微香，味甜。

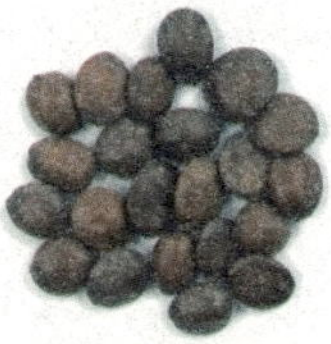

主要药用部分

果实

## 实用妙方

- **调和胃气**：干枣去核，用缓火烤燥，研为末，加少量生姜末，白开水送服。
- **反胃吐食**：大枣一枚去核，斑蝥一个去头翅，将斑蝥放枣内煨熟后，去斑蝥，空腹用白开水送下。
- **妇女脏燥，悲伤欲哭，用大枣汤**：大枣十枚、小麦一升、甘草二两，诸药合并后每次取一两，水煎服。
- **烦闷不眠**：大枣十四枚、葱白七根，加水三升煮成一升，一次服下。
- **上气咳嗽**：枣二十枚去核，酥四两用微火煎，然后倒入枣肉中渍尽酥，取枣收存。常含一枚，微微咽汁。

### 中药趣味文化

**『天界仙果』的枣**

传说枣本是天界仙果，西王母派金童玉女带着两颗仙枣到人间，来奖赏治水有功的禹王。金童玉女却在半路上把仙枣偷吃了。西王母把他俩变成两颗枣核打下凡间，从此世上便有了枣。可这时的枣虽香甜可口，但熟了却是白色的。一次王母娘娘到人间巡视，摘枣时不慎被枣刺刺破了手指，血滴到枣儿上。从此，白枣便变成了红枣。又因沾了王母娘娘的仙气，所以红枣便有了治病和驻颜长寿的功能。

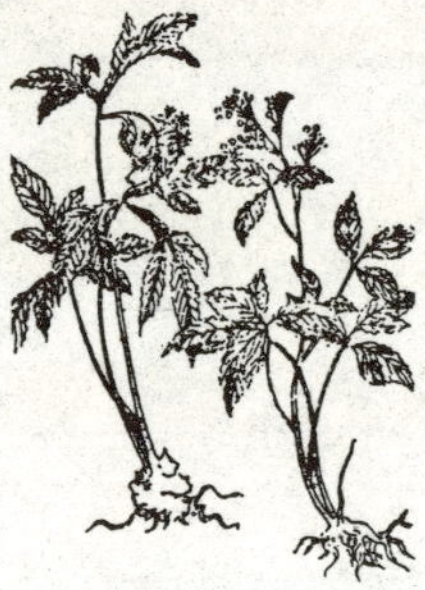

【功效】补血调经，活血止痛，润肠通便。

## 通治全身疾病的补血圣药

# 当归

*Angelica sinensis*

草部·芳草类 | 补血药

当归又名乾归、山蕲、白蕲、文无。（“蕲”为古“芹”字。）古人娶妻是为了延续子嗣，当归调血，为女人要药，有思念丈夫的意思，所以有当归一名。

## 药用部分

**当归根**

[修治] 张元素说：当归头止血，归尾破血，归身和血，全用则一破一止。先用水将当归洗净。治上用酒浸，治外用酒洗过，用火焙干或晒干，入药。

李时珍说：治上部疾患宜用当归头；疗中部疾患宜用当归身；治下部病症主选当归尾；通治一身疾病就用全当归。当归晒干趁热用纸封好，密闭收藏在瓮中，可防虫蛀。

[性味] 味甘，性温，无毒。

徐之才说：当归恶茹、湿面，畏菖蒲、海藻、牡蒙、生姜，制雄黄。

[主治] 主咳逆上气、温疟寒热，妇人漏下、不孕不育，各种恶疮疡金疮，宜煮汁饮服。（出自《神农本草经》）

能温中止痛，除客血内塞，中风汗不出，湿痹中恶，客气虚冷，还可补五脏，生肌肉。（出自《名医别录》）

能止呕逆，治虚劳寒热，下痢，腹痛，齿痛，女人沥血腰痛及崩漏，可补各种虚损。（甄权）

治一切风寒，补一切血虚、劳损。能破恶血，生新血，还可治癥瘕，肠胃冷。（出自《日华诸家本草》）

治头痛，心腹诸痛，能润肠胃筋骨皮肤，还可治痈疽，排脓止痛，和血补血。（李时珍）

主痿弱无力、嗜卧，足下热而痛。治冲脉为病，气逆里急。疗带脉为病，腹痛，腰部冷痛。（王好古）

【发明】张元素说：当归作用有三：一为心经本药，二能和血，三治各种疾病夜晚加重的。凡是血分有病，必须用。血壅不流则痛，当归之甘温能和血，辛温能散内寒，苦温能助心散寒，使气血各有所归。

## 医家名论

《名医别录》载：当归生长在陕西的川谷中，二月、八月采根阴干用。

李时珍说：当归以秦州陇西产的头圆尾多，色紫气香肥润的，质量最佳，名马尾归。头大尾粗色白坚枯的，是镵头归，只适合入发散药中使用。韩说四川产的当归力刚而善攻，秦州产的当归力柔而善补，正是如此。

**使用禁忌**

湿阻中满及大便溏泄者慎服。畏菖蒲、海藻、牡蒙。恶湿面，畏生姜。肠胃薄弱，泄泻溏薄及一切脾胃病恶食、不思食及食不消，并禁用之，即在产后胎前亦不得入。

## 形态特征

多年生草本，高 0.4 米～1 米。根圆柱状，多肉质须根，黄棕色，香气深郁。茎直立，有纵深沟纹，光滑无毛。叶呈羽状分裂，裂片卵形或卵状披针形，边缘有缺刻锯齿。复伞形花序顶生，花瓣长卵形。果实椭圆形至卵形，侧棱有薄翅。

**产地分布**

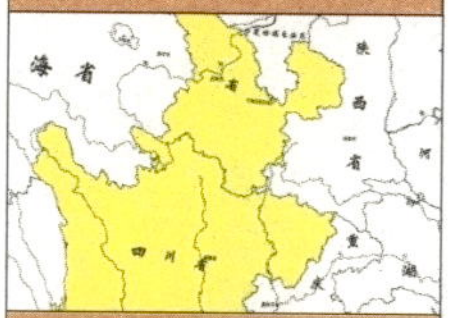

**成熟周期**

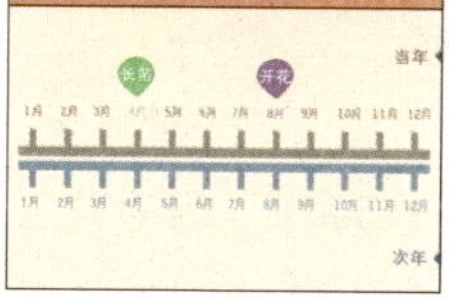

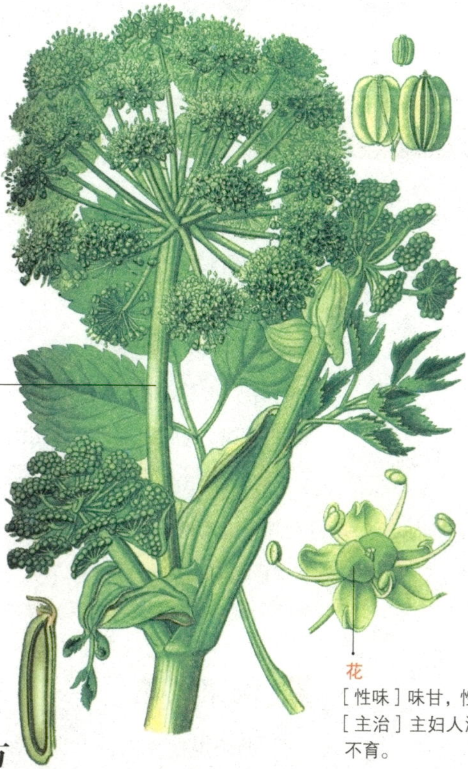

茎
［性味］味甘，性温，无毒。
［主治］主咳逆上。

花
［性味］味甘，性温，无毒。
［主治］主妇人漏下、不孕不育。

**成品选鉴**

根头及主根粗短，略呈圆柱形，多弯曲，长短不等，表面黄棕色或棕褐色，质坚硬，香气浓郁，味甜、辛，微苦。以主根根粗长、油润、外皮色共同棕、肉质饱满、断面色黄白、气浓香者为佳。

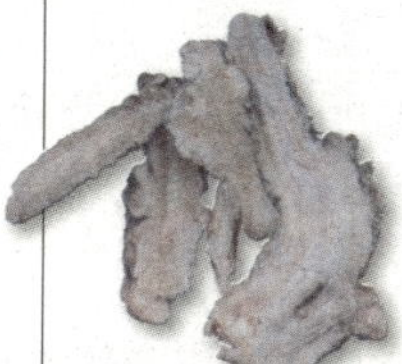

**主要药用部分**

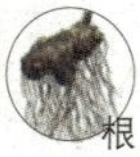

根

## 实用妙方

• **鼻出血不止**：取当归焙干，研细。每次服一钱，米汤送下。

• **治尿血《肘后方》**：用当归四两，锉碎，加酒三升，煮取一升，一次服下。

• **头痛欲裂**：用当归二两，酒一升，煮至六合饮下，一日两次。

• **视物昏花，用六一丸补气养血**：取当归（生晒）六两，附子（炮）一两，共研末，炼蜜为丸如梧桐子大，每次服三十丸，温酒送下。

### 中药趣味文化

**当归不归，娇妻改嫁**

西周时有个新婚青年要上山采药，对妻子说三年回来，谁知一去三年不见回来。媳妇因思念丈夫而忧郁，得了气血亏损的妇女病，后来只好改嫁。谁知后来她的丈夫又回来了。她对丈夫哭诉道："三年当归你不归，片纸只字也不回，如今我已错嫁人，心如刀割真悔恨。"丈夫也懊悔自己没有按时回来，遂把采集的草药根拿去给媳妇治病，竟治好了她的妇女病。为吸取"当归不归，娇妻改嫁"的悲剧教训，便把它叫"当归"。

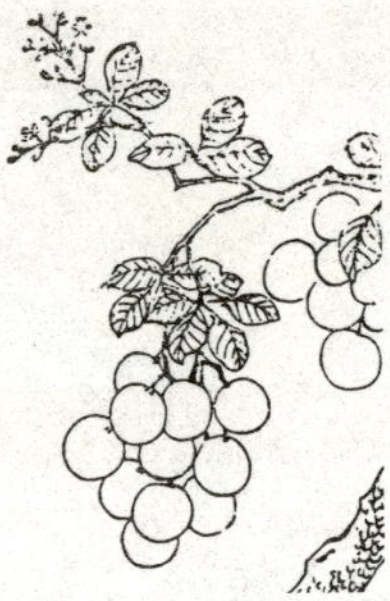

【功效】久服强魂，通神明，轻身不老。

驻颜有术，不是梦想

# 龙眼

*Dimocarpus longan Lour*

果部·夷果类　　补血药

龙眼又名龙目、圆眼、益智、亚荔枝、荔枝奴、骊珠、燕卵、蜜脾、鲛泪、川弹子。龙眼、龙目，都是因外形而得名。龙眼甘味归脾，能益人智，故名益智。

## 药用部分

**果实**

[性味]味甘，性平，无毒。

苏恭说：味甘、酸，性温。

李廷飞说：生龙眼用开水淘过食，不动脾。

[主治]主五脏邪气，能安志，治厌食。（出自《神农本草经》）

能开胃健脾，补虚长智。（李时珍）

久服强魂，通神明，轻身不老。（出自《名医别录》）

养血安神，长智敛汗，开胃益脾。（出自《滇南本草》）

润肺止咳。（出自《本草通玄》）

壮阳益气，补脾胃。治妇人产后浮肿，气虚水肿，脾虚泄泻。（出自《泉州本草》）

**龙眼核**

[性味]味苦，性平。

[主治]治狐臭，龙眼核六枚同胡椒二七枚研末，遇汗出即擦之。（李时珍）

治瘰疬，消肿排脓拔毒。并治目疾。（出自《本草再新》）

疗疝气，敷疮癣，又止金疮出血。（出自《岭南采药录》）

**龙眼叶**

[性味]味甘，性平。

[主治]洗疔、痔、疳疮、烂脚。（出自《本草求原》）

治疳疔，杀虫，作茶饮明目，嫩蘧蒸水，加冰片搽眼眩烂。（出自《生草药性备要》）

**龙眼花**

[性味]味甘，性平。

[主治]诸种淋症，龙眼花煎汤服；下消、小便如豆腐，龙眼花一两，合猪肉炖食，三至五次。（出自《泉州本草》）

【发明】李时珍说：食品以荔枝为贵，而补益则以龙眼为良。因为荔枝性热，而龙眼性平和。严用和《济生方》治思虑过度伤心脾有归脾汤。

## 医家名论

苏颂说：今闽、广、蜀地出荔枝的地方都有龙眼。龙眼树高二三丈，像荔枝而枝叶微小，冬季不凋。春末夏初，开细白花。七月果实成熟，壳为青黄色，有鳞甲样的纹理，圆形，大如弹丸，核像木梡子但不坚，肉薄于荔枝，白而有浆，甘甜如蜜。龙眼树结果实非常多，每枝结二三十颗，呈穗状像葡萄。

李时珍说：龙眼为正圆形。龙眼树性畏寒，白露后才可采摘，可晒焙成龙眼干。

**使用禁忌**

内有痰火及湿滞停饮者忌服。心肺火盛，中满呕吐及气膈郁结者，宜忌用。

## 形态特征

常绿乔木，高10米左右。小枝粗壮，被微柔毛。叶片薄革质，长圆状椭圆形至长圆状披针形，有光泽。花序顶生和近枝腋生，花瓣乳白色，披针形。果近球形，核果状，不开裂，黄褐色或灰黄色，外面稍粗糙。种子茶褐色，有光亮。

果实
［性味］味甘，性平，无毒。
［主治］主五脏邪气，能安志，治厌食。

叶
［性味］性平，味甘，无毒。
［主治］能开胃健脾，补虚长智。

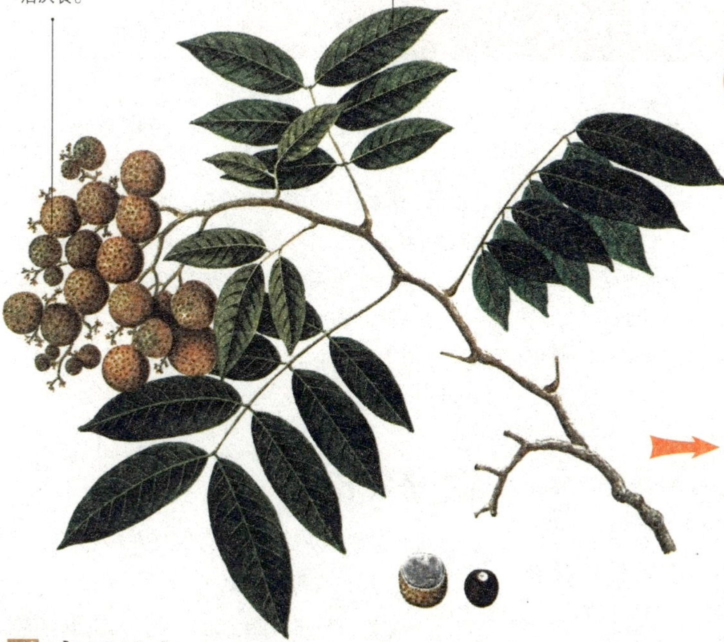

产地分布

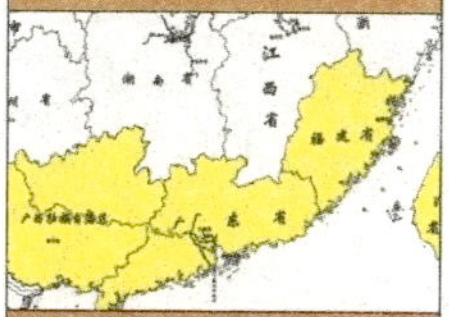

成熟周期

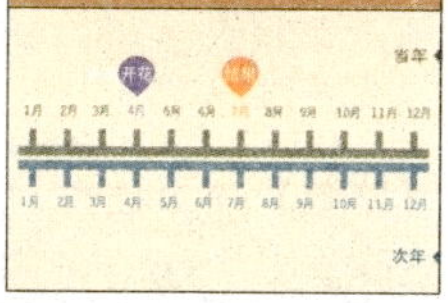

成品选鉴

假种皮为不规则块片，黄棕色至棕色，半透明。里面光亮，有细纵皱纹。质柔润，有黏性。气微香，味甚甜。以片大而厚、色黄棕、半透明、甜味浓者为佳。

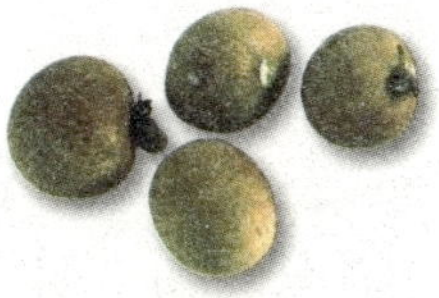

主要药用部分

果实

## 实用妙方

• 归脾汤，治思虑过度，劳伤心脾，健忘怔忡，虚烦不眠，自汗惊悸：龙眼肉、酸枣仁（炒）、黄芪（炙）、白术（焙）、茯神各一两，木香、人参各半两，炙甘草二钱半，切细。每次取五钱，加姜三片、枣一枚、水二盏煎成一盏，温服。

• 温补脾胃，助精神：龙眼肉不拘多少，上好烧酒内浸百日，常饮数杯。

• 治脾虚泄泻：龙眼干十四粒，生姜三片。煎汤服。

• 治妇人产后浮肿：龙眼干、生姜、大枣。煎汤服。

### 中药趣味文化

#### 有关龙眼的考证

龙眼原产我国南方，栽培历史可追溯到二千多年前的汉代。北魏贾思勰《齐民要术》云：『龙眼一名益智，一名比目。』因其成熟于桂树飘香时节，俗称桂元。古时列为重要贡品。宋代，龙眼已在泉州普遍种植。北宋泉州府同安县人苏颂《图经本草》载：『龙眼生南海山谷中，今闽、广、蜀道出荔枝之处皆有之』。南宋，泉州郡守王十朋赞颂龙眼：『绝品轻红扫地无，纷纷万木以龙呼，实如益智本非药，味比荔枝真是奴。』

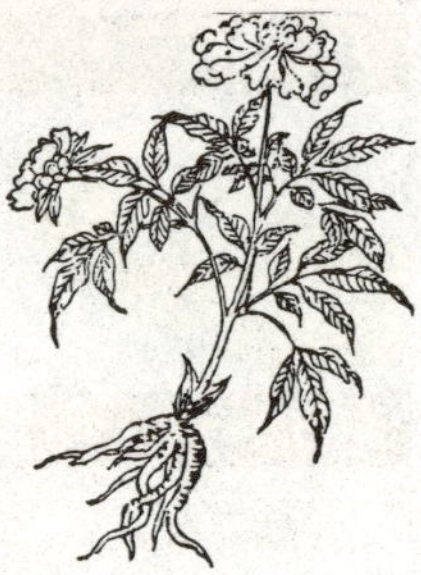

【功效】养血敛阳，柔肝止痛，平抑肝阳。

白芍补益而赤芍泻痢

# 芍药

*Paeonia lactiflora*

草部·芳草类 | 补血药

芍药又名将离、犁食、白术、余容、铤。白的叫金芍药，赤的叫木芍药。李时珍说，芍药，犹绰约也。绰约，指美好的样子。此草花容绰约，故名。

## 药用部分

### 芍药根

[性味] 味苦，性平，无毒。

王好古说：味酸而苦，气薄味厚，属阴，主降，为手足太阴行经药，入肝脾血分。

徐之才说：恶石斛、芒硝，畏消石、鳖甲、小蓟，反藜芦。

李时珍说：与白术同用，补脾；与川芎同用，泻肝；与人参同用，补气；与当归同用，补血；用酒炒，补阴；与甘草同用，止腹痛；与黄连同用，止泻痢；与防风同用，发痘疹；与生姜、大枣同用，温经散湿。

[主治] 主邪气腹痛，除血痹，破坚积，疗寒热疝气，止痛，利小便，益气。（出自《神农本草经》）

可通利血脉，缓中，散恶血，逐贼血，去水气，利膀胱大小肠，消痈肿，治感受时行病邪之恶寒发热，中恶腹痛腰痛。（出自《名医别录》）

治脏腑壅滞，能强五脏，补肾气，治时疾骨蒸潮热，妇人经闭，能蚀脓。（甄权）

主女人一切病，胎前产后诸疾，治风补劳，退热除烦益气，惊狂头痛，目赤明目，肠风泻血痔瘘，发背疮疥。（出自《日华诸家本草》）

能泻肝火，安脾肺，降胃气，止泻痢，固腠理，和血脉，收阴气，敛逆气。（张元素）

止下痢腹痛，里急后重。（李时珍）

【发明】朱震亨说：芍药泻脾火，性味酸寒，冬天使用必须用酒炒过。凡是腹痛因血脉凝涩所致的，也必须用酒炒过后用。然而芍药只能治血虚腹痛，其他的并不治。因其没有温散的作用。下痢腹痛必须炒过用，后重者不炒。产后不能用芍药，因芍药的酸寒会克制生发之气。

## 医家名论

《名医别录》载：芍药生长在中岳川谷及丘陵，二月、八月采根晒干。

马志说：芍药有赤、白两种，其花也有赤、白两种颜色。

李时珍说：古人言洛阳牡丹、扬州芍药甲天下。如今药方中所用的，也绝大多数取扬州所产的芍药。芍药十月生芽，到春天才长，三月开花。其品种多达三十多种，有千叶、单叶、楼子等不同。入药宜用单叶的根，气味全厚。根的颜色与花的赤、白颜色相应。

**使用禁忌**

虚寒之证不宜单独应用。反藜芦。恶石斛、芒硝。畏消石、鳖甲、小蓟。凡中寒腹痛，中寒作泄，腹中冷痛，肠胃中觉冷等证忌之。若脾气寒而痞满难化者忌用。

## 形态特征

多年生草本，高 40 厘米～ 70 厘米。根肥大，呈圆柱形或纺锤形，外皮棕红色。茎直立，光滑无毛。顶生叶片较大，倒卵形或阔卵形，侧生叶片稍小，椭圆状倒卵形或卵形。花瓣倒卵形，粉红色。果长圆形，表面粗糙。种子近球形，蓝黑色。

花
[ 性味 ] 味苦，性平，无毒。
[ 主治 ] 可通利血脉，缓中，散恶血，逐贼血。

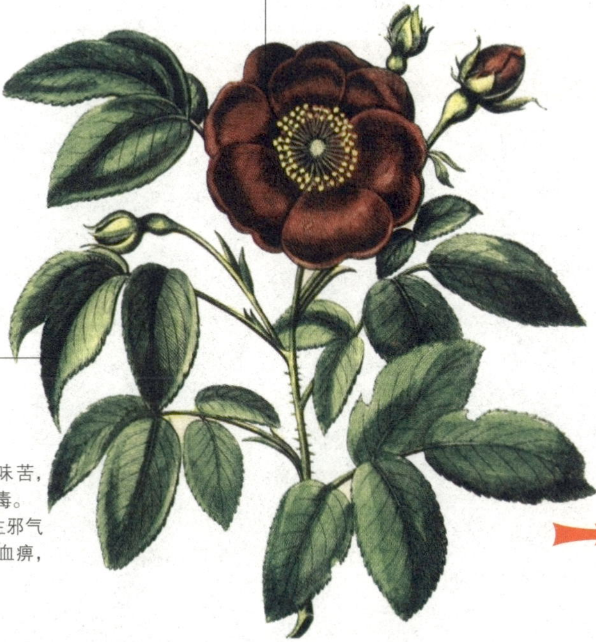

叶
[ 性味 ] 味苦，性平，无毒。
[ 主治 ] 主邪气腹痛，除血痹，破坚积。

产地分布

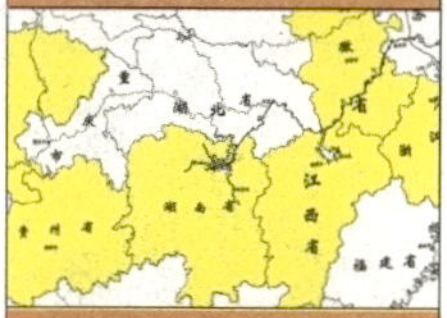

成熟周期

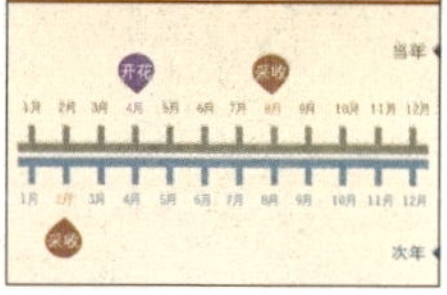


成品选鉴

圆柱形，毫白芍表面粉白色或类白色，较光滑；杭白芍表面棕色或浅棕色，较粗糙，有明显的纵皱纹及细根痕。质坚实而重，不易折断。气微，味微苦而酸。以根粗长匀直、皮色光洁、质坚实、断面粉白色、粉性大、无白心或裂断痕者为佳。

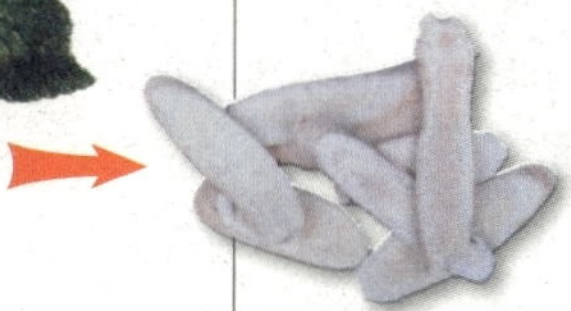

主要药用部分

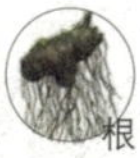
根

## 实用妙方

- **腹中虚痛**：白芍药三钱，炙甘草一钱，加水二盏，煎取一盏，温服。夏季加黄芩五分，恶寒加肉桂一钱，冬季大寒加肉桂一钱。
- **脚气肿痛**：白芍药六两，甘草一两，共研末，用白开水点服。
- **消渴引饮**：白芍药、甘草等份，共研末，每次取一钱，用水煎服，日服三次。
- **崩中下血，小腹很痛**：芍药一两，炒为黄色，柏叶六两，微炒过。每次取二两，加水一升，煮取六合，然后加酒五合，再煎成七合，分作两次服，空腹服。也可将两药共研为末，每次用酒送服二钱。

### 中药趣味文化

**『花相』芍药**

芍药是我国的传统名花，它的花色、花形极为繁多奇特。自菏泽花农近年育出绿色芍药之后，芍药也如同花王牡丹一样，实现了『红、黄、白、粉、蓝、黑、紫、绿、复』九大色系的完整系统。不少芍药因花蕊呈针状彩瓣、内外瓣色彩各异等特性，更使其变幻莫测。宋代郑樵《通志略》载：『芍药著于三代之际，风雅所流咏也。』唐代以后人们又把芍药与花中之王牡丹并称『花中二绝』，『世谓牡丹为花王，芍药为花相。』这些都足以证明芍药在我国历代人民心目中的崇高地位。

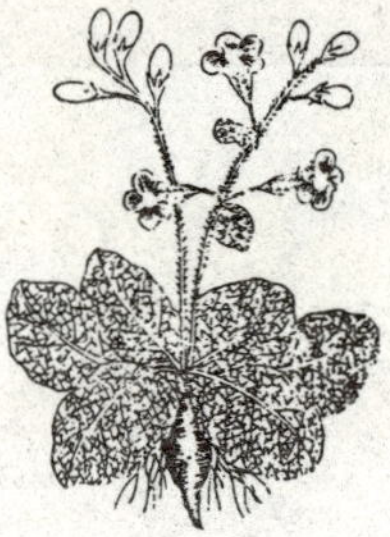

【功效】补血养阴，填精益髓。

生精补血的天赐良药

# 地黄

*Rehmannia glutinosa Libosch*

草部·隰草类 补血药

地黄又名苄（音户）、芑（音起）、地髓。生地黄可用水浸验之，浮在水面的名天黄，半沉的名人黄，沉的名地黄。入药以沉的为佳，半沉次之，浮的不堪用。

## 药用部分

**地黄叶**

[主治] 主恶疮似癞，患此病十年者，先用盐水清洗，然后将地黄捣烂，每天涂抹患处。（出自《千金方》）

**地黄实**

[主治] 四月份采集，阴干，捣成末，用水送服一方寸匕，每日三次，功效与地黄相当。

**地黄花**

[主治] 研末食用，功同地黄。如肾虚腰脊疼痛，将其研为末，用酒送服一方寸匕，每日三次。

**干地黄**

[性味] 味甘，性寒，无毒。

[主治] 主元气受伤，驱逐血痹，填骨髓，长肌肉。煎汤能除寒热积聚及风湿麻木。治跌打损伤。长期服用可轻身不老，生用疗效更好。（出自《神农本草经》）

**生地黄**

[性味] 性大寒。

[主治] 妇人崩中血不止，产后血气上迫于心致闷绝，胎漏下血，堕坠骨折，淤血出血，鼻出血，吐血，都宜捣汁服用。（出自《名医别录》）

**熟地黄**

[性味] 味甘、微苦，性微温，无毒。

[主治] 填骨髓，长肌肉，生精补血，补益五脏内伤虚损不足，通血脉，利耳目，黑须发，治男子五劳七伤，女子伤中气、子宫出血、月经不调、产前产后百病。（李时珍）

【发明】李时珍说：《神农本草经》所说的干地黄，是阴干、晒干、烘干的，因此说生用效果更好。干地黄与熟地黄，虽然主治相同，但凉血、补血的作用稍有区别。

李时珍说：据王硕《易简方》所说，男子多阴虚，适宜用熟地黄，女妇多血热，适宜用生地黄。又说，生地黄能生精血，用天门冬引入所生之处，熟地黄能补精血，用麦门冬引入所补之处。

## 医家名论

李时珍说：现在的人们以怀庆产的地黄为上品，它的嫩苗初生时贴地，叶如山白菜而毛涩，叶面深青色，不分丫杈。叶中擢茎，茎上有细毛，茎梢开小筒子花，红黄色。结的果实如小麦粒。根长四五寸，细如手指，皮赤黄色，像羊蹄根及胡萝卜根，晒干后成黑色。

**使用禁忌**

脾胃虚弱，气滞痰多，腹满便溏者忌服。气郁之人，能窒碍胸膈，用宜斟酌。

## 形态特征

多年生草本，全株有白色长柔毛和腺毛。叶成丛，倒卵状披针形，边缘有不整齐钝齿，叶面皱缩，下面略带紫色。花茎由叶丛抽出，花冠钟形，唇状，紫红色，内面常有黄色带紫的条纹。蒴果球形或卵圆形，具宿萼和花柱。

**产地分布**

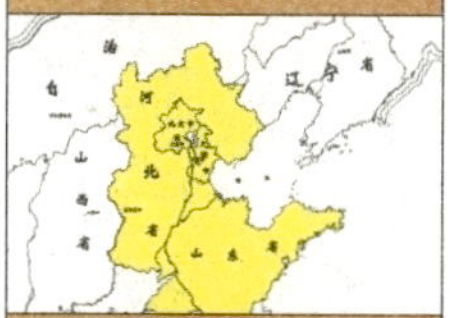

**成熟周期**

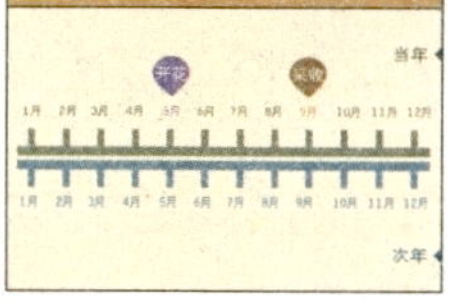

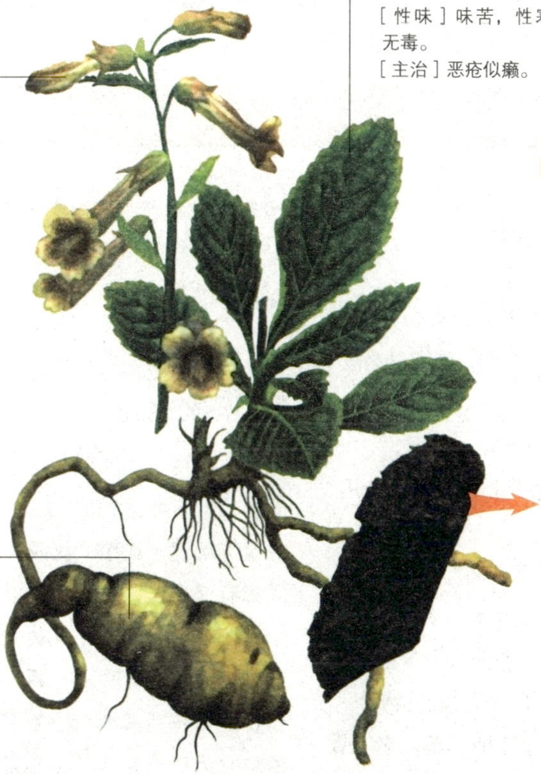



**成品选鉴**

不规则的块状，内外均呈漆黑色，有光泽，外表皱缩不平。质柔软。味甜。以块根肥大、软润、内外乌黑有光泽者为佳。

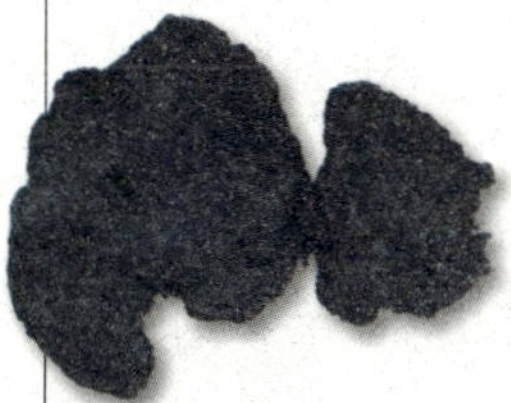

**主要药用部分**

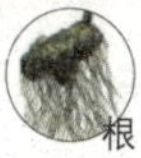

根

## 实用妙方

- **地黄煎，能补虚除热，此刻吐血咳血，去痈疖：**用生地黄不拘多少，三捣三压，取全部汁，装入瓦器中，盖严，放热水上煮至剩一半汁，去渣再煎成糖稀状，做成弹子大的丸子，每次用温酒送服一丸，一天两次。
- **地黄粥，很能利血生精：**地黄（切）二合，与米同放入罐中煮，待熟后用酥二合，蜜一合炒香，然后放入罐中再煮熟食用。
- **吐血咳嗽：**将熟地黄研为末，用酒送服一钱，一天三次。

**中药趣味文化**

**地黄的由来**

据说在唐朝时，一年黄河下游地区瘟疫流行，无数老百姓因瘟疫而死亡。当地的县官到神农山药王庙祈求神灵庇佑，意外地得到了一株草药。这种药的根块大而短，颜色微黄，形状很像山萝卜，味道发苦。因为是皇天赐药，所以此药被称为『地皇』。神农山北草洼有很多这种药，县太爷命人上山去采挖，用这种药解救了百姓。后来老百姓把它拿回来种植，当做药物使用，因为它的颜色发黄，便把它叫成『地黄』了。

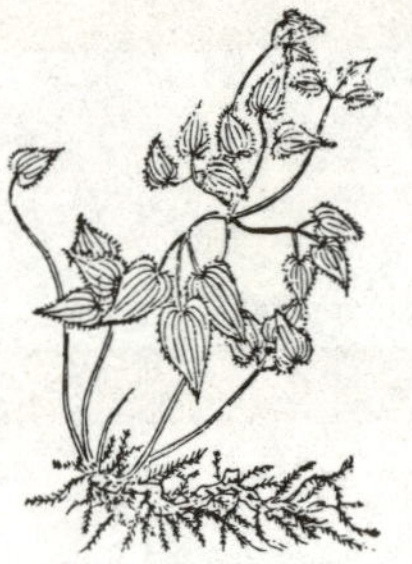

【功效】补肾壮阳，祛风除湿。

补肾阳，壮筋骨，祛风湿

# 淫羊藿

*Epimedium brevicornum*

草部·山草类　补阳药

淫羊藿又名仙灵脾、放杖草、弃杖草、千两金、干鸡筋、黄连祖、三枝九叶草、刚前。李时珍说，豆叶叫藿，淫羊藿的叶像豆叶，所以也叫藿。

## 药用部分

### 淫羊藿叶

[ 修治 ] 雷敩说：凡用时，用夹刀夹去叶四周的花枝，每一斤用羊脂四两拌炒，等脂尽为度。

[ 性味 ] 味辛，性寒，无毒。

李时珍说：味甘、香、微辛，性温。

徐之才说：与山药、紫芝相使，用酒炒用，效果更佳。

[ 主治 ] 治阴痿绝伤，阴茎疼痛。能利小便，益气力，强志。（出自《神农本草经》）

坚筋骨。消瘰疬赤痈，外洗杀虫疗阴部溃烂。男子久服，有子。（出自《名医别录》）

治男子亡阳不育，女子亡阴不孕，老人昏耄，中年健忘，一切冷风劳气，筋骨挛急，四肢麻木。能补腰膝，强心力。（出自《日华诸家本草》）

主阴痿绝阳，益气力，强志。利小便。主瘰疬赤痈，及下部有疮，洗出虫。（出自《本草经疏》）

补肾虚，助阳。治偏风手足不遂，四肢皮肤不仁。（出自《医学入门》）

### 淫羊藿根

[ 性味 ] 味辛，性温，无毒。

[ 主治 ] 主肾虚阳痿，小淋沥，喘咳，风湿痹痛。

治咳嗽，祛风，补肾壮元阳。（出自《分类草药性》）

【发明】李时珍说：淫羊藿味甘气香，性温不寒，能益精气，为手足阳明、三焦、命门的药物，肾阳不足的人尤适宜。

## 医家名论

苏恭说：各地都有淫羊藿。它的叶像豆叶而圆薄，茎细且坚硬，俗称仙灵脾。

苏颂说：江东、陕西、泰山、汉中、湖湘间都有淫羊藿。它的茎像粟秆，叶青像杏，叶上有刺，根为紫色、有须。四月开白花，也有开紫色花的。五月采叶晒干。湖湘生长的，叶像小豆，枝茎紧细，经冬不凋，根像黄连。关中称它为三枝九叶草，苗高一二尺，根、叶都可用。

李时珍说：此物生于大山中，一根多茎，茎粗像线，高一二尺。一茎上有三个分枝，一个分枝上有三片叶，叶长二三寸，像杏叶和豆藿，表面光滑背面色淡，很薄而有细齿，有小刺。

**使用禁忌**

阴虚而相火易动者禁服。虚阳易举，梦遗不止，便赤口干，强阳不痿并忌之。

## 形态特征

多年生草本，高 30 厘米～40 厘米。根茎长，横走，质硬。叶片薄革质，卵形至长卵圆形，边缘有细锯齿。总状花序，花大，黄白色或乳白色，花萼卵状披针形，花瓣近圆形，花柱长。果纺锤形，成熟时分裂。

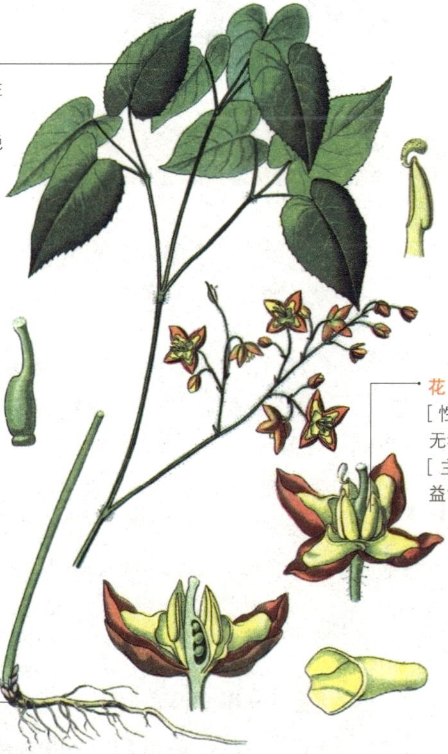

叶
［性味］味辛，性寒，无毒。
［主治］治阴痿绝伤，阴茎疼痛。

花
［性味］味辛，性寒，无毒。
［主治］能利小便，益气力，强志。

根
［性味］味辛，性寒，无毒。
［主治］治男子亡阳不育，女子亡阴不孕。

产地分布

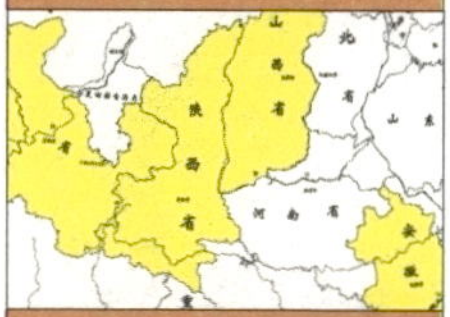

成熟周期

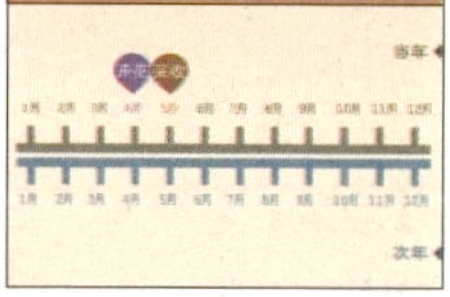

成品选鉴

干燥茎细长圆柱形，中空，棕色或黄色，具纵棱，无毛。叶片呈卵状心形，薄如纸而有弹性。有青草气，味苦。以梗少、叶多、色黄绿、不破碎者为佳。

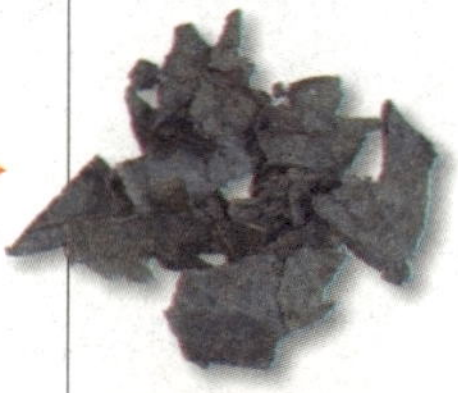

主要药用部分

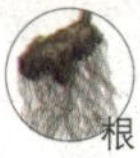
根

叶

## 实用妙方

• **仙灵脾酒，治疗阳痿，腰膝冷以及半身不遂：**淫羊藿一斤，用酒一斗浸泡，春、夏季泡三天，秋、冬季则泡五天，每天饮用，但不能大醉。

• **三焦咳嗽，腹满不思饮食，气不顺：**用淫羊藿、覆盆子、五味子（炒）各一两，共研为末，加熟蜜调和做成如梧桐子大的药丸。每次服二十丸，用姜茶送服。

• **日昏生翳：**用淫羊藿、生王瓜（红色的小栝楼），等份研为末。每次用茶水送服一钱，一天两次。

### 中药趣味文化

**有助生殖功能的中药**

南北朝时期的名医陶弘景，对淫羊藿的发现与研究颇具传奇色彩。当时一些牧羊人发现，羊啃吃一种小草之后，发情的次数特别多，公羊的性能力明显提高，与母羊交配的次数增多、时间也延长了。陶弘景无意中听牧羊人谈及此事后，就亲自去观察。最终，认定该小草有壮阳作用，也将这种草用于阳痿等病的治疗中，由于它能使羊的淫性增加，因此命名为『淫羊藿』。

帮男性补肾壮阳的"沙漠人参"

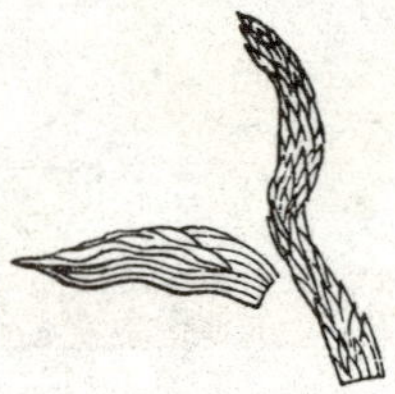

# 肉苁蓉

*Cistanche deserticola*

【功效】补肾阳，益精血，润肠通便。

草部·山草类　补阳药

肉苁蓉又名肉松容、黑司命。李时珍说，此物补而不峻猛，所以有从容之号。《神农本草经》中载，去鳞甲黑汁，薄切，合山芋、羊肉可作羹，极美味。

## 药用部分

**肉苁蓉茎**

[修治]雷敩说：使用肉苁蓉，须先用清酒浸一夜，到天明的时候用棕刷去沙土浮甲，从中心劈开，去掉一重像竹丝草样的白膜后，放入甑中从午时蒸至酉时，取出又用酥炙就好了。

[性味]味甘，性微温，无毒。

[主治]主五劳七伤，补中，除阴茎寒热痛，养五脏，强阴益精气，增强生育能力。治妇女腹内积块，久服则轻身益髓。(出自《神农本草经》)

除膀胱邪气及腰痛，止痢。(出自《名医别录》)

能益髓，使面色红润，延年益寿。大补，有壮阳之功，并疗女子血崩。(甄权)

治男子阳衰不育；女子阴衰不孕。能滋五脏，生肌肉，暖腰膝。疗男子遗精遗尿，女子带下阴痛。(出自《日华诸家本草》)

白酒煮烂顿食，治老人便燥闭结。(出自《本草经疏》)

暖腰膝，健骨肉，滋肾肝精血，润肠胃结燥。滋木清风，养血润燥，善滑大肠。补精益髓，悦色延年。(出自《玉楸药解》)

养命门，滋肾气，补精血之药也。主男子丹元虚冷而阳道久沉，妇人冲任失调而阴气不治。(出自《本草汇言》)

治妇人症瘕。止泄精遗溺，除茎中热痛。老人燥结，宜煮粥食之。(出自《本经逢原》)

【发明】王好古说：命门相火不足的人，用肉苁蓉补之，因其为肾经血分药。凡是服用肉苁蓉来治肾，必妨心。

苏颂说：西部的人多将肉苁蓉当做食物，只刮去鳞甲，用酒浸洗去黑汁，切成薄片，和山芋、羊肉一起作羹，味道非常好，有益人体，胜过服用补药。

寇宗奭说：将肉苁蓉洗去黑汁，则气味都没有了。只有嫩的才可以用来作羹，老的味苦。

## 医家名论

吴普说：肉苁蓉生河西山阴地，呈丛生状，二至八月采挖。

陶弘景说：生时像肉，用来做羊肉羹补虚乏非常好，也可以生吃。河南有很多，现在以陇西生长的为最好，形扁柔润，多花而味甘；其次是北方生长的，形短而少花；巴东、建平一带也有，但不好。

陈嘉谟说：如今的人将嫩松梢用盐润后来假冒肉苁蓉，不能不辨别。

**使用禁忌**

胃弱便溏，相火旺者忌服。泄泻禁用，肾中有热，强阳易兴而精不固者忌用。火盛便闭、心虚气胀，皆禁用。

## 形态特征

多年生寄生草本，茎肉质，叶成螺旋状排列，淡黄白色，穗状花序，花萼钟状，花冠筒状钟形，近半圆形，花黄白色、淡紫色，干后变棕褐色，花柱细长，顶端内折，柱头近球形。蒴果卵形，褐色。种子小而多，椭圆状卵形，表面网状，有光泽。

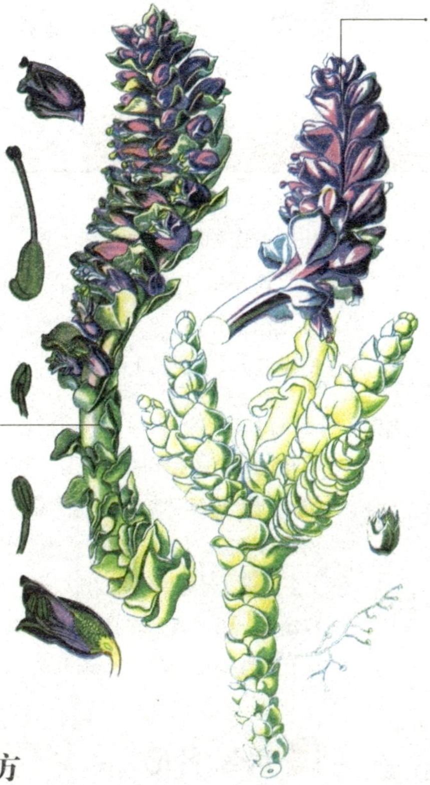

花
[性味] 味甘，性微温，无毒。
[主治] 治妇女腹内积块，久服则轻身益髓。

茎
[性味] 味甘，性微温，无毒。
[主治] 主五劳七伤，补中，除阴茎寒热痛。

产地分布

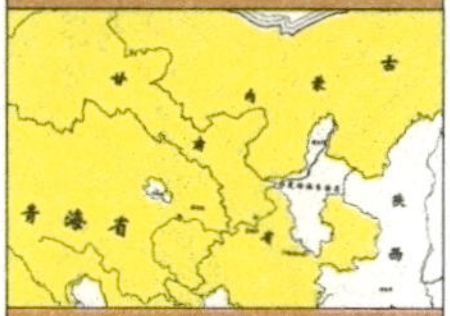

成熟周期

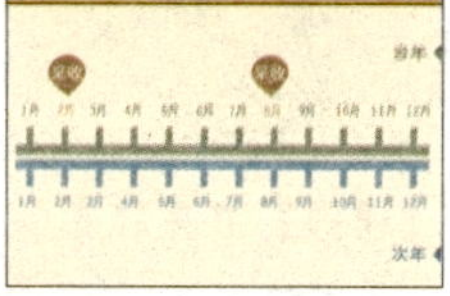

成品选鉴

长圆柱形，表面灰棕色或棕褐色，有纵沟，质坚实，不易折断。断面棕色，表面和断面在光亮处有时可见结晶样小亮点。气微，味甜，略苦。以条粗壮、密生鳞叶、质柔润者为佳。

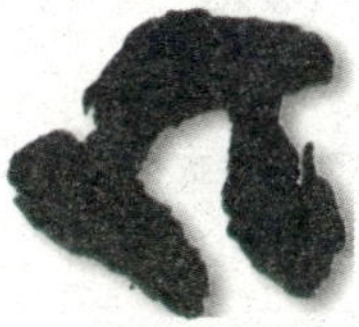

主要药用部分

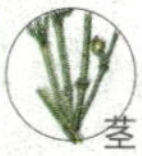

茎

## 实用妙方

• **补益劳伤，精败面黑**：用肉苁蓉四两，水煮烂后切薄片研末，放入羊肉与米，煮成粥空腹食用。

• **肾虚小便混浊**：肉苁蓉、鹿茸、山药、白茯苓等份，研为末，加米糊调和做成梧桐子大的丸子，每次用枣汤送服三十丸。

• **汗多便秘，年老或体虚的人都可以用**：肉苁蓉二两（酒浸焙干）、沉香末一两，研成末，加麻子仁汁打糊做丸如梧桐子大，每次白开水送服七十丸。

• **破伤风，口噤身强直**：肉苁蓉切片晒干，烧成烟熏伤处。

### 中药趣味文化

**肉苁蓉与成吉思汗**

关于肉苁蓉，有一段神奇的传说。当成吉思汗还是铁木真的时候，他的结拜兄弟札木合联合其他族人，共同进攻他的部落。双方大战，铁木真失利，被围困于沙山，饥渴难耐，筋疲力尽。札木合残忍地将俘虏煮杀，激怒了天神。天神派出了神马来到成吉思汗面前，用蹄子刨出了一种植物根块。成吉思汗与部将们吃了根块，立刻觉得精神百倍，一举击溃了札木合，为统一蒙古奠定了基础，开创了一个征服欧亚大陆的伟大时代。

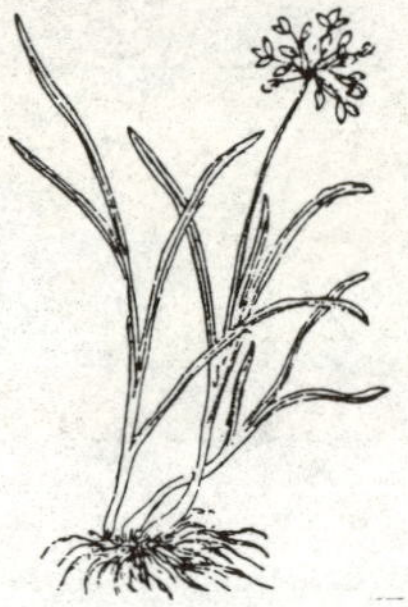

【功效】温补肝肾，壮阳固精。

## 全身都是宝的“起阳草”

# 韭

*Allium tuberosum Rottl*

菜部·荤辛类　补阳药

韭又名：草钟乳、起阳草。韭的茎叫韭白，根叫韭黄，花叫韭菁。《礼记》称韭为丰本，是说它美在根。薤之美在白，韭之美在黄，韭黄是韭未出土的部分。

### 药用部分

**韭子**

［性味］味辛、甘，性温，无毒。

李时珍说：韭子属阳，伏石钟乳、乳香。

［主治］主梦中遗精，小便白浊。（出自《名医别录》）

暖腰膝，治梦交，有效。（出自《日华诸家本草》）

补肝及命门，治小便频数、遗尿，妇人白淫、白带。（李时珍）

**韭叶**

［性味］味辛、微酸，性温，涩，无毒。

李时珍说：生：味辛，涩。熟：味甘、酸。

［主治］主归心，安五脏，除胃中烦热，可以长期吃。（出自《名医别录》）

叶：同鲫鱼煮来吃，可治急性痢疾。根：入生发膏中使用。（陶弘景）

根、叶：煮来吃，能温中下气，补虚益阳，调和脏腑，增加食欲，止泻脓血，治腹中冷痛。生捣汁服，治胸痹骨痛不能碰触，又解各种药物的毒性，治疗狂犬咬伤。用汁外涂，治毒蛇、蝎子、毒虫咬伤。（陈藏器）

炸熟，用盐、醋调，空腹吃十顿，治胸膈噎气。捣汁服，治胸痹刺痛如锥子扎，服后吐出胸中恶血可愈。（孟诜）

主吐血咳血、鼻出血、尿血，妇女经脉逆行，跌打损伤和膈噎病。（朱震亨）

饮用生汁，治上气喘息，解肉脯毒。煮汁饮，可止消渴盗汗。气熏治产妇血晕。煎水洗治肠痔脱肛。（李时珍）

【发明】李时珍说：韭，叶热根温，功用相同。生则辛而散血，熟则甘而补中。韭入足厥阴经，为肝之菜。《素问》说心病宜吃韭菜，《食鉴本草》说韭菜归肾，说法虽不同，但道理是一样的。因心为肝之子，肾为肝之母，母能令子实，所以虚则补其母。

苏颂说：以前人们在正月过节时吃五辛来避疠气，这五辛为韭菜、薤、葱、蒜和生姜。

### 医家名论

李时珍说：韭菜丛生，叶长，颜色青翠，长到三寸长时便割。八月份开花成丛，九月份收种子，种子需放在通风的地方阴干，勿受湿。如果不见阳光，韭叶呈嫩黄色，叫做韭黄，列为佳肴。韭作为菜，可生吃，可熟吃，也可腌制储藏，是菜中最有益于身体的。

**使用禁忌**

阴虚内热及疮疡、目疾患者均忌食。热病后十日不可食热韭，食之即发困。胃气虚而有热者勿服。疟疾，疮家，痧、痘后均忌。

## 形态特征

多年生草本，高约 20 厘米～45 厘米，有强烈臭味。根茎横卧，有很多须根。叶长线形，扁平，全缘，光滑无毛，深绿色。花茎自叶丛抽出，伞形花序顶生，花白色。蒴果倒心状三棱形，绿色。种子黑色，扁平，略呈半卵圆形，边缘有棱。

产地分布

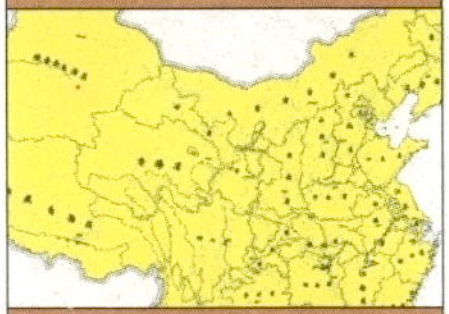

成熟周期

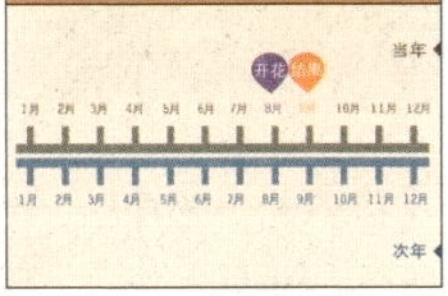

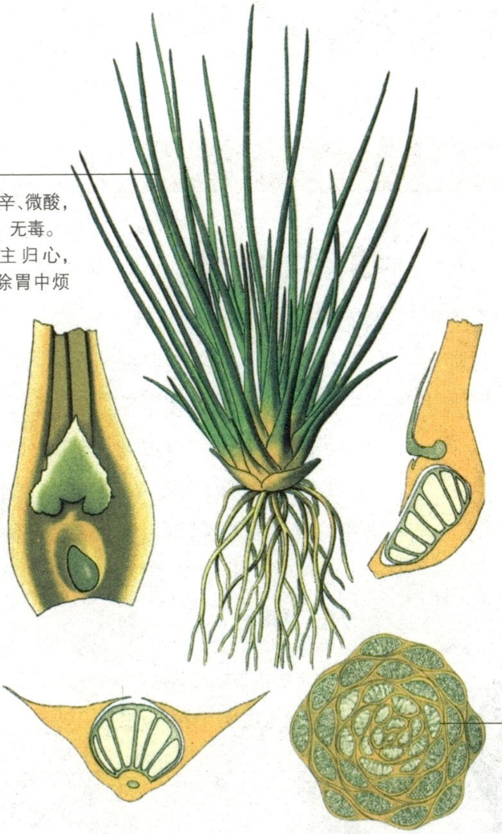

叶

[ 性味 ] 味辛、微酸，性温，涩，无毒。

[ 主治 ] 主归心，安五脏，除胃中烦热。

子

[ 性味 ] 味辛、甘，性温，无毒。

[ 主治 ] 主梦中遗精，小便白浊。

成品选鉴

种子半圆形或卵圆形，略扁，表面黑色，一面凸起，粗糙，有细密的网状皱纹，另一面微凹，皱纹不甚明显，基部稍尖，有点状突起的种脐。质硬。气特异，味微辛。

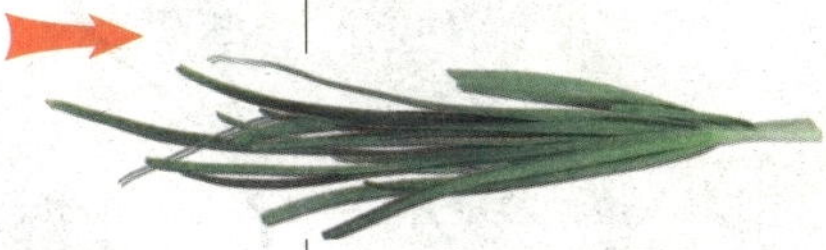

主要药用部分

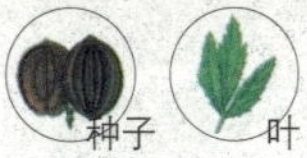


## 实用妙方

- **胸痹急痛，痛如锥刺，不能俯仰，自汗：** 取生韭或韭菜根五斤，洗净捣汁服。
- **盗汗：** 取韭菜根四十九根，加水二升，煮成一升，一次服下。
- **痢疾：** 多吃韭菜，用韭叶做汤，煮粥，炸食，炒来吃都可以。
- **五般疮癣：** 取韭菜根炒存性，捣为末，调猪油涂搽。

### 中药趣味文化

**尧发现的韭菜**

尧是上古三皇五帝之一帝喾的儿子，从前，尧带人开荒垦山的时候累了，就坐到草地上休息，无意中在旁边发现了一种又绿又嫩的野草。尧王便用手拽了一根，放到嘴里嚼了嚼，觉得辣辣的，味道很好。尧王就叫来大伙问，『你们看这是什么？』大伙都尝了尝，果然味道很美，尧王就把它连根刨下来，拿回去种植，当做蔬菜来吃了。尧王最先发现了这种韭菜，所以韭菜也称『尧菜』。

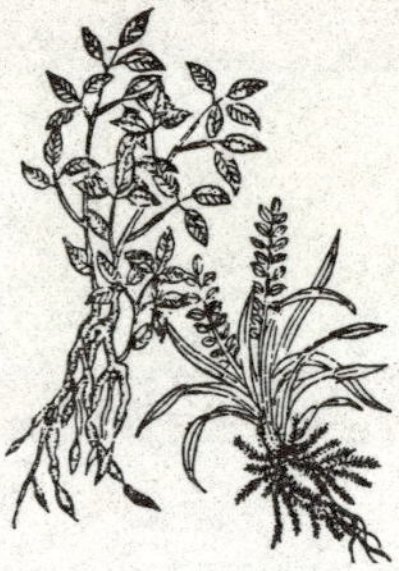

【功效】补肾阳，强筋骨，祛风湿。

呵护男性健康的良药

# 巴戟天

*Morindae officinalis*

草部·山草类 补阳药

巴戟天又名不凋草、三蔓草。长在巴郡以及下邳的山谷中，二月、八月采根阴干入药。它的根如连珠，老根为青色，嫩根为白紫色，一样使用，以连珠多肉厚的为好。

## 形态特征

根肉质肥厚，圆柱形，呈念珠状。茎有细纵条棱，叶片长椭圆形，花白色，种子近卵形或倒卵形。

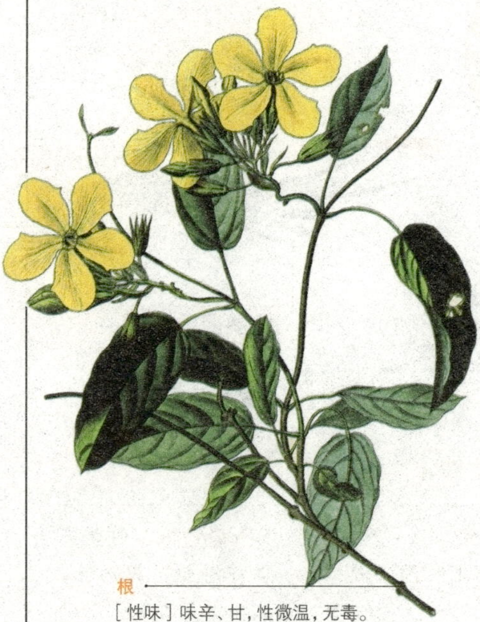

根

[性味] 味辛、甘，性微温，无毒。

[主治] 治麻风病、阳痿不举。

## 药用部分

巴戟天根

[性味] 味辛、甘，性微温，无毒。

[主治] 治麻风病、阳痿不举。能强筋骨，安五脏，补中增志益气。（出自《神农本草经》）

疗头面游风，小腹及阴部疼痛。能补五劳，益精，助阳利男子。（出自《名医别录》）

《仙经》中用巴戟天来治脚气，去风疾，补血海。（李时珍）

【发明】王好古说：巴戟天，是肾经血分药。甄权说：病人虚损，宜加量使用巴戟天。

成品选鉴

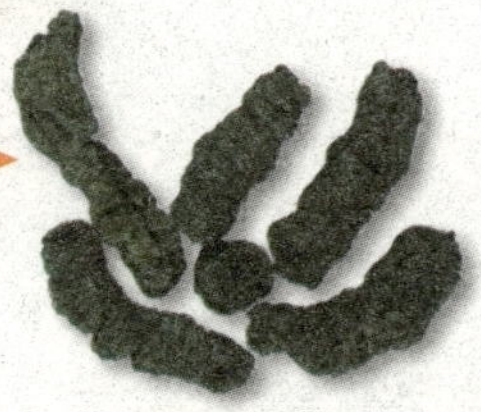

扁圆柱形式圆柱形，表面灰黄色或灰黄棕色，有的微带紫色，具纵皱及深陷的横纹，质坚韧，折断面不平，淡紫色，气微，味苦，略涩。

主要药用部分

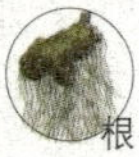

根

## 实用妙方

• **治虚羸阳道不举，五劳七伤百病。能食，下气：** 巴戟天、生牛膝各三斤。以酒五斗浸之，去滓温服，常令酒气相及，勿至醉吐。

• **治妇人子宫久冷，月脉不调，或多或少，赤白带下：** 巴戟三两，良姜六两，紫金藤十六两，青盐二两，肉桂（去粗皮）、吴茱萸各四两。共研为末，酒糊为丸。每服二十丸，暖盐酒送下，盐汤亦得。日午、夜卧各一服。

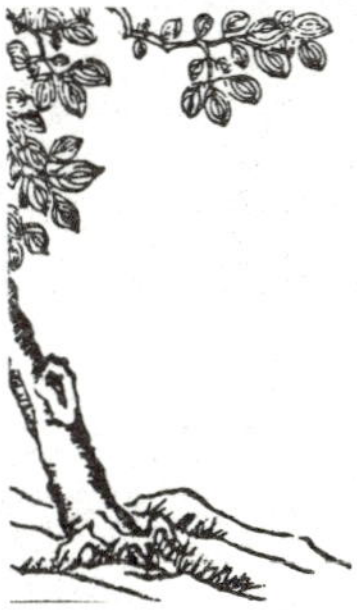

【功效】益精气，壮筋骨，强意志。

补肾虚，远离腰背酸痛

# 杜仲

*Eucommia ulmoides Oliver*

木部·乔木类 | 补阳药

杜仲又称思仲、思仙、木绵，是一味名贵的滋补药材。喜阳光充足，温和湿润的气候，在长江中游及南部各省均有种植，现作为稀有植物受到保护。

## 形态特征

树皮灰褐色，粗糙，有细丝相连。叶片椭圆形、卵形或长圆形，花单性，早春开花，秋后果实成熟。

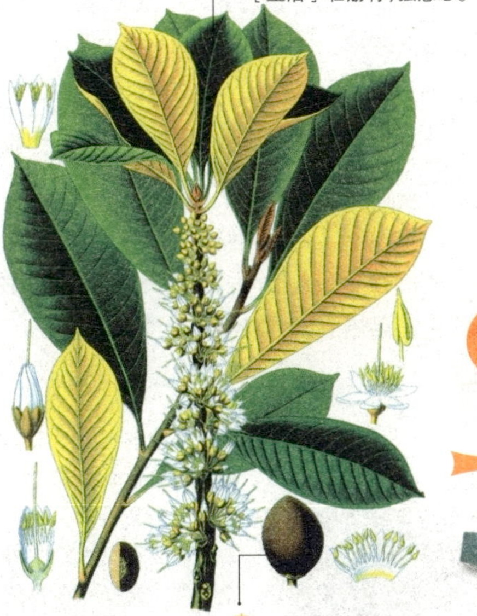
叶
[性味] 辛，平，无毒。
[主治] 壮筋骨，强意志。
皮
[性味] 辛，平，无毒。
[主治] 治腰膝痛，益精气。

## 药用部分

**杜仲皮**

[性味] 辛，平，无毒。

[主治] 治腰膝痛，益精气，壮筋骨，强意志。除阴部痒湿，小便淋沥不尽。久服轻身延年。

主脚中酸痛，不欲践地。（出自《名医别录》）

主肾冷腰痛，腰病人虚而身强直，风也。腰不利加而用之。（甄权）

治肾劳，腰脊挛。入药炙用。（出自《日华诸家本草》）

益肝肾，养筋骨，祛关节湿淫，治腰膝酸痛，腿足拘挛。（出自《玉楸药解》）

成品选鉴

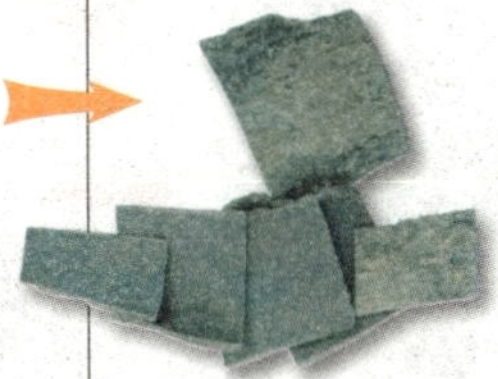

呈扁平的板块状、卷筒状，外表面淡灰棕色或灰褐色，有明显的纵皱纹，质脆，易折断，气微，味稍苦，嚼之有胶状残余物。以皮厚而大、粗色刮净、内表面色暗紫、断面银白色橡胶丝多者为佳。

主要药用部分

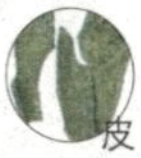
皮

## 实用妙方

• **肾虚腰痛**：杜仲去皮，炙黄，取一大斤，分作十剂。每夜用一剂，在一升水中浸至五更，煎至三分之二，去渣留汁，放入羊肾三四片，煮开几次，加上椒盐做羹，空腹一次服下。

• **风冷伤肾，腰背虚痛**：杜仲一斤，切细，炒过，放酒二升中浸十日。每日服三合。又方：用杜仲研末，每日清晨以温酒送服二钱。

• **病后虚汗及自流汗**：用杜仲、牡蛎，等份研末，卧时用水送服五小匙。

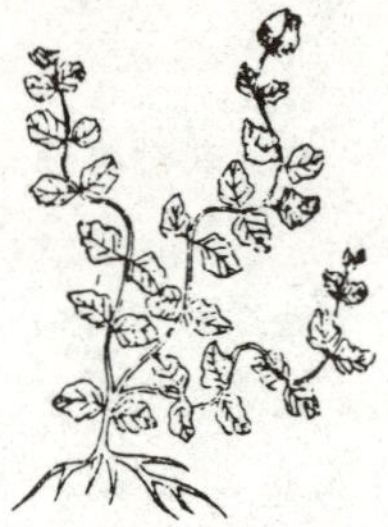

【功效】补肾益精，养肝明目，固胎止泻。

## 缠绕在树枝上的补肾药

# 菟丝子

*Morindae officinalis*

草部·蔓草类　补阳药

菟丝子又名菟缕、菟累、菟芦、菟丘、赤网、玉女、唐蒙、火焰草、野狐丝、金线草。夏天生苗，初如细丝，不能独立向上，根渐渐离开地面而寄生于其他植物上。

## 形态特征

初生有根，攀附到其他草木上时，其根自断。没有叶但有花，白色微红，香气袭人。

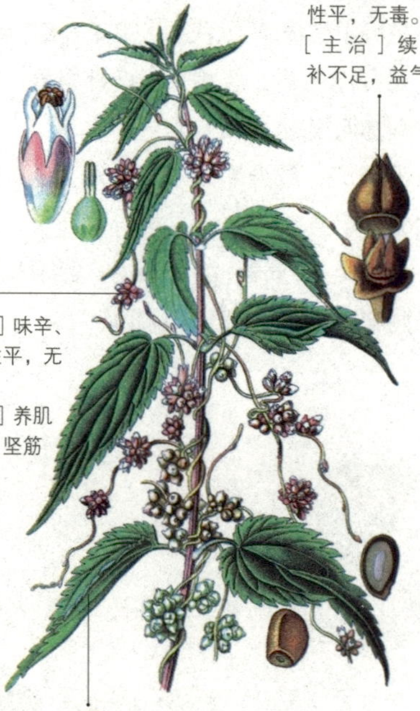
子
[ 性味 ] 味辛、甘，性平，无毒。
[ 主治 ] 续绝伤，补不足，益气力。
花
[ 性味 ] 味辛、甘，性平，无毒。
[ 主治 ] 养肌强阴，坚筋骨。
叶
[ 性味 ]味辛、甘，性平，无毒。
[ 主治 ] 补肝脏风虚。

## 药用部分

子

[ 性味 ] 味辛、甘，性平，无毒。

[ 主治 ] 续绝伤，补不足，益气力。（出自《神农本草经》）

养肌强阴，坚筋骨，主茎中寒，滑精，小便余沥不尽，口苦燥渴，血寒淤积。（出自《名医别录》）

补五劳七伤，治鬼交泄精，尿血，润心肺。（出自《日华诸家本草》）

补人卫气，助人筋脉。（出自《雷公炮炙论》）

治男子女人虚冷，添精益髓，去腰疼膝冷，又主消渴热中。（甄权）

成品选鉴

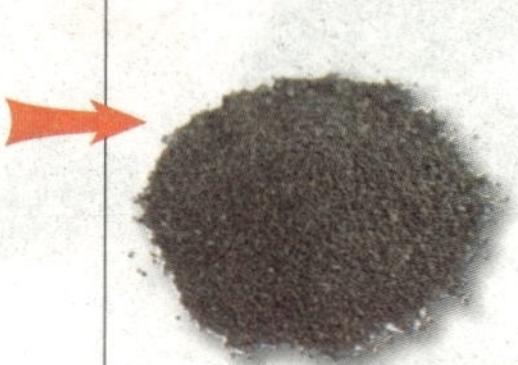

类圆形或卵圆形，表面灰棕色或黄棕色，微粗糙，种皮坚硬，不易破碎，用沸水浸泡，表面有黏性，煮沸至种皮破裂，露出黄白色细长卷旋状的胚，称吐丝。气微，味微苦、涩。

主要药用部分

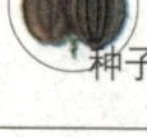
种子

## 实用妙方

- **小便淋沥：**菟丝子煮汁饮服。
- **肝伤目暗：**菟丝子三两，用酒浸三天，晒干研为末，用鸡蛋白调和成梧桐子大的丸子，每次空腹用温酒送服三十丸。

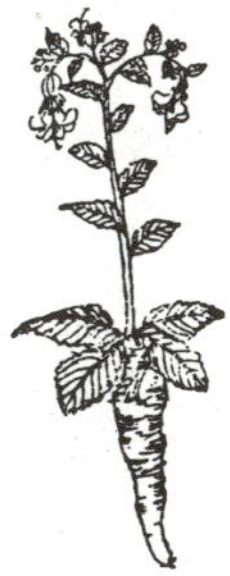

【功效】养阴润肺，益胃生津。

千万不能用错的补阴药

# 沙参

*Glehnia littoralis*

草部• 山草类 补阴药

沙参又名白参、铃儿草、虎须、苦心、文希、识美、志取。它与人参、玄参、丹参、苦参组成五参，它们的形态不尽相同，而主治相似，所以都有参名。

## 形态特征

生长在沙地上，长一尺多，根和茎上都有白汁。叶呈团扁状，不光滑，秋季开小紫花，状如铃铎。

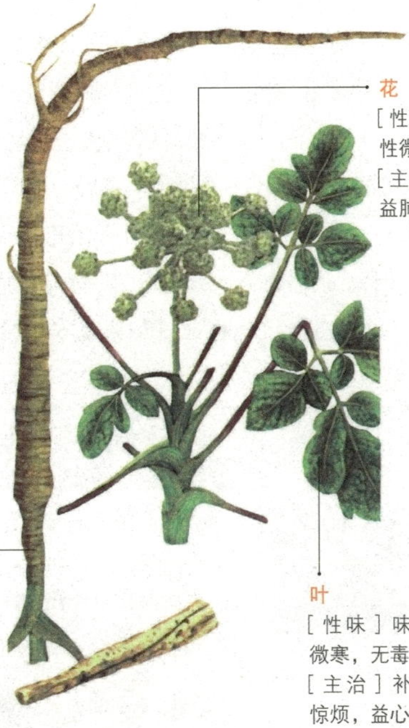
花
[ 性味 ] 味苦，性微寒，无毒。
[ 主治 ] 补中，益肺气。
叶
[ 性味 ] 味苦，性微寒，无毒。
[ 主治 ] 补虚，止惊烦，益心肺。
根
[ 性味 ] 味苦，性微寒，无毒。
[ 主治 ] 治惊风及血淤，能除寒热。

## 药用部分

**沙参根**

[ **性味** ] 味苦，性微寒，无毒。

[ **主治** ] 治惊风及血淤，能除寒热，补中，益肺气。（出自《神农本草经》）

补虚，止惊烦，益心肺。治一切恶疮疥癣及身痒，排脓，消肿毒。（出自《日华诸家本草》）

清肺火，治久咳肺痿。（李时珍）

【发明】李时珍说：沙参甘淡而性寒，其体轻空虚，专补肺气，因而益脾与肾，所以金能受火克的人适宜使用。

成品选鉴

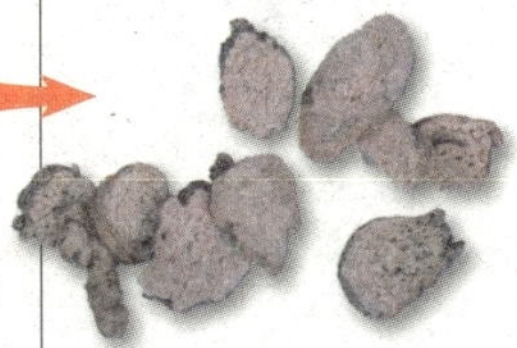

细长，表面淡黄白色，略粗糙，质坚脆，易折断，断面皮部浅黄白色，形成层环深褐色，木部黄色，放射状。气微香，味微甜。以粗细均匀、长短一致、去净栓皮、色黄白者为佳。

主要药用部分

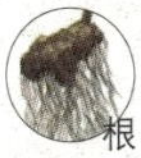
根

## 实用妙方

• **肺热咳嗽**：用沙参半两，水煎服。

• **突然患疝痛，小腹及阴中绞痛，自汗出，几欲死**：沙参捣筛研末，酒送服方寸匕。

• **妇女白带增多**：用沙参研细，每次服二钱，米汤送下。

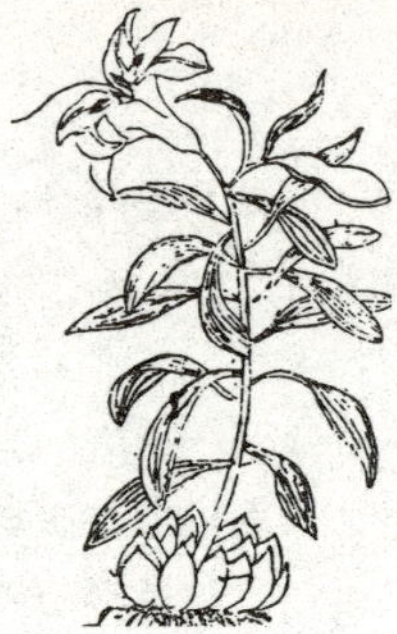

【功效】养阴润肺；清心安神。

## 秋季季节性疾病的防火墙

# 百合

*Lilium brownii*

草部·蔓草类 | 补阴药

又名：重迈、中庭、重箱、摩罗、强瞿、百合蒜、蒜脑薯，百合之根，以众瓣合成也。或者说，专治百合病，故名。根如大蒜，味如山薯，故俗称为蒜脑薯。

### 形态特征

茎上有紫色条纹，叶倒披针形至倒卵形，花喇叭形，有香味，多为白色。蒴果长圆形，有棱。

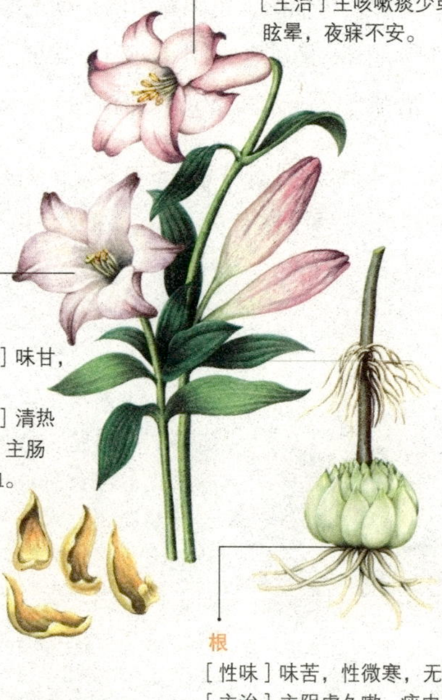

花
［性味］味甘，性微寒。
［主治］主咳嗽痰少或黏，眩晕，夜寐不安。
子
［性味］味甘，性凉。
［主治］清热凉血，主肠风下血。
根
［性味］味苦，性微寒，无毒。
［主治］主阴虚久嗽，痰中带血。


### 药用部分

**百合根**

［**性味**］味甘，性平。

［**主治**］主邪气腹胀、心痛。利大小便，补中益气。（出自《神农本草经》）

除浮肿胪胀，痞满，寒热，通身疼痛，及乳难，喉痹，止涕泪。（出自《名医别录》）

除心下急、满、痛，治脚气，热咳逆。（甄权）

主心急黄。（出自《食疗本草》）

安心，定胆，益志，养五脏。治癫邪啼位、狂叫，惊悸，杀蛊毒气，熁乳痈、发背及诸疮肿，并治产后血狂运。（出自《日华诸家本草》）

成品选鉴

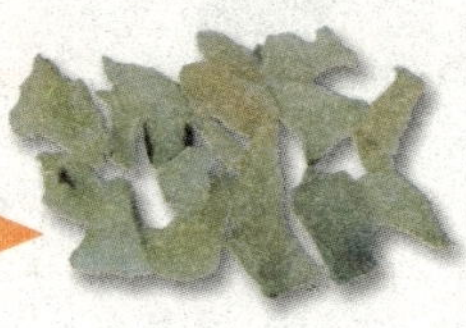

鳞叶呈长椭圆形，顶端尖，基部较宽，微波状，向内卷曲。表面白色或淡黄色，光滑半透明，质硬而脆，易折断，断面平坦，角质样，无臭，味微苦。

主要药用部分

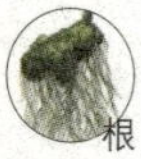
根

### 实用妙方

• **治咳嗽不已，或痰中有血：** 款冬花、百合（焙，蒸）等份。上为细末，炼蜜为丸，如龙眼大。每服一丸，食后临卧细嚼，姜汤咽下，噙化尤佳。

• **治支气管扩张、咯血：** 百合二两，白及四两，蛤粉二两，百部一两。共为细末，炼蜜为丸，每重二钱，每次一丸，日三次。

• **治肺病吐血：** 新百合捣汁，和水饮之，亦可煮食。

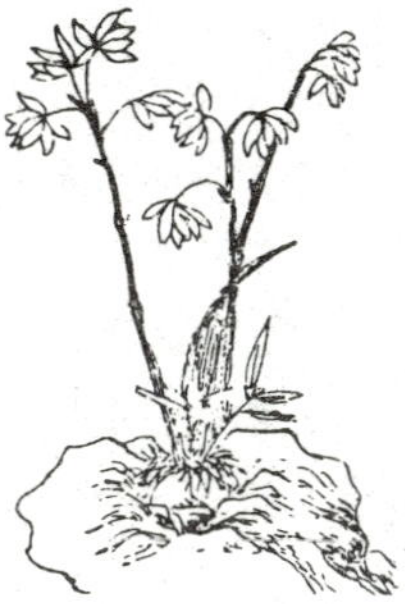

【功效】益胃生津，滋阴清热。

滋阴养胃，兼能补肾降火

# 石斛

*Dendrobium loddigesii*

草部·石草类 补阴药

石斛又名石蓫、金钗、禁生、林兰、杜兰。李时珍说，因它的茎像金钗之股，所以古有金钗石斛的名字。一般七八月采茎，阴干入药。以四川产的为好。

## 形态特征

茎丛生，直立稍偏，黄绿色。叶近革质，短圆形。花白色，顶端淡紫色。落叶期开花。

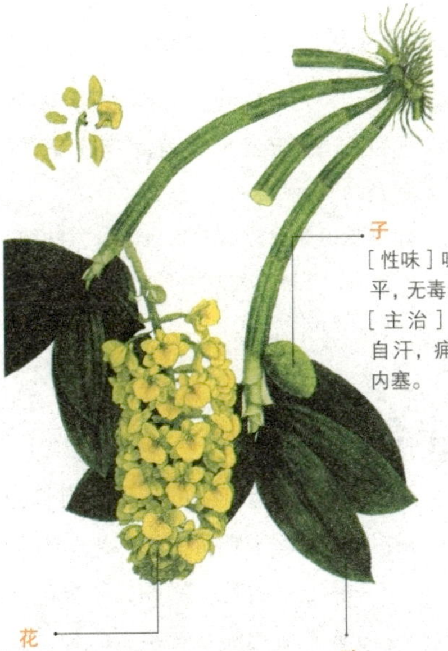
子
[性味] 味甘，性平，无毒。
[主治] 治发热自汗，痈疽排脓内塞。
花
[性味] 味甘，性平，无毒。
[主治] 养阴益精。久服健肠胃。
叶
[性味] 味甘，性平，无毒。
[主治] 主伤中，除痹降气。

## 药用部分

石斛茎

[性味] 味甘，性平，无毒。

李时珍说：味甘、淡、微咸。

[主治] 主伤中，除痹降气，补五脏虚劳羸瘦，养阴益精。久服健肠胃。（出自《神农本草经》）

治发热自汗，痈疽排脓内塞。（李时珍）

【发明】李时珍说：石斛性平，味甘、淡、微咸，属阴中之阳，主降，是足太阴脾、足少阴右肾的药。深师说，男子阴囊潮湿精少，小便余沥的，宜加用石斛。

成品选鉴

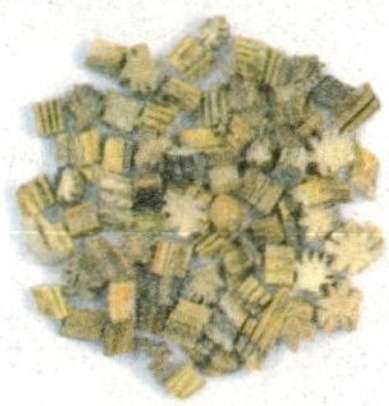

茎中、下部扁圆柱形，向上稍之字形弯曲，表面金黄色或绿黄色，有光泽，具深纵沟及纵纹，节稍膨大，棕色，常残留灰褐色叶鞘。质轻而脆，断面较疏松。气微，味苦。

主要药用部分

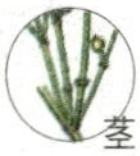
茎

## 实用妙方

• **治温热有汗，风热化火，热病伤津，温疟舌苔变黑**：鲜石斛三钱，连翘（去心）三钱，天花粉二钱，鲜生地四钱，麦冬（去心）四钱，参叶八分。水煎服。

• **治中消**：鲜石斛五钱，熟石膏四钱，天花粉三钱，南沙参四钱，麦冬二钱，玉竹四钱，山药三钱，茯苓三钱，广皮一钱，半夏一钱五分。甘蔗三两，煎汤代水。

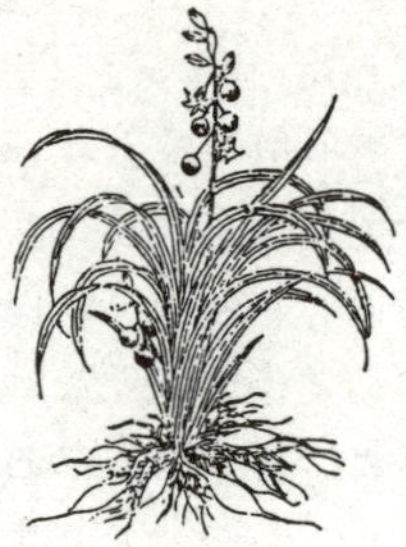

【功效】养阴生津，润肺清心。

## 养阴除烦，清心肺之热

# 麦门冬

*Ophiopogon japonicus*

草部·隰草类　　补阴药

麦门冬又名禹韭、禹余粮、忍冬、忍凌、不死药、阶前草。陶弘景说，因其根似（音矿）麦，所以叫麦门冬。李时珍说，此草根似麦而有须，其叶如韭，冬季不凋，故名。

## 药用部分

**麦门冬根**

［**修治**］李时珍说：凡入汤液中使用，以滚水润湿，少顷抽去心，或以瓦焙软，乘热去心。如入丸散剂使用，须用瓦焙热后，立即于风中吹冷，如此三四次，即易燥，且不损药效。也可以用汤浸后捣成膏和药。用来滋补，则用酒浸后擂之。

［**性味**］味甘，性平，无毒。

李杲说：主降，入手太阴经气分。

徐之才说：与地黄、车前相使。恶款冬、苦瓠。畏苦参、青蘘、木耳。伏石钟乳。

［**主治**］心腹结气，伤中伤饱，胃络脉绝，羸瘦短气。久服轻身不老不饥。（出自《神农本草经》）

疗身重目黄，胃脘部胀满，虚劳客热，口干燥渴，止呕吐，愈痿蹶。强阴益精，助消化，调养脾胃，安神，定肺气，安五脏，令人肥健，美颜色，有子。（出自《名医别录》）

祛心热，止烦热，寒热体劳，下痰饮。（陈藏器）

治五劳七伤，安魂定魄，止嗽，治肺痿吐脓，时行病发热、狂躁、头痛。（出自《日华诸家本草》）

除热毒，利水，治面目四肢浮肿，泄精。（甄权）

治肺中伏火，补心气不足，主血妄行，及经闭，乳汁不下。（张元素）

长期服用轻身明目。与车前、地黄为丸服用，能去温瘴，使面部白润，夜视物清晰。（陈藏器）

治疗食欲亢盛要药。（陶弘景）

【**发明**】寇宗奭说：麦门冬味苦，专泄不专收，有寒邪的人禁服。治心肺虚热及虚劳，与地黄、阿胶、麻仁，同为润经益血、复脉通心之剂。

张元素说：如用麦门冬治疗肺中伏火、脉气欲绝，须加五味子、人参，三味药组成生脉散，补肺中元气不足。

## 医家名论

李时珍说：古时只有野生的，现多用栽种的，在四月初采根，种于肥沃的黑沙地，每年的六、九、十一月上三次肥、耕耘，于夏至前一天挖根，洗净晒干后收藏。种子也能种，只是生长期长。浙江所产的叶片像韭叶有纵纹且坚韧的甚好。

**使用禁忌**

凡脾胃虚寒泄泻，胃有痰饮湿浊及暴感风寒咳嗽者均忌服。恶款冬、苦瓠。畏苦参、青蘘。

## 形态特征

多年生草本。茎直立，上部疏生短毛，基生叶丛生，长椭圆形，基部渐狭成翼状柄，边缘具锯齿，两面疏生糙毛，叶柄长，花期枯萎。茎生叶互生，卵形或长椭圆形，渐上无柄。头状花序排成伞房状，有长梗，密被短毛。

叶
[性味] 味甘，性平，无毒。
[主治] 祛心热，止烦热，寒热体劳。

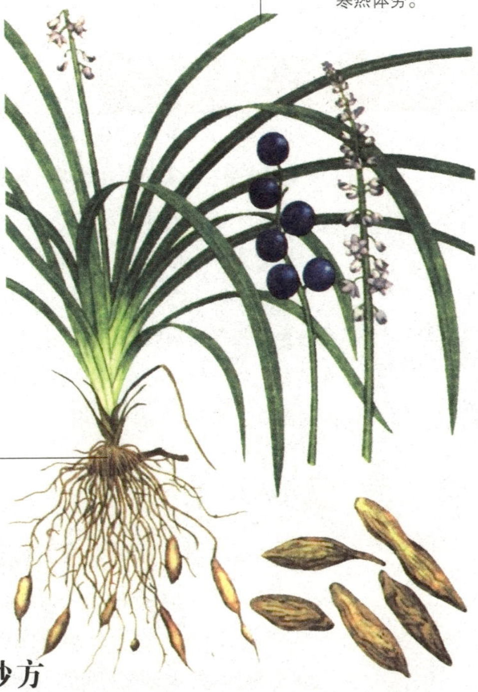

根
[性味] 味甘，性平，无毒。
[主治] 心腹结气，伤中伤饱，胃络脉绝

产地分布

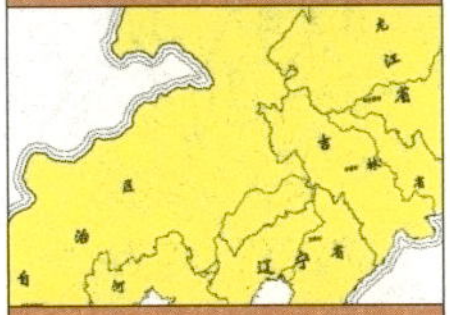

成熟周期

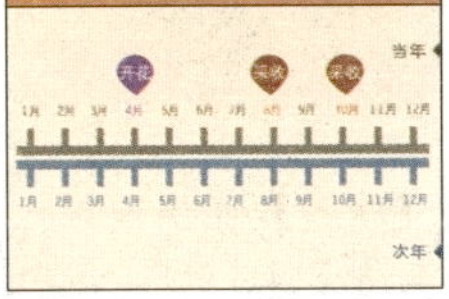

成品选鉴

呈纺锤形，两头钝尖，中部肥满，微弯曲，表面黄白色，半透明，有不规则的纵皱纹。未干透时，质较柔韧，干后质坚硬。折断面黄白色，角质状。气微香，味微甜。

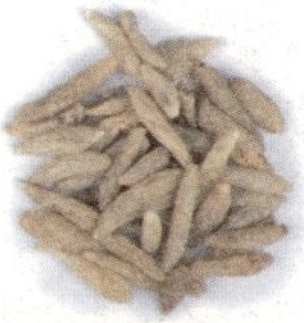

主要药用部分

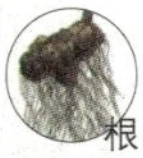

根

## 实用妙方

• **消渴饮水**：把大苦瓜捣成汁，泡麦门冬二两，过一夜，麦门冬去心、捣烂，加黄连，研末，做成丸子。每服五十丸，饭后服。一天服两次。两天后当可见效。

• **吐血、鼻血**：用麦门冬（去心）一斤，捣烂取汁，加蜜二合，调匀，分两次服下。

• **下痢口渴**：用麦门冬（去心）三两、乌梅肉二十个，锉细，加水一升，煮成七合，细细饮下，有效。

• **咽喉生疮**：用麦门冬一两、黄连半两，共研为末，加炼蜜做成丸子，如梧桐子大。每服二十丸，麦门冬煎汤送下。

### 中药趣味文化

**开心暖胃门冬饮**

苏东坡喜欢的饮品就是麦门冬，他把麦门冬制成具有安神催眠、口腔保健功效的饮品。他还特地做诗来赞说麦门冬的好处，『一枕清风值万钱，无人肯卖北窗眠。开心暖胃门冬饮，知是东坡手自煎。』我国中医很早就有记载，麦门冬是中药中补阴的上品，能益阴养胃、润肺清心。咽干口渴、大便燥结，或者心烦失眠、心悸盗汗时都可使用。具体做法是，取少量麦门冬，像泡茶叶一样沏水喝，每天一两杯即可。

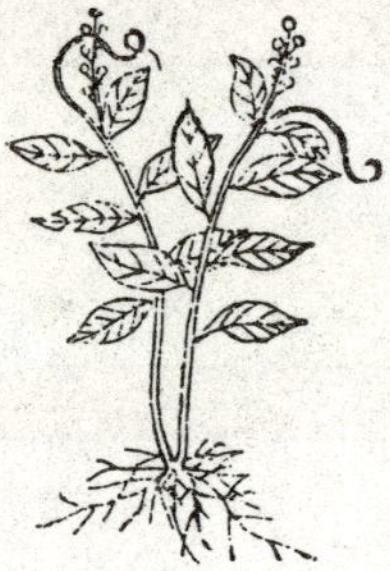

【功效】滋阴润肺；养胃生津。

能代替人参的补虚良药

# 玉竹

*Polygonatum odoratum*

草部·山草类　补阴药

玉竹又名女萎、葳蕤、萎、委萎、萎香。按黄公绍《古今韵会》中说，葳蕤是草木叶垂落的样子。此草根长多须，像帽子上下垂的缨，故以此名。

## 药用部分

### 玉竹根

[修治] 雷敩说：使用时不要用黄精，因二药相似。萎蕤节上有须毛，茎上有斑点，叶尖上有小黄点，这是它们的不同之处。采来萎蕤后用竹刀刮去节皮，洗净，用蜜水浸泡一夜，蒸后焙干用。

[性味] 味甘，性平，无毒。

[主治] 主中风、中风发热、身体不能动弹，并疗各种虚损。久服可消除面部黑斑，使人容光焕发，面色润泽，轻身不老。(出自《神农本草经》)

疗胸腹结气，虚热、湿毒、腰痛，阴茎中寒，及目痛、眼角溃烂流泪。(出自《名医别录》)

用于流行疾病的恶寒发热，内补不足，祛虚劳发热。头痛不安，加用萎蕤，效果好。(甄权)

能补中益气。(萧炳)

除烦闷，止消渴，润心肺，补五劳七伤虚损，又治腰脚疼痛。(出自《日华诸家本草》)

服矿石药不适者，可煮萎蕤水喝。(陶弘景)

治风热自汗、发热，劳疟寒热，脾胃虚乏，男子小便频数、遗精和一切虚损。(李时珍)

主聪明，调血气，令人强壮。(出自《本草拾遗》)

润肝，除热。主风淫四末。(李杲)

补气血，补中健脾。(出自《滇南本草》)

【发明】李杲说：萎蕤能升能降，为阳中阴药。其功用有四：一主风邪侵袭四肢，二疗目赤溃烂流泪，三治男子湿热腰痛，四祛女子面部黑斑。

李时珍说：本品性平味甘，柔润可食。我常用它治疗虚劳寒热及一切虚损，用它代替人参、黄芪，不寒不燥，大有特殊功效，不只是祛风热湿毒而已。

陈藏器说：体内有热者不宜用。

## 医家名论

《名医别录》载：萎蕤生长于泰山山谷以及丘陵，立春后采，阴干使用。

陶弘景：《本经》有女萎无萎蕤，《别录》无女萎有萎蕤，而为用正同，疑女萎即萎蕤也，惟名异尔。今处处有，其根似黄精而小异，服食家亦用之。

李时珍说：各处山山中都有萎蕤。其根横生，似黄精但稍微小些，色黄白，柔软多须，难干燥。其叶像竹叶，两两相对。可以采根来栽种，很容易繁殖。嫩叶和根都可煮淘食用。

**使用禁忌**

痰湿气滞者禁服，脾虚便溏者慎服。

## 形态特征

多年生草本。根茎横走，肉质，黄白色，密生多数须根。叶互生，椭圆形至卵状长圆形。花腋生，花被筒状，黄绿色至白色，花丝丝状，近平滑至具乳头状突起。浆果球形，熟时蓝黑色。

产地分布

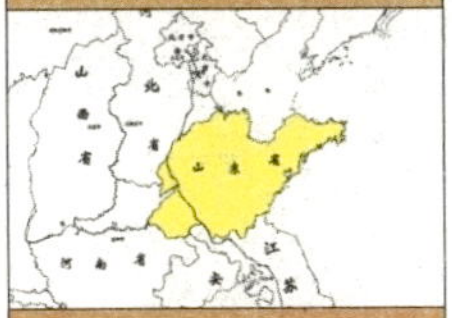

成熟周期

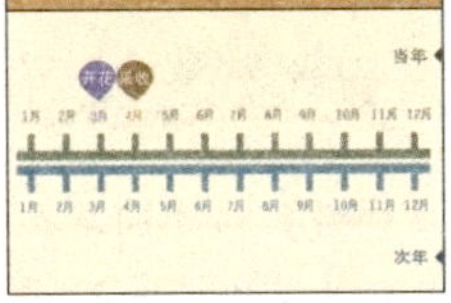

叶
[性味] 味甘，性平，无毒。
[主治] 可消除面部黑斑，使人容光焕发，面色润泽。

花
[性味] 味甘，性平，无毒。
[主治] 能补中益气。

根
[性味] 味甘，性平，无毒。
[主治] 主中风、中风发热、身体不能动弹。

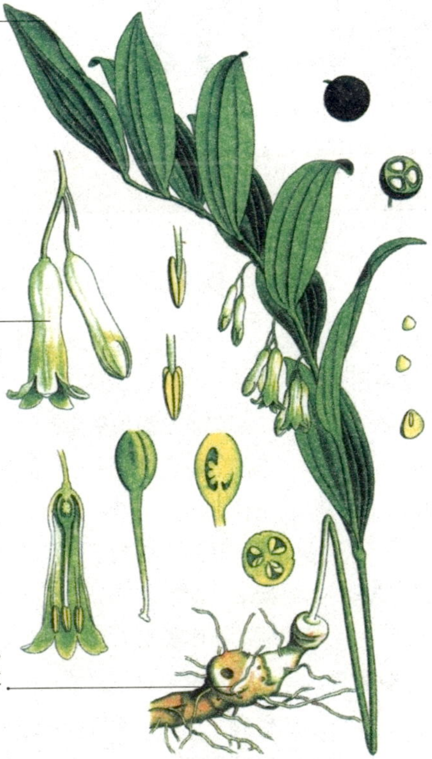

成品选鉴

圆柱形，有时有分枝，表面黄白色至土黄色，有细纵皱纹。质柔韧，有时干脆，易折断，断面黄白色，颗粒状。气微，味甜，有黏性。

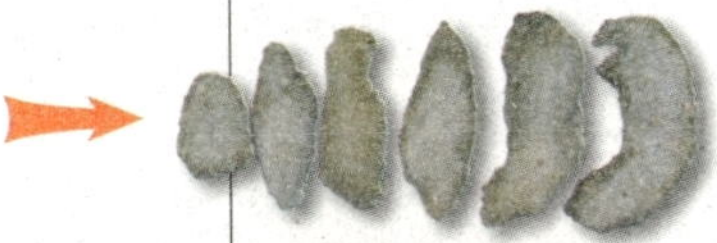

主要药用部分

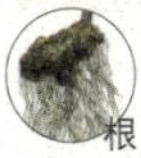
根

## 实用妙方

• **目赤涩痛**：萎蕤、赤芍、当归、黄连等份，煎汤熏洗。

• **治视物昏花，用甘露汤**：萎蕤四两，每次取二钱加水一盏，薄荷二叶，生姜一片，蜜少许，同煎至七分，睡前温服，每日一剂。

• **淋症**：萎蕤一两，芭蕉根四两，水两大碗，煎至一碗半，加滑石二钱，分三次服完。

• **发热口干，小便涩**：用萎蕤五两，煎水服。

• **惊痫后虚肿**：用萎蕤、葵子、龙胆、茯苓、前胡等份，研为末。每服一钱，水煎服。

### 中药趣味文化

**玉竹的传说**

传说，有个女孩叫玉竹，她母亲因父亲的去世而伤悲，终日流泪，茶饭不思，时间久了便两眼干涩，视物模糊。玉竹虽百般劝解，但却苦于没有良药。一天她在山上砍柴，无意中发现有棵草长得非常鲜嫩，而且根又肥大多汁，一尝口味甘甜。她便挖了许多回去，洗净后煎汁让母亲喝。半月后，母亲不但视力恢复，而且身体也好了起来。人们都夸玉竹是孝女，也因此知道这种草的滋补作用，便将此草称为『玉竹』。

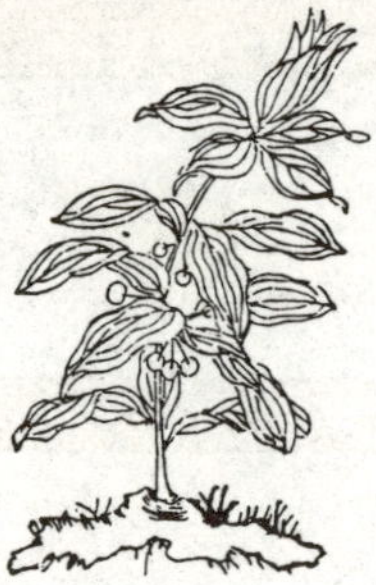

【功效】滋肾润脾，补脾益气。

补脾益气，本草中的“草部之首”

# 黄精

*Polygonatum sibiricum*

草部·山草类　　补阴药

黄精又名黄芝、戊己芝、菟竹、鹿竹、仙人余粮、救穷草、米铺、野生姜、重楼、鸡格、龙衔、垂珠。仙家认为它属于芝草一类，因吸取了坤土的精粹，故叫它黄精。

## 药用部分

### 黄精根

**[修治]** 雷敩说：采来黄精，用溪水洗净后蒸，从上午九时蒸至夜半一时，取出切薄片晒干用。

**[性味]** 味甘，性平，无毒。

李时珍说：忌梅实，黄精花、叶、子的禁忌与根相同。

**[主治]** 补中益气，除风湿，安五脏。久服可轻身长寿耐饥饿。(出自《名医别录》)

补五劳七伤，强筋骨，耐寒暑，益脾胃，润心肺。(出自《日华诸家本草》)

补各种虚损，止寒热，填精髓，杀虫。(李时珍)

平补气血而润。(出自《本草从新》)

补肾润肺，益气滋阴。治脾虚面黄，肺虚咳嗽，筋骨酸痹无力，及产后气血衰弱。(出自《四川中药志》)

补虚添精。(出自《滇南本草》)

【发明】李时珍说：黄精吸取了戊己的淳气，是补黄宫的上品。土为万物之母，母体得到补养，则水火相济，木金交合，各种邪气自然祛除，百病不生。

掌禹锡说：灾荒年月黄精可以让人当作粮食吃，叫做米脯。

## 医家名论

苏颂说：黄精三月生苗，高一二尺左右。叶像竹叶而短，两两相对。茎梗柔脆，很像桃枝，下端为黄色而顶梢为赤色。四月开青白色的花，像小豆花。结的子色白像黍粒，也有不结子的。根像嫩生姜为黄色。二月采根，蒸过晒干后使用。现在人们到了八月便去采摘，当地人蒸九次晒九次后，当作果实卖，黄黑色且味道甘美。它的苗刚长出来时，当地人多把它采来当菜吃。

李时珍说：黄精在山中野生，也可以将根劈成二寸长，稀疏种植在土里，一年后就会长得极为稠密；种子也可以种植。其叶像竹叶但不尖，有两叶、三叶、四五叶，都是对节生长。其根横着长，状似葳蕤。一般多采摘它的苗，煮熟后淘去苦味食用，叫笔管菜。

《名医别录》载：黄精生长在山谷里，二月采根阴干用。

苏恭说：在肥沃土地中生长的黄精，如拳头般大；在贫瘠土地中生长的黄精，如拇指般大小。萎蕤的肥根，很像小的黄精，二者的肌理形色，大都相似。现在将鬼臼、黄连与黄精相比较，它们并不相像。黄精叶像柳，钩吻蔓生，叶像柿叶，二者并不相似。

**使用禁忌**

中寒泄泻，痰湿痞满气滞者忌服。

## 形态特征

多年生草本，根茎横走，圆柱状，结节膨大。叶轮生，叶片条状披针形。花腋生，下垂，成伞形花丛，花被筒状，白色至淡黄色，花丝短，四月开青白色小花。浆果球形，成熟时紫黑色。

产地分布

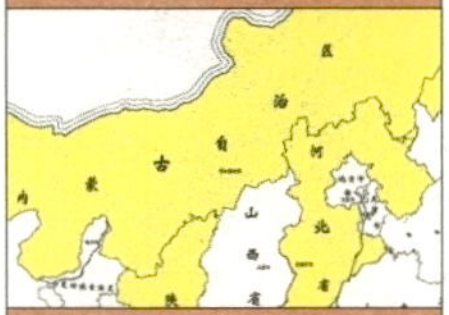

成熟周期

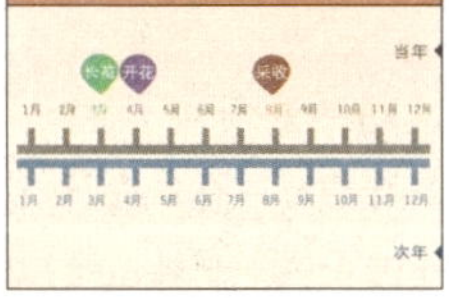

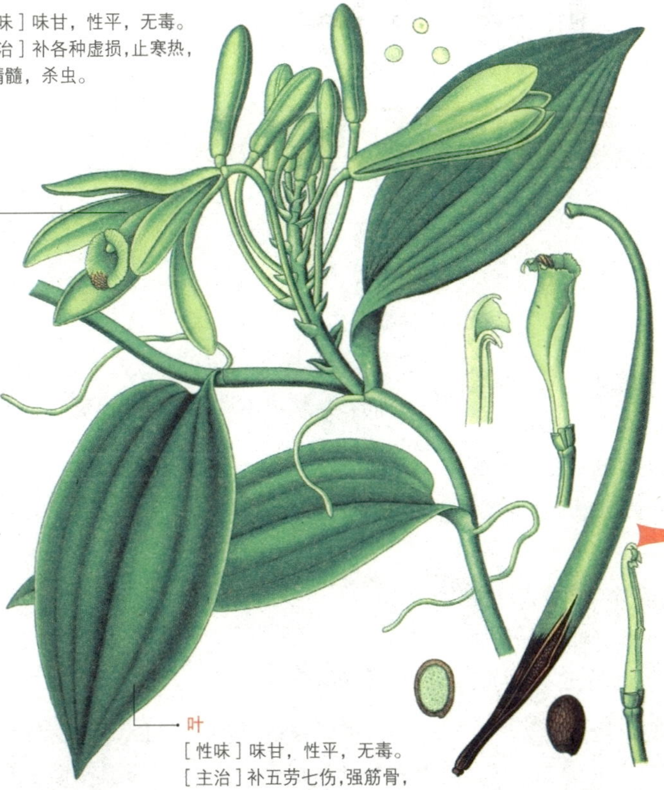


成品选鉴

结节状。一端粗，类圆盘状，一端渐细，圆柱状，常有短分枝，表面黄棕色，有的半透明，具皱纹。质硬脆或稍柔韧，易折断，断面黄白色，颗粒状。气微，味微甜。

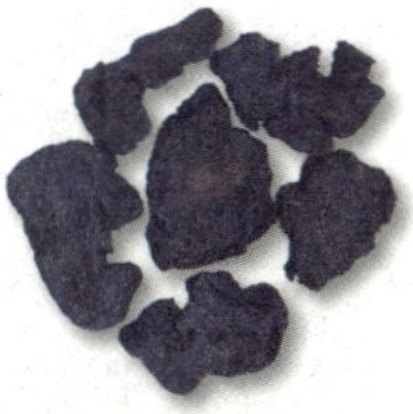

主要药用部分

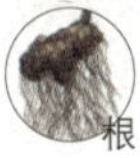


## 实用妙方

• **补肝明目：**用黄精二斤、蔓菁子一斤，淘洗后一同九蒸九晒，研为细末。每次用米汤送服二钱，空腹服，一日两次。常服有延年益寿的作用。

• **补益精气，用于脾胃虚弱，体倦乏力：**用黄精、枸杞子等份，捣碎做饼，晒干研细，炼蜜调药成丸，如梧桐子大。每次米汤送服五十丸。

### 中药趣味文化

**黄精的故事**

从前有个姑娘叫黄精，被逼债而决定跳崖。摔在了半山腰上，过了几天她才醒过来，身子非常虚弱。她见身边长着开着白花的野草，就只好吃草叶充饥。一次，她挖出一块有手指粗的草根，放在嘴里一嚼，觉得又香又甜，比那些草梗草叶好吃得多！于是，她一边每天挖草根，一边寻找上山的路。一个月之后，终于从悬崖里走了出来，而且身体的摔伤也好了。后来人们就把这种强身健体的草药叫做『黄精』了。

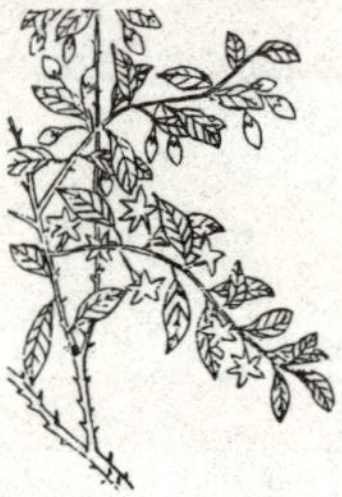

【功效】补肾益精，养肝明目，补血安神，生津止渴，润肺止咳。

药食两用的进补佳品

# 枸杞

*Lycium barbarum*

木部·灌木类 补阴药

枸杞也称枸棘、苦杞、天精、羊乳、地骨、甜菜、地辅、地仙、却暑、西王母杖、仙人杖。生常山平泽及诸丘陵阪岸。冬采根，春、夏采叶，秋采茎、实，阴干。

## 药用部分

**枸杞叶**

[ **性味** ] 味苦，性寒。

[ **主治** ] 能补益精诸不足，易颜色，变白，明目，安神。和羊肉作羹，益人，甚除风，明目；若渴可煮做饮，代茶饮之；发热诸毒烦闷，可单煮汁解之，能消热面毒；主患眼风障赤膜昏痛，取叶捣汁注眼中。（甄权）

坚筋耐老，除风，补益筋骨，能益人，去虚劳。（出自《食疗本草》）

除烦益志，补五劳七伤，壮心气，去皮肤骨节间风，消热毒，散疮肿。（出自《日华诸家本草》）

去上焦心肺客热。（李时珍）

**地骨皮**

[ **性味** ] 味苦，性寒。

[ **主治** ]益精气，去骨热消渴。解骨蒸肌热，消渴，风湿痹，坚筋骨，凉血。治在表无定之风邪。治上膈吐血。煎汤漱口，治金疮神验。

主五内邪气，热中消渴，周痹。（出自《神农本草经》）

主风湿，下胸胁气，客热头痛，补内伤大劳嘘吸，坚筋，强阴，利大小肠，耐寒暑。（出自《名医别录》）

细锉，面拌熟煮吞之，主治肾家风。（甄权）

泻肾火，降肺中伏火，去胞中火，退热，补正气。（王好古）

**枸杞子**

[ **性味** ] 味苦，性寒。

[ **主治** ] 补益精气，强盛阴道。（陶弘景）

能补益精诸不足，易颜色，变白，明目，安神。（甄权）

主心病嗌干，心痛，渴而引饮，肾病消中。（王好古）

滋肾，润肺，明目。（李时珍）

## 医家名论

苏颂说：现在到处都有生长，春天生苗叶，如石榴叶而且软薄可以吃。其茎干高三五尺，丛生状。六七月开小红紫花，随后便结红色的果实，形状微长如枣子的核。

李时珍说：古代的枸杞产于常山的为上品，其他丘陵阪岸的都可以用。后世只有陕西的为最好，而且又以甘州产的为绝品。其子圆如樱桃，曝干后果小而核少，干时也红润甘美，其味如葡萄，可以当作果品吃，与其他地方的不同。

**使用禁忌**

外邪实热，脾虚有湿及泄泻者忌服。脾胃薄弱，时时泄泻者勿用。

## 形态特征

落叶灌木。主茎粗壮，多分枝，枝细长，拱形，有条棱，常有刺。单叶互生或簇生，卵状披针形或卵状椭圆形，表面淡绿色。花紫色，漏斗状，粉红色或淡紫红色，具暗紫色脉纹。浆果卵形或长圆形，深红色或橘红色。种子棕黄色。

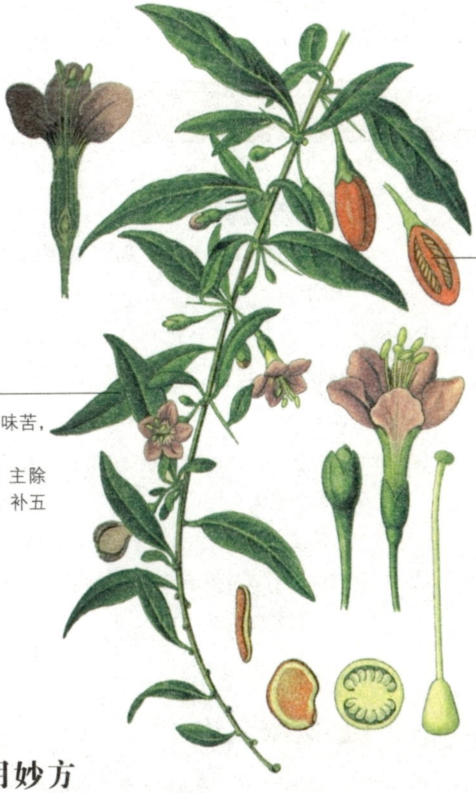


产地分布

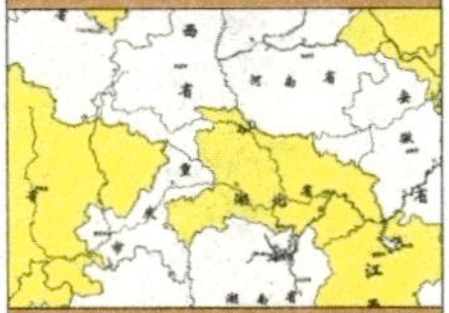

成熟周期

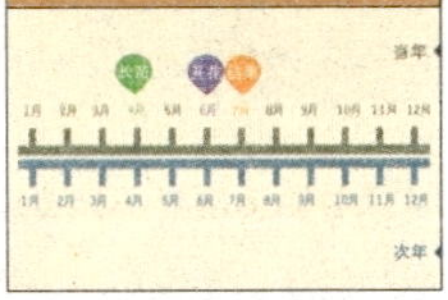

成品选鉴

长卵形或椭圆形，略扁，表面鲜红色或暗红无能，微有光泽，果皮柔韧，皱缩，果肉厚，柔润而有黏性，气微，味甜、微酸。以粒大、色红、肉厚、质柔润、子少、味甜者为佳。

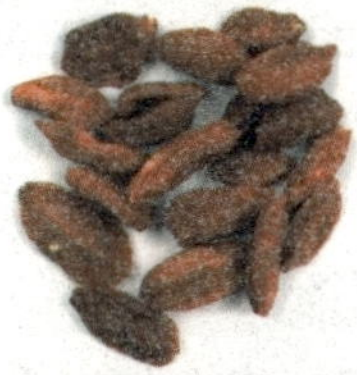

主要药用部分

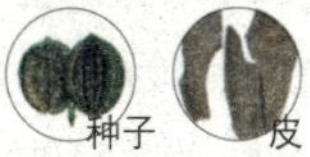


## 实用妙方

• **五劳七伤，房事不佳**：将枸杞叶半斤切细，加粳米二合，豉汁适量，一起熬成粥。可每日食用，效果更佳。

• **补精髓，壮筋骨**：把地骨皮、甘菊花、生地黄各一斤合在一起捣碎，然后加水一石，煮取汤汁五斗，除去药渣，用药汁去煮糯米五斗，放入曲混合搅拌，酿酒，每日饮三碗。

• **恶疮，脓血不止**：适量地骨皮，洗净，刮去粗皮，取出细穰。以地骨皮煎汤洗，令脓血尽，以穰敷贴患处，很快见效。

### 中药趣味文化

**延年益寿的神仙药**

《太平圣惠方》中写到，有一使者去西河，路上遇到一女子，看样子也就十五六岁，却正在打一个老人。使者问女子：“这老人是谁？你为何打她？”女子说：“他是我曾孙。他不肯食枸杞，致使年老不能行步，所以决罚。”使人又问：“你今年几岁？”女子回答：“年三百七十二岁。”使者又问：“药有几种？”女子说：“药只有一种，但有五个名字。春名天精，夏名枸杞，秋名地骨，冬名仙仗，亦名王母仗。以四时采服之，命与天地齐寿。”这个故事虽然夸张了，但枸杞确有健身延年、抗衰老的功效。

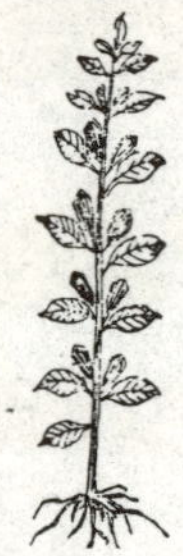

【功效】去头屑、润发，滋润肌肤，益血色。

延年益寿的“不老药”

# 芝麻

*Sesamum indicum*

谷部·麻麦稻类　补阴药

芝麻又名胡麻、巨胜、方茎、狗虱、油麻、脂麻。按《梦溪笔谈》的说法：汉朝时张骞从大宛引进油麻种植，所以称胡麻。巨胜是因胡麻的角果大如方胜而得名。

## 药用部分

**胡麻（黑芝麻）**

[性味] 味甘，性平，无毒。

[主治] 主伤中虚亏，补五脏，增气力，长肌肉，填髓脑。长期服用，轻身不老。（出自《神农本草经》）

**白油麻**

[性味] 味甘，性大寒，无毒。

[主治] 治虚劳，滑肠胃，行风气，通血脉，祛头上浮风，滋润肌肤。（孟诜）

**胡麻油（即香油）**

[性味] 味甘，性微寒，无毒。

[主治] 利大肠，治产妇胞衣不落。用生油搽摩疮肿，止痛消肿，生秃发。（出自《名医别录》）

能解热毒、食毒、虫毒，杀诸虫蝼蚁。（李时珍）

**青蘘（胡麻叶）**

[性味] 味甘，性寒，无毒。

[主治] 主五脏邪气，风寒湿痹。益气，补脑髓，坚筋骨。长期服用，使人耳聪目明，不饥不老，延年益寿。（出自《神农本草经》）

祛风解毒润肠。（李时珍）

**胡麻花**

[主治] 生秃发。（孙思邈）

润大肠。人身上长肉丁，用它来擦，能消去。（李时珍）

**麻秸（胡麻茎）**

[主治] 麻秸烧灰，可加到点痣去恶肉的药方中使用。

【发明】李时珍说：胡麻榨油以白色的为好，入药用则以黑色的为佳，产于西域的更好。现在的人将脂麻擂烂去滓，加入绿豆粉做成软的食物。其性平润，最有益于老人。

李时珍说：胡麻油生用有润燥解毒、消肿止痛的作用。

寇宗奭说：青蘘用汤长时间浸泡后，出稠黄色涎液，妇人用它来梳头发。

## 医家名论

李时珍说：胡麻分迟、早两种，有黑、白、红三种颜色，茎秆都呈方形，秋季开白花，也有开紫色艳丽花的。它每节都长角，长达一寸多。角有四棱、六棱的，子房小且籽少；也有七棱、八棱的，角房大且籽多。这是因土地的肥瘠不同。它的茎高三四尺。有的一茎独上生长，角紧贴茎而籽少；有的分枝多而四面散开的，角多籽多。

**使用禁忌**

患有慢性肠炎、便溏腹泻者忌食

## 形态特征

一年生草本，茎直立，四棱形，不分枝，具短柔毛。叶对生，叶片卵形、长圆形或披针形，两面无毛或稍被白以柔毛。花筒状，白色，有紫色或黄色彩晕。蒴果椭圆形，成熟后黑褐色。种子卵形，两侧扁平，黑色、白色或淡黄色。

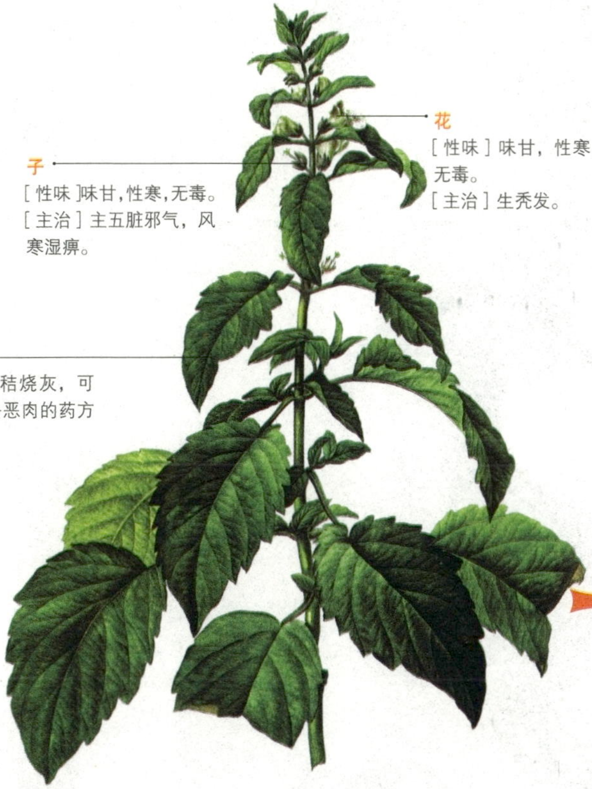
花
［性味］味甘，性寒，无毒。
［主治］生秃发。
子
［性味］味甘，性寒，无毒。
［主治］主五脏邪气，风寒湿痹。
茎叶
［主治］麻秸烧灰，可加到点痣去恶肉的药方中使用。

产地分布

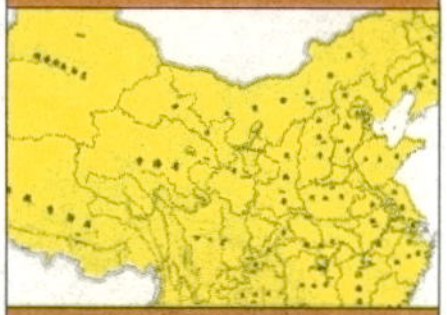

成熟周期

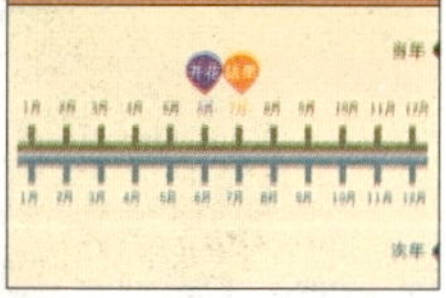

**成品选鉴**

扁卵圆形，一端钝圆，另端尖，表面黑色，有网状皱纹或不明显，边缘平滑或有凸起的棱线，尖端有圆点状棕色的种脐，种皮膜质。胚乳白色，肉质。气微弱，味淡，压碎后有麻油香气。

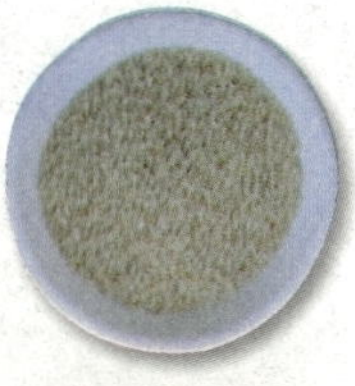

主要药用部分

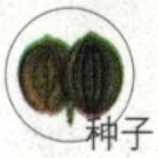

种子

## 实用妙方

• **腰脚疼痛**：新胡麻一升，熬香后捣成末。每日服一小升，服至一斗后则愈。以姜汁、蜜汤、温酒送下均可。

• **偶感风寒**：将胡麻炒焦，乘热捣烂泡酒饮用。饮后暖卧，以微出汗为好。

• **疔肿恶疮**：胡麻（烧灰）、针砂等份，研为末，用醋调敷患处，一天三次。

• **坐板疮疥**：生胡麻嚼烂外敷涂。

### 中药趣味文化

**一饭胡麻几度春**

芝麻自古就被誉为『仙家食品』，相传汉明帝时，浙江郯县人刘晨、阮肇二人一同到天台山采药，却不小心迷路了。这时遇到了两个仙女邀请他们到家中做客，还用胡麻做饭招待他们。他俩吃过后竟然返老还童，得道成仙。在仙境生活了半年后返回老家时，才知道子孙繁衍到了第七代，『一饭胡麻几度春』成为了后世传颂的佳话。由此可见，芝麻健身延年的作用不可小看。

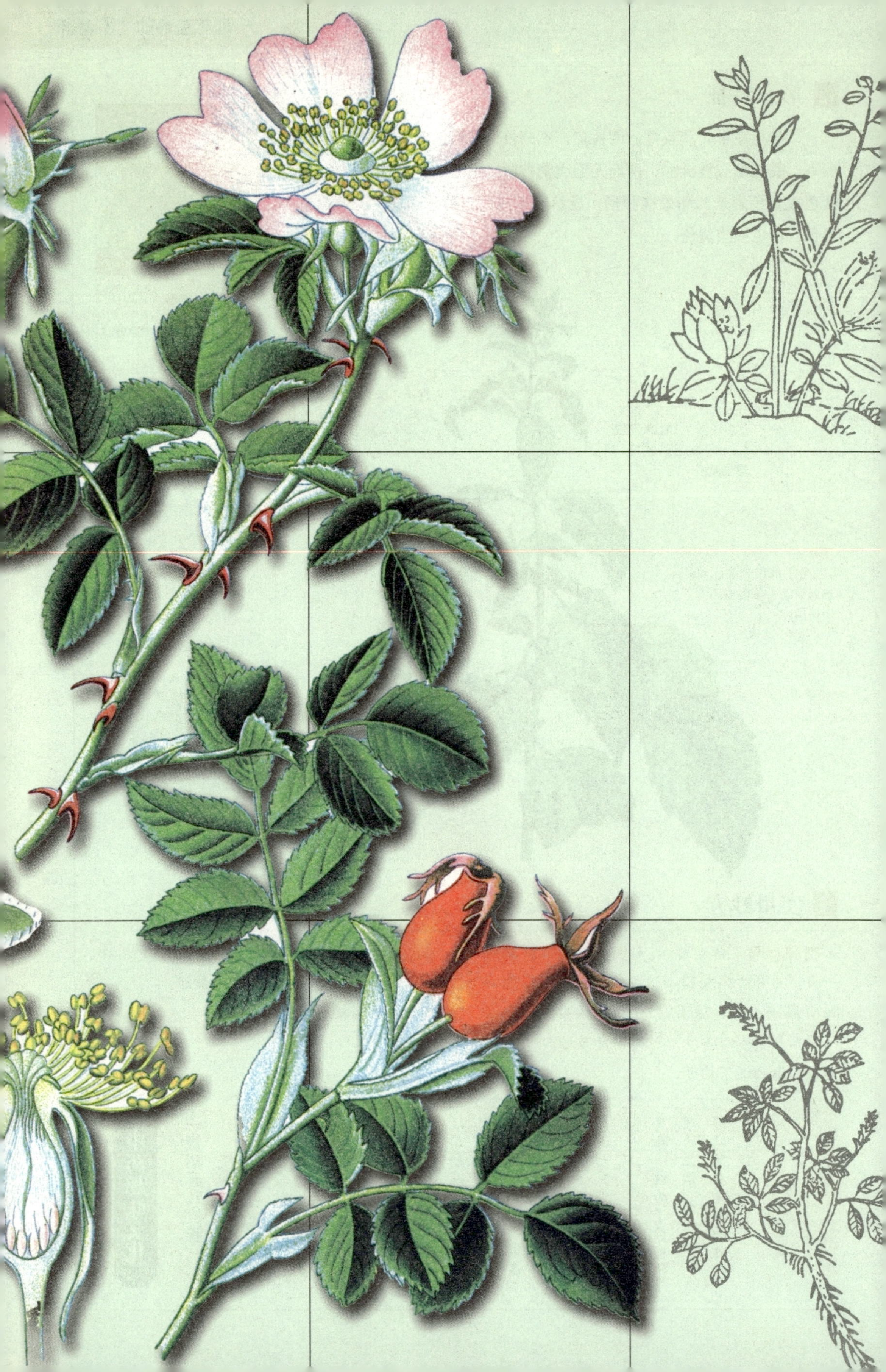

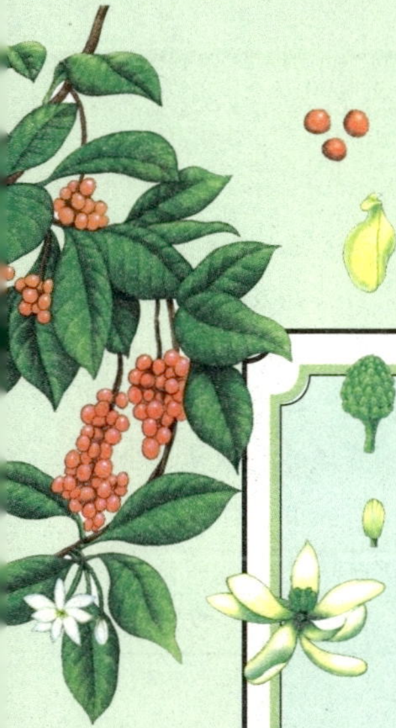
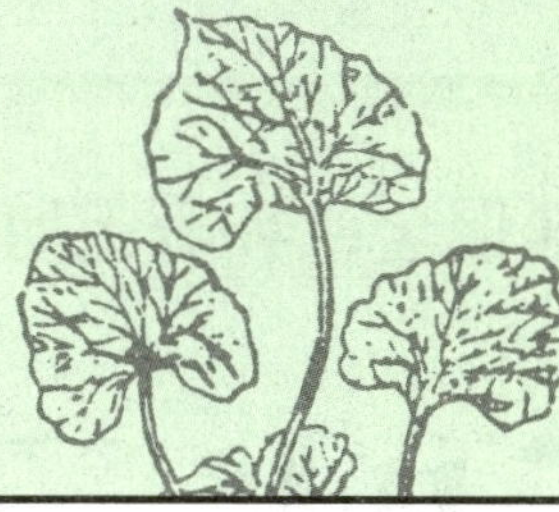
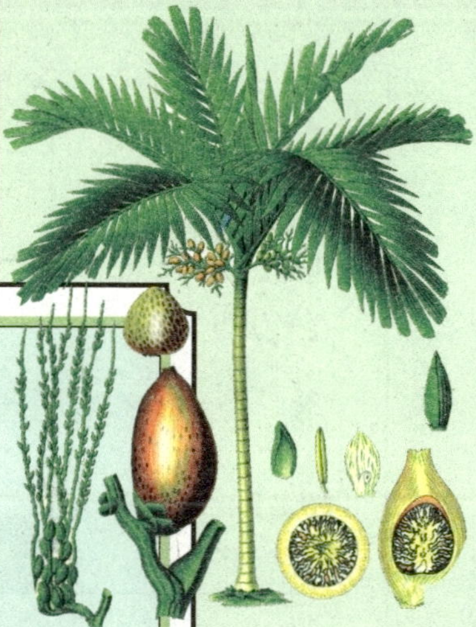

# 第十章
# 收涩驱虫篇

收涩药指具有收敛固涩作用，可以治疗各种滑脱症候的药物。主要用于久病体虚、正气不固、脏腑功能衰退所致的自汗、盗汗、久泻、久痢、遗精、遗尿、崩带不止等滑脱不禁之证。根据药性和临床应用不同，可分为固表止汗药、敛肺涩肠药、固精缩尿止带药三类。常用药物有五味子、石榴皮、肉豆蔻、金樱子等。

凡能将肠道寄生虫杀死或驱出体外的药物，称为驱虫药。常用药物如槟榔等。

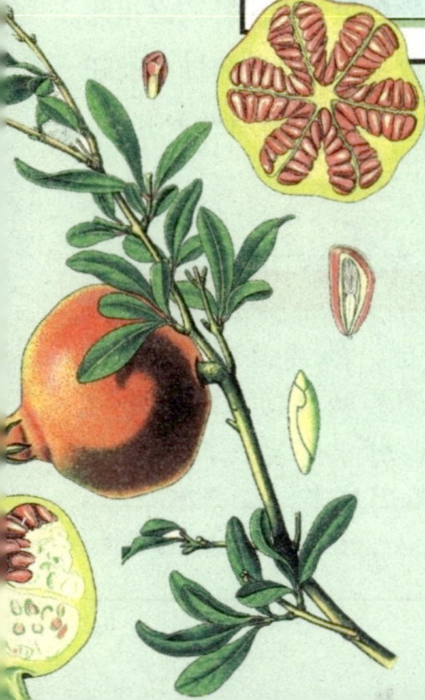
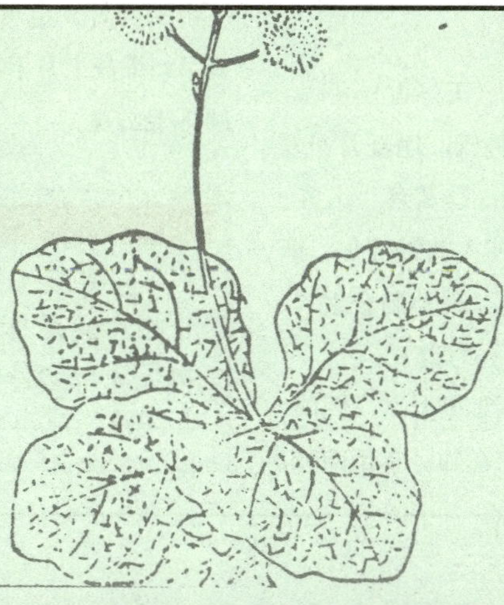
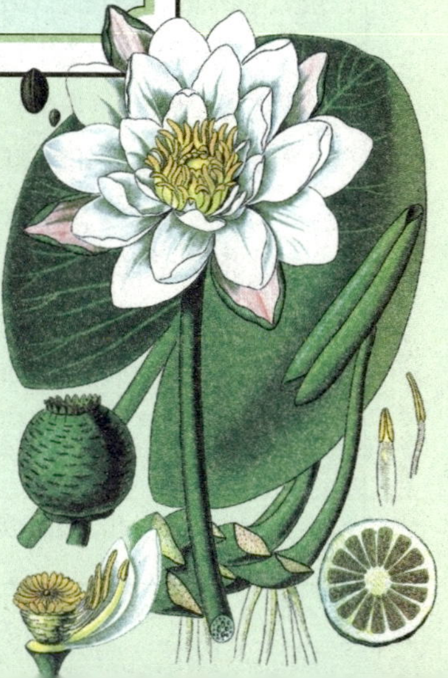

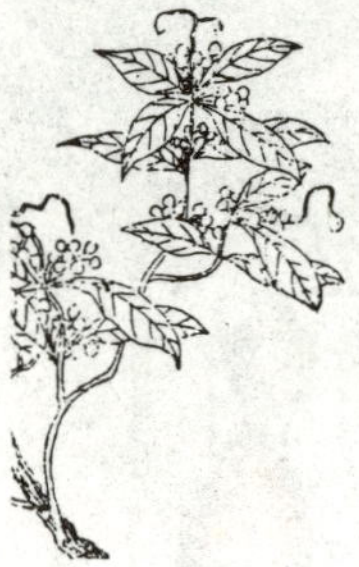

【功效】收敛固涩；益气生津；宁心安神。

五味俱全，补养五脏

# 五味子

*Schisandra chinesis*

草部·蔓草类 收涩药

五味子又名玄及、会及。苏恭说，五味子的皮肉甘、酸，核中辛、苦，都有咸味，五味俱全，所以有五味子之名。五味子有南北之分，适用于不同的病症。

## 药用部分

### 果实

[修治] 李时珍说：入补药熟用，入治嗽药生用。

[性味] 味酸，性温，无毒。

李时珍说：酸咸入肝而补肾，辛苦入心而补肺，甘入中宫益脾胃。

徐之才说：与肉苁蓉相使。恶萎蕤。胜乌头。

[主治] 益气，治咳逆上气，劳伤羸瘦，补不足，强阴，益男子精。(出自《神农本草经》)

养五脏，除热，生阴中肌。(出自《名医别录》)

治中下气，止呕逆，补虚劳，令人体悦泽。(甄权)

明目，暖肾脏，壮筋骨，治风消食，疗反胃霍乱转筋，痃癖奔豚冷气，消水肿心腹气胀，止渴，除烦热，解酒毒。(出自《日华诸家本草》)

生津止渴，治泻痢，补元气不足，收耗散之气，瞳子散大。(李杲)

治喘咳燥嗽，壮水镇阳。(王好古)

五月常服五味子可补五脏气。遇夏月季夏之间，困乏无力，无气以动，与黄芪、人参、麦门冬，少加黄檗煎汤服，使人精神顿加，两足筋力涌出。六月常服五味子，以益肺金之气，在上则滋源，在下则补肾。(孙思邈)

治喘嗽，须分南北。生津液止渴，润肺，补肾，劳嗽，宜用北者；风寒在肺，宜用南者。(出自《本草会编》)

固精，敛汗。(出自《本草通玄》)

【发明】李杲说：收肺气，补气不足，主升。酸以收逆气，肺寒气逆，宜用五味子与干姜同治。五味子收肺气，为火热必用之药，故治咳嗽以它为君药。但有外邪者不可立即使用，恐闭其邪气，必先发散然后再用为好。有痰者，与半夏相佐；气喘者，与阿胶相佐。

## 医家名论

苏颂说：五味子春初生苗，引赤蔓附于高木，长六七尺。叶尖圆像杏叶。三四月开黄白花，像莲花。七月结实，丛生于茎端，如豌豆样大，生时为青色，熟则变为红紫色，入药生晒不去子。

李时珍说：五味子有南北之分。南方产的五味子色红，北方产的色黑，入滋补药必用北方产的为好。也可以取根种植，当年即生长旺盛；如果是二月下种子，在第二年才生长旺盛，须搭架引蔓。

**使用禁忌**

感寒初嗽当忌，恐其敛束不散。肝旺吞酸当忌，恐其助木伤土。痧疹初发及一切停饮，肝家有动气，肺家有实热，应用黄芩泻热者，皆禁用。

## 形态特征

落叶藤本。幼枝红褐色，老枝灰褐色，稍有棱角。叶互生，膜质，叶片倒卵形或卵状椭圆形，边缘有腺状细齿。花单生或丛生叶腋，乳白色或粉红色，花药聚生于圆柱状花托的顶端。小浆果球形，成熟时红色。种子肾形，淡褐色，有光泽。

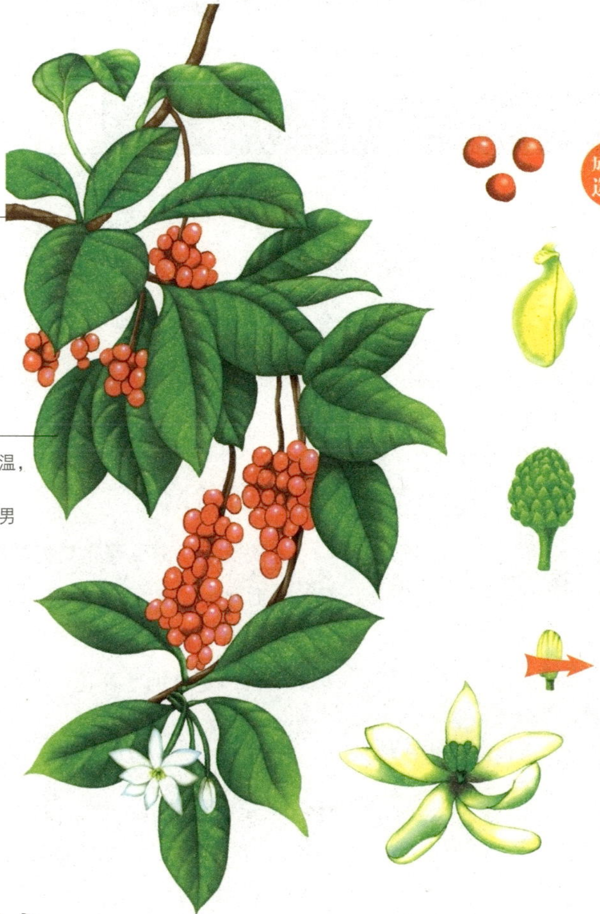

茎

[ 性味 ] 味酸，性温，无毒。

[ 主治 ] 治劳伤羸瘦，补不足。

叶

[ 性味 ] 味酸，性温，无毒。

[ 主治 ] 强阴，益男子精。

产地分布

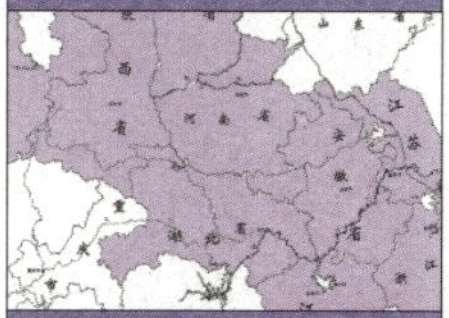

成熟周期

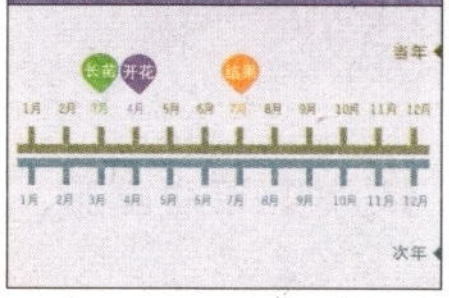


成品选鉴

呈不规则的球形或扁球形，表面红色、紫红色或暗红色，皱缩，显油润，果肉柔软，有的表面呈黑红色或出现白霜。种子肾形，表面棕黄色，有光泽，种皮薄而脆。果肉气微，味酸；种子破碎后，有香气，味辛、微苦。

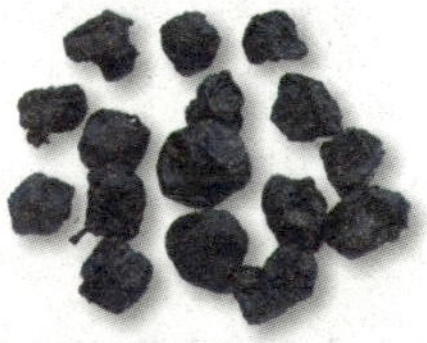

主要药用部分

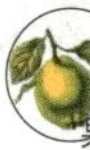

果实

## 实用妙方

• **久咳不止**：五味子五钱，甘草一钱半，五倍子、风化硝各二钱，研末，干噙。

• **阳事不起**：新五味子一斤，研为末，用酒送服方寸匕，一日三服。忌猪鱼蒜醋。

### 中药趣味文化

**消百病的五味子**

从前，在长白山脚下，有个穷人家的年轻人生病了，没钱医治，还要到山里砍柴维持生计。他在山里看到一种小树，藤蔓相连、葱葱郁郁，结着红里透黑、清香四溢的果子。饥渴交加的他摘了吃，没想到回去之后感觉病好了一些，连着几天小伙子都去吃那种野果，没多久病就痊愈了，这种果子渐渐地就被拿来治病。因这种果子的皮肉甘酸，核中辛苦，有咸味，具有『五种味道』，人们就将它取名为『五味子』。

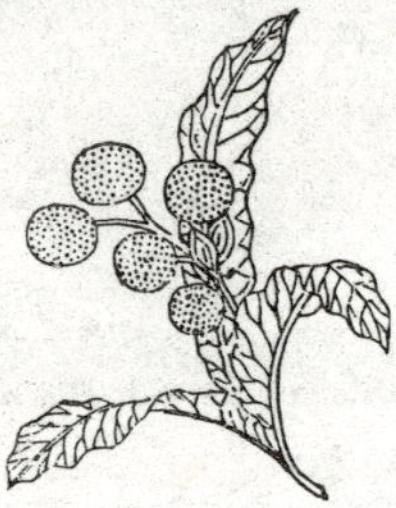

【功效】温中涩肠，行气消食。

## 止泻驱虫暖脾胃

# 肉豆蔻

*Myristica fragrans Houtt*

草部·芳草类　收涩药

又名：肉果、迦拘勒。寇宗奭说，肉豆蔻是相对草豆蔻而命名的。肉豆蔻去壳只用肉，以肉脂丰富颜色润泽的为好，枯白瘦小而虚的差。李时珍说，此物的花及果实都像豆蔻而无核，故名。

## 药用部分

**肉豆蔻实**

[性味] 味辛，性温，无毒。

王好古说：入手足阳明经。

[主治] 能温中，消食止泻，治积冷心腹胀痛，霍乱中恶，呕沫冷气，小儿食乳吐泻。《开宝本草》

调中下气，开胃，解酒毒，消皮外络下气。《日华诸家本草》

治宿食痰饮，止小儿吐逆，妇人乳汁不通，腹痛。（甄权）

治肾泄，上盛下虚，诸逆上冲，元阳上浮而头痛。（出自《本草求原》）

主心腹虫痛，脾胃虚冷，虚泻赤白痢，将其研末后煮粥服。（李珣）

治精冷。（出自《本草经读》）

暖脾胃，固大肠。（李时珍）

主心腹虫痛，脾胃虚冷气并，冷热虚泄，赤白痢等。凡痢以白粥饮服佳；霍乱气并，以生姜汤服良。（出自《海药本草》）

善下气，多服则泄气，得中则和平其气。（出自《本草衍义》）

温中补脾，泄痢久不已则用之。（出自《药性类明》）

为理脾开胃、消宿食、止泄泻之要药。（出自《本草经疏》）

固大肠，理脾胃虚冷。（出自《本草正》）

【发明】《日华诸家本草》载：肉豆蔻能调中下气，消皮外络下气。

汪机说：痢疾用肉豆蔻涩肠治痢，又为小儿伤乳泄泻的要药。

李时珍说：脾土爱暖而喜芳香，所以肉豆蔻之性味辛温，正可调理脾胃而治吐痢。

## 医家名论

陈藏器说：肉豆蔻生长在胡国，胡名迦拘勒。其形圆小，皮紫紧薄，中肉辛辣。

苏颂说：如今岭南人家也有栽培。肉豆蔻春季生苗，夏季抽茎开花，结的果实像豆蔻，六月、七月采摘。

李时珍说：肉豆蔻的花及果实虽然像草豆蔻，但果实的皮肉却不同。肉豆蔻的果实外有皱纹，内有斑缬纹，如槟榔纹，最易生蛀虫，只有烘干后密封，才可保存。

**使用禁忌**

大肠素有火热及中暑热泄暴注，肠风下血，胃火齿痛及湿热积滞方盛，滞下初起，皆不宜服。

## 形态特征

常绿乔木，叶互生，椭圆状披针形或长圆状披针形，革质，全缘，有红棕色的叶脉。花疏生，黄白色，椭圆形或壶形，下垂。果实梨形或近于圆球形，下垂，淡红色或黄色，成熟后裂成 2 瓣，显出绯红色假种皮，种子长球形，种皮红褐色，木质。

叶

[ 性味 ] 味辛，性温，无毒。

[ 主治 ] 调中下气，开胃，解酒毒，消皮外络下气。

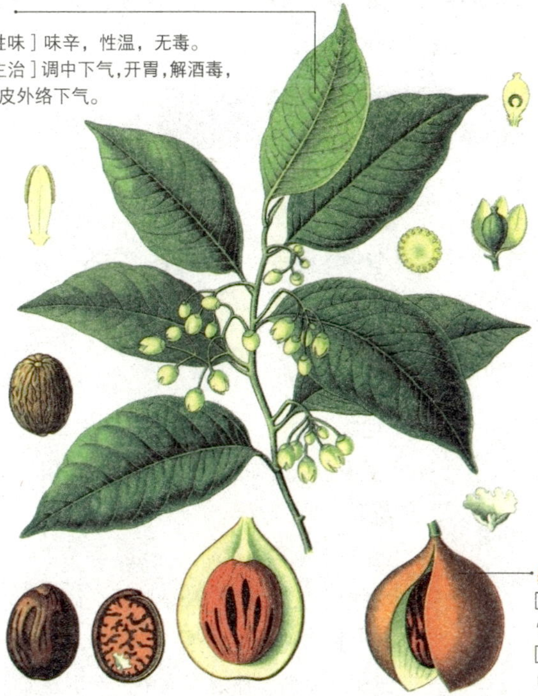

果实

[ 性味 ] 味辛，性温，无毒。

[ 主治 ] 能温中，消食止泄。

产地分布

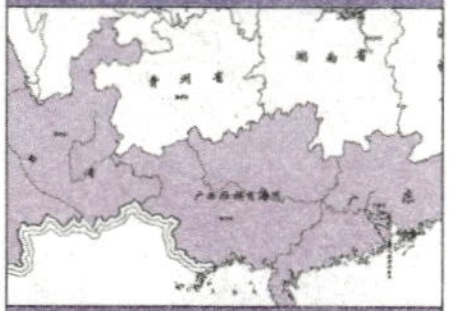

成熟周期

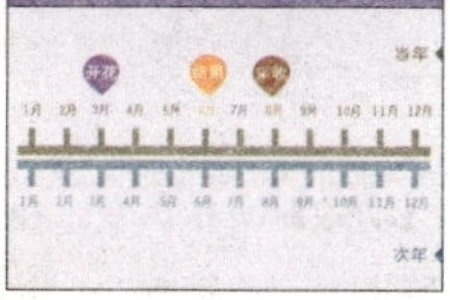

成品选鉴

卵圆形或椭圆形，表面灰棕色至暗棕色，有网状沟纹，质坚硬，难破碎，碎断面可见棕黄或暗棕色外胚乳向内伸入，气强烈芳香，味辛辣、微苦。以个大、体重、坚实、破开后香气浓者为佳。

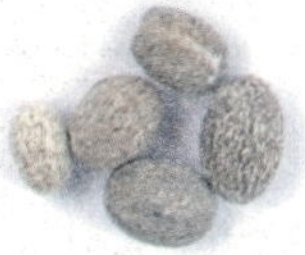

主要药用部分

果实

## 实用妙方

• **暖胃除痰，促进食欲：** 肉豆蔻两个，半夏（姜汁炒）五钱，木香二钱半，共研末，蒸饼，制成如芥子大的丸子，每次饭后用津液下咽五至十丸。

• **霍乱吐痢：** 将肉豆蔻研末，用姜汤送服一钱。

• **久泻不止：** 肉豆蔻（煨）一两，木香二钱半，研末，用大枣肉调和制成丸子，每次用米汤送服五十丸。

• **老人虚泻：** 肉豆蔻三钱，用面裹煨熟后，去面研为末，加乳香一两，研末，用陈米粉调糊做成梧桐子大的丸子，每次用米汤送服五十至七十丸。

### 中药趣味文化

**麦哲伦和肉豆蔻**

麦哲伦航海的年代，肉豆蔻是欧洲贵族餐桌上不可缺少的珍贵香料。麦哲伦航海的目的之一就是到世界的另一边去寻找香料。因为如果有能力垄断肉豆蔻的交易，他们就可以获得巨大的财富。麦哲伦带领船队在穿越了今天的麦哲伦海峡之后，来到了菲律宾，抵达了传说中的『香料岛』。在返航的途中，其中一艘船竟然因为装了太多的肉豆蔻而沉没。在对肉豆蔻的渴望下，人们发现了地球是圆的。

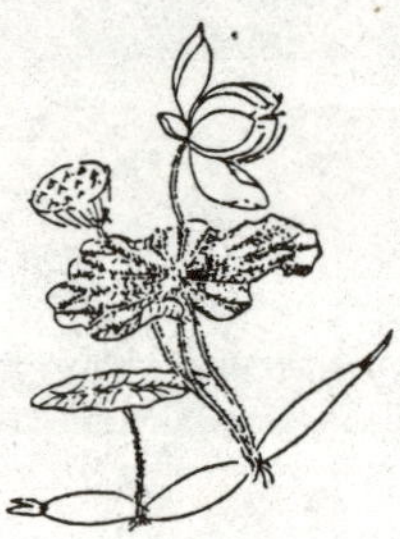

【功效】固精止带，补脾止泻，益肾养心。

## 妇孺童妪的滋补佳珍

# 莲藕

*Nelumbo nucifera Gaertn*

果部·水果类　收涩药

莲藕是莲根的名字，它的茎、叶名荷。莲原产于印度，很早就传入我国，南北朝时，种植已相当普遍，它的根、叶、花、果实都可入药，具有较好的滋补效果。

### 药用部分

**莲实**

［性味］味甘、涩，性平，无毒。

李时珍说：嫩菂性平，石莲性温。得茯苓、山药、白术、枸杞子良。

［主治］补中养神，益气力，除百病。（出自《神农本草经》）

益心肾，厚肠胃，固精气，强筋骨，补虚损，利耳目，除寒湿，止脾泄久痢，赤白浊，女子带下崩中各种血证。（李时珍）

**藕**

［性味］味甘，性平，无毒。

［主治］主热渴，散淤血，生肌。（出自《名医别录》）

捣汁服，止闷除烦开胃，治腹泻，下产后淤血。捣膏，可外敷金疮及骨折，止暴痛。蒸来食用，能开胃。（出自《日华诸家本草》）

**藕节**

［性味］味涩，性平，无毒。

［主治］捣汁服，主吐血不止，及口鼻出血。（甄权）

可止咳血、唾血、血淋、溺血、下血、血痢、血崩。（李时珍）

**莲薏**

［性味］味苦，性寒，无毒。

［主治］止霍乱。（出自《日华诸家本草》）

清心祛热。（李时珍）

**莲花**

［性味］味苦、甘，性温，无毒。

［主治］主镇心益色，养颜轻身。（出自《日华诸家本草》）

**莲房**

［性味］味苦、涩，性温，无毒。

［主治］止血崩、下血、尿血。（李时珍）

**荷叶**

［性味］味苦，性平，无毒。

［主治］生发元气，补助脾胃，涩精滑，散淤血，消水肿痈肿，发痘疮。治吐血、咯血、鼻出血、便血、尿血、血淋、崩中、产后恶血、损伤败血等诸多血证。（李时珍）

### 医家名论

李时珍说：莲藕，各处湖泊塘池皆可生长。长的可达一丈多，五六月嫩时，可采来当菜吃。节生两茎，一为藕荷，其叶贴水，其下旁行生藕；一为芰荷，其叶贴水，其旁茎生花。叶清明后生。六七月开花，花有红、白、粉红三色。花心有黄蕊，内即为莲蓬。花褪后，结莲子。

**使用禁忌**

凡外感前后，疟、疸、疳、痔，气郁痞胀，溺赤便秘，食不运化，及新产后皆忌之。

## 形态特征

根茎横生，肥厚，有多个通气孔洞。节上生叶，露出水面，叶柄生于叶背中央，叶片圆形。花芳香，红色、粉红色或白色，花瓣椭圆形或倒卵形。花后结莲蓬，倒锥形，有小孔，孔内含果实 1 枚。坚果椭圆形或卵形，果皮革质，坚硬，熟时黑褐色。

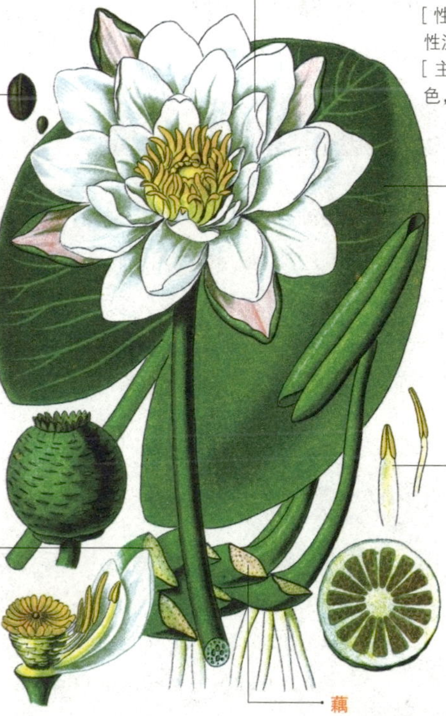

果实
[ 性味 ]味甘、涩，性平，无毒。
[ 主治 ] 补中养神，益气力，除百病。
花
[ 性味 ] 味苦、甘，性温，无毒。
[ 主治 ] 主镇心益色，养颜轻身。
叶
[ 性味 ] 味苦，性平，无毒。
[ 主治 ] 止渴，落胞破血，治产躁口干，心肺烦躁。
藕节
[ 性味 ] 味涩，性平，无毒。
[ 主治 ]捣汁服，主吐血不止，及口鼻出血。
莲薏
[ 性味 ] 味苦，性寒，无毒。
[ 主治 ] 治疗血渴、产后渴。
藕
[ 性味 ] 味甘，性平，无毒。
[ 主治 ] 主热渴，散淤血，生肌。


### 产地分布

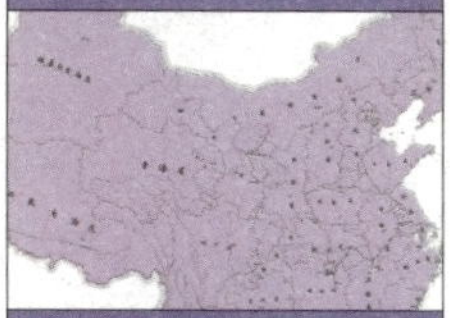

### 成熟周期

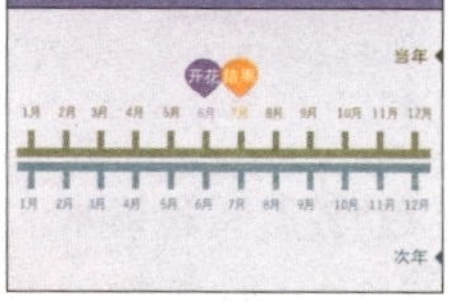

### 成品选鉴

莲子呈椭圆形或类球形，表面浅黄棕色至红棕色，有细纵纹和较宽的脉纹，常有裂口，质硬，具绿色莲子心。气无，味甘、涩，莲子心极苦。以个大饱满者为佳。

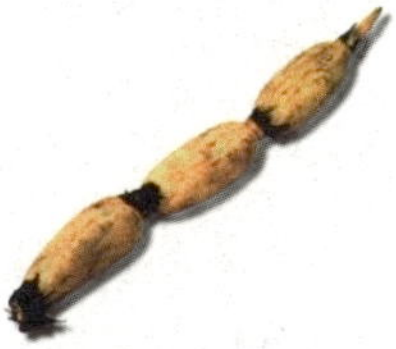

### 主要药用部分

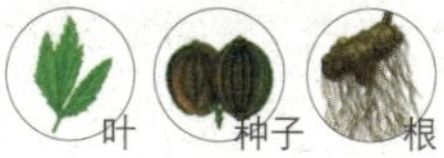

叶
种子
根


## 实用妙方

- **阳水浮肿**：用败荷叶烧存性，研为末，每次用米汤调服二钱，一日三次。
- **各种痈肿**：取叶蒂不限量，煎汤淋洗患处。洗后擦干，用飞过的寒水石调猪油涂患处。
- **产后心痛，恶血不尽或胎衣不下**：荷叶炒香后研为末，每次用开水调服一匙。
- **治久痢不止**：老莲子二两（去心），研为末，每服一钱，陈米汤调下。
- **治下痢饮食不入，俗名噤口痢**：鲜莲肉一两，黄连五钱，人参五钱。水煎浓，细细与呷。

### 中药趣味文化

**藕节治冷痢的故事**

宋代赵溍的《养病漫笔》中有这样一段故事：南宋的孝宗生活奢侈，吃腻了山珍海味，突然想起吃湖蟹来，吃得过多以致腹部不适，竟然每天泻下数次血痢，痛苦不堪。他的父亲高宗亲自微服私访，在民间寻医找药。偶然看到人们争相购买藕节，便问药师：『这藕节有何用？』药师说，眼下正流行痢疾，这鲜藕节是治疗痢疾的良药。高宗回宫后命人将藕节捣成汁，送孝宗热酒调服，不几日，孝宗的病果然好了。

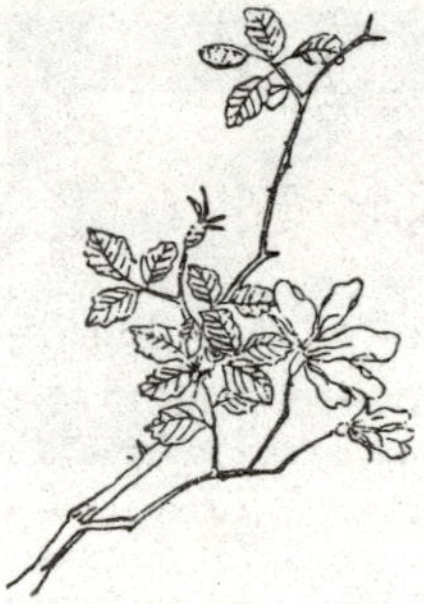

【功效】固精缩尿，涩肠止泻，止带。

外敷消痈，内服固精

# 金樱子

*Rosa laevigata Michx*

木部·灌木类　收涩药

金樱子也叫刺梨子、山石榴、山鸡头子。产于野地的向阳山坡，根、果实、叶皆可入药。金樱子叶可外用，对治疗烫伤和外伤出血都有很好的作用。

## 药用部分

金樱子果实

[性味] 酸、涩，平，无毒。

[主治] 治因脾虚导致的泻痢。止小便次数多，固涩精气，久服可耐寒轻身。

止遗泄。(出自《名医别录》)

治脾泄下痢，止小便利，涩精气。(出自《蜀本草》)

治日久下痢，血崩带下，涩精遗泄。(出自《滇南本草》)

止吐血，衄血，生津液，收虚汗，敛虚火，益精髓，壮筋骨，补五藏，养血气，平咳嗽，定喘急，疗怔忡惊悸，止脾泄血痢及小水不禁。(出自《本草正》)

金樱子花

[主治] 治各种腹泻，驱肠虫。和铁物混合捣末，有染须发的作用。

金樱子叶

[主治] 治痈肿，嫩叶研烂，加少量盐涂于患处，留出一头泄气的孔。另可止金疮出血，五月五日采叶后，同桑叶、苎叶等份，阴干后研末敷，血止伤口愈合，又称"军中一捻金"。

【发明】苏颂说：洪州、昌州，都煮其子做煎，寄赠给别人。服用的人用煎的鸡头实粉制成丹丸服，名说水陆丹，益气补真很好。

李时珍说：无故而服用它，或只是为了获取快意就不可服用。若精气不固的人服用它，则无可非议。

## 医家名论

苏颂说：现在南中州郡等地有生长，以江西、剑南、岭外的为最好。丛生在郊荒地中，类似蔷薇，有刺。四月开白色的花，夏秋季结果实，也有刺。呈黄赤色，状似小石榴，十一月、十二月采摘。江南、蜀中的人熬或煎，制成酒服。

李时珍说：此树山林间有很多，花最白腻，其果实大如指头，状如石榴但略长。其核细碎而且有白毛，如营实的核而味涩。

**使用禁忌**

有实火、邪热者忌服。中寒有痞者禁服。泄泻由于火热暴注者不宜用；小便不禁及精气滑脱因于阴虚火炽而得者，不宜用。

## 形态特征

常绿蔓性灌木，叶椭圆状卵形或披针状卵形，边缘有细锯齿，两面无毛，背面沿中脉有细刺。花单生侧枝顶端，白色，花柄和萼筒外面密生细刺。蔷薇果近球形或倒卵形，有细刺，顶端有长而外反的宿存萼片。

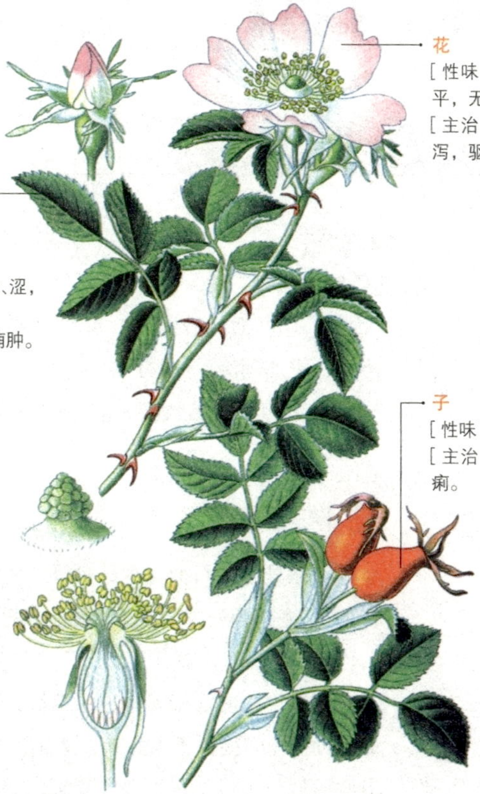

花
[性味] 味酸，性平，无毒。
[主治] 治各种腹泻，驱肠虫。

叶
[性味] 味酸、涩，无毒。
[主治] 治痈肿。

子
[性味] 味涩，性平，无毒。
[主治] 治因脾虚导致的泻痢。

产地分布

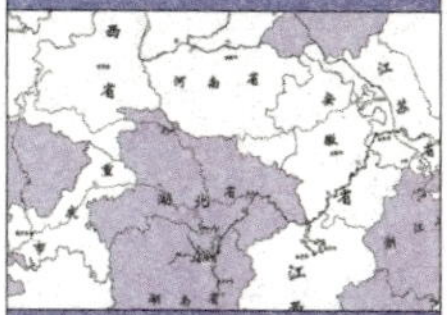

成熟周期

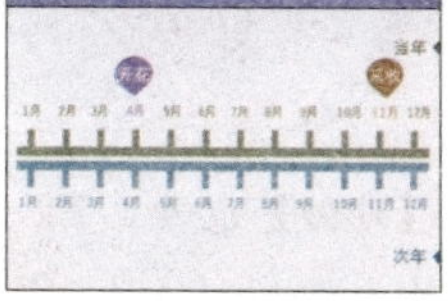

成品选鉴

呈倒卵形，表面黄红色至棕红色，略具光泽，质坚硬，纵切后可见内壁密生淡黄色有光泽的绒毛，气微，味甘、微涩。以个大、色红黄、有光泽、去净毛刺者为佳。

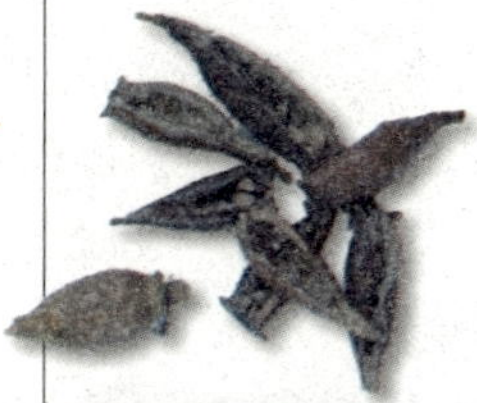

主要药用部分

果实

## 实用妙方

• **活血强身**：霜后摘取金樱子果实，去刺、核，以水淘洗后再捣烂，放入大锅水中熬煎。不得绝火。煎至水减半时，过滤，继续熬煎成膏。每服一匙，用暖酒一碗调下。

• **补血益精**：用金樱子（去刺及子，焙过）四两、缩砂二两，共研末，加炼蜜和成如梧桐子大的丸子。每服五十丸，空心温酒送服。

• **久痢不止**：用罂粟壳（醋炒）、金樱子等份研末，加蜜做成如芡子大的丸子。每服五至七丸，陈皮煎汤化下。

### 中药趣味文化

**金樱子的传说**

从前，有个孩子从小到大一直有尿床的毛病，结果到了结婚的年龄也没有姑娘肯嫁给他。家里人到处寻医问药，一天一个挖药的老头路过此地，孩子的父母求老人医治。老人不远千里到南方去采药，三个月后才回来，用一种神奇的草药治好了孩子的病，老人却因为在南方中了瘴气的毒，不久就去世了。为纪念老人，一家人用他药葫芦上的金色缨穗给这种草药起名叫『金缨』，后来渐渐传成了『金樱』。

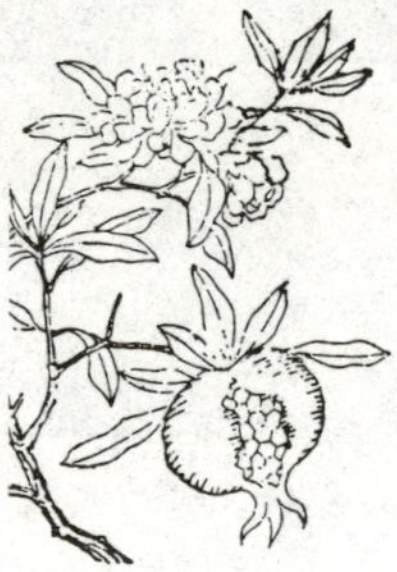

【功效】涩肠止泻，止血驱虫。

延缓更年期，让你更年轻

# 石榴

*Punica granatum Linn*

果部·山果类　驱虫药

石榴又名若榴、丹若、金罂。榴，即瘤，果实累累如赘瘤。按《齐民要术》所说，凡种榴树，须在根下放僵石、枯骨，则花实繁茂。安石之名也许是这个意思。

## 药用部分

### 甘石榴

［性味］味甘、酸，涩，性温，无毒。多食损人肺。

孟诜说：多食损齿令黑。凡服食药物人忌食。

朱震亨说：榴，即留。其汁酸性滞，恋膈成痰。

［主治］治咽喉燥渴。（出自《名医别录》）

能理乳石毒。（段成式）

制三尸虫。（李时珍）

### 酸石榴

［性味］味酸、涩，性温，无毒。

［主治］取酸石榴一枚连子同捣成汁，一次服下，治赤白痢疾、腹痛。（孟诜）

止泻痢崩中带下。（李时珍）

### 酸榴皮

［性味］同实。

［主治］止下痢漏精。（出自《名医别录》）

治筋骨风，腰脚不遂，行步挛急疼痛，能涩肠。（甄权）

理虫牙。（出自《本草蒙筌》）

煎服，下蛔虫。（陈藏器）

主蛔虫。煎服。（出自《本草拾遗》）

止泻痢，便血脱肛，崩中带下。（李时珍）

治日久水泻，同炒砂糖煨服，又治痢脓血，大肠下血。同马兜铃煎治小儿疳虫。（出自《滇南本草》）

### 石榴花

［性味］味酸、涩，性平。

［主治］治吐血，月经不调，红崩白带。汤火伤，研末，香油调涂。（出自《分类草药性》）

治齿痛，水煎代茶常服。（出自《福建民间草药》）

## 医家名论

陶弘景说：石榴花色红可爱，所以人们多有种植，尤其为外国所看重。石榴有甜、酸两种，入药只用酸石榴的根、壳。

苏颂说：安石榴本来生于西域，现在到处都有种植。石榴树不太高大，树枝附于主干上，出地后便分离成丛。它很容易繁殖成活，只需折其枝条埋在土中就能生长。石榴花有黄、红两种颜色。果实有甜、酸两种，甜的可以食用，酸的入药用。

李时珍说：石榴五月开花，单叶的结果，千叶的不结果，即使结果也没有子。

**使用禁忌**

多食伤肺，且会导致牙齿变黑。

## 形态特征

落叶灌木或乔木，高 3 米～ 5 米。叶片长圆圆状披针形，纸质。花生枝顶，红色、黄色或白色，花瓣倒卵形。浆果近球形，通常淡黄褐色、淡黄绿色或带红色。种子钝角形，红色至乳白色。

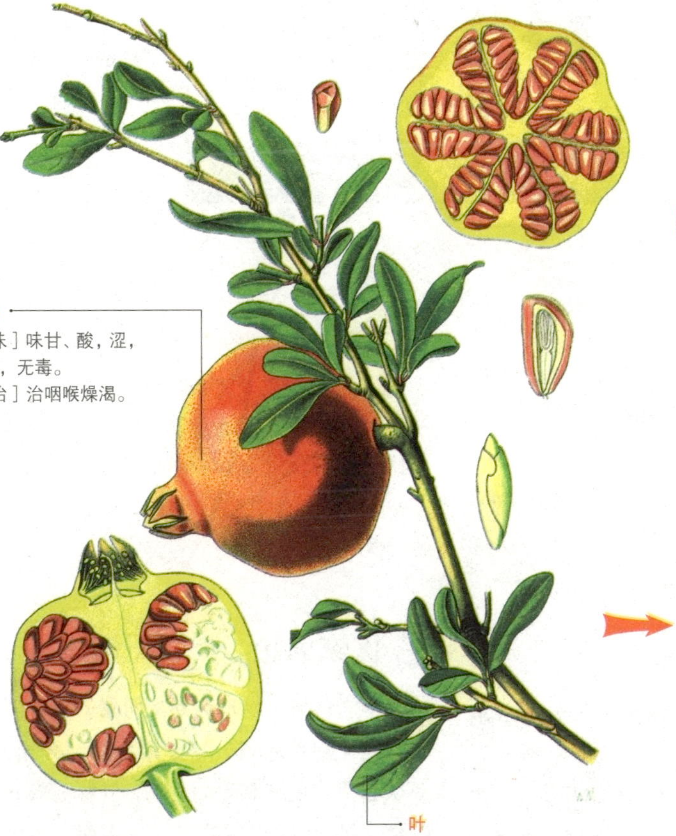

**果实**
[ 性味 ] 味甘、酸，涩，性温，无毒。
[ 主治 ] 治咽喉燥渴。

**叶**
[ 性味 ] 味甘、酸，涩，性温，无毒。
[ 主治 ] 治咽喉燥渴。

**产地分布**

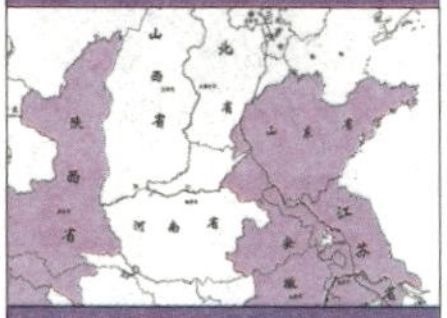

**成熟周期**

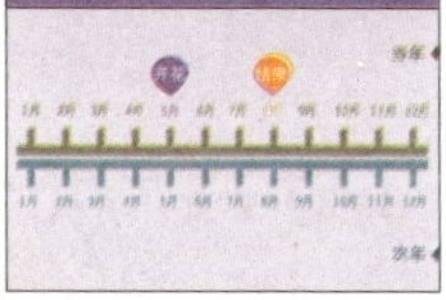

**成品选鉴**

果皮半圆形或不规则块片，大小不一，外表面黄棕色、暗红色或棕红色，稍具光泽，粗糙，有棕色小点，内表面黄色或红棕色，质硬而脆，断面黄色，气微，味苦涩。以皮厚、棕红色者为佳。

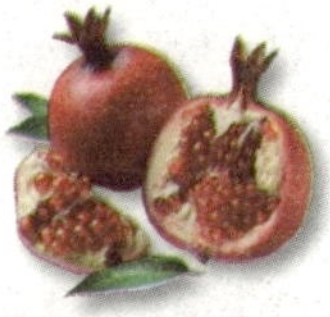

**主要药用部分**

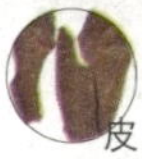
皮

## 实用妙方

• **赤白痢下，腹痛，食不消化：**酸榴皮炙黄研为末，加枣肉或粟米饭和成如梧桐子大的药丸，每空腹服三十丸，米汤送下，一天三次。如为寒滑，加附子、赤石脂各一倍。

• **久痢久泻：**陈酸榴皮，焙后研为细末，每次用米汤送服二钱。

### 中药趣味文化

**石榴的由来**

相传女娲补天的时候，不小心把一块红色的宝石落在了骊山脚下。有一年，安石国王子到山里打猎，救了一只快要冻死的金翅鸟。金翅鸟恢复了之后，为了报答王子的救命之恩，把骊山脚下的红宝石衔来，丢到了安石国的御花园中。不久，御花园就长出了一颗花红叶茂的奇树，结出的果实里面有一棵颗像红宝石一样的果粒。安石国国王给它赐名为『石榴』。后来，张骞出使西域的时候把石榴带回了中原。

绦虫蛔虫，一个都跑不了

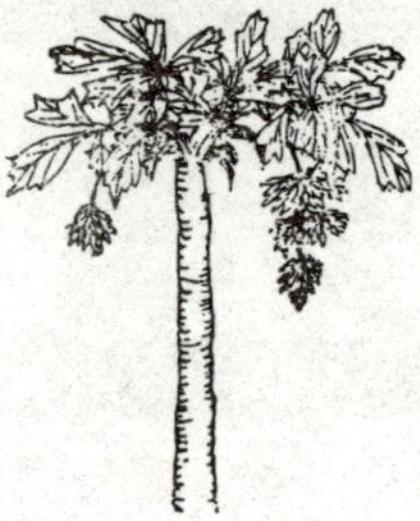

# 槟榔

*Areca catechu*

【功效】驱虫，消积，下气，行水，截疟。

果部·夷果类　驱虫药

槟榔又名宾门、仁频、洗瘴丹。嵇含的《南方草木状》中说，交际广泛的人接待贵客时，必先呈上此果。如邂逅不设，便会引来嫌恨。大概槟榔之意取于此。

## 药用部分

槟榔子

［修治］雷敩说：将槟榔子用刀刮去底，切细。勿经火，那样怕失去药力。如果用熟的，不如不用。

李时珍说：现在方药中也有用火煨焙用的。生食槟榔，必须与扶留藤、蚌灰同嚼，吐去红水一口，才滑美不涩，下气消食。故俗语有“槟榔为命赖扶留”的说法。

［性味］味苦、辛、涩，性温，无毒。

［主治］主消谷逐水，除痰癖，杀肠道寄生虫。（出自《名医别录》）

治腹胀，将其生捣末服，能利水谷道。用来敷疮，能生肉止痛。烧成灰，可用来敷治口吻白疮。（苏恭）

能宣利五脏六腑壅滞，破胸中气，下水肿，治心痛积聚。（甄权）

除一切风，下一切气，通关节，利九窍，补五劳七伤，健脾调中，除烦，破癥结。（出自《日华诸家本草》）

主奔豚气、风冷气，疗宿食不消。（李珣）

治冲脉为病，气逆里急。（王好古）

治泻痢后重，心腹诸痛，大小便气秘，痰气喘急，疗各种疟疾，御瘴疠。（李时珍）

【发明】李时珍说：按罗大经《鹤林玉露》载，岭南人用槟榔代茶饮，用来抵御瘴疠，其功能有四：一能使人兴奋如醉，食后不久则两颊发红，似饮酒状，即苏东坡所谓“红潮登颊醉槟榔”；二能使醉酒的人清醒，大概因槟榔能宽痰下气，所以醉意顿解；三是能使饥饿的人感觉饱；四能使饱食的人觉得饥饿。因空腹食用，则感到气盛如饱；饱后食之，则能使食物很快消化。

## 医家名论

李时珍说：槟榔树初生时像笋竿，引茎直上。茎干很像桄榔、椰子而有节，旁无分枝，条从心生。顶端有叶如甘蕉，叶脉成条状参差开裂，风吹时像羽扇扫天。三月时，叶中突起一房，自行裂开，出穗共数百颗，大如桃李。穗下生刺累累以护卫果实。果实五月成熟，剥去外皮，煮其肉然后晒干。槟榔树不耐霜，不能在北方种植，只能生长在南方。

**使用禁忌**

气虚下陷者禁服，脾胃虚者也不宜用。

## 形态特征

乔木，高 10 米 ~ 18 米。不分枝，叶脱落后形成明显的环纹。羽状复叶，丛生于茎顶端，叶片披针状线或线形，顶部有不规则分裂。花序生于最下一叶的基部，长倒卵形，多分枝，花瓣卵状长圆形。坚果卵圆形或长圆形，熟时红色。

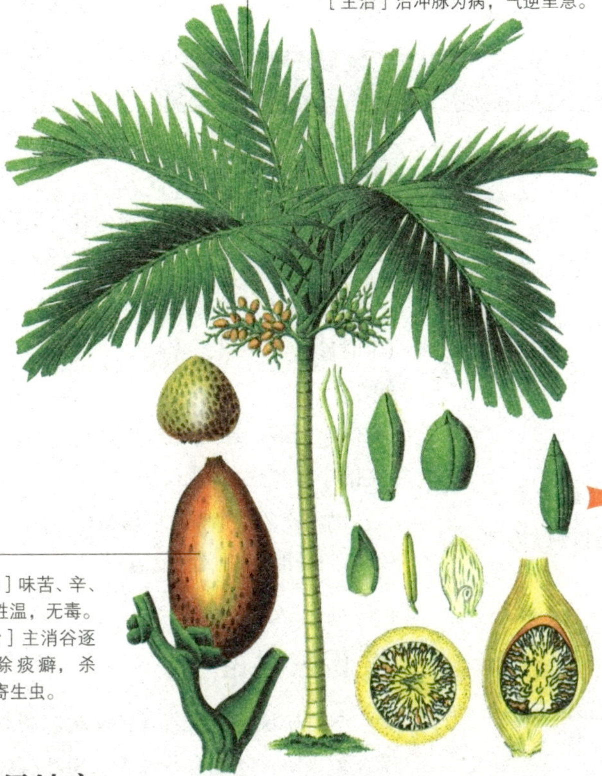
叶
[性味] 味苦，性温，无毒。
[主治] 治冲脉为病，气逆里急。
子
[性味] 味苦、辛、涩，性温，无毒。
[主治] 主消谷逐水，除痰癖，杀肠道寄生虫。

### 产地分布

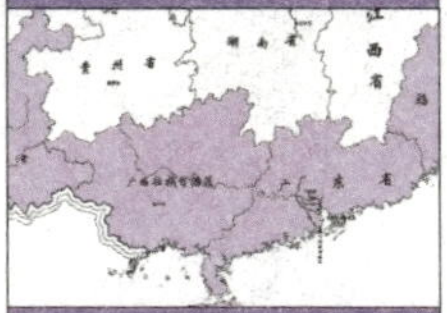

### 成熟周期

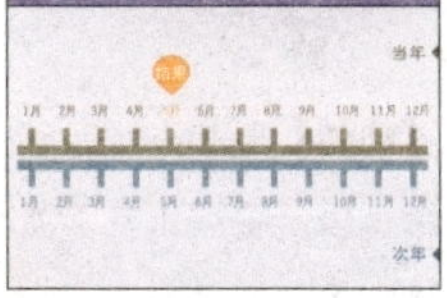

### 成品选鉴

扁球形或圆锥形，顶端钝圆，基部平宽，表面淡黄棕色至暗棕色，质极坚硬，切断面可见大理石样纹理，气微，味微苦涩。以个大、体重、质坚、无破裂者为佳。

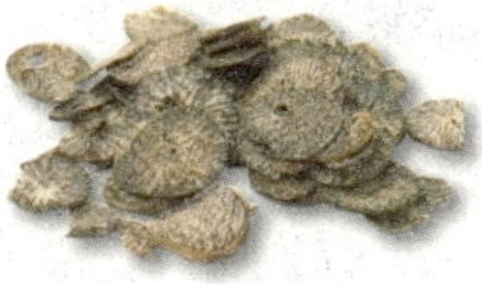

### 主要药用部分

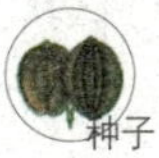
种子

## 实用妙方

• **醋心吐水**：槟榔四两、橘皮一两，同研末，每空腹服一匙，用生蜜汤调下。

• **寸白虫**：槟榔十多枚，研为末，先用水二升半煮槟榔皮，取一升，空腹调服药末一匙。过一天，有虫排出，如未排尽，可再次服药。

• **口吻生疮**：槟榔烧生研末，加轻粉敷搽。

### 中药趣味文化

**槟榔是最好的驱虫药**

据传从前，傣族山寨有一个叫兰香的姑娘，美丽聪明，与本寨勤劳的小伙子岩峰相爱了。谁知正在热恋的时候，不知何故，兰香的肚子一天天大了起来。兰香父母认为女儿做了丢人的事，非常生气，拿来槟榔叫女儿吃掉，让她到树林里等死。谁知，兰香不但没死，第二天竟然回来了。原来兰香自从吃了槟榔以后，排出了不少虫子，人们才明白，兰香姑娘患了虫积臌胀病，也因此知道了槟榔驱虫的功效。

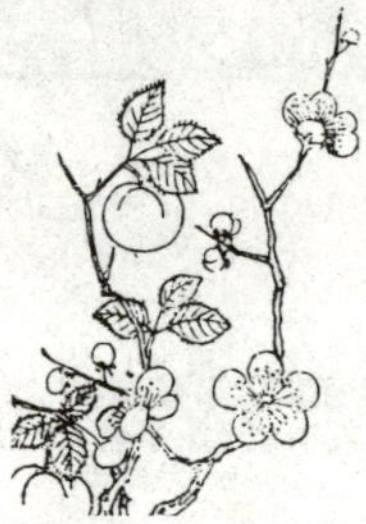

【功效】敛肺止咳，涩肠止泻，安蛔止痛，生津止渴。

# 酸酸味道好，驱虫少不了

# 梅

*Prunus mume*

果部·五果类　收涩药

梅，木似杏而枝干劲脆，春初时开白花，花香清馥，花将谢而叶始生，二月结实如豆，味酸美。五月采将熟大于杏者，以百草烟熏至黑色为乌梅，以盐腌曝干者为白梅也。

## 药用部分

### 梅实

[ 性味 ] 味酸，性平，无毒。

《日华诸家本草》载：多食损齿伤筋，蚀脾胃，使人发膈上痰热。服黄精的人忌食。吃梅后牙酸痛，嚼胡桃肉可解。

### 乌梅

[ 修治 ] 李时珍说：乌梅制法，取青梅装在篮子里，用烟熏黑，如果用稻灰汁淋湿蒸制，则肥厚润泽而不生蛀虫。

[ 性味 ] 味酸，性温、平，涩，无毒。

[ 主治 ] 主下气，除热烦满，安心，止肢体疼痛，偏枯不仁，死肌，去青黑痣，蚀恶肉。（出自《神农本草经》）

去痹，利筋脉，止下痢，口干。（出自《名医别录》）

泡水喝，治伤寒烦热。（陶弘景）

治虚劳骨蒸，消酒毒，令人安睡。与建茶、干姜制成丸服，止休息痢最好。（出自《日华诸家本草》）

敛肺涩肠，止久嗽、泻痢，反胃噎膈，蛔厥吐利，能消肿涌痰，杀虫，解鱼毒、马汗毒、硫黄毒。（李时珍）

### 白梅

[ 性味 ] 味酸、咸，性平，无毒。

[ 主治 ]研烂后敷搽，治刀箭伤，止血。（出自《日华诸家本草》）

治中风惊痫，喉痹痰厥僵仆，牙关紧闭者，取梅肉揩擦牙龈，口水流出则口开。又治泻痢烦渴，霍乱吐下，下血血崩，功效与乌梅相同。（李时珍）

### 核仁

[ 性味 ] 味酸，性平，无毒。

[ 主治 ] 除烦热。（甄权）

治手指忽然肿痛，取梅核仁捣烂加醋浸泡，外洗。（李时珍引《肘后方》）

## 医家名论

李时珍说：按陆玑《诗义疏》所载，梅属于杏类，树、叶都有些像杏。梅叶有长尖，比其他树先开花。它的果实味酸，晒干成脯，可加到汤羹、肉羹中，也可含在嘴里吃，能香口。采半黄的梅子用烟熏制后为乌梅；青梅用盐腌后晒干，为白梅。也可将梅蜜煎，或用糖腌后制成果脯食用。取熟梅榨汁晒后成梅酱。只有乌梅、白梅可以入药。梅酱夏季可用来调水喝，能解暑渴。

**使用禁忌**

胃酸过多者要谨慎服用，多吃对牙齿有害。

## 形态特征

小枝绿色，无毛。叶片宽卵形或卵形，顶端长渐尖，基部宽楔形或近圆形，边缘有细密锯齿，背面色较浅。花先叶开放，白色或淡红色，芳香。核果近球形，两边扁，有纵沟，绿色至黄色，有短柔毛。

**产地分布**

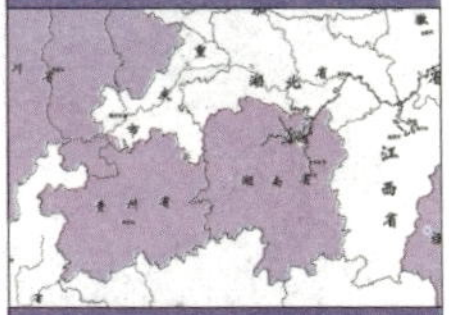

**成熟周期**

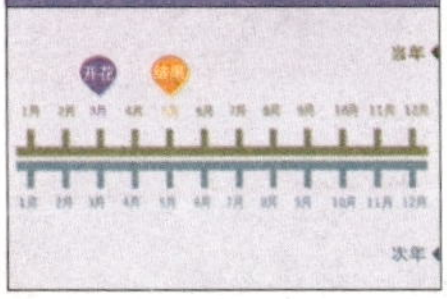

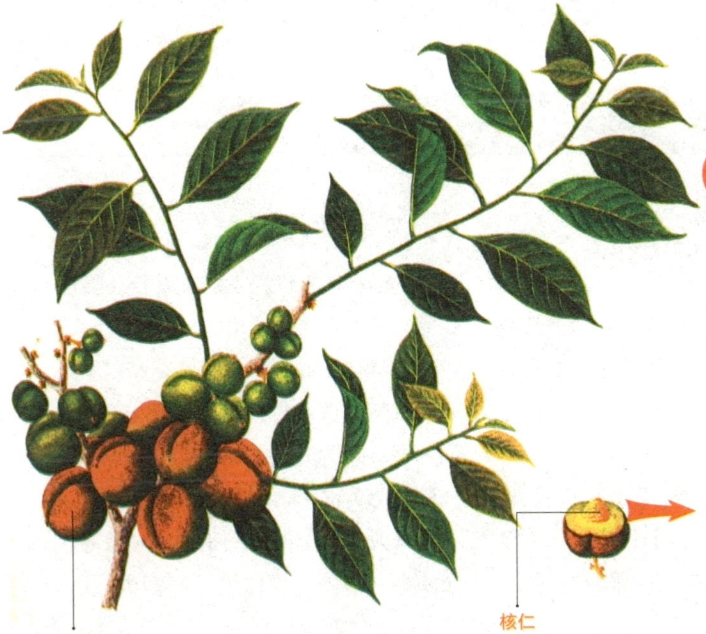

果实

[ 性味 ] 味酸，性平，无毒。

核仁

[ 性味 ] 味酸，性平，无毒。

[ 主治 ] 明目，益气，不饥。

**成品选鉴**

核果类球形或扁球形，表面棕黑色至乌黑色，果肉柔软或略硬，果核坚硬，椭圆形，棕黄色，味极酸而涩。以个大、肉厚、柔润、味极酸者为佳。

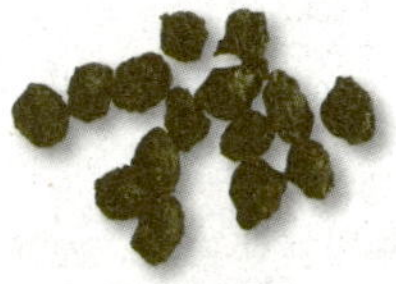

**主要药用部分**

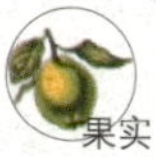

果实

## 实用妙方

• **治久咳不已：** 乌梅肉（微炒）、罂粟壳（去筋膜，蜜炒）等份，研为末。每服二钱，睡时蜜汤调下。

• **治久痢不止，肠垢已出：** 乌梅肉二十个，水一盏，煎六分，食前，分二次服。

• **治天行下痢不能食者：** 黄连一升，乌梅二十枚（炙燥）。并得捣末，蜡如棋子大，蜜一升，合于微火上，令可丸，丸如梧桐子大。一服二丸，每日三次。

• **治产后痢渴：** 麦门冬三两（去心），乌梅二大枚。上二味，以水一大升煮取强半，绞去滓，待冷，细细咽之，即定，仍含之。

### 中药趣味文化

**梅子变酸的故事**

很久以前，南香山下有一个种梅老人，他种出的梅子比蜜桃还甜。南王的女儿特别爱吃梅子，南王就让老人进贡梅子。谁知，公主吃过老人进贡的梅子就生病了。结果，南王不问缘由就把老人抓到牢狱里，还砍光了老人种的梅树。老人死在了监牢里，他的女儿梅姑娘伤心极了。她坐在被砍掉的梅树桩上，伤心地哭了很久很久。她悲伤的眼泪落到了梅树根上。两年后，那棵树又结了很多的梅子，形状和以前一模一样，但味道却变酸了。

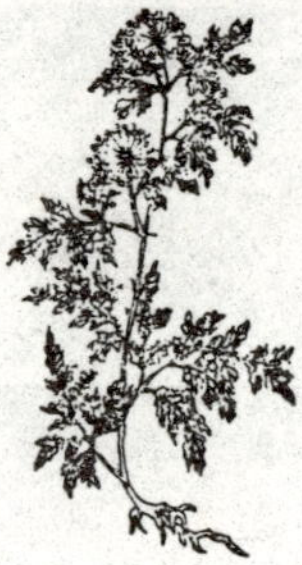

【功效】杀虫止痒，燥湿，温肾壮阳。

能壮阳能杀虫的灵药

# 蛇床

*Cnidium monnieri*

草部·芳草类　驱虫药

又名：蛇粟、蛇米、虺床、马床、墙蘼、思益、绳毒、枣棘。李时珍说，蛇虺喜卧于下吃子，所以有蛇床、蛇粟的名字。叶像蘼芜，所以叫墙蘼。

## 药用部分

### 蛇床子

[修治]雷敩说：使用蛇床，须将其用浓蓝汁和百部草根汁，同浸一昼夜，漉出晒干。再用生地黄汁拌和后蒸，蒸好后取出晒干。

[性味]味苦，性平，无毒。

徐之才说：恶牡丹、贝母、巴豆。伏硫黄。

[主治]主妇人阴中肿痛，男子阴痿湿痒，除痹气，利关节，治癫痫恶疮。久服轻身。(出自《神农本草经》)

能温中下气，令妇人子宫热，治男子阳痿。久服润肤，令人有子。(出自《名医别录》)

治男子、女人虚，湿痹，毒风，顽痛，去男子腰痛。外洗男子阴器能祛风冷，助阳事。主大风身痒，疗齿痛及小儿惊痫。(甄权)

暖丈夫阳气，助女人阴气，治腰胯酸疼，四肢顽痹，缩小便，去阴汗湿癣齿痛，治赤白带下，小儿惊痫，跌打损伤淤血，煎汤外洗用于皮肤瘙痒。(出自《日华诸家本草》)

功用颇奇，内外俱可施治，而外治尤良。若欲修合丸散，用之于参、芪、归、地、山萸之中，宜于阴寒无火之人。(出自《本草新编》)

不独助男子壮火，且能散妇人郁抑。(出自《本经逢原》)

【发明】雷敩说：蛇床令人阳气亢盛，号称鬼考。

## 医家名论

《名医别录》载：蛇床生长在临淄川谷及田野，五月采实阴干用。

苏颂说：蛇床三月生苗，高二三尺，叶青碎，成丛状像蒿枝。每枝上有花头百余，结为同一窠，像马芹。蛇床四五月开白花，呈伞状。它的子为黄褐色，像黍米，非常轻虚。

李时珍说：蛇床的花像碎米攒成一簇。其子由两片合成，像莳箩子而细小，也有细棱。凡花、实像蛇床的有当归、川芎、水芹、藁本、胡萝卜。

陶弘景说蛇床，近道田野墟落间甚多。花、叶正似靡芜。

《蜀本草》载：《图经》云，蛇床，似小叶芎藭，花白，子如黍粒，黄白色。生下湿地，今所在皆有，出扬州、襄州者良，采子曝干。

**使用禁忌**

下焦有湿热，或肾阴不足，相火易动以及精关不固者忌服。恶牡丹、巴豆、贝母。

## 形态特征

一年生草本，根细长，圆锥形。茎直立或斜上，圆柱形，多分枝，中空，表面具深纵条纹，棱上常具短毛。叶片轮廓卵形至三角状卵形。复伞形花序顶生或侧生，花瓣白色。果长圆形，横剖面呈五角形，均扩展成翅状。

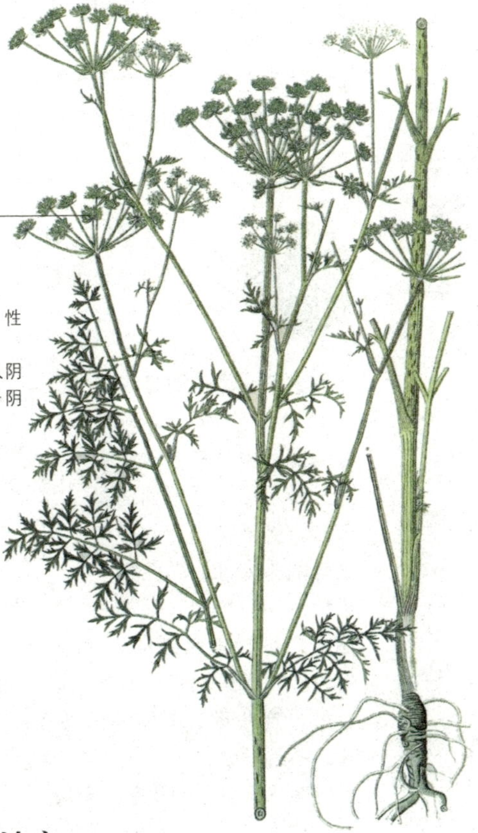

子

[性味]味苦，性平，无毒。

[主治]主妇人阴中肿痛，男子阴痿湿痒。

产地分布

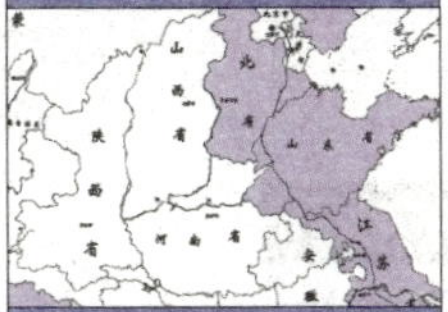

成熟周期

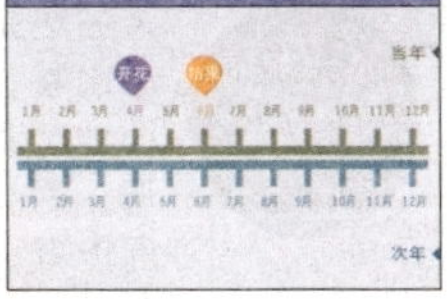

成品选鉴

果实椭圆形，灰黄色，背面略隆起，有突起的脊线，果皮松脆。种子细小，灰棕色，有油性。气香，味辛凉而有麻舌感。以颗粒饱满、灰黄色、气味浓厚者为佳。

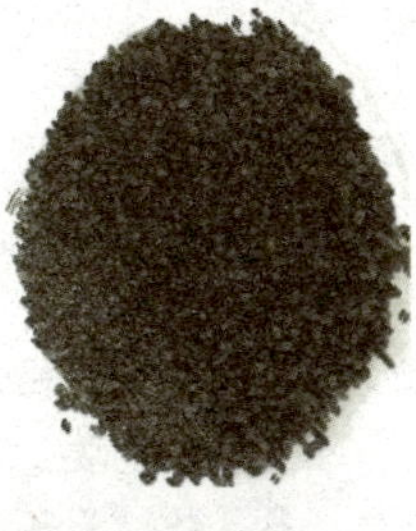

主要药用部分

果实

## 实用妙方

• **阳事不起**：蛇床子、五味子、菟丝子等份，共研为末，炼蜜调成梧桐子大的丸子，每次用温酒送服三十丸，一日三次。

• **赤白带下，月经不来**：用蛇床子、枯白矾等份，共研末，加醋、面和成丸子，如弹子大，胭脂为外衣，用棉裹后放入阴道，如觉热盛就更换，每天换药一次。

### 中药趣味文化

**蛇岛灵药——蛇床子**

相传秦朝时，江南的一小村中突然流行一种怪病。患病人全身皮肤长出疙瘩，且奇痒难忍。当地许多名医均束手无策。后来，有位术士说远在东海的一座小岛上，生长有治这种病的药。但岛上遍布毒蛇，草药又常被毒蛇压在身下，采之十分艰难。终于，几名壮丁挺身而出。他们带上雄黄酒登上蛇岛，历尽千辛万苦，仅剩一人背回了两篓草药。村民用这种草的种子煮水洗擦，仅三次病就好了。因为此药多在蛇身下发现，如同蛇的床一般，故起名『蛇床』，其子即称『蛇床子』。

# 附录：矿物药和动物药

## 矿物药

### 紫石英
金石部/玉类

《名医别录》载：紫石英产于泰山山谷，随时可采。颜色淡紫，质地莹澈，大小不一，都呈五棱形，两头如箭镞。煮水饮用，暖而无毒。

英石紫

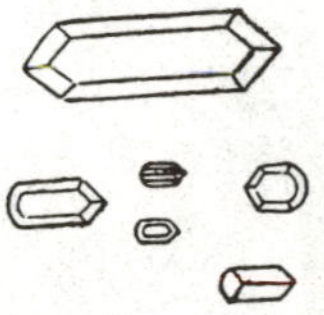

【医家名论】李时珍说：按《太平御览》所说：从大岘到泰山，都产紫石英。泰山产的，甚是奇物。平氏阳山县产的，色深特别好。乌程县北垄土所出的，光明但小黑。东莞县爆山所出产的，以前用来进贡。江夏矾山也产紫石英。永嘉固陶村小山所出的，芒角很好，但成色小而薄。

[修治]李时珍说：凡入丸散，用火煅醋淬七次，碾成末用水飞过，晒干后入药。

［性味］味甘，性温，无毒。

徐之才说：与长石相使。畏扁青、附子。恶鮀甲、黄连、麦句姜。得茯苓、人参，治疗心中结气。得天雄、菖蒲，治疗霍乱。

李时珍说：服食紫石英后，如乍寒乍热，饮酒良。

［主治］治心腹咳逆邪气，补不足，女子风寒在子宫，绝孕十年无子。久服温中，轻身延年。(出自《神农本草经》)

治疗上气心腹痛、寒热邪气结气，补心气不足，定惊悸，安魂魄，填下焦，止消渴，除胃中久寒，散痈肿，令人悦泽。（出自《名医别录》）

养肺气，治惊痫，蚀脓。（甄权）

【发明】王好古说：紫石英入手少阴、足厥阴经。

李时珍说：紫石英，是入于手少阴、足厥阴经的血分药。上能镇心，取重能去怯；下能益肝，取湿能去枯。心主血，肝藏血，其性暖而补，所以心神不安、肝血不足，以及女子血海虚寒不孕的病症适宜使用。《名医别录》说其补心气，甄权说其养肺，都没有分清气阳血阴营卫的区别。只有《神农本草经》中所说的各种病症，才是正确的。

### 丹砂
金石部/石类

又名朱砂。丹是石头的名字，后人以丹为朱色之名，所以又称朱砂。

砂丹

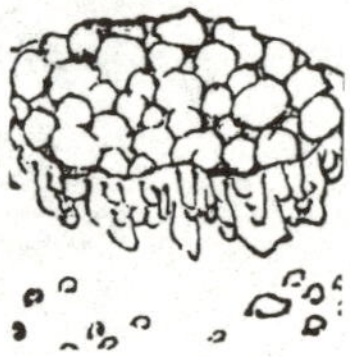

【医家名论】李时珍说：丹砂中以辰砂、锦砂最好。麻阳也就是古时的锦州一带。品质最好的是箭镞砂，结不实的为肺砂，细碎的为末砂。颜色紫不染纸的为旧坑砂，都是上品；色鲜艳能染纸的，为新坑砂，质量差些。苏颂、陈承所谓阶州砂、金砂、商州砂，其实是陶弘景所说的武都雄黄，不是丹砂。

［性味］味甘，性微寒，无毒。

李时珍说：丹砂，《名医别录》中说无毒，岐伯、甄权等说有毒，似乎矛盾。其实按何孟春《余冬录》所说，丹砂性寒而无毒，入火则就热而产生剧毒，服后会死人，药性随火煅而改变。丹砂之所以畏慈石、碱水，是因为水能克火。

［主治］治身体五脏百病，养精神，安定魂魄，益气明目，祛除毒邪。能升华成汞。（出自《神农本草经》）

通血脉，止烦满消渴，增益精神，悦润颜面，除中恶、腹痛、毒气疥瘘诸疮。（出自《名医别录》）

镇心，治结核、抽风。（甄权）
润心肺，治痂疮、息肉，可做成外敷药。（出自《日华诸家本草》）
治惊痫，解胎毒、痘毒，驱疟邪，发汗。（李时珍）
【发明】李时珍说：丹砂生于南方，禀受离火之气而成，体阳而性阴，所以其外呈现红色而内含真汞。其药性不热而寒，是因离火之中有水的原因。其药味不苦而甘，是因离火之中有土的原因。正因如此，它与远志、龙骨等药配伍，可以保养心气；与当归、丹参等药配伍，则养心血；与枸杞、地黄等药配伍，养肾；与厚朴、川椒等药配伍，养脾；与天南星、川乌等药配伍，可以祛风。除上述功效外，丹砂还可以明目、安胎、解毒、发汗，随着与其配伍的佐药、使药不同而获得相应疗效。
【实用妙方】
1.小儿惊热，夜卧多啼：取朱砂半两、牛黄一分，共研细末。每次服一字，用犀角磨水送下。
2.急惊搐搦：用丹砂半两，一两重的天南星一个，炮制到开裂后用酒浸泡，再用大蝎三个，共研细末，每次服一字，用薄荷汤送服。

## 滑石
金石部/石类

又名画石、液石、脱石、冷石、番石、共石。叫画石，是因其它软滑，可以绘画。

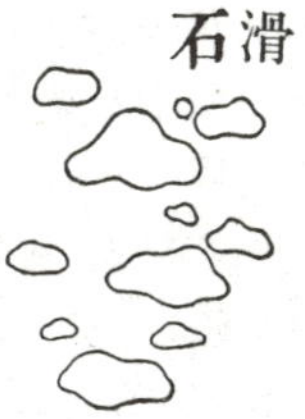


【医家名论】李时珍说：滑石，广西桂林各地以及瑶族居住地区的山洞皆有出产，这些地方即古代的始安。滑石有白黑两种，功效相似。山东蓬莱县桂府村出产的品质最好，故处方上常写桂府滑石，与桂林出产的齐名。现在的人们用来刻图书，但不怎么坚牢。滑石之根为不灰木，滑石中有光明黄子的是石脑芝。
[性味] 味甘，性寒，无毒。
《名医别录》载：大寒。
徐之才说：与石韦相使，恶曾青，制雄黄。
[主治] 主身热泄痢，妇女乳汁分泌困难，癃闭，利小便，荡涤胃中积聚寒热，益精气。（出自《神农本草经》）
能通利九窍六腑津液，去滞留、郁结，止渴，令人利中。（出自《名医别录》）
燥湿，分利水道而坚实大肠粪便，解饮食毒，行积滞，逐凝血，解燥渴，补益脾胃，降心火，为治疗石淋的要药。（朱震亨）
疗黄疸水肿脚气，吐血衄血，金疮出血及诸疮肿毒。（李时珍）
【发明】李时珍说：滑石能利窍，不独利小便。上能利毛发腠理之孔窍，下能利精、尿之孔窍。其味甘淡，先入于胃，渗走经络，游溢津气，上输于肺，下通膀胱。肺主皮毛。为水之上源，膀胱主司津液，经气化可利出。故滑石上能发表，下利水道，为荡热燥湿之药。发表是荡涤上中之热，利水道是荡涤中下之热；发表是燥上中之湿，利水道是燥中下之湿。热散则三焦安宁，表里调和，湿去则阑门通（大小肠交界处），阴阳平利。刘河间用益元散，通治上下诸病，就是此意，只是没有说明确而已。
【实用妙方】
1.益元散，又名天水散、太白散、六一散：用白滑石六两（水飞过），粉甘草一两，研细末，用蜂蜜少许，温水调和后服下，每次服三钱。实热病者用新汲水下，通利用葱豉汤下，通乳用猪肉面汤调下。
2.膈上烦热：用滑石二两捣细，水三大盏，煎成二盏，去滓，加入粳米煮粥食。

## 阳起石
金石部/石类

又名：羊起石、白石、石生。李时珍说，此药是以其功能命名。

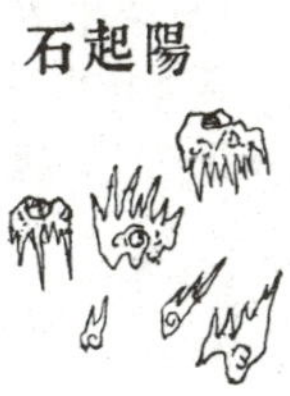


【医家名论】李时珍说：现在以色白晶莹如狼牙者为好，挟有杂质者不佳。王建平《典术》上说，黄白而红质者为佳，为云母的根。《庚辛玉册》记载，阳起石为阳性石。

齐州拣金山出的为佳，其尖似箭镞的药力强，如狗牙的药力差，如将其放在大雪中，积雪迅速消失的为正品。

[修治]《日华诸家本草》记载：凡入药，将其煅烧后以水淬用，色凝白的最好。

李时珍说：凡用阳起石，将其置火中煅赤，酒淬七次，研细水飞，晒干用。也可用烧酒浸透，同樟脑入罐升炼，取粉用。

[性味]味咸，性微温，无毒。

《吴普本草》载：神农、扁鹊说，味酸，无毒；桐君、雷、岐伯认为，味咸，无毒。李当之谓性小寒。

甄权说：味甘，性平。

徐之才说：与桑螵蛸相使。恶泽泻、肉桂、雷丸、石葵、蛇蜕皮，畏菟丝子，忌羊血，不入汤剂。

[主治]治崩中漏下，破子宫淤血、癥瘕结气，止寒热腹痛，治不孕、阳痿不起，补不足。（出自《神农本草经》）

疗男子茎头寒、阴下湿痒，去臭汗、消水肿。（出自《名医别录》）

补肾气精乏，治腰疼膝冷湿痹、子宫久冷、寒冷癥瘕、月经不调。（甄权）

记载：治带下、温疫、冷气，补五劳七伤。（出自《日华诸家本草》）

补命门不足。（王好古）

消散各种热肿。（李时珍）

【发明】寇宗奭说：男女下部虚冷，肾气乏绝，子宫久寒者，将药物水飞后服用。凡是石类药物冷热都有毒，应斟酌使用。

李时珍说：阳起石是右肾命门气分的药，下焦虚寒者适宜使用，然而不能久服。

【实用妙方】

1. 丹毒肿痒：用阳起石煅后研细，清水调搽。

2. 元气虚寒，表现为滑精，精滑不禁，大便溏泄，手足常冷：用阳起石煅后研细，加钟乳粉等份，再加酒煮过的附子末，调一点面粉把药合成如梧桐子大的丸子。每服五十丸，空腹用米汤送下，直至病愈为止。

## 雄黄

金石部/石类

又名黄金石、石黄、熏黄。石黄中精明耀灿的为雄黄，外面色黑的为熏黄。

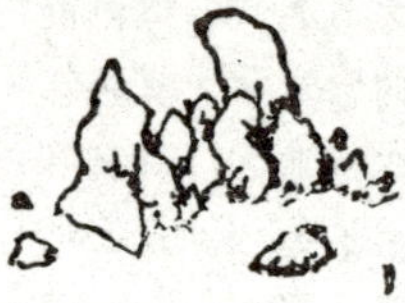


【医家名论】武都水窟所产的雄黄，北人拿来充丹砂，但研细末后色呈黄。据《丹房镜源》说：雄黄千年可化为黄金。武都所产的质量最佳，西北各地稍次。磁铁色的质量好，鸡冠色的质量稍次。

[性味]味苦，性平、寒，有毒。

[主治]治恶寒发热及淋巴结瘘管、恶疮，疽、痔腐肉不去，除各种邪气、虫毒，胜过五兵。（出自《神农本草经》）

疗疥虫疮、目痛、鼻中息肉以及绝筋破骨。治全身关节疼痛，积聚癖气，中恶、腹痛、鬼疰，解诸蛇、虺毒及藜芦毒，使人颜面润泽。（出自《名医别录》）

主疥癣风邪，祛山岚瘴气，治疗癫痫及一切虫兽伤。（出自《日华诸家本草》）

能搜肝气，泻肝风，消涎积。（王好古）

治疗寒热疟疾、伏暑泄痢、酒饮成癖、惊痫、头风眩晕，化腹中淤血，驱杀痨虫疳虫。（李时珍）

【发明】

李时珍说：雄黄是治疮解毒的要药，入肝经气分，故肝风、肝气、惊痫痰涎、头痛眩晕、暑疟泻痢积聚等病症，用它有良效，还能化血为水。但是方士炼制雄黄服食，并夸大它的作用，因此中雄黄毒的人也很多。

【实用妙方】

1.伤寒咳逆，服药没有效果：用雄黄二钱，酒一盏，煎至七分，让患者乘热嗅其气，可止。

2.食物中毒：用雄黄、青黛，等份研为末，每服二钱，新汲水送下。

3.百虫入耳：烧雄黄熏耳内，虫自出。

## 炉甘石

金石部/石类

又名炉先生。出于炉火中，味甘，所以名炉甘石。

【医家名论】李时珍说：炉甘石在冶炼矿石处都有，以川蜀、湘东最多。但太原、泽州、阳城、高平、灵丘、融县及云南所产的质量好。炉甘石大小不一，形状像羊脑，质地松如石脂，也黏舌。产于金矿井的色微黄，质量好。产于银矿井的色白，或带青，或带绿，或粉红。赤铜与炉甘石接触，就变为黄色。现在的黄铜，都是用炉甘石点化。

[ 性味 ] 味甘，性温，无毒。

[ 主治 ] 止血，消肿毒，生肌，明目去翳退赤，收湿除烂。配伍龙脑点眼，治眼中一切疾病。（李时珍）

【发明】李时珍说：炉甘石为阳明经的药物。它吸收了金银之气，故为治疗眼病的要药。我常用炉甘石煅淬、海螵蛸、硼砂各一两，研为细末，用来点眼治疗各种眼部疾病，疗效很好。若加入朱砂五钱，就没有黏性了。

【实用妙方】

1. 耳流脓汁：用炉甘石、矾石各二钱，胭脂半钱，麝香少许，共研细，吹耳内。

2.下疳阴疮：用炉甘石（火煅、醋淬五次）一两、孩儿茶三钱，共研为末，用麻油调敷患处。

## 石膏

金石部/石类

又名细理石、寒水石。因石膏的纹理细密，所以叫细理石。它的药性大寒如水，故名寒水石，与凝水石同名异物。

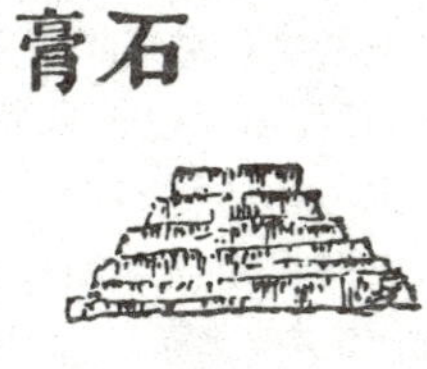


【医家名论】李时珍说：石膏有软、硬二种。软石膏体积大，成很大的块生于石中，一层层像压扁的米糕，每层厚数寸，有红白两种颜色，红色的不可以服，白色的洁净，纹理短密像束针。还有一种明洁，色略呈微青，纹理长细如白丝的，叫理石。与软石膏是一物二种。捣碎以后形状颜色和前一种一样，不好分辨。硬石膏成块状，纹理直、起棱，像马齿一样坚白，敲击后一段段横向分开，光亮如云母、白石英，烧后裂散但不能成粉状。自陶弘景、苏敬、大明、雷、苏颂、阎孝忠都以硬的为石膏，软的为寒水石，到朱震亨才开始断定软的为石膏，且后人使用后也得以验证，长时间的疑惑才弄明白，那就是：前人所称的寒水石，即软石膏，所称的硬石膏，为长石。石膏、理石、长石、方解石四种，性气都寒，都能去大热气结，不同的是石膏又能解肌发汗。理石即石膏之类，长石即方解石之类，都可代用。现在人们用石膏点制豆腐，这是前人所不知道的。

[ 性味 ] 味辛，性微寒，无毒。

[ 主治 ] 治中风恶寒发热、心下逆气、惊悸、喘促、口干舌焦不能休息、腹中坚硬疼痛、产乳金疮。（出自《神农本草经》）

除时气头痛身热，三焦大热，皮肤热，肠胃中结气，解肌发汗，止消渴烦逆，腹胀暴气，喘息咽热，也可煎汤洗浴。（出自《名医别录》）

治伤寒头痛如裂，高热不退，皮肤如火烤。与葱同煎代茶饮，去头痛。（甄权）

治疗流行性热狂头，头风眩晕，下乳汁。用它揩齿，有益牙齿。（出自《日华诸家本草》）

除胃热肺热，消散阴邪，缓脾益气。（李杲）

止阳明经头痛，发热恶寒、午后潮热、大渴引饮、中暑潮热、牙痛。（张元素）

【发明】成无己说：风属阳邪，寒属阴邪。风喜伤阳，寒喜伤阴，营卫阴阳，为风寒所伤，则不是单单轻剂所能发散的，必须轻剂重剂合用而散邪，才使阴阳之邪俱祛，营卫之气调和。所以用大青龙汤，汤中以石膏为使药。石膏是重剂，而又专达肌表。又说：热淫所胜，佐以苦甘。知母、石膏之苦甘，可以散热。

【实用妙方】

1.流鼻血，头痛，心烦：用石膏、牡蛎各一两，研细。每服二钱，新汲水送下。同时用水调少量药滴鼻内。

2.小儿丹毒：用石膏粉一两调水涂搽。

3.热盛喘嗽：用石膏二两、炙甘草半两，共研为末，每次服三钱，用生姜蜜汤送下。

## 凝水石

金石部/卤石类

又名：白水石、寒水石、凌水石、盐精石、泥精、盐枕、盐根。石膏也有寒水的名字，但与此不同。

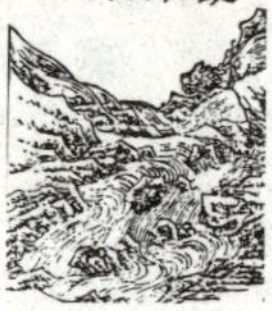

石水凝

【医家名论】李时珍说：凝水也就是盐精石，一名泥精，过去的人叫它盐枕，现在的人叫它盐根。生长在卤地积盐的下面，精华之液渗入土中，天长日久凝结成石，大块有齿棱，如同马牙硝，清莹如水晶，也有带青黑色的，到了暑季就都会回潮，在水中浸久即溶化。陶氏注释戎盐，说盐池泥中自然有凝盐，如同石片，打破后都呈方形，且颜色青黑的，就是这种。苏颂注释玄精石，说解池有盐精石，味更咸苦，是玄精之类。又注解食盐，说盐枕制成的精块，有孔窍，像蜂窠，可以用绳封好作为礼品拜见尊长的，都是这种东西。唐宋时的各医家不识此石，而用石膏、方解石来注释是错误的，现在更正于下。

［性味］味辛，性寒，无毒。

徐之才说：能解巴豆毒，畏地榆。

独孤滔说：制丹砂，伏玄精。

［主治］治身热，腹中积聚邪气，皮中如火烧，烦满，煎水饮用。（出自《神农本草经》）

除时气热盛，五脏伏热，胃中热，止渴，消水肿，小腹痹。（出自《名医别录》）

压丹石毒风，解伤寒劳复。（甄权）

治小便白、内痹，凉血降火，止牙疼，竖牙明目。（李时珍）

【发明】李时珍说：凝水石禀承积阴之气而成，其气大寒，其味辛咸，入肾经，有活血除热的功效，与各种盐相同。古代方药中所用的寒水石就是此石。唐宋时各种方药中所用的寒水石是石膏，近代方药中用的寒水石，则是长石、方解石，都附在各条文之下，使用时要详细了解。

【实用妙方】

1. 男女转脬，小便困难：用凝水石二两、滑石一两、葵子一合，共研为末，加水一斗，煮成五升，每服一升。

2. 牙龈出血，有洞：用凝水石粉三两、朱砂二钱，甘草、脑子各一字，共研为末，干掺。

## 食盐

金石部/卤石类

又名鹾（音醝）。东方称它为斥，西方称它为卤，河东称它为咸。《神农本草经》中的大盐，就是现在的解池颗盐。《名医别录》重新出现食盐，现在合并为一。方士称盐为海砂。

【医家名论】李时珍说：盐的品种很多，海盐，取海卤煎炼而成。现在辽宁、河北、山东、两淮、闽浙、广南所出产的都是海盐。

### 大盐

［性味］味甘、咸，性寒，无毒。

［主治］肠胃热结，喘逆，胸中病，令人呕吐。（出自《神农本草经》）

解毒，凉血润燥，定痛止痒，治一切时气风热、痰饮关格等病。（李时珍）

治伤寒寒热，吐胸中痰癖，止心腹突然疼痛，杀鬼蛊邪疰毒气，治下部疮，坚肌骨。（出自《名医别录》）

祛除风邪，吐下恶物，杀虫、去皮肤风毒，调和脏腑，消胃内积食，令人壮健。（陈藏器）

暖助肾脏，治霍乱心痛，金疮，明目，止风泪邪气。治一切虫伤、疮肿、火灼疮，去腐，生肌。通利大小便，疗疝气，滋补五味。（出自《日华诸家本草》）

空心揩齿，吐水洗目，夜见小字。（甄权）

【发明】李时珍说：盐是百病之主，百病没有不用的。补肾药用盐，因咸归肾，引药气到肾脏。补心药用炒盐，因心苦虚，用咸盐补之。补脾药用炒盐，为虚则补其母，脾乃是心之子。治积聚结核用盐，是因盐能软坚。许多痈疽眼目及血病的人用盐，是因咸走血之故。许多风热病人用盐，是寒胜热之故。大小便有病的人用盐，是盐能润下。骨病、齿病的人用盐，是肾主骨，咸入骨中。吐药用它，是盐引水聚，收豆腐与此同义。各种蛊虫和被虫伤的人用盐，是因为它能解毒。

【实用妙方】

1.虫牙：用盐半两、皂荚两个，同烧红，研细。每夜临睡前，用来揩牙，一月后可治愈。

2.病后两胁胀痛：炒盐熨之。

3.耳鸣：用盐五升，蒸热，装在袋中，以耳枕之，袋冷则换。

## 动物药

### 蛇蜕

鳞部 / 蛇类

又名：蛇皮、蛇壳、龙退、龙子衣、龙子皮、弓皮、蛇符、蛇筋。蜕音脱，又音退，即退脱的意思。

【医家名论】苏颂说：蛇蜕在南方的木石上，及人家墙屋间多有。蛇蜕皮没有固定的时候。

[修治]李时珍说：今人用蛇蜕，先用皂荚水洗净缠在竹上，或酒，或醋，或蜜浸，炙黄用。或烧存性，或用盐泥固煅，各随方法。

［性味］味咸、甘，性平，无毒。用火熬过好。

甄权说：有毒。畏磁石及酒。孕妇忌用。

［主治］主小儿惊痫、蛇痫，癫疾，弄舌摇头，寒热肠痔，蛊毒。（出自《神农本草经》）

大人五邪，言语僻越，止呕逆，明目。烧之疗各种恶疮。（出自《名医别录》）

主喉痹。（甄权）

炙用辟恶，止小儿惊悸客忤。煎汁敷疬疡，白癜风。催生。（出自《日华诸家本草》）

安胎。（孟诜）

辟恶去风杀虫。烧末服，治妇人吹奶，大人喉风，退目翳，消木舌。敷小儿重舌重腭，唇紧解颅，面疮月蚀，天泡疮，大人疔肿，漏疮肿毒。煮汤，洗各种恶虫伤。（李时珍）

【附方】小儿重舌、白癜风，都取蛇蜕烧灰，用醋调敷。

### 白花蛇

鳞部 / 蛇类

又名：蕲蛇、褰鼻蛇。寇宗奭说，诸蛇的鼻都向下，只有此蛇鼻向上，背上有方胜样花纹，故得名。

【医家名论】李时珍说：花蛇，湖、蜀都有，现在只以蕲州的著名。但是，蕲州出的也不多，现在市面上出售的，都来自江南兴国州等地的山中。此蛇龙头虎口，黑质白花，胁部有二十四个方形花纹，腹部有念珠斑，口有四根长牙，尾巴上有像佛指一样的鳞甲，长一二分，肠形如连着的珠子。蕲蛇常在石南藤上吃花叶，人们凭此寻获它。捕捉时，先撒一把沙土，蛇就盘曲不动。再用叉来捕捉，然后将蛇用绳子挂起来，剖开腹部取出内脏等物，洗净，接着用竹片撑开，屈曲盘起捆好，炕干。生长在蕲州的蛇，即使干枯了，眼睛仍然发亮不凹陷，像活的一样，其他地方的就不是这样。

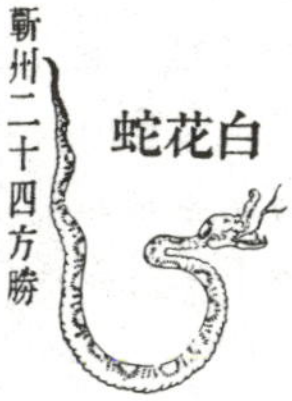


#### 白花蛇肉

［性味］味甘、咸，性温，有毒。

李时珍说：得酒良。

［主治］治中风湿痹不仁，筋脉拘急，口眼歪斜，半身不遂，骨节疼痛，脚软不能长久站立。突然受风邪致全身瘙痒，疥癣。（出自《开宝本草》）

治肺风鼻塞，浮风瘾疹，白癜风、疬疡斑点。（甄权）

治各种风证，破伤风，小儿风热及急慢惊风抽搐，瘰疬漏疾，杨梅疮，痘疮倒陷。（李时珍）

【发明】李时珍说：蛇为风痹惊搐、癞癣恶疮之要药。凡服蛇酒、药，切忌见风。

【实用妙方】

驱风膏，治风瘫疠风，遍身疥癣：白花蛇肉四两（酒炙），天麻七钱半，薄荷、荆芥各二钱半，同研末，加好酒二升、蜜四两，放石器中熬成膏。每次用温汤送一盏，一天三次。服后须在暖处出汗，十日后可见效。

### 乌蛇

鳞部 / 蛇类

乌蛇又名乌梢蛇、黑花蛇。它的背部有三条棱线，色黑如漆，尾细长，性情温和，是蛇类中入药最多的。

【医家名论】李时珍说：乌蛇有两种，一种剑脊细尾的，为上品；一种长、大而没有剑脊且尾巴较粗的，名风梢蛇，也能治风邪，但药力不及。

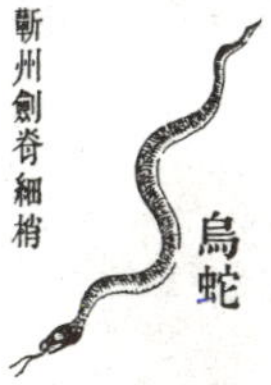


【药用部分】

#### 乌蛇肉

［性味］味甘，性平，无毒。

［主治］主热毒风，皮肤生癞、眉毛胡须脱落，疥疮等。（甄权）

功效与白花蛇相同，但性善无毒。（李时珍）

### 乌蛇胆

［主治］治大风疠疾、木舌胀塞。（李时珍）

【实用妙方】木舌塞胀：取蛇胆一枚，焙干后研成细末，敷舌上。有涎吐去。

### 乌蛇皮

［主治］治风毒气、眼生翳、唇紧唇疮。（李时珍）

## 鳝鱼

鳞部／无鳞类

鳝鱼又名黄鳝。因为它的腹部是黄色的，所以人们又称之为黄鳝。

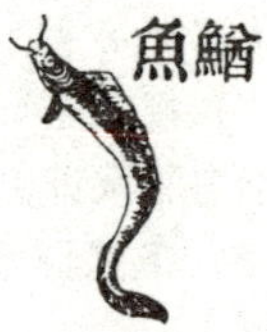


【医家名论】韩保昇说：鳝鱼生长在河边的泥洞中，像鳗鲡但形体细长，也像蛇，但没有鳞，有青、黄两种颜色。

【药用部分】

### 鳝鱼肉

［性味］味甘，性大温，无毒。

［主治］补中益血，治疗有渗出的唇部湿疮。（出自《名医别录》）

补虚损。治妇人产后恶露淋漓，血气不调，消瘦，可止血，除腹中冷气肠鸣及湿痹气。（陈藏器）

善补气，妇人产后宜食。（朱震亨）

能补五脏，驱除十二经的风邪。（孟诜）

专贴一切冷漏、痔瘘、臁疮引虫。（李时珍）

### 鳝鱼血

［主治］用来涂疥癣及痔瘘。（陈藏器）

治疗口眼歪斜，加少量麝香调匀，左边歪涂右边，右边歪涂左边，恢复正常后就洗去。又可用来涂治赤游风。（李时珍）

## 乌贼

鳞部／无鳞类

乌贼又名乌鲗、墨鱼、缆鱼。干者：名鲞。骨名：海螵蛸。它的血液是黑色的，可以用来做写字，但一年后字迹会消退，不能保存。

【医家名论】李时珍说：乌贼无鳞有须，皮黑而肉白，大的像蒲扇。将它炸熟后与姜、醋同食，清脆可口。它背部的骨头名海螵蛸，形如樗蒲子而长，两头尖，色白，脆如通草，重重有纹，用指甲就可以将它刮成粉末，人们也将它雕刻成装饰品。

【药用部分】

### 肉

［性味］味酸，性平，无毒。

［主治］益气强志。（出自《名医别录》）

能益人，通经。（出自《日华诸家本草》）

### 骨（海螵蛸）

［性味］味咸，性微温，无毒。

［主治］主女子赤白漏下、闭经、阴蚀肿痛、寒热癥瘕、不孕。（出自《神农本草经》）

治惊气入腹，腹痛绕脐，男子睾丸肿痛，杀虫，令人有子，又止疮多脓汁不燥。（出自《名医别录》）

能疗血崩，杀虫。（出自《日华诸家本草》）

炙后研末饮服，治妇人血瘕，大人小儿下痢，杀小虫。（陈藏器）

治眼中热泪，及一切浮翳，将其研末用蜜调匀点眼。（孟诜）

治女子血枯病，肝伤咳血、下血，疗疟消瘿。研成末外敷，可治小儿疳疮、痘疮臭烂、男子阴疮，水火烫伤及外伤出血。与鸡蛋黄同研成末外涂，治疗小儿重舌、鹅口疮。与槐花末同吹鼻，止鼻衄出血。与麝香同吹耳，治疗中耳炎及耳聋。（李时珍）

## 海马

鳞部／无鳞类

海马又名水马，属鱼虾类，状如马形，故名。

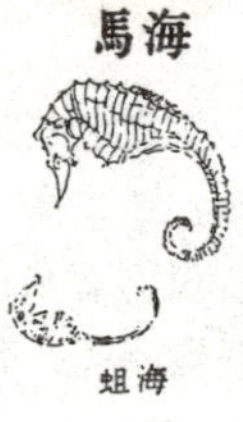


【医家名论】李时珍说：徐表《南方异物志》上载，海中有一种鱼，形状像马头，嘴下垂，有黄色，有青色。渔民捕得此鱼后，不作为食品，把它晒干，留作难产用。说的就是这种鱼。

［性味］味甘，性温、平，无毒。

［主治］主难产及血气痛。（苏颂）

暖肾脏，壮阳道，消瘕块，治疗疮肿毒。（李

时珍）

【发明】李时珍说：海马雌雄成对，其性温暖，有交感之义，故难产、阳虚、房中术多用它，如蛤蚧、郎君子的功效。

【实用妙方】

海马拔毒散，治疗疮发背、恶疮有奇效：海马（炙黄）一对，穿山甲（黄土炒）、朱砂、水银各一钱，雄黄三钱，龙脑、麝香各少许，同研，直至水银不见星。每以少许点疮上，一日一次，毒自拔出。

## 鳖

介部 / 龟鳖类

鳖又名团鱼、神守、河伯从事，就是我们常说的甲鱼，它可以在水里生活。

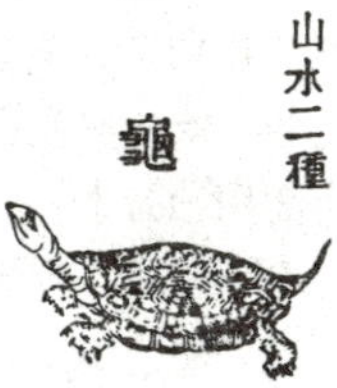


【医家名论】李时珍说：鳖即甲鱼，可在水里和陆地生活，脊背隆起与胁相连，与龟同类。甲壳的边缘有肉裙。所以说，龟的肉在甲壳内；鳖的甲壳在肉里。鳖没有耳，借助眼睛来代替耳。鳖在水中时，水面上有鳖吐出的泡沫，叫鳖津。人们根据此液来捕捉它。《类从》载，扬子鳄一叫，鳖就伏着不动。鳖又惧怕蚊子，活鳖被蚊子叮咬后即死，鳖甲又可用来熏蚊。这都是事物间的相互制约。

### 鳖甲

［性味］味咸，性平，无毒。徐之才说：恶矾石、理石。

［主治］治久疟、阴毒腹痛，食积劳伤，斑痘烦闷气喘，小儿惊痫，妇人经脉不通，难产，产后阴脱，男子阴疮石淋。还可收敛疮口。（李时珍）

治胸腹包块、积滞寒热，去痞块息肉、阴疮痔疮恶肉。（出自《神农本草经》）

疗温疟、血瘕腰痛、小儿胁下肿胀。（出自《名医别录》）

消宿食，治虚劳瘦弱，除骨热、骨节间劳热、结滞壅塞，能下气，止妇人漏下、赤白带下，能祛淤血。（甄权）

能去血气，破恶血，堕胎，消疮肿肠痈及跌损淤血。（出自《日华诸家本草》）

能补阴补气。（朱震亨）

【发明】鳖甲为厥阴肝经血分之药。龟、鳖之类，功效各有侧重。鳖色青入肝，故所主的都是疟劳寒执、经水痈肿等厥阴血分之病。玳瑁色赤入心，故所主的都是心风惊热、伤寒狂乱、痘毒肿毒等少阴血分之病。秦龟色黄入脾，故所主的都是顽风湿痹等太阴血分之病。水龟色黑入肾，故所主的都是阴虚精弱、阴疟泄痢等少阴血分之病。介虫属阴类，所以都主阴经血分之病。

【实用妙方】

1.老疟劳疟：取鳖甲醋炙后研为末，用酒送服方寸匕。隔夜服一次，清早服一次，病发时服一次，加雄黄少许更有效。

2.妇人漏下：取鳖甲醋炙后研为末，清酒送服方寸匕，一天二次。

## 珍珠

介部 / 蚌蚌类

珍珠又名蚌珠、虫宾珠。

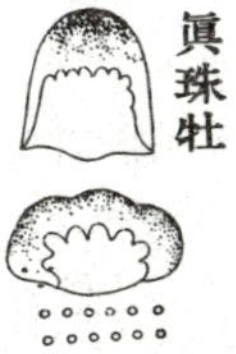


【医家名论】李珣说：珍珠出自南海，为石决明所产。蜀中西路女瓜出的是蚌蛤所产。珍珠很坚硬，要想穿孔，必须用金刚钻。

［性味］味咸、甘，性寒，无毒。

［主治］镇心。点目，去翳膜。涂面，让人皮肤面色好，有光泽。涂手足，去皮肤死皮。棉裹塞耳，主治耳聋。（出自《开宝本草》）

安魂魄，止遗精白浊，解痘疔毒，主难产，下死胎衣。（李时珍）

可以去翳、坠痰。（甄权）

能止泄。与知母同用，疗烦热消渴。（李珣）

除小儿惊热。（寇宗奭）

【发明】李时珍说：珍珠入厥阴肝经，所以能安魂定魄，明目治聋。

【实用妙方】

1.安神：取豆大的珍珠一粒研末，加蜂蜜调服，一天三次。

2.小儿中风，手足拘挛：珍珠末（水飞）一两、石膏末一钱，和匀。每次取一钱，加水七分煎成四分，温服，一天三次。

## 石决明

介部 / 蛤蚌类

又名：九孔螺。壳名：千里光。李时珍说，称决明、千里光，是说它的功效；称九孔螺，是以其外形命名。

明决石

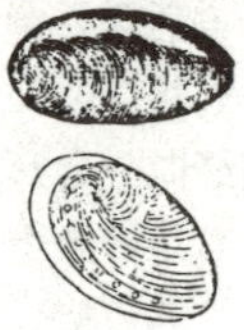

【医家名论】寇宗奭说：登州、莱州海边盛产石决明。人们采其肉或将干的石决明入菜。石决明的肉与壳都可用。李时珍说：石决明形长如小蚌但略扁，表皮很粗，有杂乱的细孔，内部则光滑，背侧有一行整齐的小孔，像人工穿成的一样。石决明生长在石崖顶上的，渔人泅水过去，乘其不备就能轻易取到，否则它紧粘在石崖上，难以剥脱。江浙人以糟决明、酒蛤蜊当做美食。

石决明壳

[ 性味 ] 味咸，性平，无毒。

寇宗奭说：石决明肉的功效与壳相同。

[ 主治 ] 治目生翳障、青盲。（出自《名医别录》）

除肝肺风热，青盲内障，骨蒸劳极。（李珣）

通五淋。（李时珍）

【实用妙方】

1.畏光：石决明、黄菊花、甘草各一钱，水煎，待冷后服。

2.青盲、雀目：石决明一两（烧存性）、苍术三两（去皮），同研末。每次取三钱，放入切开的猪肝中，将猪肝扎好，加水用砂罐煮熟，趁热熏目，待转温后，食肝饮汁。

## 牡蛎

介部 / 蛤蚌类

牡蛎又名牡蛤、蛎蛤、古贲、蠔。一般蛤蚌类生物，有胎生和卵生两种形式。而牡蛎却只有雄的，没有雌的，故得牡蛎之名。叫蛎，是形容它粗大。

【医家名论】李时珍说：南海人用蛎房砌墙，用煅烧的灰粉刷墙壁，吃牡蛎肉。他们叫牡蛎肉为蛎黄。

[ 性味 ] 味咸，性平、微寒，无毒。

蠣牡

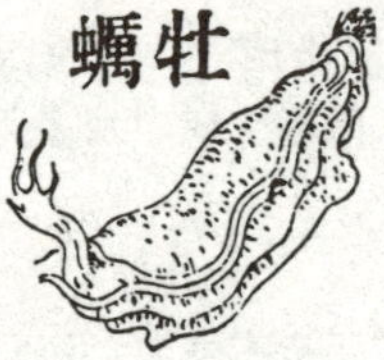

[ 主治 ] 治伤寒寒热、温疟，除筋脉拘挛，疗女子带下赤白。（出自《神农本草经》）

除留滞于骨节、荣卫之间的热邪，疗虚热、心中烦满疼痛气结。能止汗止渴，除淤血，治泄精，涩大小肠，止大小便频繁。还能治喉痹、咳嗽、胸胁下痞热。（出自《名医别录》）

将其做成粉擦身，止大人、小孩盗汗。与麻黄根、蛇床子、干姜制成粉，可治阴虚盗汗。（陈藏器）

治男子虚劳，能补肾安神、祛烦热，疗小儿惊痫。（李珣）

去胁下坚满，瘰疬，一切疮肿。（王好古）

能化痰软坚，清热除湿，止心脾气痛，下痢，白浊，治疝瘕积块，瘿疾。（李时珍）

【实用妙方】

1.虚劳盗汗：牡蛎粉、麻黄根、黄芪等分，同研末。每次取二钱，加水一盏，煎成七分，温服，一日一次。

2.产后盗汗：牡蛎粉、麦麸（炒黄）等份，每服一钱，用猪肉汁调下。

牡蛎肉

[ 性味 ] 味甘，性温，无毒。

[ 主治 ] 煮食，治虚损，调中，解丹毒，疗妇人血气。用姜、醋拌来生吃，治丹毒，酒后烦热，能止渴。（陈藏器）

## 牛

兽部 / 畜类

牛有很多种，南方的多是水牛，北方则以黄牛、乌牛为主。

【医家名论】李时珍说：牛有牛、水牛两种。牛体小而水牛体大。牛有黄、黑、赤、白、驳杂等色。水牛为青苍色，也有白色的。牛耳聋，用鼻子听声音，性格温顺。

牛

水牛大

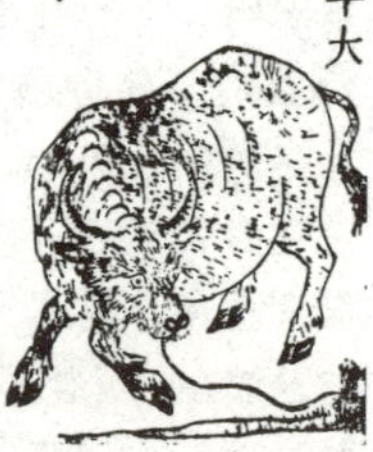

### 牛乳

［性味］味甘，性微寒，无毒。

［主治］补虚羸，止渴。（出自《名医别录》）

治反胃热哕，补益劳损，润大肠，治气痢，除黄疸，老人煮粥吃十分适宜。（李时珍）

### 牛脂

黄牛的好，炼过后使用。

［性味］味甘，性温，微毒。

［主治］治各种疮癣白秃，也可以加到面脂中。（李时珍）

### 牛髓

黑牛、黄牛、母牛的好，炼过后使用。

［性味］味甘，性温，微毒。

［主治］主补中，填骨髓，久服增寿。（出自《神农本草经》）

平胃气，通十二经脉。（孙思邈）

能润肺补肾，润泽肌肤，调理折伤，搽损痛，非常好。（李时珍）

### 牛胆

［性味］味苦，性大寒，无毒。

［主治］除心腹热渴，止下痢及口干焦燥，还能益目养精。（出自《名医别录》）

除黄杀虫，治痈肿。（李时珍）

### 牛角

［性味］味苦，性寒，无毒。

［主治］水牛角烧烤后，治时气寒热头痛。（出自《名医别录》）

煎汤，治热毒风及壮热。（出自《日华诸家本草》）

治淋破血。（李时珍）

### 牛黄

［性味］味苦，性平，有小毒。

［主治］主惊痫，寒热，热盛狂痫。（出自《神农本草经》）

疗小儿诸痫热，口不开；大人狂癫，又堕胎。（出自《名医别录》）

疗中风失音，口噤，妇人血噤，惊悸，天行时疾，健忘虚乏。（出自《日华诸家本草》）

痘疮紫色，发狂谵语者可用。（李时珍）

## 驴

兽部／畜类

（阿胶）

驴，即胪。胪指腹部。马的力气在前腿，驴的力气在腹部。

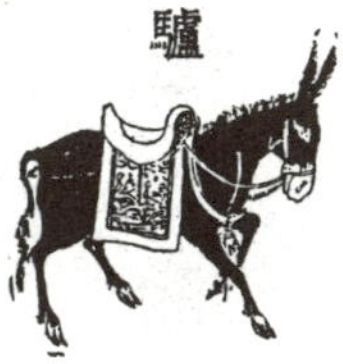


【医家名论】李时珍说：驴的面颊长，额头宽，竖耳朵，长尾巴，夜晚鸣叫与更次相应，善于驮负货物。驴有褐、黑、白三色。

### 驴肉

［性味］味甘，性凉，无毒。

［主治］治忧愁不乐，能安心气。（孟诜）

补血益气，治多年劳损，将其煮汤后空腹饮。还能疗痔引虫。（李时珍）

### 阿胶

【医家名论】李时珍说：制胶在十月到第二年三月间，用牛皮、驴皮的为上，猪、马、骡、驼皮的次之，旧皮、鞋等为下品。制胶时都取生皮，用水浸泡四五天，洗刮得非常干净后熬煮，不断搅动，并时时添水。熬煮至非常烂的时候，滤汁再熬成胶，倒入盆中等它冷凝。靠近盆底的名坌胶，熬胶水以咸苦的为好。古方多用牛皮，后来才以驴皮为好。假胶都掺有马皮、旧革等，其气浊臭，不能入药用。当以色黄透明如琥珀色，或者黑而光亮如漆的为真品。

［性味］味甘，性平，无毒。

［主治］主心腹内出血，腰腹痛，四肢酸痛，女子下血，能安胎。（出自《神农本草经》）

疗男子小腹痛，虚劳羸瘦，脚酸不能长时间站立，能养肝气。（出自《名医别录》）

坚筋骨，益气止痢。（甄权）

疗吐血、衄血、血淋、尿血、肠风下痢、妇人血痛血枯、月经不调、不孕、崩中带下、胎前产生诸病。还能治男女一切风病、骨节疼痛、水汽浮肿、虚劳咳嗽喘急、肺痿唾脓血以及痈疽肿毒。能和血滋阴、除风润燥、化痰清肺、利小便、调大肠。（李时珍）

【发明】李时珍说：阿胶主要是补血与液，所以能清肺益阴而治诸证。

【实用妙方】

吐血不止：阿胶（炒）二两、蒲黄六合、生地黄三升，加水五升，煮取三升，分三次服。

# 拼音检索